L'ANATOMIE D'HEISTER,

AVEC

DES ESSAIS DE PHYSIQUE

SUR L'USAGE

DES PARTIES DU CORPS HUMAIN,

& sur le Méchanisme de leurs mouvemens.

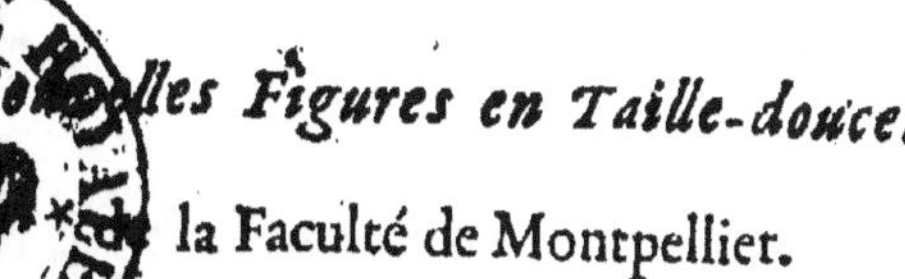

Enrichie de Nouvelles Figures en Taille-douce.

Par un Docteur de la Faculté de Montpellier.

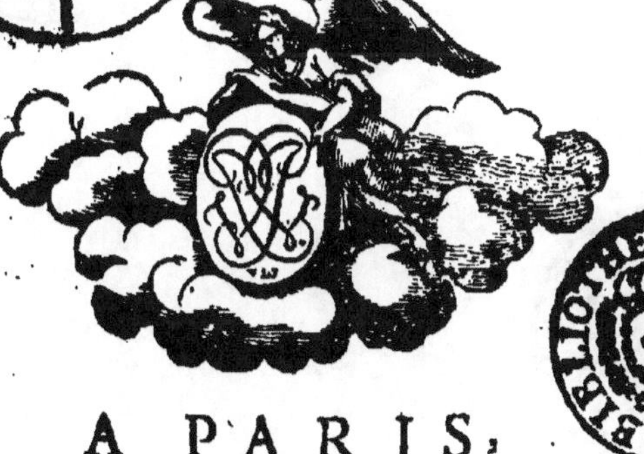

A PARIS,

Chez JACQUES VINCENT, rue & vis-à-vis
l'Eglise de S. Severin, à l'Ange.

M. DCC. XXIV.

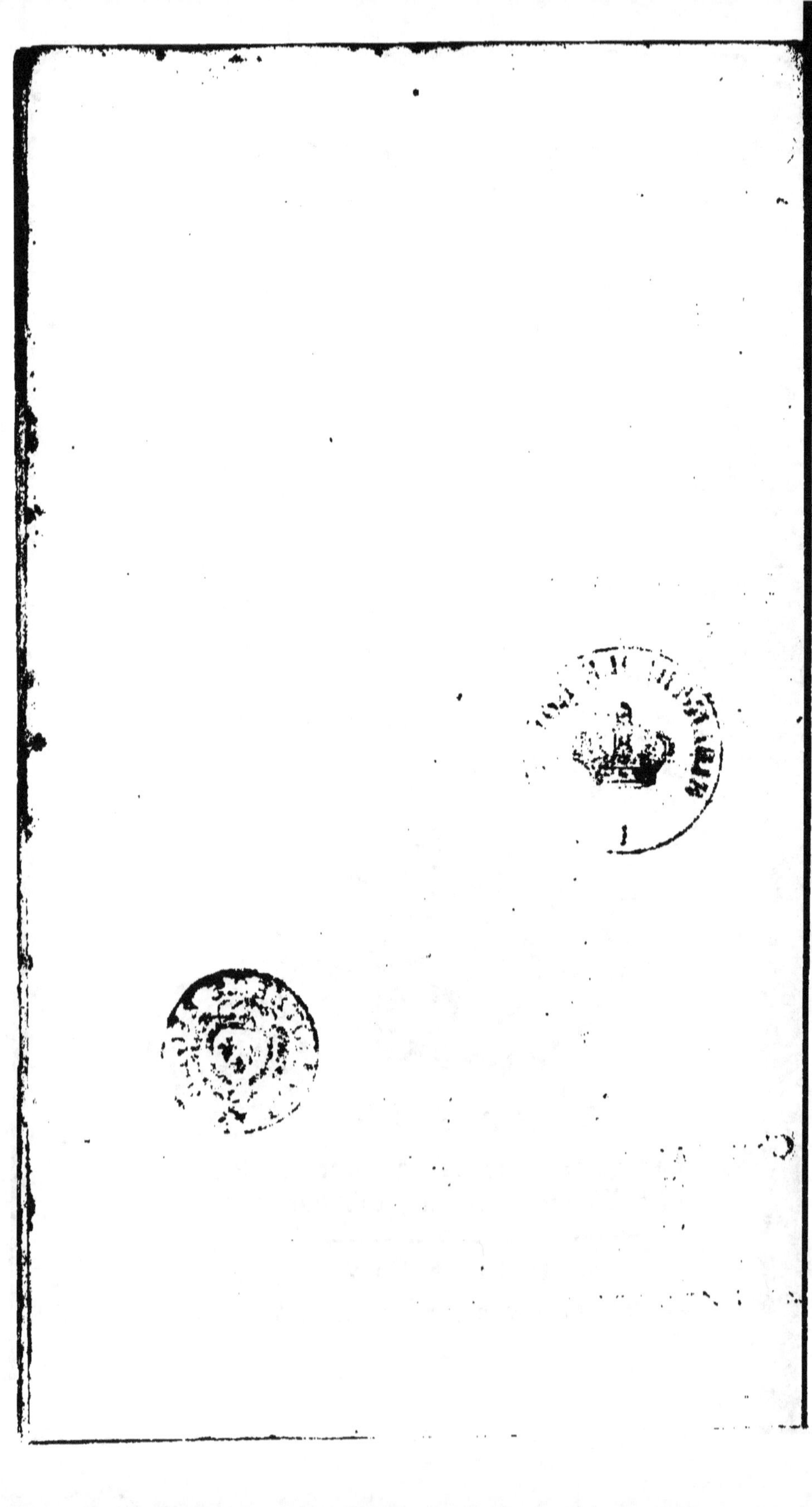

AVERTISSEMENT.

LA science du Corps Humain eſt auſſi épineuſe qu'elle eſt intereſſante ; elle demande un travail déſagréable, dont la plûpart des hommes ne ſçauroient ſouffrir que la repréſentation ; la mémoite la plus heureuſe eſt toûjours ſurchargée du nombre prodigieux des parties, de leurs différences, de leur ſituation, de leurs rapports. Pour ne pas perdre de vûe tant d'objets différens, il faut qu'une étude réiterée nous en retrace l'image continuellement : mais ce travail ſi pénible de la mémoire & des mains n'eſt eſtimable que dans un Phyſicien : Ceux qui ne penſent qu'à étaler aux yeux les parties des Corps animez, ſont peu différens de ceux qui, en travaillant aux Mines, ſuivent des Veines qu'ils détruiſent & qu'ils ramaſſent ſans en ſçavoir faire d'uſage : les Métaux précieux qui ſont renfermez dans ces Veines, ne ſont qu'une maſſe informe dans les mains de ces Ouvriers. Mais ceux qui ſans connoître par leur travail la machine animale, veulent en développer les reſſorts, travaillent encore moins utilement que les Ar tifans dont nous venons de parler; n'ayant pour guide que leur imagination, ils forment des parties sur lesquelles ils bâtissent des systêmes imaginaires; leurs Ouvrages en ont souvent imposé par un vain étalage de Mathématiques: des esprits éblouïs à la vûë de quelques calculs & de quelques démonstrations géometriques, ont regardé des chiffres & des figures comme le sceau de la vérité; mais d'autres plus éclairez n'y ont vû presque jamais que des principes certains appliquez à de pures suppositions. Il y a eu des Physiciens dont le travail éclairé pouvoit répandre de grandes lumieres dans le Méchanisme des Corps animez, mais ils se font rendus quelquefois inutiles en affectant une brieveté qui suppose dans tous les Lecteurs des connoissances qu'ils n'ont pas. Nous avons sur l'usage des parties un Livre où il ne manque qu'une étenduë proportionnée aux matieres dont il est trop rempli; les bornes étroites dans lesquelles toute l'œconomie animale s'y trouve renfermée, le rendent inaccessible aux jeunes gens qui n'ont pas l'avantage d'avoir l'Auteur pour interprete. Dans l'Ouvrage que je donne j'ay tâché d'éviter ce défaut; le détail des parties sans être trop long, a par tout une juste étenduë; pour ménager

la peine je l'ay pris de M. Heifter : la forme de Table que cet Auteur a donnée à
fon Abregé d'Anatomie , m'a paru très-
propre à fervir de texte à une Phyſiologie ;
cependant dans la traduction même , je
me fuis difpenſé quelquefois de fuivre ce
texte ; de plus comme ce petit abregé ne
renferme que l'énumeration des parties, il
a fallu en donner une defcription qui en
laiſſât une image dans l'efprit du Lecteur.
On trouvera un détail de Phyſique après
la defcription de chaque partie : dans
toutes les Queſtions que j'ay traitées , j'ay
rapporté les fentimens des Auteurs qui
ont écrit là-deſſus ; j'ay éxaminé leurs raifons , & enfuite j'ay établi l'opinion qui m'a
paru naître de la ſtructure des parties. Pour
expliquer les phénoménes qui fe préfentent
dans chaque matiere , je n'ay eu recours ni à
la fermentation , ni aux acides , ni aux alkalis ;
dès qu'on connoît les loix de la circulation , ces agents chymiques inconnus à la
Nature , & fortis feulement de l'imagination ,
deviennent des fecours fuperflus. J'ofe me
flater que les vrais Phyſiciens avoueront que
j'ay répandu dans ce Traité une infinité de
chofes fort curieufes , foit par leur nature ,
foit par leur nouveauté.

tout, ni en partie, ni d'en faire aucuns extraits fous quelque prétexte que ce foit d'augmentation, correction, changement de titre, ou autrement, fans la permiffion expreffe & par écrit dudit Expofant, ou de ceux qui auront droit de lui, à peine de confifcation des Exemplaires contrefaits, de quinze cens livres d'amende contre chacun des contrevenans, dont un tiers à Nous, un tiers à l'Hôtel-Dieu de Paris, l'autre tiers audit Expofant, & de tous dépens, dommages & intérêts; à la charge que ces Préfentes feront enregiftrées tout au long fur le Regiftre de la Communauté des Libraires & Imprimeurs de Paris, & ce dans trois mois de la datte d'icelles; que l'impreffion de ce Livre fera faite dans notre Royaume, & non ailleurs, en bon papier, & en beaux caractères, conformément aux Réglemens de la Librairie; & qu'avant que de l'expofer en vente, le Manufcrit ou Imprimé qui aura fervi de copie à l'impreffion dudit Livre, fera remis dans le même état où l'Approbation y aura été donnée, ès mains de notre très-cher & feal Chevalier Commandeur de nos Ordres, Garde des Sceaux de France le Sieur FLEURIAU D'ARMENONVILLE; & qu'il en fera enfuite remis deux Exemplaires dans notre Bibliotheque publique, un dans celle de notre Château du Louvre, & un dans celle de notre très-cher & feal Chevalier, Garde des Sceaux de France le Sieur Fleuriau d'Armenonville Commandeur de nos Ordres; le tout à peine de nullité des Préfentes. Du contenu defquelles vous mandons & enjoignons de faire jouïr l'Expofant ou fes ayans-caufe, pleinement & paifiblement, fans fouffrir qu'il leur foit fait aucun trouble ou empêchement: Voulons que la copie defdites Préfentes, qui fera imprimée tout au long au commencement ou à la fin dudit Livre, foit tenuë pour dûëment fignifiée; & qu'aux copies collationnées par l'un de nos amez & feaux Confeillers & Secretaires foi foit ajoutée comme à l'original, Commandons au premier notre Huiffier ou Sergent de faire pour l'exécution d'icelles tous actes requis & néceffaires, fans demander autre permiffion, & nonobftant Clameur de Haro, Charte Normande & Lettres à ce contraires. CAR tel eft notre plaifir. DONNÉ à Paris le quatriéme du mois d'Avril, l'An de grace mil fept cens vingt-quatre, & de notre Regne le neuviéme.

Par le Roy en fon Confeil, CARPOT.

Regiftré fur le Regiftre V. de la Chambre Royale des Libraires & Imprimeurs de Paris, Nº 821. fol. 5.0. conformément aux anciens Réglemens, confirmez par celui du 28. Février 1723. A Paris le 5. May 1723.

Signé, BALLARD, *Syndic.*

ERRATA.

Page 7. l. 38. *lisez* la tête en dedans & le coude en dehors.
page 98. ligne 8. après sensibles, *ajoutez* le suc qui coulera par les nerfs pour avoir beaucoup de force.
page 100. l. 6. *lisez* la partie superieure.
page 107. l. derniere *lisez* la veine coronaire est celle qui environne.
page 129. lig. 7. 11. & 36. *lisez* palmes *au lieu* de pieds.
page 130. lig. 8. *lisez* sa situation.
lig. 9. *lisez* une palme.
page 131. lig. 7. *lisez* excretoires *au lieu* de secretoires.
page 141. lig. 23. *lisez* vaisseaux nommez meseraïques.
page 152. lig. 15. *lisez* excretoires *au lieu* de secretoires.
page 160. lig. 16. *lisez* concave & inégale.
page 161. lig. 3. *lisez* umbilicale dans le fœtus.
——— lig. 11. *lisez* des diaphragmatiques.
——— lig. 31. il ne faut pas de virgule après ces mots *plexus hépatique.*
page 176. lig. 6. *lisez* excretoires *au lieu de* secretoires.
page 184. lig. 11. *lisez* 11. *au lieu* d'onze.
page 186. matiere, *lisez* artere.
page 191. lig. 14. *lisez* substance glanduleuse qui, &c.
page 194. lig. 11. étroites, *lisez* étroits.
page 205. lig. 28. *lisez* elle est forte & étroitement unie &c.
page 206. lig. 4. *mettez une virgule après ces mots*, veine-cave.
page 229. lig. 13. deux glandes, *lisez* des cellules fort amples.
——— lig. 14. ces glandes, *lisez* ces cellules.
page 249. lig. 7. *lisez* la partie postérieure est.
page 250. lig. 1. *il faut une virgule avant ces mots*, dans les vierges.
page 251. lig. 16. *il faut un point après ces mots*, de la matrice & du vagin.
page 269. lig. 16. & 18. *lisez* drachme *au lieu* d'once.
page 282. lig. 15. *lisez* que souvent dans les jumeaux.
page 285. lig. 11. *lisez* quatre palmes.
page 319. lig. 8. *lisez* qui sont la surpeau, la peau &c.
——— lig. 15. *lisez* les parties contenuës.
page 321. lig. 19. *lisez sororiantur.*
page 344. lig. 16. *lisez* dans l'azigos & dans la veine-cave.
page 345. lig. 27. *lisez* le conduit excretoire *au lieu* de secretoire.
page 410. lig 33. trois, *lisez* cinq.
pag. 544. ligne 9. *lisez* l'entre-deux de ce corps antérieurement.

L'ANATOMIE

L'ANATOMIE D'HEISTER,

AVEC

DES ESSAIS DE PHYSIQUE

Sur les Parties du Corps Humain.

LES OS.

LES parties qui composent le corps humain, sont molles ou solides : celles qui ont de la solidité, servent de base à celles qui sont molles ; c'est donc par elles qu'il faut commencer la description du corps animé.

Les parties solides sont les os ; les molles sont les chairs, les membranes, les cartilages qui peuvent s'ossifier, & qui ne différent des os, comme le remarque Clopton Havers, que par leur mollesse.

Avant d'éxaminer la structure interne des os, il faut parler de leur assemblage, de leur figure, de leurs parties. Nous expliquerons 1° leurs jointures : 2° nous donnerons un détail de leurs parties ; 3° nous

A

parlerons de leur structure, de leurs vaisseaux, de leur dureté, de leur accroissement.

On remarque en général dans les os, leur corps, les éminences, les cavitez, les trous; il n'y a rien à observer sur le corps, ce n'est que la partie moyenne dans les os longs, & la partie la plus grosse dans les autres.

Les éminences qui sont un allongement de l'os, se nomment *apophises*, elles prennent divers noms suivant leur figure & leur situation : celles qui sont rondes, & qui forment l'extrémité des os, se nomment *tête* ; celles qui sont rondes & applaties, se nomment *condiles* : celles qui sont en bec, prennent le nom de *coronoides* ; si elles ont la forme de stilet, on les nomme *stiloides*, &c.

Si les éminences sont formées par des os colez les uns aux autres, on les nomme *épiphises* ; elles deviennent *apophises* par l'âge qui les unit tellement aux os, qu'elles ne laissent aucun vestige de leur séparation.

On fait plusieurs especes de cavitez, elles se réduisent aux fosses, aux sinus, aux rainures, aux échancrures, aux trous. Les fosses sont des cavitez dont les bords sont plus larges que le fond : elles se nomment *cotyles*, quand elles sont profondes ; on les appelle *glenoides*, quand elles sont superficielles. Les sinus ont des ouvertures étroites & un fond large : les rainures sont une portion de canal divisé suivant l'axe ; les fentes, les échancrures n'ont pas besoin de définition non plus que les trous.

L'assemblage des os a donné lieu à beaucoup de disputes inutiles, cela vient de ce qu'on s'est servi de termes grecs pour l'expliquer ; on peut trouver dans chaque langue des noms qui conviennent parfaitement à toutes les jointures des os.

Quand on ne considere dans les os que la *juxta-*

position, on peut réduire les jointures à deux, ou elles font faites par des furfaces plates, ou par emboite-ment.

Les jointures par emboitement font celles où les os font reçûs dans des cavitez ; on les nomme *engrai-nures*, quand il y a de petits grains qui font reçûs dans de petites cavitez : fi les découpures deviennent plus larges en s'éloignant de l'os, & font emboi-tées dans des cavitez qui répondent à leur figure, on nomme ces découpures *queuës d'aronde*.

Les jointures faites par des furfaces plates, font per-pendiculaires ou obliques par rapport à l'axe de l'os ; fi elles font obliques, on les appelle *des jointures à joints recouverts*.

Ces termes fuffifent pour exprimer le contact des os, il en faut d'autres qui expriment leurs mouvemens.

Les os peuvent avoir un mouvement de couliffe, de genou, de charniere & de pivot. Le mouvement de couliffe eft celui de deux os qui coulent l'un fur l'autre. Le mouvement de genou fe fait, quand une boule mife au bout d'un bâton fe meut en tout fens dans une cavité. Le mouvement de charniere eft affez connu de même que celui de pivot ; il n'y a point de mouvement dans les os qui ne puiffe fe rap-porter à ceux-là : voici les noms que les Anciens ont donné aux jointures des os. Ils ont nommé *arthrodie* la jointure à furface plate, *énarthrofe* l'emboitement d'une tête dans une cavité : fi les os joints peuvent fe mouvoir l'un fur l'autre, ils ont appellé cette jonction *diarthrofe* ; s'ils ne peuvent fe mouvoir, ils l'ont nommée *fynarthrofe*. La diarthrofe fignifie toutes fortes de mouvemens : mais les Anciens ont exprimé le mouvement de charniere par le terme de *ginglime*. La *fynarthrofe* fe nomme *harmonie*, quand deux fur-faces plates font unies : elle fe nomme *gomphofe*, quand une pointe eft enfoncée dans une cavité comme une dent dans ſon alveole ; on l'appelle *ſuture*, quand pluſieurs petites pointes ſont reçûës dans des enfoncemens : c'eſt ainſi que les os de la tête ſont unis en partie.

Pour marquer ſimplement la liaiſon des **os**, les Anciens ſe ſont ſervis du terme de *ſymphiſe*. Si c'eſt un cartilage qui joint les os, ils nomment cette connexion *ſynchondroſe* : ſi c'eſt des legamens, ils ſe ſont ſervis du terme de *ſynevroſe* ; ſi c'eſt une maſſe charnuë, ils ont employé le mot de *ſyſſarcoſe*.

LA TÉTE.

I. L A tête renferme deux parties qui forment deux ovales, c'eſt la face & le crane ; il y a une extrémité de l'ovale qui eſt commune à tous les deux, cette extrémité eſt le front.

Le crane eſt une boëte offenſe qui renferme le cerveau : le grand trou occipital poſé horiſontalement, donne la ſituation naturelle du crane ; il faut y remarquer la partie antérieure qui eſt le front, la partie ſupérieure qui eſt le ſommet, la partie poſtérieure qui eſt l'occiput.

Il y a huit os qui compoſent le crane, l'os frontal, les deux parietaux, les temporaux, l'occipital, l'eſphonoïde & l'ethmoïde ; ces os ſont joints en partie par des ſutures : l'antérieure ſe nomme *coronale*, celle des os parietaux *ſagittale* ; celle de l'os occipital *lambdoïde*, celle de la partie écailleuſe des os temporaux & de l'aíle ſphenoïdale *ſquameuſe*.

II. L'os frontal ou coronal eſt ſitué ſur le devant du crane, & eſt incliné en arriere ; dans le fœtus il eſt diviſé en deux, cette diviſion paroît quelquefois dans l'adulte, ſa figure approche d'une coquille : il faut remarquer à ſa ſurface externe qui eſt convexe, une boſſe ſur le front à chaque côté de la diviſion qui paroît dans le fœtus, une éminence longitudinale qui sépare ces bosses, les arcades qui terminent l'orbite supérieurement, les angles qui bornent les arcades, & qui prennent le nom d'*apophise orbitaire, interne & externe*, l'éminence du milieu de la racine du nez, laquelle se nomme *apophise nasale*, l'arcade temporale qui commence à l'apophise externe de l'orbite; les enfoncemens qui sont les orbites : une petite impression à la racine de l'apophise orbitaire interne pour la poulie du muscle oblique; les sinus sont deux cavitez creusées sur les arcades orbitaires, quelquefois ils sont séparez, quelquefois ils ont une communication. Les échancrures sont deux : l'une est quelquefois un trou, elle est à la partie interne de l'arcade de l'orbite; l'autre contient l'os éthmoïde.

Pour la face interne il faut y observer une éminence longitudinale qui partage l'os frontal; c'est l'épine frontale qui forme un demi canal pour recevoir le sinus longitudinal, une éminence & un enfoncement au bas à chaque côté avec des impressions pour les lobes antérieurs du cerveau, les traces de l'artere de la dure mere lateralement, les impressions digitales à côté & en haut: cet os est joint avec les os parietaux, l'os sphenoïde, l'os de la pomete, la machoire supérieure, les os du nez, l'os éthmoïde, les os unguis.

III. Les os parietaux sont les parois laterales du crane, ils sont quarrez, on ne remarque à la face externe qu'une surface polie, élevée en bosse vers le milieu; la surface interne est creusée par de petites inégalitez : il faut remarquer au bord supérieur une portion de la goutiere sagittale, à l'angle inférieur postérieurement une partie de la goutiere qui reçoit le sinus lateral, à l'angle antérieur inférieur un canal osseux qui donne passage à l'artere de la dure mere, les petits sillons faits par cet artere, des impressions vagues vers les bords supérieurs, la jonction des deux angles antérieurs supérieurs qui forment la fontaine

dans le fœtus, le peu d'épaiſſeur de ces os aux tempes, leur connexion entre eux avec l'os ſphenoïde,
avec les os pierreux qu'ils reçoivent dans une échancrure, & enfin leur union avec l'os occipital.

IV. Les os des tempes ſont ſituez à la partie laterale inférieure du crane, leur figure eſt irréguliere,
on le diviſe en une partie inférieure qu'on nomme
pierreuſe, en une partie ſupérieure qu'on nomme
écailleuſe : il faut remarquer ſur ſa ſurface externe qui
eſt polie, une éminence tournée en devant, & qu'on
nomme *apophiſe zigomatique*, l'apophiſe maſtoïde en
arriere, l'apophiſe ſtiloïde inférieurement en forme
de petit ſtilet, l'angle qui unit l'os en arriere avec
l'occipital, l'éminence transverſale qui vient de la
racine de l'apophiſe zigomatique, la foſſe glenoïde
qui eſt derriere cette éminence, la ſciſſure qui partage cette foſſe pour le muſcle du marteau, l'ouverture du canal auditif qui eſt entre l'apophiſe maſtoïde & la zigomatique, le trou ſtilomaſtoïdien qui eſt
entre l'apophiſe ſtiloïde & le maſtoïde, pour le paſſage de la portion dure ; un trou qui communique
avec le ſinus lateral derriere l'apophiſe maſtoïde, la
rainure de l'apophiſe maſtoïde pour le muſcle di-
guſtrique, la face interne eſt concave, irréguliere,
on y obſerve des crenelures en forme de rayon à la
partie écailleuſe, les impreſſions du cerveau, des
ſillons formez par l'artere de la dure mere; dans la
partie inférieure eſt l'apophiſe pierreuſe tournée de
dehors en devant, elle eſt triangulaire : il y a une
face antérieure où l'on voit la coupe de l'aqueduc de
falſope, une poſtérieure où eſt le trou auditif qui ſe
partage en deux pour former l'aqueduc ou le canal
de la portion dure, une inférieure vers la baſe de
laquelle eſt une portion de la foſſe jugulaire ; ſous
l'angle inférieur antérieur eſt la trompe d'Euſtachi,
ſur l'angle ſupérieur eſt une rainure pour un ſinus :

l'angle inférieur poſtérieur eſt échancré par le trou
de chiré, le ſinus lateral laiſſe une impreſſion à la
baſe de la face ſupérieure de même que dans l'angle
qui unit cet os à l'occipital, cet angle fait une partie
des foſſes qui reçoivent le cervelet : la ſubſtance de
ces os eſt compacte & cellulaire, les cellules ſont
dans l'apophiſe maſtoïde ; les os parietaux, l'os ſphenoïde, l'os de la pomete ſe joignent à eux.

V. Les os qui forment l'organe de l'ouïe, ſont l'apophiſe pierreuſe qui fait le conduit, l'enclume, le marteau, les canaux demi circulaires, la coquille ; il faut
remarquer dans l'ouverture que le canal eſt applati
d'un côté, qu'il eſt incliné de devant en arriere
qu'il a une coupe oblique qui lui donne une ouverture ronde, que cette coupe eſt inclinée en bas ſur
l'axe du corps, qu'elle n'eſt qu'un petit cercle dans
les enfans : il faut éxaminer dans le tambour ſa caiſſe
qui a un fond raboteux, la trompe d'Euſtachi à ſa
partie antérieure, l'ouverture des cellules maſtoïdes
poſtérieurement, une grande éminence qui eſt vers
le centre, la pyramide qui eſt poſtérieure & ſupérieure à cette boſſe, le demi canal en forme de cueil-
lere à la partie ſupérieure & intérieure du canal d'Euſtachi, la fenêtre ovale poſée ſur la boſſe & applatie
inférieurement, le rebord qui ſe trouve à ſa partie
ſupérieure, la fenêtre ronde derriere la boſſe ; on
voit à l'enclume deux apophiſes, une longue & une
courte : dans le marteau on remarque la tête, le col,
le manche, l'apophiſe greſle, l'apophiſe moyenne
qui eſt l'angle du manche : la tête eſt en dehors, le
coude en dedans, le manche eſt perpendiculaire, l'apophiſe greſle eſt tournée en devant. Dans l'étrier on
obſerve la baſe qui eſt plate, & appliquée à la fenêtre
ovale, les deux jambes dont la courbe eſt antérieure,
la tête qui regarde en dehors ; de la fenêtre ovale
dans la cavité du veſtibule. Il faut y remarquer

trois canaux demi circulaires, deux verticaux, &
un horifontal, les ouvertures de ces canaux dans le
veftibule : dans le limaçon on remarquela bafe
qui eft tournée vers le trou auditif, le noyauqui eft
percé de plufieurs trous par où paffent desnerfs, les
rampes qui font deux tours & demi, lescanaux qui
font dans les rampes, & qui fe communiquent à
la pointe; la rampe interne s'ouvre dans leveftibule,
& l'autre dans la fenêtre ronde.

VI. L'os occipital occupe la partie poftérieure inférieure du crane, fa figure approche d'un lofange,
la partie fupérieure forme un angle, la moyenne en
fait deux lateraux, l'inférieure en fait un dont la
pointe eft coupée: il faut remarquer à fa face externe
une éminence d'où part une arcade bornée par l'apophife maftoïde, cette arcade eft pour les mufcles,
complexus fplenius, & *maftoide*; fous cette arcade
il y en a une autre qui fe termine à la rainure maftoïde, les diverfes impreffions qui fe trouvent aux
environs font faites par les mufcles, on voit à côté
du grand trou deux apophifes nommées *condiloïdes*,
pofées obliquement, l'extrémité poftérieure de l'é-
chancrure qui forme le trou de chiré, l'avance antérieure de l'os qui eft l'apophife cuneiforme, les
impreffions qui font fous cette apophife pour les
mufcles droits du col, deux cavitez derriere les apophifes condiloïdes pour l'articulation avec la premiere vertebre, le trou condiloïde antérieur à côté
du grand trou intérieurement pour la neuviéme paire
de nerfs, le trou poftérieur pour une vene qui s'ouvre dans le finus lateral, l'échancrure laterale qui
reçoit l'angle de l'os temporal : dans la face interne
on voit une éminence en forme de croix; la partie
fupérieure contient le finus longitudinal, la partie
laterale le finus lateral, la partie inférieure eft quelquefois en forme d'épine, quelquefois elle eft creu-

fée, & il s'y trouve un finus : fur les finus lateraux il y a des foffes pour les lobes poftérieurs du cerveau, deffous il y en a pour les lobes du cervelet : l'apophife cuneiforme eft creufée pour recevoir la moëlle allongée, le trou condiloïde anrérieur s'ouvre aux angles de cette goutiere poftérieurement ; cet os eft fans diploé fupérieurement, il a des impreffions vagues, il eft joint aux os parietaux, aux os des tempes, à l'os fphenoïde.

VII. L'os ethmoïde eft fitué à la partie inférieure & antérieure du crane, fa figure eft cubique ; divifons-le en partie moyenne & laterale : dans fa partie moyenne fupérieurement on voit une éminence nommée *crifta galli*, fous cette éminence il y a une lame qui la foutient, & qui eft percée de trous pour les nerfs olfactifs, fous cette lame fe trouve une lame perpendiculaire pour la cloifon de la foffe nafale, la partie inférieure de cette lame a une crenelure pour fe joindre au vomer, fa partie antérieure fe joint au cartilage qui acheve la cloifon du nez inférieurement. Les parties laterales font comme deux caiffes ; il faut confiderer dans chacune les parties fupérieures, inférieures, antérieures, poftérieures laterales : dans la partie fupérieure on voit des portions de cellules qui font achevées par le bord de l'échancrure frontale ; dans la face inférieure il y a des interruptions en arriere, elles font couvertes par les os du palais & par les maxillaires, vers le devant les interruptions font couvertes par les os unguis : dans la face antérieure il faut remarquer deux éminences en forme d'entonoir qui communiquent avec les finus frontaux ; la face poftérieure forme une partie du finus fphenoïdal : les faces laterales font deux, l'une externe, l'autre interne : l'externe eft polie, & fait partie de l'orbite, c'eft l'os *planum* des Anciens, fa partie antérieure fe joint à l'os unguis, la poſtérieure à l'os du palais ; la face laterale interne forme les cornets du nez, leſquels ſont concaves du côté de l'orbite , convexes du côté de la cloiſon , inclinez de devant en arriere , larges à la partie inférieure , cet os eſt compoſé de lames fort minces , ſes cornets ſont plus épais que le reſte, il eſt joint à l'os frontal, à l'apophiſe naſale , à l'os unguis , à l'os du palais , à l'os ſphenoïde , aux os maxillaires.

VIII. L'os ſphenoïde eſt ſitué à la partie anterieure inférieure du cerveau, ſa figure approche d'une chauve-ſouris qui vole , il faut remarquer dans ſa face externe les grandes aîles qui forment les apophiſes temporales , antérieurement les apophiſes orbitaires , inférieurement les apophiſes épineuſes , les apophiſes pterigoïdes qui ont deux aîles, dont l'interne eſt plus longue & a un crochet à ſon extrémité, le bec qui eſt au milieu des deux grandes aîles pour ſe joindre au vomer, la foſſe temporale entre l'apophiſe orbitaire & l'éminence temporale, la foſſe orbitaire qui eſt à la racine de cette même apophiſe, les foſſes pterigoïdes qui ſont entre les aîles des apophiſes pterigoïdes, l'échancrure ſphenoïdale qui eſt entre l'apophiſe orbitaire & l'apophiſe pterigoïde, les échancrures qu'on voit à l'extrémité des apophiſes pterigoïdes, & qui ſont remplies par les os palatins, la fente orbitaire ſupérieure qui reſſemble à une larme de Hollande, le trou maxillaire ſupérieur ſous la fente orbitaire, le trou pterigoïdien qui eſt plus bas, le trou ovale qui eſt ſur la ligne de l'aîle externe de l'apophiſe pterigoïde, le trou épineux vers l'apophiſe épineuſe, les ſinus ſphenoïdaux au milieu de l'os dans le corps, ils ſont quelquefois amples , quelquefois étroits : dans la face interne il faut remarquer les apophiſes tranchantes, ou les petites aîles, les apophiſes clinoïdes qui ſont derriere ces aîles, l'apophiſe clinoïde poſterieure qui eſt derriere la selle, une éminence antérieurement pour la jonction de l'os ethmoïde, deux éminences derriere l'apophise clinoïde postérieure pour l'articulation de l'os occipital, deux fosses séparées par une éminence nommée *selle*, sur laquelle est placée la glande pituitaire, le trou optique à la racine des apophises clinoïdes antérieures, le trou maxillaire supérieur sous la fente sphenoïdale, le trou ovale qui vient ensuite, le trou épineux derriere le précédent, l'échancrure qui se trouve à chaque apophise clinoïde antérieure pour le passage de la carotide, celle qui est à côté de la selle postérieurement pour l'entrée de la carotide, la rainure de wepfer par où passe l'artere antérieure de la dure mere, l'échancrure qui est entre l'apophise épineuse & la temporale pour recevoir l'os des tempes; l'os sphenoïde est compacte, il n'y a de diploé qu'en quelques endroits, il est joint avec tous les os du crane, avec les os maxillaires, avec le vomer, avec l'os de la pomete, avec les os palatins. Outre tous ces os, il y a entre les sutures des os détachez, nommez *triquetra*.

LA FACE.

LA face est la partie antérieure de la tête, il faut y remarquer le front, le nez, la machoire supérieure & l'inférieure; nous avons parlé du front, nous allons parler de la machoire supérieure.

I. Les os maxillaires sont au nombre de deux, ils sont situez à la partie moyenne de la face, leur figure est fort irréguliere quand ils sont séparez; il faut remarquer à la partie antérieure supérieurement l'apophise nasale, l'apophise malaire à côté sous l'orbite, la tuberosité maxillaire en arriere, l'apophise palatine intérieurement, l'apophise épineuse des narines antérieurement, l'arcade des gencives, la fosse orbitaire qui eſt une portion de l'orbite, la foſſe maxillaire au deſſous , la foſſe zigomatique entre l'apoph ſe malaire & la tuberoſité maxillaire, la foſſe palatine ou la voûte du palais, la foſſe naſale deſſus la précédente, les alvéoles qui reçoivent les dents, l'échancrure lachrymale, l'échancrure formée en partie par la foſſe naſale, celle qui eſt entre l'apophiſe malaire & l'arcade des gencives, celle qui eſt ſur la tuberoſité maxillaire, & qui fait partie de la fente ſpheno maxillaire, le trou orbitaire inférieur ſous l'orbite , deux trous de l'apophiſe naſale, pluſieurs trous ſur la tuberoſité maxillaire pour des nerfs & des vaiſſeaux qui vont au ſinus & aux dents, le trou inciſif ſous l'angle qui fait l'épine naſale , le trou palatin poſtérieur à la partie poſtérieure du palais ; à la face interne on voit la crête des narines qui eſt le rebord de l'apophiſe palatine, la rainure qui eſt ſur cette crête pour recevoir la cloiſon , l'éminence transverſale à niveau de l'ouverture du conduit lachrymal pour recevoir les lames ſpongieuſes du nez, une éminence poſtérieurement pour recevoir une partie des os du palais ſur laquelle appuye la partie poſtérieure des lames ſpongieuſes, l'échancrure palatine qui reçoit les os du palais, l'échancrure lachrymale , le ſinus maxillaire fermé par l'os ethmoïde, l'os unguis, l'os du palais, les lames ſpongieuſes ; pluſieurs inégalitez dans la voûte du palais ; les os maxillaires ſont compactes , ils ont du diploé dans l'arcade des gencives, ils ſont joints l'un avec l'autre , avec l'os frontal, avec les os propres du nez, avec les os de la pomete, avec l'os unguis, l'ethmoïde, le ſphénoïde, le vomer, les lames ſpongieuſes, avec des os ſurnumeraires qui ſe trouvent à la partie ſupérieure de la tuberoſité.

II. Les os de la pomete ſont deux , il y en a un de chaque côté, ils ſont ſituez à la partie laterale de la face, leur figure eſt quarrée, les trois angles de ce quarré sont fort aigus, l'autre est obtus. Le premier est l'apophise orbitaire supérieure ; le second l'apophise orbitaire inférieure : le troisiéme l'apophise zigomatique ; le quatriéme l'apophise malaire. Il faut y remarquer l'échancrure orbitaire qui fait partie de l'orbite, l'échancrure qui est sous l'apophise zigomatique; les trous ne sont pas constans, quelquefois il y en a deux ou trois; il y en a un qui vient à l'orbite, un autre va au sinus maxillaire : à la face interne on voit l'apophise orbitaire interne qui est une portion de l'orbite, les inégalitez qui joignent cet os à l'apophise malaire de l'os maxillaire, la fosse zigomatique & le commencement de la fosse temporale : ces os sont joints avec l'os frontal, l'os maxillaire, avec l'apophise zigomatique des os des tempes, avec l'apophise orbitaire de l'os sphénoïde: leur substance est composée de tables & de diploé.

III. Les os propres du nez sont situez à la partie inférieure du front, ils sont quarrez, & forment ensemble une espece de selle ; il faut y remarquer leur extrémité supérieure qui est évasée, épaisse, inégale, l'inférieure mince & raboteuse, la partie antérieure polie & enfoncée, la postérieure qui est cave, le bord interne épais, l'externe fort inégal, le bord inférieur inégalement découpé de derriere en avant, l'échancrure formée par les deux os, le retrécissement des deux os vers le milieu, deux trous à la face externe pour des vaisseaux qui communiquent avec les sinus de la dure mere, une échancrure à la réunion des deux os sur la face interne; cette échancrure reçoit la lame mitoyenne de l'os ethmoïde : la substance de cet os est comme celle des os de la pomete ; il y a du diploé dans la partie supérieure : ils sont joints à l'os frontal, à l'os ethmoïde, à l'apophise nasale de l'os maxillaire.

IV. Les os unguis sont situez à l'angle interne de

l'orbite, leur figure est irréguliere ; il faut observer dans la face externe qui est concave la partie antérieure qui fait le canal nasal, la partie postérieure qui est un plan continu à l'os *planum*, le retrecissement du canal en bas, les trous qui percent ce canal en grand nombre, la face interne convexe, les portions de cellules qui achevent les cellules de l'os ethmoïde & celles de l'os frontal, les parties qui le joignent avec les anfractuositez de l'os maxillaire, la partie inférieure qui unit tellement ces os avec les lames spongieuses, qu'ils ne forment qu'un même os avec elles ; ces os sont joints avec l'os ethmoïde, l'os maxillaire, l'os frontal.

V. Les os du palais forment la partie postérieure de la voûte, s'étendent jusqu'aux narines, & montent derriere l'orbite dont ils forment une partie ; leur figure est irréguliere : on y remarque la partie palatine qui a beaucoup d'inégalitez pour attacher la membrane du palais, la crête formée par l'union des deux os, la rainure qu'a cette crête pour recevoir le septum, une petite avance à l'union de ces deux os postérieurement pour l'attache de la partie mobile du palais, un trou pour la nourriture de l'os, la partie qui acheve l'apophise pterigoïde, le demi canal oblique dont l'orifice est le trou palatin postérieur, la partie moyenne qui a une éminence transversale pour recevoir les lames spongieuses du nez ; cette partie moyenne appuye sur la tuberosité maxillaire : on trouve ensuite la portion orbitaire distinguée de la précédente par une échancrure qui forme le trou sphenopalatain, la partie antérieure qui couvre la tuberosité maxillaire, la partie postérieure qui s'étend aux sinus sphenoïdaux, la partie laterale interne qui couvre les ouvertures postérieures des cellules ethmoïdales, la partie laterale externe qui fait une portion de la fente spheno maxillaire, la face supérieure qui forme une partie de l'orbite ; la substance de ces os est compacte, il ne s'y trouve de diploé que dans la partie palatine, ils sont joints avec l'os ethmoïde, l'os sphenoïde, les os maxillaires, les cornets du nez, le vomer.

VI. Les cornets inférieurs du nez sont situez à la partie laterale des fosses du nez, leur position est transverfale ; il faut y remarquer une face convexe qui regarde le septum, la face concave qui répond au sinus maxillaire : le bord inférieur qui est épais, arrondi ; le bord antérieur qui appuye obliquement sur l'éminence transverfale : le bord postérieur qui est un peu recourbé & posé sur l'éminence transverfale de l'os maxillaire près de la tuberosité, l'angle qui donne naissance antérieurement aux os unguis, une cavité qui sert à fermer le sinus maxillaire derriere cet angle, l'ouverture du sinus maxillaire entre le cornet supérieur & inférieur, l'ouverture du conduit lachrymal au dessous du cornet inférieur ; la substance de ces os est compacte.

VII. Le vomer est situé entre les deux fosses nasales, sa figure approche d'un losange ; il faut y remarquer les deux faces laterales qui font raboteuses, une goutiere à la partie supérieure & postérieure pour recevoir la crête de l'os sphenoïde, le canal creusé entre deux lames depuis le bord supérieur jusqu'à la partie moyenne de cet os, la partie postérieure tranchante qui descend obliquement de derriere en devant, la partie inférieure qui s'attache à la crête de la fosse nasale, la crête qui reçoit en arriere & est reçûë en devant : le septum cartilagineux commence où le vomer finit ; cet os est compacte, il est joint à l'os sphenoïde, à l'os ethmoïde, aux os maxillaires, aux os palatins, au cartilage de la cloison.

VIII. La machoire inférieure forme un os dans l'adulte, il est divisé en deux dans les enfans, on

nomme la partie antérieure *menton* , on appelle
branches tout le reste ; il faut remarquer dans le
menton une ligne saillante, dans la partie convexe
c'est la symphise du menton , un enfoncement de
côté & d'autre au bas de cette ligne, une impression
de même sur le haut pour des muscles, le trou mentonier pour des vaisseaux & des nerfs, une ligne oblique saillante à côté de la branche , deux apophises qui
finissent la branche : une antérieure séparée de l'autre par une échancrure, elle se nomme *coronoïde*, &
sert d'attache au muscle crotaphite ; la postérieure
qu'on appelle *condiloïde*, est arrondie & longue , elle
est couverte d'un cartilage pour s'articuler avec l'os
des tempes, le bord supérieur de cet os a seize alvéoles : dans la face interne on remarque deux impressions inférieurement pour les muscles digastriques,
au dessus à la symphise il y a d'autres impressions
pour les muscles geniohyoidien & genioglosse ; la
ligne oblique qui répond à l'externe , & qui sert
d'attache à la membrane qui va revêtir la langue, des
impressions à la partie interne de l'apophise coronoïde, un canal qui parcourt l'intérieur de la branche
jusqu'à la symphise, & qui se recourbe en dehors pour
sortir extérieurement : la substance de cet os est compacte, il y a du diploé le long des alvéoles; cet os est
joint à l'os des tempes , à la cavite glenoïde , & en
partie sur l'éminence transversale.

IX. Les dents sont des pieces osseuses , reçûës dans
les alvéoles, séparées par des cloisons; il faut remarquer la membrane qui les revêt dans l'alvéole, leur
nombre qui va de 28 à 30 ou 32, leur largeur
qui diminuë souvent le nombre, leur germe qui se trouve double, excepté dans les trois molaires postérieures,
leur accroissement qui varie dans les divers sujets,
les vaisseaux qu'elles reçoivent des carotides & des
jugulaires externes, leurs nerfs qui viennent de divers
endroits ,

endroits, leur couleur qui change lorsqu'on avance en âge, les parties qui font la couronne, c'est-à-dire, la partie apparente des dents molaires, le colet qui est la partie de la racine qui n'est pas dans l'alvéole, le corps de la dent qui est ce qu'il y a d'apparent, la racine qui est la partie enfoncée dans l'alvéole, & la division des dents en incisives qui font deux de chaque côté, en canines qui font deux dans chaque mâchoire, en molaires qui font du nombre de cinq, la figure des dents incisives qui font triangulaires à leur corps, plates dans leur racine, mais à contre-sens du corps, la forme des dents canines qui se terminent en pointes par la racine & par le corps, la figure des dents molaires qui font quarrées, qui ont deux, trois ou quatre racines, la structure des dents qui font composées d'une substance dure qu'on nomme *émail*, d'une substance spongieuse qui remplit l'intérieur.

LE TRONC.

LE tronc est composé du thorax, de l'épine & du bassin; nous allons commencer par l'épine qui est la base.

I. L'épine est une colonne osseuse composée de plusieurs pieces mobiles, nommées *vertebres*, appuyées sur l'os *sacrum*, elle est figurée comme une pyramide.

Les vertebres qui composent l'épine, font une espece de triangle dont la base est un peu arrondie; il faut y remarquer les apophises postérieures qui font nommées *épineuses*, les laterales qui font nommées *transverses*, celles qui font dessus & dessous les laterales, & qu'on nomme *obliques*, le corps des vertebres, la face supérieure & inférieure de ce corps,

B

le grand trou qui se trouve au milieu, les échancrures qui sont au nombre de cinq, deux supérieures, & deux inférieures entre le corps & les apophises, une moyenne entre les apophises obliques supérieures, les faces des apophises obliques couvertes de cartilage.

II. Il y a sept vertebres au col, la premiere n'a ni corps ni apophise épineuse, elle se nomme *atlas*, sa figure approche d'un anneau qui a une tuberosité en devant & deux grosses masses à côté, elle n'a pas d'épine, mais à la place de l'épine elle a une portion d'anneau; derriere cet anneau on voit une petite tuberosité fourchuë: il faut remarquer dans le reste de cette vertebre les apophises transverses qui sont longues, pointuës, larges vers la base, les apophises obliques supérieures qui sont deux ovales de chaque côté, des éminences devant & derriere pour l'attache des muscles, des inégalitez inférieurement pour des ligamens, une échancrure derriere les apophises transverses pour des arteres, une autre échancrure postérieurement entre les apophises obliques & les transverses, un demi anneau dans la partie antérieure pour l'articulation de l'apophise odontoïde.

III. La seconde vertebre se nomme *epistrophaus*, il faut remarquer le corps qui est plus haut que dans les autres, l'apophise odontoïde posée sur la partie antérieure du corps de la vertebre, quatre facetes à cette apophise, une antérieure, une autre postérieure, & deux à la pointe, une tuberosité à la face antérieure du corps de la vertebre, la face inférieure qui commence à s'allonger, l'apophise épineuse qui est fourchuë, courte, tranchante supérieurement, divisée dessous par une ligne, les apophises transverses fort courtes, percées obliquement, les apophises obliques qui sont posées horisontalement, inclinées de devant en arriere, concaves à leurs facetes.

IV. Les quatre vertebres fuivantes fe reffemblent, il faut remarquer dans leurs corps les faces fupérieures concaves, les inférieures convexes, les épines courbes & fourchuës, les apophifes transverfes fourchuës, caves deffus, convexes deffous, les apophifes obliques derriere les transverfes, les faces de ces apophifes qui commencent à s'incliner de devant en arriere depuis la feconde.

V. La feptiéme vertebre dégénere, fon corps eft concave en deffus, la convexité de deffous commence à s'applatir, l'apophife épineufe eft longue, elle n'a pas de bifurcation, les apophifes transverfes font longues & pointuës, les obliques approchent de la ligne perpendiculaire, les trous transverfaux font grands & quelquefois doubles; voilà ce qui regarde les vertebres du col en particulier: ce qui les diftingue en general de celles du dos, c'eft les apophifes épineufes qui font fourchuës, les apophifes transverfes qui font percées perpendiculairement, excepté dans la feconde où le trou eft oblique, les apophifes obliques qui font des plans inclinez de devant en arriere, fur-tout dans celles qui fe trouvent entre la premiere & la derniere vertebre.

VI. Dans les vertebres du dos le corps eft plus gros qu'à celles du col, il y a des cavitez pour l'articulation des côtes, à la premiere, onziéme & douziéme côte la cavité eft entierement dans le corps de chacune de ces vertebres, mais dans les autres elle eft toûjours entre deux: il faut remarquer dans ces vertebres les épines qui font courbées, les trois dernieres & les trois premieres qui le font moins que les autres, le tranchant qui eft fur ces épines, la goutiere qui eft deffous, les apophifes transverfes qui font plus longues qu'au col, & qui deviennent plus courtes en defcendant, la cavité de ces apophifes qui reçoit la tuberofité des côtes, leur pofition oblique qui

forme un creux en arriere avec les apophifes epineu-
fes, les apophifes obliques qui font prefque perpendiculaires, les faces des fupérieures qui regardent en
arriere, & les faces qui dans les inférieures font tournées en devant, les dernieres apophifes obliques qui
prennent la courbure des lombaires, la derniere qui
eft reçûë en haut & en bas, une petite apophife à côté
des transverfes, le grand canal rond qui commence
à s'applatir vers le bas.

VII. Il y a cinq vertebres aux lombes, il faut y remarquer leur corps qui eft plus gros que dans les vertebres du dos, leur bord fupérieur & inférieur qui
eft plus faillant, les apophifes épineufes qui font re-
dréffées, la partie fupérieure de ces épines qui eft
aiguë, la partie inférieure qui eft cave & partagée
en deux par un tranchant, la derniere apophife qui
eft plus courte, moins large, moins courbée que les
autres, les apophifes transverfes plus longues dans la
vertebre moyenne, les apophifes obliques dont les
fupérieures font convexes en devant, & les inférieures concaves en arriere, les dernieres de ces apophifes qui regardent perpendiculairement en dehors, la
face inférieure de la derniere lombaire qui eft inclinée de derriere en devant, le grand trou qui s'applatit, les apophifes transverfes qui ont des apophifes à leur racine, & les apophifes obliques qui ont
une tuberofité, les échancrures laterales qui font plus
grandes qu'au dos.

VIII. L'os *facrum* eft fitué à la partie inférieure de
l'épine, il faut y remarquer fa figure triangulaire, les
cinq vertebres qui le compofent, la face antérieure
concave, la poftérieure convexe, la partie moyenne
qui eft le corps de l'os, les parties laterales qui font
les apophifes transverfes, & les obliques confon-
duës les unes avec les autres, les trous qui font les
trous lateraux des vrayes apophifes, le corps des ver-

tebres qui est plus large en haut qu'en bas, de même
que les apophises, la premiere vertebre qui approche
plus que les autres de la figure des véritables vertebres, les trous qui sont plus ou moins interrompus
suivant les différens sujets, les traces des apophises
épineuses qui paroissent quelquefois, la derniere vertebre taillée en pyramide, l'échancrure qui est à
cette vertebre à côté, les apophises transverses qui
sont plus longues supérieurement, & forment une
face irréguliere pour s'articuler avec les os des isles,
les enfoncemens & les inégalitez qui sont sur les
bords, le vuide qui est entre l'os *sacrum* & l'os des
isles, la continuation du grand canal de l'épine applati par tout, large en haut, étroit en bas; la substance de cet os est spongieuse, sa connexion ne s'é-
tend qu'aux os des isles, au coccyx & à l'épine.

IX. Le coccyx n'est qu'une appendice de l'os *sacrum*,
c'est une petite pyramide renversée, il y a quatre où
cinq fausses vertebres, souvent on n'y en trouve que
trois: la premiere a une espece d'apophise oblique
qui de chaque côté va former un trou avec la derniere vertebre de l'os *sacrum*, la face postérieure varie beaucoup, tantôt il y a des tuberositez, tantôt des
apophises obliques & transversales, en devant ces
apophises sont applaties; les dernieres fausses vertebres du coccyx se soudent l'une avec l'autre, il y a un
cartilage entre les autres.

X. Les côtes sont des demi cercles osseux, irréguliers, il faut y remarquer leur nombre qui va à onze,
douze & treize de chaque côté, leur division en
vrayes qui sont les sept premieres, en fausses qui
viennent après, & qui n'atteignent pas jusqu'au
sternum, leur corps qui est une arcade plate, la face
interne & externe de cette arcade, le bord supérieur
& inférieur, les lévres de ces bords, la rainure qui
est à la lévre interne du bord inférieur, & qui s'ef-

face antérieurement, l'extrémité poſtérieure qui eſt une tête avec un col, une tuberoſité qui eſt à un demi pouce de la tête, & qui manque dans les deux dernieres, les impreſſions qui ſont dans cette tuberoſité pour l'articulation avec les apophiſes transverſes, les deux faces qui ſont à la tête pour l'articulation avec deux vertebres, les défauts de ces faces dans la premiere & dans la derniere, une ligne oblique qui fait l'angle des côtes, & qui ne commence à paroître qu'à la ſeconde côte, les inégalitez entre les tuberoſitez, & l'angle pour l'attache des muſcles dorſaux, l'extrémité antérieure qui eſt plate & plus large que le corps de l'os, des petites cavitez à ces extrémitez pour recevoir le cartilage, l'angle que forment les extrémitez des côtes qui ſont après la premiere, l'extrémité de la premiere qui eſt plus reculée que dans les autres, les portions cartilagineuſes qui deviennent plus longues en bas.

XI. Les vrayes côtes ſont au nombre de ſept, il faut remarquer leur courbure qui diminuë en deſcendant en devant, & qui augmente en arriere; la premiere eſt plate, plus courte que les autres, plus large à ſon extrémité antérieure qu'à la poſtérieure: il faut y remarquer ſes faces plates qui regardent l'une en haut, l'autre en bas, la tête plus élevée que l'extrémité antérieure, le bord externe plus épais & plus courbe que l'interne, des inégalitez à la face ſupérieure pour le muſcle ſcalene, une tuberoſité antérieurement pour le muſcle ſouclavier, la ſymphiſe de la partie antérieure avec le ſternum, les deux faces luiſantes pour s'accommoder à l'échancrure du ſternum: dans la deuxiéme côte il faut obſerver ſon arcade plus longue qu'à la premiere, la face externe qui eſt un peu tournée en haut, & l'intérieure en bas, le bord ſupérieur tranchant, l'inférieur arrondi, la tête qui a deux facetes pour l'arti-

culation avec les vertebres , son articulation diartrodiale avec le sternum ; dans les côtes suivantes
il faut observer les faces qui deviennent antérieures
& postérieures , le bord supérieur arrondi, & l'inférieur tranchant, les extrémitez antérieures plus basses
que les postérieures, & articulées au sternum par un
cartilage, les deux faces de ce cartilage reçûës dans
les échancrures du sternum , la courbure droite dans
les supérieures, torduë dans les inférieures, l'appendice du cartilage dans les dernieres pour s'articuler
avec les suivantes, l'articulation diartrodiale avec le
sternum.

XII. Les fausses côtes sont celles qui n'atteignent
pas au sternum, il faut y remarquer les cartilages qui
deviennent plus courts en descendant, les trois premieres qui sont fort larges, leur extrémité qui est
moins épaisse que dans les vrayes, les cartilages de
ces trois côtes qui sont en pointe, l'attache des cartilages inférieurs aux supérieurs, les dernieres côtes
qu'on nomme *flotantes* , leur attache ligamenteuse ,
leur articulation dans le corps des vertebres qui les
soûtiennent.

XIII. Le sternum est un os applati situé à la partie
antérieure du thorax, servant d'appuy aux vrayes côtes, terminé par une pointe inférieurement ; il faut
y remarquer deux pieces dans l'adulte, une inférieure, l'autre supérieure : dans la supérieure on doit
observer sa figure triangulaire, sa face externe convexe, l'interne concave , l'échancrure qui est à la
partie supérieure, & qu'on nomme *fourchette*, les deux
échancrures à côté de la fourchette pour l'articulation
des clavicules, des restes de cartilage à côté de ces
échancrures, le cartilage qui unit les deux pieces, une
facette de chaque côté à la symphise avec la seconde
piece pour l'articulation de la seconde côte ; dans la
seconde piece il faut remarquer sa composition de

pluſieurs pieces dans l'enfance, ſon étenduë en longueur, l'enfoncement qui ſe trouve vers le milieu, la
face intérieure cave, la partie inférieure plus large
que la ſupérieure, une demie échancrure en haut de
chaque côté, cinq échancrures entieres, la cinquiéme
qui avance ſur le cartilage xiphoïde, l'éloignement
des échancrures qui eſt moindre dans les inférieures
que dans les ſupérieures, les cartilages liſſes & polis
dans ces échancrures : dans le cartilage xiphoïde il
faut remarquer ſa figure qui varie, ordinairement il
eſt en forme de poignard, mais quelquefois il eſt
fourchu, ſouvent il s'avance en dehors & quelquefois en dedans ; la ſubſtance du ſternum eſt ſpongieuſe en dedans, ſon uſage paroît par ſa ſituation & par
ſa connexion.

XIV. Le baſſin eſt cette cavité qui ſoûtient la veſſie
& une partie des inteſtins, il faut y remarquer deux
cavitez, la ſupérieure formée par le grand bord des
os, l'inférieure par la partie inférieure des mêmes
os, les os qui compoſent ces cavitez, l'os ſupérieur
qu'on nomme *os des iſles*, l'os inférieur qu'on nomme
os iſchion, l'os antérieur qui porte le nom d'*os pubis* ;
dans ces trois os unis on voit une grande cavité
nommée *cotiloïde*, le concours des trois os dans cette
cavité, la grande échancrure iſchiatique formée par
l'os des iſles & l'os iſchion à la partie poſtérieure, le
trou ovale antérieurement fait par l'os pubis, par
l'iſchion, par l'os des iſles, une éminence oblique entre le trou ovale & le cotile ſupérieurement : dans l'os
ilium il faut remarquer ſon corps applati & large, la
face externe convexe & concave, l'interne concave,
la partie ſupérieure nommée *crête*, la figure de cette
crête qui approche d'une S, la lévre interne & externe de cette crête, la partie inférieure de l'os fort
épaiſſe pour former une partie du cotile, la face cartilagineuſe de la partie qui forme le cotile, la figure

irréguliere de cette partie inférieure , sa symphise avec les autres os inférieurement & extérieurement, l'éminence oblique à la symphise avec l'os pubis ; dans la partie antérieure on remarque deux tuberositez nommées *épines* , l'une inférieure , l'autre supérieure, une échancrure entre ces deux épines, & une autre qui est sous l'épine inférieure : à la face postérieure on voit encore deux épines, l'une supérieure à l'extrémité de la tuberosité, l'autre inférieure à l'extrémité de l'échancrure ischiatique ; à la face externe on remarque sa concavité postérieurement, sa convexité antérieurement , les impressions faites par les attaches du grand, du petit & du moyen fessier : à la face interne on voit une ligne saillante qui divise le grand bassin du petit, l'impression faite par l'union de l'os *sacrum* , les inégalitez qui sont derriere cette impression, la portion de l'échancrure ischiatique ; à l'os ischion on remarque sa situation à la partie inférieure des os innominez, la partie qui concourt à former le cotile, sa division en un corps qui est supérieur, en une tuberosité qui est inférieure , en une branche qui est antérieure : la symphise avec l'os pubis & l'os des isles, sa face interne lisse & polie , une apophise pointuë nommée *épine ischiatique* située postérieurement ; dans la tuberosité on remarque la figure arrondie, la surface raboteuse par des restes de tendon , l'échancrure entre l'épine ischiatique & la tuberosité, une autre échancrure entre la tuberosité & le cotile, la portion du trou ovale faite par la branche, la direction de cette branche tournée en haut, son bord antérieur cartilagineux, l'éminence qui la termine pour la symphise avec l'os pubis: dans l'os pubis on remarque sa situation , l'angle qu'il forme à sa partie moyenne, le côté supérieur & inférieur ; dans le côté supérieur on remarque l'éminence oblique, la symphise avec l'os des isles, la partie qui fait le cotile, la ligne faillante qui diftingue les deux baffins, & qui fait la crête de l'os pubis, un enfoncement à côté de l'éminence oblique antérieurement, la partie qui forme le trou ovale : dans l'angle il faut remarquer la symphife des deux os, l'épine à la partie fupérieure ; dans la branche inférieure il faut obferver la symphife avec l'os ifchion : dans tous ces os fe trouve la fubftance fpongieufe.

L'EXTRÉMITÉ SUPÉRIEURE.

A L'extrémité fupérieure on trouve l'omoplate, les clavicules, le bras, l'avant-bras, le carpe, le metacarpe, les trois phalanges des doigts.

I. L'omoplate eft un os large, plat, triangulaire, il faut y remarquer fa fituation à la partie fupérieure, poftérieure & laterale du tronc, fa divifion en bafe qui répond à l'épine, en côte fupérieure fort mince, en inférieure affez épaiffe, en angle fupérieur qui borne la bafe, en angle inférieur qui termine la bafe, & la côte inférieure, en col qui finit la côte fupérieure & l'inférieure, & qui eft plus épais que le refte de l'os ; à la face externe de l'omoplate il faut remarquer l'épine qui vient du quart fupérieur de la bafe, & monte vers le col, fes retreciffemens, fes élargiffemens, fon obliquité, fa pointe tournée en devant pour l'articulation avec la clavicule, fon bord inférieur & fupérieur, l'apophife coracoïde qui eft entre la côte fupérieure & le col, la tuberofité de cette apophife, fa furface raboteufe par les reftes des tendons & des ligamens, la cavité glenoïde qui eft à l'extrémité du col, la figure de cette cavité qui eft arrondie en bas, pointuë en haut, fa face cartilagineufe & polie, les inégalitez qu'elle a deffus & deffous, la foffe qui eft fur l'épine & celle qui eft deffous, l'échancrure qui eft entre la tuberofité de l'apophife coracoïde & la côte fupérieure, l'échancrure formée par le col & l'acromion pour le paſſage du muſcle fous-épineux & du fus-épineux, les inégalitez le long de ſa baſe & de la côte inférieure pour l'attache des muſcles : dans la face interne on remarque ſa conca-vité inégale, des lignes oſſeuſes à contre-ſens des côtes, des inégalitez vers les bords pour l'attache de pluſieurs muſcles ; la ſubſtance de l'os eſt compoſée de diploé & de matiere compacte, on verra ſon uſage par les muſcles.

II. Les clavicules ſont des os ronds, plats, longs, courbes, il faut y remarquer ſa figure qui approche d'une S, ſa poſition transverſale, l'extrémité qui eſt vers le ſternum plus groſſe, ſa coupe triangulaire pour s'articuler au ſternum, le corps de cette extré-mité, trois faces dans ce corps, une ſupérieure & an-térieure, les autres ſont intérieures, l'une deſſus, l'autre deſſous, la courbure regarde l'épine du dos ; à l'extrémité poſtérieure on remarque le corps ap-plati, la courbure tournée en devant, la face ſupé-rieure fort raboteuſe, l'inférieure auſſi fort iné-gale, ſon articulation plate avec l'*acromion* : dans la partie moyenne qui eſt ronde & plate on voit la face ſupérieure aſſez égale, l'inférieure creuſée, des impreſſions à la face inférieure pour le muſcle ſou-clavier, les bords antérieurs poſtérieurs qui ſervent d'attache l'un au muſcle d'eltoïde & au grand pecto-ral, l'autre au trapeſe ; la ſubſtance de cet os eſt com-poſée de diploé & de la matiere compacte, ſon uſage eſt d'empêcher l'omoplate de ſe jetter en devant.

III. L'humerus ou le bras eſt le plus grand os du bras, il faut y remarquer ſa ſituation entre l'avant-bras & l'omoplate, ſa figure cylindrique irréguliere, une tête hemiſpherique à ſon extrémité ſupérieure, la poſition oblique de cette tête qui doit regarder en dedans & en arriere dans la cavité glenoïde, une tuberofité à la partie externe & antérieure, une petite tuberofité plus intérieurement , une goutiere entre ces deux tuberofitez, une éminence de côté & d'autre de la goutiere, la continuation de ces éminences fur le corps de l'os, diverfes impreffions de tous côtez pour des mufcles ; dans la partie moyenne il faut obferver fa figure cylindrique , plufieurs impreffions pour les mufcles, la partie poftérieure & intérieure qui fe tord en dedans : dans la partie inférieure il faut remarquer fon corps applati & triangulaire, la largeur dans le même plan que la tête , la face antérieure divifée en deux, la poftérieure qui eft plate , une crête de chaque côté entre les deux faces, deux condiles, l'un interne , & l'autre externe au bout des crêtes, deux éminences entre ces deux condiles, une double comme une poulie, & une autre fimple, la furface cartilagineufe de ces éminences, l'obliquité de la poulie, une cavité antérieurement pour recevoir l'éminence du cubitus, une autre cavité poftérieurement pour recevoir l'olecrane ; la fubftance de l'os eft compacte & diploïque, fon mouvement eft un mouvement de genou en haut, & en bas un mouvement de charniere.

IV. L'avant-bras eft compofé de deux os, l'un eft le coude qui eft plus long, l'autre le rayon qui eft plus court ; il faut remarquer dans le coude fa pofition au bout de l'humerus, à la partie interne fa partie fupérieure qui eft la tête, l'olecrane qui eft à l'extrémité, les inégalitez de l'olecrane pour l'attache des mufcles, l'apophife coronoïde à la partie antérieure de la tête, la pointe de cette apophife, une échancrure entre l'olecrâne & l'apophife coronoïde, la divifion de cette échancrure en deux faces par une ligne, une autre échancrure à la partie externe de la précédente pour l'articulation du rayon, la tête du cubitus flechie en dedans , la pointe de l'olecrane

tournée vers la partie externe, le corps de l'os qui
est triangulaire & mince sur-tout vers la partie inférieure, la face postérieure du corps arrondie, les
deux autres creuses, la division des deux faces antérieures par une ligne où s'attache le ligament interosseux, le retrecissement de l'os qui forme en bas
un col qui soûtient une tête applatie, l apophise stiloïde qui est à la partie postérieure de cette tête, le
bord lateral cartilagineux de cette tête pour l'articulation du rayon, l'échancrure qui est entre la tête &
l'apophise stiloïde : la substance du cubitus est compacte & diploïque, il a un mouvement de charniere
sur l'humerus ; son mouvement en bas paroît par la
situation.

V. Le rayon est plus petit que le coude, il faut y
remarquer la tête applatie, l'extrémité creusée de
cette tête, la face cartilagineuse de ce creux, son
articulation avec l'humerus, & sa jonction laterale
avec le cubitus, la tuberosité qui est au dessous de
cette tête postérieurement & intérieurement, la partie moyenne qui est triangulaire, la face antérieure
du triangle arrondie, les autres faces creuses, l'angle
aigu qu'elles forment pour l'attache du ligament interosseux, la position de cet angle qui regarde en
arriere dans la situation naturelle du rayon, l'extrémité de l'os applatie, convexe dehors & concave en
dedans, la face externe divisée longitudinalement
par une éminence, l'échancrure qui est au bout de
cette éminence, & une goutiere à chaque côté, la
partie antérieure de l'extrémité qui se termine à
une pointe nommée *apophise stiloïde*, la partie moyenne de l'extrémité qui forme une face creuse triangulaire terminée par une échancrure postérieurement,
l'échancrure qui est près de l'apophise stiloïde pour
le flechisseur du pouce, la courbure du rayon en devant, sa substance comme celle du cubitus : son arti-

culation avec le carpe eſt arthrodiale ; nous avons
dit comment il étoit articulé avec les autres pieces.

VI. Le carpe eſt compoſé de huit os qui forment
une cavité dans la main , & qui ſont partagez en
deux rangs ; il y a trois os dans le premier rang , &
quatre au ſecond : un des huit os eſt hors de rang , &
appartient au premier rang : les quatre premiers os
forment une circonference qui s'articule avec le radius ; le premier os regarde le pouce lateralement, il
ſe nomme *os ſcaphoïde* , il faut y remarquer une tuberoſité à ſa partie antérieure , quatre faces cartilagineuſes , la ſupérieure convexe , l'inférieure concave , la troiſiéme en forme de croiſſant , la quatriéme
raboteuſe qui fait la convexité du poignet : dans le
ſecond os nommé *lunaire* on obſerve la facette ſupérieure convexe, l'inférieure concave, l'antérieure en
croiſſant, la poſtérieure en triangle; dans le troiſiéme os
nommé *cuneiforme* on voit trois faces cartilagineuſes,
la ſupérieure convexe, l'inférieure convexe & concave,
l'antérieure oblique & triangulaire ; il y a une troiſiéme facette pour recevoir l'os piſiforme : dans l'os
piſiforme on conſidere ſa figure ronde & irréguliere,
ſon col & ſa facette cartilagineuſe; dans le premier
os du ſecond rang il faut remarquer ſa figure qui lui
a fait donner le nom de *trapeſe* , la partie qui forme
la convexité du carpe, une éminence & une goutiere
dans ſa face interne , la face ſupérieure pour ſe joindre à l'os ſcaphoïde, l'inférieure pour l'articulation de
la premiere phalange du pouce : deux poſtérieures ,
l'une pour l'os ſuivant , l'autre pour le premier os
du metacarpe ; dans le ſecond os nommé *pyramidal*
on obſerve ſa face externe ſans cartilage , la partie
interne qui eſt la pointe de la pyramide , la face ſupérieure qui ſe joint à l'os ſcaphoïde , l'inférieure en
poulie pour l'articulation du ſecond os du metacarpe,
la face antérieure circulaire pour ſoûtenir l'os ſur

lequel appuye le pouce, la face poſtérieure concave
pour recevoir l'os voiſin : dans le troiſiéme appellé
os magnum il faut remarquer une tête ſupérieurement
pour remplir la cavité cotiloïde, une baſe triangulaire inférieurement, la face externe raboteuſe, &
en forme de coin, une facette antérieure pour l'os
pyramidal, poſtérieurement une face double, des enfoncemens dans la face interne & externe ; dans l'os
crochu on remarque ſon corps & ſon apophiſe qui eſt
plate & recourbée, la face externe large & triangulaire, la face interne inégale, la face antérieure double, la ſupérieure qui eſt auſſi poſtérieure, & s'articule avec l'os cuneiforme, la face inférieure échancrée qui forme deux facettes pour les deux derniers
os du metacarpe.

VII. Le metacarpe eſt la ſeconde partie de la main,
& forme la paume, il eſt compoſé de quatre os dans
leſquels il faut remarquer la baſe qui eſt plate, la
tête qui eſt arrondie, l'égalité qui ſe trouve quelquefois entre les deux premieres, la diminution qui eſt
ordinairement par degrez dans les quatre, le corps
triangulaire, une face externe, deux internes dont
l'une eſt antérieure, l'autre poſtérieure, la ſéparation
de ces deux faces par une ligne aiguë, le corps de l'os
un peu voûté en dehors, les têtes qui ſont épiphiſes,
les baſes qui ne ſont pas épiphiſes, ſi ce n'eſt peut-être
au commencement : dans le premier os on remarque ſa longueur & ſa groſſeur plus grande que dans
les autres, ſa ſituation ſous l'index, ſa baſe irrégu-
lierement triangulaire, la cavité qui eſt à cette face
pour recevoir l'os pyramidal, la direction de cette
cavité vers la partie interne & externe, les facettes
qui ſont derriere la cavité, la pointe qui eſt devant,
la tête de l'os qui eſt convexe, tournée vers la partie
interne, terminée par deux pointes, le corps qui eſt
triangulaire, la face externe plus large vers la tête que

vers la baſe , des échancrures devant & derriere la tête ; le ſecond os a une baſe oblique poſée ſur le grand os du carpe , des faces cartilagineuſes antérieurement & poſtérieurement pour l'articulation avec les os voiſins : le troiſiéme a une baſe triangulaire de même que les autres , il s'articule avec l'os crochu , il ſoûtient le doigt annulaire , il a des faces cartilagineuſes antérieurement & poſtérieurement ; la baſe du dernier os n'eſt pas triangulaire comme les autres , elle eſt un peu arrondie , il y a une face cartilagineuſe antérieurement , mais poſtérieurement il n'y a que des inégalitez pour des ligamens : cet os ſoûtient le petit doigt , & touche quelquefois le grand os du carpe ; la ſubſtance de ces os paroît par l'inſpection ſeule , leur mouvement eſt très-obſcur , excepté dans le dernier.

VIII. Les doigts ſont compoſez de trois pieces nommées *phalanges*, ſemblables à des pyramides, convexes d'un côté, caves de l'autre intérieurement, excepté dans le pouce où la cavité regarde en arriere ; l'index eſt à-peu-près égal au troiſiéme doigt : il faut remarquer dans le pouce la premiere phalange ſemblable aux os du metacarpe, la baſe eſt épiphiſe, la tête applatie poſée en bas comme aux os du metacarpe, la face concave poſtérieurement, la face convexe antérieurement, la face cartilagineuſe de la baſe en forme de poulie, ſon articulation avec l'os trapeſe ſur lequel il fait quatre mouvemens ; à la ſeconde phalange du pouce on remarque le corps convexe d'un côté, applati de l'autre, retreci vers le milieu , deux lignes aiguës laterales qui diviſent les deux faces, la tête en forme de poulie, la convexité de la poulie tournée vers la face concave, les deux côtez applatis dans cette poulie, la baſe un peu concave , les tuberoſitez à côté de la baſe : à la troiſiéme phalange on remarque ſa figure conique, la partie antérieure convexe,

vexe; la poftérieure plate, l'extrémité bordée comme
d'un fer à cheval, la bafe qui a une cavité, des tuberofitez aux côtez de cette bafe; dans la premiere
phalange des autres doigts on remarque une cavité
longue, des tuberofitez devant & derriere cette bafe,
la face externe convexe, l'interne plate, les têtes en
forme de poulie, les tuberofitez qui font à côté des
têtes pour des ligamens: dans les fecondes phalanges
on remarque leur longueur moindre que dans les
premieres, une double cavité à leur bafe, une ligne
qui s'éleve entre ces cavitez, la face externe & interne comme dans les premieres, les têtes qui font en
forme de poulie; les troifiémes phalanges reffemblent à la troifiéme du pouce.

L'EXTREMITÉ INFERIEURE.

L'Extrémité inférieure a trois parties, la cuiffe,
la jambe, & le pied; l'os de la cuiffe fe nomme
femur: l'os de la jambe eft double, le plus gros fe
nomme *tibia*, le plus petit *peroné*; le pied eft divifé
en *tarfe*, *metatarfe*, *phalange*.

I. Dans le *femur* il faut remarquer fa figure cylindrique, fon épaiffeur en haut & en bas, la tête qui
eft une fection fpherique enduite d'un cartilage, pofée
fur un col oblique par rapport au corps de l'os,
creufée un peu vers le quart de la circonference inférieurement, tournée antérieurement dans la fituation naturelle de l'os; on doit obferver dans le col
fa figure cylindrique, fa groffeur plus grande vers la
tête que vers la bafe, la bafe terminée d'un côté par
deux tuberofitez nommées *trocanters*, de l'autre par
une ligne parallele à la pofition de ces deux tuberofitez: il faut remarquer dans la grande tuberofité
nommée *grand trocanter* le coude qu'elle fait, la fou-

C

dure avec l'os ; ses inégalitez , sa pointe obtuse , la cavité qui est entre cette pointe & la base du col ; dans le corps de l'os on observe sa courbure en dehors , la face convexe en devant , deux faces postérieures terminées par une ligne nommée *raboteuse* , qui vient de l'interstice des deux trocanters , & se partage en deux vers le tiers de l'os où elle forme une face plate triangulaire , la partie inférieure qui devient plus large que les deux condiles qui la terminent intérieurement & extérieurement , la direction spirale de ces condiles , la longueur qui est moindre dans le condile externe , & la largeur plus grande , l'angle que forment ces deux condiles en s'unissant en devant , l'échancrure non cartilagineuse qui sépare les condiles en arriere , les impressions qui sont dans cette échancrure pour les ligamens croisez , la tuberosité qui est à côté de chaque condile : l'articulation paroît par l'inspection.

II. Il faut remarquer dans le *tibia* son extrémité supérieure applatie , la circonference ovale mais applatie en arriere , les deux faces cartilagineuses & un peu caves de cette extrémité , la face interne plus large & plus cave , la tuberosité échancrée qui est entre ces deux faces , la facete qui est sous la face externe pour l'articulation du peroné , la tuberosité qui est sur le devant de la tête & qu'on appelle *épine* , le corps triangulaire du *tibia* , un angle antérieur qu'on nomme *crête* , deux angles postérieurs obtus , la face intérieure presque plate , la face externe concave , diverses impressions de tous côtez pour les muscles ; dans l'extrémité inférieure il faut remarquer la crête qui s'efface , & fait place à une face courbée , la malléole qui est à la face interne , la face triangulaire & cartilagineuse de l'extrémité , la division de cette face en deux par une ligne , l'échancrure qui est à la partie externe pour recevoir le peroné , la goutiere qui est derriere la malléole : la substance du *tibia* est comme celle des autres os longs ; son articulation paroît par la description que nous venons de faire.

III. Le peroné est un os posé à côté du *tibia* extérieurement, il faut y remarquer la tête qui est grosse, la face cartilagineuse & oblique pour l'articulation avec le *tibia* ; le corps qui est triangulaire & différemment courbé, l'angle intérieur où s'attache le ligament interrosseux, la base qui a une pointe tournée en arriere, plusieurs cavitez & impressions pour les muscles & des ligamens ; la substance de cet os & son articulation paroissent par ce que nous avons dit & par l'inspection.

IV. La rotule approche de la figure d'un cœur, il faut remarquer à la partie antérieure plusieurs faces pour des muscles, une face double postérieurement pour s'accommoder aux deux condiles du *femur*, la ligne qui divise ces dex faces, l'enfoncement qui est à la partie inférieure pour le ligament qui attache la rotule au *tibia*, la substance spongieuse qui la compose.

V. Le tarse est composé de sept os, le premier est nommé *astragale* ; on remarque dans son corps la face supérieure figurée en poulie & inclinée en devant, les faces laterales cartilagineuses qui bornent la poulie, la face externe plus grande pour l'articulation de la malléole, la face inférieure en forme de croissant oblique, l'apophise distinguée du corps de l'os par un col, l'enfoncement qui est à ce col pour les ligamens & des glandes, la face antérieure convexe & oblique dans l'apophise, les trois faces qui sont sous la précédente, l'échancrure inférieure qui sépare le col de la cavité ; le second os se nomme *calcaneum*, on y remarque une grosse tuberosité postérieurement, deux pointes qui terminent en bas cette tuberosité, la convexité de la partie supérieure de l'os, la face

inférieure étroite, la face externe un peu convexe,
la face interne concave, l'apophife antérieure cartilagineufe & cave, les bords qui avancent dans cette
apophife, fa face externe fort raboteufe, les impreffions qui font dans la face pour le paffage du tendon
du long peronier, la facete qui répond à une facete
de l'aftragale à la partie interne, la face inférieure
qui eft une tuberofité continuë avec la face inférieure du corps, la petite apophife qui eft entre le
corps & l'apophife antérieure, fa partie fupérieure
fur laquelle eft une face cartilagineufe pour l'aftragale, les échancrures de la partie externe pour des
ligamens & des tendons ; dans l'os *naviculaire* on
remarque fa figure ovale, la convexité cartilagineufe
de fa partie antérieure divifée en trois facetes, fa
cavité ovale qui eft à la partie poftérieure, la circonference qui fe termine par une tuberofité pointuë
vers la partie interne, l'inégalité de la circonference
fupérieurement pour l'attache des ligamens, la face
inférieure échancrée pour des ligamens : dans l'os
cuboide on remarque la face fupérieure plate & raboteufe, la face inférieure qui a une éminence oblique & une goutiere devant cette éminence, la face
poftérieure convexe & concave, la face antérieure
large & divifée en deux par une éminence, la face
interne qui a une facete cartilagineufe & qui eft raboteufe ailleurs, la face externe qui eft irréguliere
& fort petite ; dans le premier os *cuneiforme* on remarque la groffeur plus grande que dans les autres,
la face interne convexe & raboteufe, la face externe
inégalement concave, la face poftérieure triangulaire, la face antérieure cartilagineufe & femilunaire,
la bafe un peu arrondie : dans le fecond os *cuneifor-*
me, il faut remarquer fa pointe en bas, fa bafe raboteufe en haut, fa face poftérieure triangulaire, fa
face antérieure longue & cartilagineufe, les facetes

qui font aux faces laterales pour l'articulation des
os voifins, la longueur qui eft moindre dans cet os;
dans le troifiéme os on remarque fa bafe longue,
plate, raboteufe, la face poftérieure triangulaire
de même que la face antérieure, les faces laterales larges, les facetes qui fe trouvent à ces faces: la fubftance & l'articulation paroiffent par l'infpection.

VI. Le metatarfe a cinq os: dans le premier on remarque, la bafe femilunaire avec de petites échancrures, des inégalitez qui font à la circonference de
la bafe, le corps triangulaire, deux faces fupérieures
& une inférieure, l'interne ronde, l'externe concave, la tête groffe en forme de poulie; dans le fecond os on remarque fa longueur plus grande que
dans les autres, fa bafe triangulaire, les facetes laterales de la bafe, la tête qui eft femblable à celle de
l'os précédent de même que le corps: le troifiéme
& le quatriéme os n'ont rien de particulier, fi ce
n'eft que la bafe du troifiéma eft plus longue & celle
du quatriéme plus large; dans le cinquiéme on remarque la bafe fort oblique terminée par une tuberofité, la face interne laterale de la bafe pour l'articulation du quatriéme os: la fubftance & l'articulation paroiffent par l'infpection.

VII. Les orteils ne différent prefqu'en rien des doigts,
il ne s'y trouve que plus ou moins de longueur ou de
groffeur dans les parties qui les compofent.

LA STRUCTURE DES OS.

LEs os, dit Gagliardi, outre la matiere dure, ont
une fubftance fpongieufe, & un réfeau; il y a,
comme nous le verrons plus bas, une membrane qui
forme des veficules dans les interftices.

La matiere dure eſt compoſée de pluſieurs lames
poſées en couches les unes ſur les autres ; dans les os
longs la couche externe s'éloigne des autres aux extrémitez : celle qui vient aprés s'éloigne de même,
mais elle eſt plus courte que la premiere ; la même
choſe arrive aux autres : les têtes des os quand on les
coupe longitudinalement, reſſemblent par cette ſtructure à une raquette ; on voit par-là ce qui fait la
groſſeur des extrémitez oſſeuſes.

La matiere ſpongieuſe n'eſt qu'un tiſſu de pluſieurs lames oſſeuſes, qui en ſe croiſant forment de
petites cellules ; c'eſt les lames de la matiere dure qui
par leur écartement produiſent la ſubſtance ſpongieuſe : de-là vient que l'on en trouve dans les têtes
des os.

Le réſeau eſt un compoſé de filets qui ſe croiſent ;
ces filets viennent de la ſubſtance ſpongieuſe dans
laquelle ils ſe trouvent mêlez, & occupent les cavitez
des os pour ſoûtenir la moële.

Les interſtices qui ſe trouvent entre les filets du
réſeau, ſont tapiſſez d'une membrane qui y forme des
veſicules ; c'eſt dans ces veſicules qui ſont comme des
grapes de raiſin que les vaiſſeaux ſanguins filtrent une
matiere huileuſe qu'on nomme *moële*.

Dans les os ronds & longs on trouve les trois matieres dont nous avons parlé, mais dans les os plats
on ne trouve que la matiere dure & la ſubſtance ſpongieuſe qui ſe nomme *diploé* dans les os de la tête.

Il n'y a pas tant de différence qu'il le paroît d'abord
entre la matiere dure & la ſubſtance ſpongieuſe, car
ſi on calcine les os, on voit que ce qu'ils ont de plus
ſolide n'eſt qu'un amas de cellules ; une matiere durcie remplit ces cellules, & une ſubſtance molle coule
dans le tiſſu ſpongieux : l'huile qui occupe les interſtices du réſeau, ſe partage de même aux cellule
de la matiere ſpongieuſe.

Les dents font des efpeces d'os; M' Malpighi a affez bien développé la ftructure de celles des bœufs, mais pour celles de l'homme on n'a pas des obfervations qui y donnent beaucoup d'éclairciffement: il y a une matiere blanche extérieurement, elle eft molle dans le fœtus, mais elle fe durcit enfuite comme la pierre; elle eft compofée de filamens perpendiculaires qui s'élevent de la furface de la fubftance interne, ce n'eft que de petits vaiffeaux où fe dépofe la matiere plâtreufe: ces petits vaiffeaux épais s'avancent quelquefois dans la fubftance interne, qui paroît un être tiffu de cellules où circule le fang qui vient de la racine de la dent; on voit par-là que les dents doivent paroître noires, quand la matiere blanche aura été enlevée: cette matiere peut être enlevée ou par des agens externes, ou par le fang qui venant à ne plus circuler, fe corrompt & corrode l'émail: la partie qui forme la racine de la dent eft véritablement offeufe, felon les obfervations de Clopton Havers; elle eft compofée de lames offeufes de même que les autres os: il étoit néceffaire pour la maftication que l'émail fût une fubftance plus dure que le refte.

Les dents ont une membrane qui couvre leur racine, elle vient de la membrane qui couvre les gencives, & tapiffe la bouche; on voit quelquefois à la racine des dents une partie charnuë comme les gencives, afin que les dents foient plus fermes: pour le periofte qui revêt l'os maxillaire, il fe réflechit dans les alvéoles; d'un côté il touche l'os, & de l'autre la partie charnuë qui entoure les dents: quand il n'y a pas de matiere charnuë, elle fe joint à la membrane qui revêt les racines, de telle maniere que leur fubftance fe confond.

On verra dans la Nevrologie qu'il entre dans les os maxillaires des ramifications de nerfs qui donnent des

filamens aux dents, chaque racine reçoit un filet : le
trou qui leur donne entrée est quelquefois visible sans
microscope, souvent la situation varie; tantôt il se
trouve sur le haut, tantôt à côté. On voit par ce que
nous venons de dire, 1° que l'on peut sentir de la
douleur aux dents; 2° que si l'on vient à faire quelque impression aux gencives, elle pourra s'étendre
jusqu'au nerf de la dent, puisque leur membrane enveloppe la racine; on peut expliquer par-là l'agace-
ment : revenons aux os.

Il y a dans les os des pores longitudinaux, & d'autres qui sont transversaux, on les observe par le microscope; ces pores, selon Clopton Havers, ne servent pas à donner passage aux vaisseaux : les transversaux, selon lui, prennent le suc moëleux qui de-là
coule dans les longitudinaux.

Les vaisseaux sanguins entrent dans la substance
des os pour les nourrir : on peut suivre certains rameaux dans les parties les plus dures, ils se glissent
entre les lames osseuses; les veines n'accompagnent
pas les arteres comme dans les autres parties du corps,
elles suivent d'autres routes pour reporter le sang :
ces vaisseaux servent à nourrir les os.

Les os ne se nourrissent que par le suc plâtreux
que ces arteres déposent dans les cellules qui sont
entre les lames osseuses; ce suc pressé continuellement par les arteres, 1° étend les fibres osseuses, &
par conséquent allonge les os, & leur donne de l'é-
paisseur ; 2° par la pression des fibres & par le batement des arteres la partie liquide du suc plâtreux se
dissipe, & le reste se durcit; ainsi les os doivent par-là
devenir durs; si cette matiere venoit à se dissoudre, &
que le sang gonflât si fort les vaisseaux, qu'il s'épanchât dans les cellules, les os paroîtroient rougeâtres,
& pour ainsi dire, charnus.

Dans la cavité des os longs on trouve une matiere

huileuse qui la remplit, elle se filtre dans des vaisseaux
qui pénétrent l'os, & qui se ramifient dans les vesicules formées par la membrane qui s'insinuë dans
le réseau: c'est dans ces vesicules qui communiquent
les unes avec les autres que se dépose la matiere huileuse qui forme la moële.

La moële est environnée d'une membrane qui sert
comme de periofte aux os intérieurement, elle est
... & est formée par les tuniques des arteres;
... Clopton Havers, elle paroît rouge comme du
... certains endroits; cela ne vient pas, dit le
... Auteur, des vaisseaux sanguins qui lui sont
... mais des veines qui rampent à la surface de
... moële; cette membrane est adhérente aux os, 1°
... petits vaisseaux, 2° par les petits prolongemens
... elle envoye dans les pores osseux: on peut voir
... le suc moëleux peut couler dans la substan-
... de l'os, ainsi on ne sera pas surpris de voir que
... transude des os qu'on a séparez du cadavre;
... Clopton Havers a remarqué de petits conduits qui
... cette huile dans les jointures: nous n'avons
... d'assuré sur l'usage de la moële.

La surface externe des os est revêtuë d'une mem-
... nommée *periofte*, les fibres dont elle est com-
... ne sont pas entrelacées, mais elles sont posées
... sur les autres; cette membrane est polie ex-
... rement, raboteuse à sa surface interne, adhé-
... l'os par des vaisseaux sanguins & par des
... peut-être que ces filamens sont des filets
... qui donnent quelque sensibilité à l'os, selon
... de Diamerbroek: quoiqu'il en soit, le
... est fort sensible de même que la moële ou la
... qui la revêt; nous parlerons ailleurs de
... usages.

LES TÉGUMENS.

LEs tégumens communs sont ceux qui enveloppent tout le corps ; les tégumens propres ou particuliers sont ceux qui enveloppent les parties séparément : dans les hommes il y a trois tégumens communs, l'épiderme, la peau, la membrane adipeuse ; on en trouve davantage dans les animaux.

I. L'épiderme est une membrane mince qui est répanduë sur toute la peau dont elle est, pour ainsi dire, une partie ; ce terme signifie *sur-peau*, il faut y remarquer :

II. Son union étroite avec la peau dont on la sépare dans les cadavres par l'eau boüillante ; le feu & les vésicatoires l'enlevent dans les vivans.

III. Sa régénération qui se fait dans peu de temps, sans qu'il reste aucune marque de cicatrice,

IV. Son origine qu'il ne faut pas attribuer comme les Anciens aux exhalaisons sorties du corps & condensées par l'air ; cette membane est plûtôt formée, selon Lewenhoek, par l'expansion des tuyaux excrétoires de la peau, ou par l'expansion des houpes nerveuses qui forment selon Ruisch des lames ou des écailles en s'unissant, peut-être est-elle composée des tuyaux excretoires & des houpes nerveuses en même-temps.

V. Sa structure ou sa substance qui est composée de plusieurs lames ou écailles étroitement unies ; Lewenhoek est le premier qui les a observées par le moyen du microscope :

VI. Les trous qui donnent passage aux poils, à la matiere de la transpiration & de la sueur ; ceux qui donnent passage à cette matiere, se nomment *pores* : quelques Auteurs disent que ces pores ont des cules pour modérer la sueur, mais l'élasticité des vaisseaux suffit pour cela.

VII. L'épaisseur qui est différente en diverses parties, car les écailles sont fort épaisses aux pieds & à la paulme de la main, par tout ailleurs ce n'est qu'un tissu fort fin.

VIII. Les sillons ou les lignes qui ont plus ou moins de profondeur en diverses parties ; on les remarque sur tout à la paulme de la main, au bout des doigts on les voit en lignes spirales : ces sillons paroissent fendre les tuyaux excretoires qui sont dans leur cavité.

IX. Les vaisseaux qu'on ne peut démontrer, & que Ruisch n'a pû découvrir par ses injections les plus subtiles ; de-là vient qu'il ne coule pas de sang quand l'épiderme est blessée, & qu'elle est presque sans sentiment il est cependant évident qu'elle est nourrie par quelque matiere fluide.

X. Son usage est de modérer la sensibilité de la peau & les écoulemens qui se font par la transpiration insensible & par la sueur.

LE CORPS RETICULAIRE.

LE Corps reticulaire ou le réseau cutanée de Mal- *Malpighi de* pighi, est une membrane très-mince, percée d'u- *organ tact.* ne infinité de petits trous comme un réseau, située im- *Ruisch. ep. 1.* mediatement sous l'épiderme à laquelle on la trouve attachée quand elle est enlevée par art ou par quelque maladie, il faut remarquer :

I. Les lieux où se trouve ce réseau : on dit ordinairement qu'il s'étend à toute la surface de la peau, mais il est difficile de le trouver ailleurs que dans les parties où le sentiment est fort vif, comme à la plante des pieds, à la paulme de la main, au bout des doigts;

pour ce qui regarde la langue on l'y découvre clairement, & c'est dans cette partie qu'on peut mieux reconnoître sa nature & sa disposition.

III. Son usage est de donner passage aux houpes nerveuses, & aux conduits excretoires qui y paroissent
dans un arrangement constant; le réseau affermit ces
vaisseaux dans leur place, les empêche de floter, conserve leur souplesse aux houpes nerveuses, & les rend
par-là plus propres à transmettre les sensations.

*Voiez Malp.
de org. tact.
& Ruisch.
fig. 4. 5. 6.
7.*

L A　P E A U.

LA peau est une membrane qui est épaisse comme
du cuir, & qui revêt tout le corps; il faut y
remarquer :

I. Sa connexion. Elle est attachée extérieurement au
réseau de Malpighi, & à l'épiderme, intérieurement
à la membrane adipeuse; en certains endroits les
attaches sont fermes, elles sont lâches en d'autres
parties.

II. L'épaisseur qui est différente suivant les diverses
parties du corps, & suivant la diversité des animaux;
on peut en juger par la diverse épaisseur qui se trouve
dans les cuirs.

III. Les sillons qui sont communs à la peau & à
l'épiderme.

IV. Les trous parmi lesquels on compte la bouche,
l'ouverture du nez & des oreilles, mais la peau n'est
pas trouée dans ces endroits, elle n'est que réfléchie
ou détournée du chemin qu'elle suivoit. Les petits
trous sont les ouvertures qu'on nomme *pores*; les uns
sont plus grands, les autres plus petits, ils donnent
passage aux poils, à la matiere de la transpiration
& de la sueur : les grands paroissent clairement sur
le nez ; on voit les petits par le microscope, & le

mercure qui paſſe à travers le cuir en prouve l'éxiſtence.

V. La ſtructure ou la ſubſtance qui eſt compoſée de
fibres tendineuſes entrelacées, de vaiſſeaux ſanguins
très-nombreux, que les injections ſurprenantes de
Ruiſch nous ont découvert, de beaucoup de nerfs qui *Ruiſch. epiſt.*
compoſent les pyramides nerveuſes qui percent le *Tab. 17.*
réſeau de Malpighi; on voit aiſément ces pyramides
à la paulme de la main, au bout des doigts, à la
plante des pieds, quand on enleve l'épiderme de ces
parties, elles ſont le principal organe du tact.

VI. Les glandes cutanées nommées *miliaires* qui ſont
très nombreuſes dans la peau ſuivant les Anatomiſtes
modernes; Stenon & Malpighi ont établi ce ſentiment, ils attribuent à ces glandes la filtration des
matieres qui tranſpirent du corps, cependant à peine *Ruiſch. adv.*
peut-on les démontrer: celles qu'on montre même *Anat. dec. 1.*
ne ſont qu'en petit nombre, & de petites arteres *pag. 9.*
peuvent faire tout ce qu'on attribuë à ces corps
glanduleux.

VII. Les follecules ou les réſervoirs cutanées qui
ſont les glandes que d'autres Auteurs ont nommé
ſebacées.

VIII. L'uſage de la peau eſt de couvrir & de défendre les parties qu'elle environne, d'être l'organe du
toucher, de ſervir d'égoût univerſel au ſang qui y
dépoſe la matiere de la tranſpiration & de la ſueur
qui empêche que la peau ne ſe ſéche.

R E M A R Q U E S.

Voilà les tégumens qui couvrent le corps, le premier qui eſt l'épiderme, c'eſt-à-dire, la ſurpeau, eſt
formé par la production des tégumens qu'elle couvre;
la peau a des rides accompangées de vaiſſeaux ſecretoires & excretoires, & de houpes nerveuſes: ces
trois productions deſſéchées tombent en écailles les

unes fur les autres, la matiere liquide qui s'en exhale
par la chaleur fait que ces écailles fe durciffent, cette
opinion eft conforme à ce que le microfcope nous
découvre, car par fon fecours on voit fur le corps
une furface écailleufe ; lorfque l'action des corps fur
les écailles de l'épiderme fera trop violente, les parties molles qui l'attachent à la peau s'en fépareront :
fous ces écailles féparées les rides & les tuyaux excretoires de la peau s'étendront encore, & formeront
une autre épiderme ; fi on fépare de la peau cette
nouvelle épiderme, il s'en formera une troifiéme, &
voilà l'origine des callofitez qui ne font que des couches de plufieurs épidermes, mais il faut remarquer
que pour que ces callofitez fe forment, il ne faut pas
que l'épiderme fe fépare entierement, car alors la
matiere de la tranfpiration ou de la fueur s'éleveroit
en veficules, c'eft ce qui arrive dans les brûlures :
l'action du feu racornit l'épiderme, & la fépare entierement de la peau ; la matiere de la tranfpiration
qui vient par-deffous, & ne peut plus paffer par l'é-
piderme, fouleve cette membrane, & forme des veficules : les veficules qui s'élevent fur l'épiderme dans
des exanthemes, peuvent s'expliquer à-peu-près de la
même façon ; la partie de l'épiderme qui s'enfonce
dans les gros tuyaux de la peau, fe fépare des parois
internes de ces tuyaux qu'elle tapiffe, en s'élevant par
l'action des liqueurs qui la pouffent, elle ferme le
paffage à ces liqueurs, elle doit donc former des bou-
tons rouges quand le fang eft pouffé dans ces tuyaux.

　　Sous cette membrane fe trouve le corps reticulaire ;
pour s'en former une idée, il faut fe fouvenir que
fous la peau à la furface de la membrane graiffeufe on
trouve des couches de nerfs qui forment une efpece
de membrane accompagnées d'arteres, de veines &
de vaiffeaux limphatiques : ces nerfs s'élevent en pyramides qui percent la peau ; étant arrivez à l'épi-

derme ils se dépoüillent de la membrane dont ils étoient revêtus, cette envelope se partage en plusieurs lobes qui se colent à la peau & s'unissent à ceux qui viennent des autres houpes nerveuses : par cette union de petits lobes se forme le réseau, les houpes nerveuses passent par ces trous, & vont aboutir aux deux côtez de chaque sillon de la peau où elles sont rangées en lignes paralleles, elles sont l'organe du toucher à l'occasion du mouvement plus ou moins fort qui s'excite dans ces houpes ; l'ame qui est répandue par tout, a des sensations plus ou moins vives, & si une partie se durcit, elle n'aura plus de sentiment, parce qu'il ne pourra plus y avoir de mouvement dans les nerfs.

Il y a un réseau cutanée lequel est formé par des vaisseaux qui rampent par la peau ; ces vaisseaux pour la plûpart ne reçoivent que la limphe, & de-là vient que la surface du corps est blanche parmi nous : pour les Maures ce réseau est composé de tuyaux plus gros, & de-là vient qu'il est rempli de sang, lequel venant à se dépoüiller de la matiere aqueuse & limphatique par la transpiration, devient noirâtre, & fait par-là la couleur des Maures ; il y a des peuples qui font d'un rouge assez vif, parce que le sang qui est dans le réseau ne se dépoüille pas de sa limphe : enfin, selon la qualité du sang ou des autres liqueurs qui entreront dans ce réseau, le corps paroîtra diversement coloré ; on ne doit pas être supris que les vaisseaux de ce réseau ne soient pas de la même grosseur en divers hommes, puisque dans le même corps cela varie extraordinairement : dans les joües, par éxemple, il est fort gros, de-là vient que dans les moindres actions le sang est poussé dans ce réseau, & rougit le visage ; dans certaines passions le suc nerveux venant à couler fortement dans les nerfs, resserre les

arteres, & pousse par-là le sang dans les tuyaux lateraux qui forment le réseau : mais si la contraction
étoit plus forte, le sang ne couleroit pas même dans
les vaisseaux où il couloit, de-là vient qu'on pâlit
dans les grands mouvemens de colere ; la même
chose arriveroit, si la force cessoit dans les nerfs, car
alors le cœur ne pousseroit pas le sang dans les arteres,
& c'est là ce qui arrive dans la crainte.

L'on voit sous les écailles de l'épiderme une infinité de trous ; Lewenhoek en a remarqué sous les
écailles de l'épiderme 125000 dans l'espace qu'un
grain de sable pourroit couvrir, mais on ne sçauroit
déterminer si ce sont des pores ou des extrémitez des
arteres : ce qu'on voit clairement c'est des tuyaux
assez considérables qui sortent des corps glanduleux qui sont à la face interne de la peau ; au bout des
doigts on a remarqué avec le microscope que les
paroits internes de ces tuyaux sont percées de plusieurs trous qui sont au milieu des sillons : voyons,
comment se fait la séparation ou la secretion de la
matiere, de la sueur & de la transpiration ; mais auparavant éxaminons les secretions en general.

LES SECRETIONS EN GENERAL.

I.L n'y a pas de matiere qui ait excité plus de disputes que la filtration des liqueurs ; M. de Leib-
nitz ce grand Physicien trouvoit dans toutes les opinions des difficultez insurmontables, mais il arrive
souvent que les préjugez forment tous les embaras
qu'on se figure dans les phénoménes qu'on éxamine ;
on n'auroit trouvé que peu de difficultez dans les secretions, si on n'eût été prévenu de fausses suppositions.

Il se sépare du sang plusieurs liqueurs dont voicy les principales. 1°. La tête est toûjours humectée par une matiere huileuse fort grasse dont nous parlerons, quand nous traiterons des tégumens du crâne. 2°. Derriere les oreilles, à l'endroit où elles s'attachent à la tête, il se présente une humeur plus épaisse, plus tenace & moins huileuse que la précédente, mais la membrane qui revêt la nasselle, la même, les éminences du pavillon de l'oreille, se trouve parsemée de petits follecules qui fournissent une matiere huileuse plus séche, qui peut se changer en une masse blanche, dure, écailleuse; pour l'intérieur du canal auditif, on y voit de petits corpuscules mols d'où découle une espece de beaume liquide & transparent, qui étant déposé dans le conduit de l'oreille s'épaissit, devient jaune, prend de l'amertume, crépite sur le feu, & s'enflamme après la crépitation. 3°. Sur le visage il se filtre des matieres de diverses especes: il y a des couloirs qui donnent une huile qui rend la peau lisse & polie; on n'a qu'à se frotter le visage avec une étoffe de laine qui soit noire, on verra sur cette étoffe des traces blanches de cette huile: d'ailleurs si l'on applique un verre bien net & poli sur le visage, & qu'on éxamine la partie du verre qui a touché la peau, on y verra des goutes d'huile avec le microscope, cette huile est sur-tout abondante aux ailes & à la pointe du nez, mais les joües, les lévres, la peau qui est sous les yeux, présentent des lacunes plus profondes qui filtrent une matiere plus épaisse qui sort en forme de ver quand on presse ces lacunes, & qui forme des taches quand elle séjourne trop long-temps dans ces réservoirs; lorsque par la pression on a vuidé ces follecules de la matiere épaisse, ils donnent quand on les comprime encore, une liqueur onctueuse & plus subtile. 4°. La membrane pituitaire du nez donne une matiere sans odeur & sans goût, qui est visqueu-

D

qui se mêle avec l'eau, qui en se séchant se change en une espece de plâtre dur. 5°. Autour de la luete, des amygdales, de la partie postérieure de la langue, dans le larynx, il se filtre une liqueur qui approche de celle dont nous venons de parler, mais qui ne se durcit pas si facilement. 6°. Dans la trachée-artere & dans les bronches il transude une liqueur semblable, mais elle est plus délayée que la précédente. 7°. Les corps glanduleux de l'œsophage versent aussi une liqueur qui approche de la précédente, mais qui est un peu plus épaisse; on n'a qu'à presser les follecules pour l'en faire sortir. 8°. Dans l'estomach & dans les intestins on voit des especes de petites calotes qui sont tantôt solitaires, tantôt ramassées en paquet; il y a outre cela un velouté qui fait des mamellons, lesquels ont la forme des fruits de figuiers d'Inde, comme le dit Mr Ruisch: il se filtre par le moyen de ces organes une liqueur qui dans l'estomach est fort adhérente à la tunique interne, & approche de celle de l'œsophage de même que celle des intestins grêles; mais dans les follecules du colon & du rectum cette matiere s'épaissit,& est extrêmement abondante. 9°. Les parties externes de l'anus offrent aussi des follecules environnez d'une membrane plus forte, il s'y ramasse une matiere plus épaisse, & semblable à la cire lavée avec de l'eau, exposée aux rayons du Soleil, & devenuë blanche par-là. 10°. Dans les sinuositez des aînes & des fesses il y a des capsules semblables à celles qui sont à la racine des aîles du nez, elles versent une liqueur onctueuse; il y a encore des lacunes semblables à celles qui sont à la tête, & qui versent une huile fort différente de la cire dont nous venons de parler. 11°. Sous les aisselles il se filtre une matiere jaunâtre qui a une odeur fort mauvaise. 12°. On trouve sous le prépuce une matiere qui a une odeur fort désagréable, elle est blanchâtre, ce n'est qu'avec peine que l'eau la délaye,

elle est tenace, & forme de petites pellicules, peut-
être que cette matiere si différente de toutes les autres ne vient que des lacunes de l'uretre, car il est
certain qu'elle ne se ramasse point dans ceux qui font
circoncis, ni dans ceux qui font attaquez du paraphy-
mosis, mais dans l'épiphymosis il s'en fait un grand
amas ; ajoûtez à cela que M. Ruisch a fait voir que
ce que Tyson avoit pris pour des glandes à la couronne du gland, n'étoit que des éminences formées
par des houpes nerveuses : quoy qu'il en soit, cette
matiere qui se filtre en grande quantité dans les pays
chauds, produit des maux qui ont donné lieu à la
circoncision ; cette même matiere se filtre dans les
parties des femmes, sçavoir, dans la cavité de l'uretre, à son orifice & aux environs, mais elle est fort
différente de celle qui se filtre dans l'intérieur du
vagin. 13°. Il se filtre une cire dans les glandes qui
bordent les paupieres. 14°. On connoît assez les autres matieres, je veux dire la bile, l'urine & le suc pancreatique qui est peu différent de la salive ; on peut
voir la description de la bile & de l'urine dans l'article du foye & des reins.

Voilà des liqueurs fort différentes les unes des autres ; la premiere difficulté qui se présente, c'est pourquoy les mêmes liqueurs se filtrent toûjours à un endroit, & jamais dans un autre : celles qui ont des
parties également grossieres, devroient être reçûës
dans les mêmes couloirs ; & celles qui ont des parties plus subtiles, devroient toûjours accompagner
celles qui ont des parties plus grossieres.

Il y a des Auteurs qui ont cru que la nature, en
formant les corps, avoit placé dans chaque couloir
des liqueurs particulieres qui ne se mêloient qu'avec
des liqueurs qui leur ressembloient ; la bile, selon
eux, se prépare dans le foye, parce qu'elle trouve
dans ce viscere une liqueur qui s'allie avec elle, mais

qui ne s'alliant pas avec les autres liqueurs, ne leur permet pas d'entrer dans les réservoirs qu'elle occupe.

Ceux qui soutiennent contre cette opinion supposent que les liqueurs qui se filtrent sont déja formées dans le sang; cela est vrai comme nous le ferons voir plus bas , mais voicy des raisons auxquelles il sera difficile qu'on réponde : dans l'ictere la bile se répand dans tous les couloirs, par conséquent il est faux que les liqueurs qui se filtrent en divers endroits ne puissent pas s'allier avec d'autres; d'ailleurs la matiere de la bile est mêlée dans le sang avec la bile & avec la salive: pourquoy ne s'y mêleroit-elle pas dans les filtres? elle change, me dira-t-on; mais par là on détruit la supposition qu'on fait dans cette opinion, sçavoir, que les liqueurs qui se filtrent sont formées dans le sang: d'ailleurs si l'on mêle de l'urine avec la bile & la salive, on ne voit pas que ces liqueurs ne se mêlent pas; au contraire on ne trouvera aucune humeur avec laquelle la bile ne puisse se mêler : ajoûtons enfin que , lorsque la bile s'est répanduë par tout le corps, il se devroit toûjours filtrer de la bile dans tous les couloirs.

Les Chymistes ont transporté dans le corps humain les fermens de leurs laboratoires, ils ont cru que dans chaque couloir il y avoit des fermens particuliers qui changeoient les parties du sang qui y abordoient; rien ne prouve ce sentiment qui est d'ailleurs combattu par ce que nous venons de dire, car la bile qui se répand dans le corps durant l'ictere, devroit changer en bile toutes les liqueurs, car elle s'insinuë dans tous les couloirs, ainsi la jaunisse seroit incurable: je ne parle pas d'un autre inconvenient qui suffit pour faire rejetter à des Physiciens une telle opinion, sçavoir, que l'on a recours à l'Etre suprême pour lui faire placer des fermens dans les filtres.

D'autres Auteurs plus philofophes ont voulu que les couloirs fuffent des cribles qui ne laiffent paffer qu'une efpece de matiere, & refufent les autres ; mais que peut-on conclure du crible ? fi les trous font ronds, & s'ils ne différent que par leur diametre, les parties fubtiles des fluides qui paffent par les petits trous, pafferont auffi par les plus gros : d'ailleurs les parties triangulaires, prifmatiques, quarrées, pyramydales, qui feront une bafe de même longueur que le diametre d'une partie ronde, & qui feront de même hauteur ; toutes ces parties, dis-je, pafferont par le même trou, ainfi les matieres des fecretions feront toutes mêlées, car les matieres ne différent que par la figure de leurs parties : & nous venons de voir que des parties diverfement figurées peuvent s'infinuer dans les mêmes trous ; refte donc qu'on fuppofe que les trous font de diverfes figures, mais on ne fçauroit fuppofer cela dans des tuyaux mols qui étant remplis de liqueurs qui y font pouffées par le cœur, doivent tous prendre une figure circulaire : quand même cela ne feroit point, des parties rondes, quarrées, triangulaires, pyramidales, prifmatiques, cylindriques, peuvent s'infinuer dans les mêmes trous ; voilà donc encore une fois les mêmes trous qui peuvent recevoir toutes fortes de matiere : on dira peut-être que cela n'eft vrai dans ces parties qu'autant qu'elles ont la même hauteur & le même diametre ; & qu'on fuppofe que les parties qui paffent par les mêmes trous ont plus de hauteur : mais que gagnera-t-on par-là ? prenons des parties prifmatiques ou cylindriques dont la hauteur foit plus grande que l'étendüe de leur bafe, alors que ces parties n'entreront pas dans des trous qui ont la même figure, car le cylindre, par éxemple, paffera feulement, lorfqu'il fera perpendiculaire au trou ; mais s'il eft incliné, il n'entrera point : or les degrez d'inclinaifon qu'il peut prendre font infinis,

D iij

ainſi il n'y a qu'une ſeule poſition qui favoriſe l'entrée de ce cylindre ; & il y a une infinité de ſituations
qui peuvent l'empêcher, & par conſéquent le cylindre n'entrera jamais : ce n'eſt pas tout ; cette opinion
ſuppoſe que les parties du fluide qui paſſent par les
couloirs, ont un diametre égal à celui du couloir, &
une figure déterminée, ce qui eſt abſolument faux :
car ces parties peuvent encore ſe diviſer, ſans que le
fluide perde ſa forme ; ainſi elles peuvent s'accommoder à toutes les figures des tuyaux : mais venons aux
véritables principes des ſecretions.

Soit un long canal qui ait à ſes côtez beaucoup de
petits tuyaux ouverts en dehors, qu'arrivera-t-il ſi
l'on pouſſe de l'eau avec violence dans ce canal ? néceſſairement les paroits de ce canal ſe tendront, ces
paroits tenduës preſſeront l'eau & l'obligeront à ſortir par les tuyaux lateraux ; voilà ce qui ſe paſſe dans
le corps humain : les gros vaiſſeaux ſont comme le
tuyau dont nous venons de parler, ils ont à leur côté
de petits tuyaux & des pores qui aboutiſſent en dehors ou dans des réſervoirs ; quand le cœur pouſſe les
liqueurs, ces tuyaux en doivent recevoir une partie
qu'ils portent en dehors ou dans des réſervoirs : c'eſt
donc une néceſſité qu'il ſe ſépare du ſang une partie
des liqueurs qui circulent avec lui.

Il reſte à ſçavoir comment des matieres des mêmes
matieres ne ſe ſéparent pas dans tous les endroits ;
pourquoi, par exemple, la bile ne ſe ſépare pas dans
les reins, & que l'urine ne ſe filtre pas dans le foye ;
pour déterminer cela il faut ſçavoir premierement ſi
ces matieres la bile & l'urine, &c. ſe trouvent dans
le ſang. 1°. La matiere ſaline, l'huile, l'eau qui compoſent ces liqueurs, ſont dans le ſang. 2°. Pour que l'u-
rine & la bile ſe forment, il faut principalement deux
choſes. Premierememcnt il faut que le ſel du ſang s'alkaliſe & devienne plus volatile : ſecondement il faut

que la matiere huileuſe s'attenuë, & prenne la couleur
jaune ; or la Chymie nous apprend que ces changemens
ſont produits par la chaleur & par le mouvement ; par
conſequent ils doivent arriver dans le ſang où ces deux
cauſes ſe trouvent toûjours ; cependant comme le
chile la renouvelle continuellement, & que les globules
rouges & la limphe ſe trouvent mêlez aux autres matieres de la bile, & les autres maieres des ſecretions ne
ſont pas comme dans leurs couloirs : la bile, par éxemple, n'eſt point amere dans le ſang, & la ſemence
n'a pas toutes ſes proprietez avant qu'elle ait été dans
ſes filtres, car elle ne donne pas de la force aux eunuques comme à ceux qui ne le ſont pas.

Non ſeulement on prouve par la raiſon que la bile
& l'urine ſe forment dans le ſang ; on le prouve encore
par l'experience ; car 1°. ne ſçait-on pas que dans
les obſtructions du foye la bile teint en jaune toute
la maſſe du ſang ; 2° ſi on lie à un chien les arteres émulgentes, il vomit une matiere qui a le goût
& l'odeur de l'urine ; tout cela doit arriver, ſuivant
ce que nous avons dit : les matieres de la bile & de l'u-
rine retenuës dans le ſang y prennent leur forme peu-à-
peu par l'action de la chaleur ; car elles s'alkaliſent toûjours davantage & deviennent jaunes, c'eſt ce que
nous voyons arriver au lait qui jaunit, s'alkaliſe, devient âcre quand une nourrice a la fievre ; dans cet
état il eſt propre à former de la bile.

Par ce que nous venons de dire, on voit que l'urine
& la bile qui ſont dans les couloirs, ne different de la
bile & de l'urine qui ſont dans le ſang que par le plus
ou le moins ; car les changemens qu'elles ſouffrent
dans les couloirs ſe réduiſent à ceux-cy ; elles ſe ſéparent du ſang, leur ſel s'alkaliſe davantage & ſe vo-
latiliſe, leur huile devient plus jaune & ſe ſépare de
l'eau. Pour mieux voir pourquoy ces deux liqueurs
n'enfilent pas les mêmes couloirs ; il nous faut en-

core examiner ſi au fonds elles ſont fort différentes.
Le ſang ne contient qu'une huile figurée en globules, & qui forme la partie rouge; une matiere huileuſe autrement figurée, & qui eſt blanche à cauſe
de cela; un ſel ſalé joint à l'huile, & enfin de l'eau
pure, & peut-être des filamens des parties ſolides des
alimens : ces matieres plus ou moins échauffées &
agitées, deviennent jaunes, perdent leur partie aqueuſe, développent leurs ſels, s'épaiſiſſent, & tout cela
peut arriver ſelon la grandeur & la groſſeur des vaiſſeaux; & ſelon les mouvemens du ſang; de là il s'enſuit
que l'urine, la bile & les autres liqueurs qui ſe filtrent dans le corps animé, ſont les mêmes dans leur
principe, non ſeulement elles ne différent pas dans leur
principe, mais encore dans les couloirs la matiere la
plus épaiſſe eſt toûjours mêlée avec toutes les autres;
car la matiere qui tranſpire eſt une matiere aqueuſe
mêlée avec peu de matiere huileuſe qui s'eſt jaunie &
alkaliſée par la chaleur: l'urine a beaucoup de cette matiere jaune, & beaucoup d'eau jointe avec beaucoup
de terre & de ſel; la bile n'eſt qu'un grand amas de
matiere jaune dépoüillée d'eau, & échauffée extraordinairement durant ſon cours qui eſt fort lent, &c.

Les matieres des ſecretions étant formées en partie
dans le ſang & les ſubtiles étant mêlées avec les groſſieres, des tuyaux plus ou moins gros & des mouvemens
plus ou moins grands expliqueront toutes les difficultez des ſecretions. Voicy quelques expériences là-
deſſus. 1°. Le mouvement que le cœur donne au ſang,
eſt très-lent dans les arteres capillaires fort éloignez,
ainſi les parties viſqueuſes ne pourront pas être pouſſées dans les couloirs qui ſe trouveront au bout de ces
arteres. 2°. Les arteres capillaires ſont plus petites dans
certains endroits que dans d'autres, elles recevront
donc quelques matieres plûtôt que d'autres. 3°. Les
couloirs qui recevront une matiere groſſiere, en rece-

vront aussi une plus subtile, ainsi les matieres de secretions ne seront jamais pures. 4°. Les matieres du sang sont les unes plus subtiles, les autres moins ainsi les unes passeront par des endroits où les autres ne passeront pas. 5°. Il y a des matieres plus aisées à diviser que les autres, ainsi un mouvement violent les divisera pour les envoyer dans certains couloirs; mais un mouvement lent ne pourra pas les diviser & les faire entrer dans des couloirs qui auront le même diametre. 6°. Des couloits qui recevront des matieres qui auront été présentées à une infinité d'autres qui sont plus petits, se rempliront d'une matiere subtile & c'est le cas du foye. 7°. Le séjour, la chaleur, le voisinage du cœur, l'évaporation de la matiere aqueuse, donneront aux matieres déja filtrées, divers degrez de couleur, d'âcreté, d'épaississement. 8°. Les matieres se filtreront en plus grande abondance selon le nombre & la grosseur des tuyaux secretoires selon leur éloignement du cœur. Ces huit principes expliqueront toutes les différences qui se trouvent dans les secretions, la simplicité de ces principes doit les faire préférer à toutes les autres opinions d'ailleurs la nature nous y conduit, car c'est selon ce principe qu'elle fait la premiere secretion; c'est-à-dire, celle du chile: les alimens broyez & digerez se présentent aux veines lactées; le chile qui est la partie la plus subtile, passe dans ces petits vaisseaux & la matiere grossiere suit la route des intestins où elle prend diverses formes, diverses couleurs, divers degrez d'âcreté selon le séjour qu'elle fait, & selon la liqueur qui l'humecte: si pour expliquer la secretion du chile & la forme que prennent les excrémens, on disoit que la nature a placé un ferment dans les intestins & dans les veines lactées, cela seroit regardé comme une opinion ridicule; il en doit être de même de celle dont nous venons de parler.

LA TRANSPIRATION INSENSIBLE

ET LA SUEUR.

APrès avoir parlé des Secretions en general, nous appliquerons nos principes à l'évaporation insensible qui se fait à travers la peau & à travers les poulmons; la force du cœur qui pousse les liqueurs du corps, les pores de la peau & des poulmons où ces liqueurs aboutissent en grande quantité, les extrémitez arterielles & les tuyaux excretoires qui s'ouvrent en dehors dans ces parties, prouvent l'éxistence de cette évaporation, qu'on nomme *transpiration insensible*, mais l'expérience confirme ce que la raison prouve : quand on respire contre un miroir, il se ramasse des goutes d'eau sur la glace; si l'on passe les doigts sur de l'étain ou sur l'argent, on y laisse une trace d'humidité : lorsqu'on réchauffe le bras, & qu'on le met nud dans une bouteille de verre, il se ramasse des goutes sensibles dans cette bouteille ; en Hyver les vapeurs qui sortent des poulmons, se condensent & forment une espece de nuage : le matin en Eté la fraîcheur de l'air produit aussi une semblable condensation; enfin si on se met tête nuë près d'une muraille exposée à la chaleur du Soleil, on voit l'ombre des vapeurs qui s'élevent des pores de la tête : cette évaporation doit diminuer selon les climats, les tempéramens & les occupations; car selon le froid qui resserre le chaud qui rarefie, & les occupations qui produisent le même effet, le cœur aura plus ou moins de force, & les liqueurs trouveront plus ou moins d'obstacle à la sortie des ouvertures destinées à la transpiration insensible : Sanctorius en se pesant dans toutes les circonstances qui peuvent varier cette évacuation, a trouvé que de huit livres d'ali-

mens on en perdoit cinq par la transpiration insensible, & trois par les évacuations sensibles; cette différence ne vient que de ce que les tuyaux qui servent
à la transpiration insensible, sont infiniment plus
nombreux que ceux qui servent à laisser passer les
matiéres des évacuations sensibles: mais avant d'expliquer tout ce que Sanctorius a dit là-dessus, établissons quelques principes.

1°. Les liqueurs sont poussées en dehors par le
cœur & par le ressort des arteres, par conséquent si
ces forces diminuent, il s'exhalera moins de matiere,
c'est pourquoy la tristesse & la crainte qui arrêtent le
mouvement du cœur, diminuent la transpiration.
2°. Si le mouvement du cœur & la force des arteres
vient à augmenter, les fluides seront poussez avec
plus de force; or c'est ce qui arrive dans la joye &
dans l'exercice modéré, car alors le suc nerveux est
envoyé dans les nerfs en plus grande quantité, il
faut donc que la transpiration augmente. 4°. Les
nerfs sont de vrais muscles, ainsi lorsque les nerfs
envoyent beaucoup de suc nerveux, ils doivent resserrer les extrémitez capillaires, par conséquent ils
doivent arrêter la matiere qui transpire, & voilà
pourquoy les violens exercices empêchent qu'on ne
transpire. 5°. Dès qu'on relâchera les parties extérieures, le sang poussé par le cœur n'y trouvera plus tant
de résistance, les liqueurs s'y jetteront donc en plus
grande quantité, de-là vient que les bains chauds produisent une transpiration plus abondante; mais si le
relâchement étoit trop grand, les parties affaissées les
unes sur les autres, & pressées par l'air extérieur, bou-
cheroient entierement les pores, de-là vient que les hydropiques ne transpirent pas. 6°. Si l'air devient plus
léger, il pressera moins les vaisseaux externes, par
conséquent les liqueurs y trouveront moins de résistance, il faudra donc que la transpiration augmente

mais il faut remarquer qu'il faut toûjours un certain degré de pression dans les parties extérieures, pour que la matiere transpire aisément ; car les arteres dilatées par l'action du cœur doivent se rétablir, afin que les humeurs soient poussées par leurs paroits : or sans un certain degré de pression faite par la pesanteur & par l'élasticité de l'air, les paroits des arteres ne se rapprocheroient pas assez & par conséquent ne pousseroient pas les liqueurs. 7°. Si l'air devient plus pesant, il resserrera les vaisseaux, & ainsi le sang coulera avec plus de vîtesse, & échauffera par-là les parties solides ; si la rapidité augmente à proportion que ces vaisseaux sont plus pressez, la transpiration ne diminuera pas, pourvû que les diametres des vaisseaux soient assez grands pour laisser passer les parties de la matiere transpirante : par-là on voit que le bain froid pourra augmenter la transpiration, après qu'on sera sorti de l'eau ; par la même raison il augmentera la force, puisqu'elle dépend de l'action des parties solides & de la velocité des liqueurs. 8°. La chaleur rarefie les parties, & ouvre les tuyaux par cette rarefaction, ainsi on doit transpirer beaucoup durant la chaleur ; mais lorsque le froid surviendra, il diminuera cette chaleur, & la rarefaction : par conséquent ce sera une nécessité que les parties externes se rapprochent par leur ressort & par la pesanteur de l'air qui les presse ; quand elles se feront plus rapprochées, les liqueurs ne pourront plus en sortir comme auparavant, ainsi le froid empêchera la transpiration. 9°. Si l'on diminuë la chaleur du sang, si l'on y mêle des matieres grossieres ou qui s'épaississent, si on le coagulë, la transpiration diminuera, de-là vient que l'eau en rafraîchissant & en relâchant, le chile en partageant la chaleur du sang & en l'épaississant, les acides en coagulant & en donnant de la fraîcheur, de-là vient, dis-je, que ces matieres arrêtent la transpiration ; mais les matieres qui ont de l'action comme celles qui ont des alkalis & beaucoup de feu, doivent faire transpirer davantage. 10°. Les intestins & les reins filtrent continuellement des fluides, quand la peau transpire beaucoup, il faut de nécessité qu'il se porte moins de matiere dans les couloirs : de même quand les liqueurs sont déterminées par les reins & par les intestins, la transpiration doit diminuer ; delà vient que lorsqu'on donne des diuretiques & des purgatifs, la transpiration diminuë : il en est de même lorsqu'on vomit, alors le foye, le pancreas, l'estomach sont agitez par diverses secousses qui expriment une grande quantité de matiere. 11°. Les quatre saisons doivent varier beaucoup la transpiration, & les évacuations sensibles : en Eté la matiere qui transpire est en grande quantité ; en Automne les pores se resserrent, & la matiere qui se trouve arrêtée commence à se faire jour du côté des intestins : en Hyver les pores sont encore plus resserrez, par conséquent l'urine, les matieres fœcales, la salive doivent couler plus abondamment ; enfin au Printemps les pores commencent à s'ouvrir, & les évacuations sensibles diminuent. 12°. Si l'air est humide, la transpiration doit diminuer, parce que l'humidité est toûjours accompagnée de froid, de-là vient que dans un air marécageux on transpire moins que dans un air sec ; ajoûtez à cela que l'air étant humide il est beaucoup plus leger, ainsi voilà d'un côté l'humidité qui arrête la transpiration, & d'un autre les liqueurs marchent plus lentement dans la surface externe du corps, puisque les tuyaux s'élargissent à cause de la legereté de l'air, cette lenteur doit encore nous faire sentir du froid, & diminuer la transpiration, & c'est ce qui arrive quand il tonne. 13°. Dès que le corps n'est pas couvert, il communique toûjours sa chaleur à l'air qui l'environne & qui est toûjours en mouvement, ainſi il doit bien-tôt ſe réfroidir ; de-là vient que ſi l'on dort ſans ſe couvrir, la tranſpiration doit diminuer conſidérablement : durant le jour ſi l'on n'étoit pas couvert, la même choſe arriveroit, l'air des environs emporteroit beaucoup de chaleur ; mais quand on eſt couvert, il arrive en premier lieu que les parties ignées ſont retenuës dans les habits : en ſecond lieu ces habits compriment les vaiſſeaux, par cette compreſſion le ſang y marche plus rapidement, & augmente par-là la chaleur ; cette augmentation de chaleur produit enſuite une plus grande tranſpiration, l'air peſant peut contribuer au même effet : mais ſi l'on étoit trop couvert, les vaiſſeaux ſe rétréciroient trop, & la grande chaleur qui ſurviendroit diminueroit la tranſpiration. 14°. Si les gros vaiſſeaux qui vont à la peau ſe gonfloient beaucoup, ils comprimeroient les petits vaiſſeaux lateraux qui vont porter la matiere de la tranſpiration ; cette raiſon ajoûtée à l'action des nerfs qui rétrécit les tuyaux capillaires, fera voir pourquoy l'éxercice violent arrête la tranſpiration, & que les parties qui ſont boufies ne doivent tranſpirer que fort peu. 15°. Il y a des tuyaux qui s'ouvrent ſur la peau, leſquels ſont plus gros les uns que les autres ; quand les petits canaux ont été rétrécis, les gros qui ſont encore ouverts reçoivent beaucoup plus de liqueur, & la verſent en goutes, c'eſt-là ce que nous appellons la ſueur, laquelle, comme on vient de le voir, doit néceſſairement paroître dans les éxercices violens & dans la chaleur ; mais la matiere qui ſort ainſi par ces gros tuyaux, eſt moins abondante que celle qui ſort par la tranſpiration. 16°. Dans les vieillards les parties ſe ſéchent, ils doivent donc tranſpirer beaucoup moins ; mais la matiere qui ne peut paſſer par la peau, ſe jette ſur les poulmons & ſur les inteſtins, de-là vient que les vieillards crachent beaucoup, qu'ils

font agitez de flux de ventre, & que l'hyver où il se
jette beaucoup de matiere en dedans, parce qu'elle
ne peut pas transpirer en dehors, est fort dangereux
pour eux, car il occasionne des fluxions de poitrine.
17°. La transpiration des poulmons est extrêmement
considérable, car tout le sang du corps passe par ce
viscere qui est un tissu fort rare une infinité de fois
dans un jour ; comme le froid ne s'y fait pas sentir de
même que dans les parties externes, la chaleur qui y
est toûjours y doit entretenir la transpiration, &
la rendre même plus abondante en hyver : on voit
par-là de quelle conséquence il est que l'air s'échauffe
dans la bouche & dans les narines avant d'entrer dans
les poulmons. 18°. Les parties découvertes qui sont
toûjours exposées à l'air, transpirent moins ; mais
quand le vent souffle, la transpiration diminuë bien
davantage, car le vent applique successivement une
infinité de parties d'air aux parties découvertes, de-là
vient que le mouvement de l'évantail diminuë la
matiere transparente. 19°. Dans les tumeurs, les matieres qui arrêtent la transpiration, les humectent &
les remollissent ; mais si on l'arrête trop long-temps,
la tumeur s'augmentera, & les vaisseaux se gonfleront davantage. 20°. De meme qu'il y a dans notre
corps des tuyaux qui envoyent des liqueurs en dehors,
il y en a qui les sucçent, pour ainsi dire, & les portent dans le corps ; cela se prouve par la thérébentine
qu'on rend par les urines, si l'on reste quelque temps
dans une chambre qui a été huilée avec cette matiere ; d'ailleurs si l'on met une pinte d'eau dans l'abdomen d'un chien, & qu'on referme la blessûre bien-
tôt après, on ne trouve plus cette eau ; elle passe dans
les vaisseaux.

Par ces explications generales on peut rendre raison de toutes les expériences de Sanctorius ; il y en a
déja beaucoup d'expliquées dans ce que nous venons

de rapporter, mais en voici quelques autres qui sont des principales. 1°. La transpiration n'est pas égale en tout temps; durant les quatre heures qui suivent le repas à peine monte-t-elle à une livre, parce que la chaleur diminuant dans le sang par le mélange du chile, les vaisseaux se resserrent : d'ailleurs les liqueurs deviennent plus épaisses par ce même mélange, ainsi il faut attendre qu'elles soient divisées, pour qu'elles puissent passer ; dans les six heures suivantes la matiere se trouve divisée, aussi la transpiration monte-t-elle à trois livres : mais après cette grande transpiration il reste une matiere épaisse, ainsi dans les six heures qui suivent, la matiere qui sort ne va qu'à une livre. 2°. Les hommes sont sujets à une grande évacuation chaque mois, car il se ramasse toûjours de la matiere ; & après qu'elle est montée à deux livres ou environ, ce qui arrive dans un mois, on la rend par les urines. 1° Supposons que la force ordinaire qui fait couler l'urine soit de quatre; 2° que la force qu'il faut pour faire une grande évacuation de cette même matiere soit de six ; 3° que deux livres de matiere fassent monter cette force à six ; 4° que quand cette matiere sera dans une telle quantité, nous prenions huit livres d'alimens, alors il se trouvera qu'il devroit s'écouler par la transpiration plus de sept livres & demie de matiere ; or comme cela ne se peut pas, les liqueurs feront effort contre les tuyaux urinaires ; & puisque par la supposition elles ont assez de force pour les dilater plus qu'à l'ordinaire, elles feront cette dilatation, laquelle étant faite, l'urine passera en abondance, & entraînera tout ce qui s'étoit ramassé de trop durant un mois : l'évacuation se fait par les reins plûtôt que par le ventre, parce que le sang y est poussé par une force plus grande, coule en plus grande quantité dans les couloirs des reins; & quand il a une certaine force , il ouvre les

tuyaux

des reins comme les remedes diuretiques, ces
étant ainſi ouverts il s'y jette une grande quan-
de matiere. 3°. La tranſpiration diminuée peu-
u, augmente peu-à-peu auſſi le diametre des
iſſeaux & des couloirs des reins & des inteſtins,
ſentir aucune incommodité ; mais il
le même de la tranſpiration diminuée
par la froideur de l'air : les tuyaux en ſe
itement, doivent ſouffrir de cette dila-
dans les corps foibles où cette dilata-
tre plus conſidérable. 4°. Après un éxer-
le bain froid eſt pernicieux, car la tranſ-
arrêtée alors, & le bain ſupprime encore
& met un plus grand obſtacle à la tranſpi-
d'ailleurs les vaiſſeaux s'engorgent durant la
le bain venant à reſſerrer tout-à-coup les
capillaires, l'engorgement devient plus
Comme l'air humide eſt froid, nous
mieux quand l'air eſt ſec ; mais quand
beaucoup comme en Eté, nous ſom-
guez, parce qu'il ſe fait une grande éva-
alors ni les vaiſſeaux, ni les nerfs ne ſe
dus, ce qui doit néceſſairement produire
Les alimens legers & peu nourriſſans
aqueux, ainſi ils doivent procurer une plus
tranſpiration ; mais les alimens nourriſſans,
ceux qui ſont plus huileux, & qui ont
ties ſolides, épaiſſiſſent le ſang, ils doivent
pêcher la tranſpiration ; pour les alimens
ils agitent les parties ſolides, & leur don-
force, ainſi ils feront exhaler plus de ma-
and l'eſtomach eſt vuide, on ne tranſpire
ce qu'on ne fournit pas de matiere aux
en arrive de même lorſque l'eſtomach
& qu'on ne digere pas ; de plus l'eſto-
rempli étant agité, les nerfs de tout le

E

corps le font, & ferment par-là les extrémitez capillaires. 8°. On tranfpire mieux, quand on mange
deux fois par jour, que lorfqu'on ne mange qu'une
feule fois; car en mangeant beaucoup dans un repas,
comme on eft obligé de le faire, quand on ne mange
qu'une fois, les vaiffeaux fe gonflent extraordinairement, & la chaleur s'éteint davantage, tout cela eft
un obftacle à la tranfpiration : d'ailleurs après que la
grande tranfpiration eft faite, le fang s'alkalife & s'é-
chauffe s'il n'eft pas renouvellé par le chile; cet échauffement nuit à la tranfpiration fuivante, comme on
le peut voir par ce que nous avons dit. 9°. Durant la
nuit on tranfpire deux fois plus que durant le jour;
la chaleur moderée du lit, les nerfs des parties externes
qui font dans le relâchement, tandis que ceux du cœur
agiffent plus fortement, la ceffation des exercices
violens & des alternatives de froid & de chaud qu'on
fouffre durant la journée, font la caufe de ce phénoméne. 10°. Durant les cinq heures qui fuivent le
fouper, il ne tranfpire qu'une livre de matiere, mais
les trois heures fuivantes il en tranfpire trois; on
peut expliquer cela par ce que nous avons dit au
premier article: mais fi l'on fuë durant le fommeil,
la tranfpiration diminuëra par la raifon que nous
avons donnée plus haut; fi l'on s'agite dans le lit, la
même chofe arrivera à caufe du froid qu'on fentira,
en appliquant les membres à diverfes places; le fommeil qui n'eft pas tranquile produit le même effet,
parce que le fang caufant alors de grandes agitations,
pouffe avec force le fuc nerveux, refferre les extrémitez arterielles, & produit la fueur; la laffitude
qu'on fent le matin, de même que les yeux bouffis,
font une marque qu'on n'a point tranfpiré comme
il faut, car la plénitude en caufant des engorgemens,
retarde le cours des liqueurs d'où dépend l'action du
corps : outre cela elle gonfle les parties qui cedent

... comme les yeux. 11°. Le repos trop long
... la transpiration, car il affoiblit les fibres,
... on le verra plus bas, & les liqueurs sont
... avec moins de force, quand il n'y a pas d'a-
... le corps ; l'agitation de l'esprit peut
... tion du corps, car elle envoye dans
... qui leur donne de la tension.
... contribuë à la transpiration & aux
... sensibles, car il s'exprime alors dans les
... humeur qui rend les matieres coulan-
... le mouvement des muscles de l'abdo-
... les excrémens en bas, mais le cas où
... augmente le plus la transpiration, c'est cinq
... heures après le repas : alors les matieres se trou-
... posées à s'exhaler, parce qu'elles ont été di-
... la circulation ; on connoîtra les exercices
... par le plus ou moins de secousses
... dans le corps. 13°. L'usage modéré
... de l'amour contribuë à la transpiration
... raison que l'exercice qui est doux ; &
... des contraires, l'usage immoderé de
... plaisirs arrête la matiere qui s'exhale :
... défaut de ces plaisirs, produit le même effet
... immoderé ; la matiere seminale qui se
... échauffe & desséche les fibres : d'ailleurs la
... de ces plaisirs cause de la tristesse, tout cela
... la transpiration. 14°. Nous ne nous
... pas sur les passions, elles augmentent ou
... transpiration selon le plus ou le moins de
... qu'elles occasionnent dans les corps ;
... sera pas surpris de voir dans Sanctorius
... moderées, causent une transpiration
... ...te.

... de la transpiration se trouvent fer-
... par quelque cause, ceux de la sueur qui sont plus
... reçoivent une grande quantité de liqueur la-

quelle sort en goutes; voici l'explication de quelques phénoménes de cette transpiration sensible.

Quand le chile ne se change pas en sang comme dans les phtysiques, quand les vaisseaux se dilatent dans les chaleurs, quand le sang est poussé avec violence comme dans les éxercices violens, la sueur doit couler, puisque les engorgemens qui surviennent alors ferment les conduits de la transpiration.

Mais si le sang est poussé trop violemment, les artéres compriment aussi les tuyaux sudoriferes; de-là vient que les cordiaux suppriment quelquefois la sueur.

Dans l'agonie & la syncope le sang s'arrête, de-là vient que la partie aqueuse s'en exprime, les vaisseaux secretoires qui sont alors relâchez ne résistent pas à la force qui pousse le sang.

Dans la frayeur il coule une sueur froide; les nerfs sont agitez par la puissance qui anime nos corps, & les diametres des vaisseaux capillaires se rétrécissent: alors ces vaisseaux ne reçoivent plus tant de sang; par conséquent le mouvement & la chaleur y cessent: cependant la liqueur aqueuse qui étoit dans les organes secretoires, sort par cette contraction; elle est froide, puisqu'elle sort d'un lieu où la chaleur a été interrompuë, & elle se réfroidit encore en tombant sur une surface réfroidie.

Quand on entre d'un lieu chaud dans un lieu froid, on suë d'abord, la fraîcheur rétrécit la peau, en exprime la liqueur que la chaleur avoit ramassée dans les couloirs; cette liqueur sort en goutes, au lieu que sans cette compression subite elle seroit sortie en vapeurs.

Si l'on descend dans un lieu profond, comme dans des mines, d'abord il survient une sueur; cela vient de ce que dans cet endroit profond l'air est plus pesant; la peau est donc plus comprimée, & par conséquent l'eau ramassée dans les couloirs sera exprimée.

…on relâche la peau, alors le sang ne trouvera pas
…de résistance dans les vaisseaux secretoires; par
…quent l'humeur aqueuse se séparera, & sortira
…ces vaisseaux: on relâche les tuyaux de la peau par
…tiéde, & par les bains; on peut en-
…le même relâchement par des remedes

…limphe sont des liqueurs trop épaisses;
…divise, & si on les réduit par-là en une
…fine pour entrer dans les tuyaux secretoi-
…ocurera la sueur.
…le sang se trouve arrêté dans quelque vis-
…it nécessairement gonfler davantage les vais-
…sueur pourra donc survenir dans les autres
…par la même raison qu'elle paroît, quand les
…par leur contraction chassent le sang avec
…leurs vaisseaux en d'autres.
…corps a beaucoup de graisse, les vaisseaux se-
…comprimez & par-là fort étroits, ainsi au
…exercice le sang coulera dans ces tuyaux avec
…de rapidité, la sueur surviendra donc aisé-
…ailleurs comme la graisse arrête la transpi-
…insensible, l'humeur aqueuse sera obligée de se
…par les gros tuyaux sudoriferes qui vont
…à la peau, dès qu'il surviendra quelque mou-

…fiévre les extrémitez capillaires sont bou-
…une matiere visqueuse, le sang qui ne peut
…librement à cause de cet obstacle, dilate da-
…vaisseaux, y excite des battemens plus forts
…quens; mais dès que par le mouvement cette
…été divisée, il survient nécessairement une
…que les passages se débouchent.
…ne coule que par quelque cause violente;
…lorsque tout est tranquille dans le corps humain, elle
ne paroît pas: de plus la transpiration insensible qui est

la source de notre santé, se trouve interrompuë par la
sueur qui n'est pas assez abondante pour tenir lieu de
cette évacuation; on doit donc regarder le corps en
sueur comme dans un état de maladie.

Voilà divers phénoménes sur l'écoulement de la
sueur; examinons sa nature : on la connoîtra aisément, quand on fera réfléxion à l'expérience de Ta-
chenius. Ce Chymiste ayant mis dans une lessive de
sel alkali des chemises que la sueur avoit fort salies,
retira de cette lessive un sel volatile semblable à celui
de l'urine.

On a dit que la sueur donnoit une couleur verte à
la teinture de fleurs de mauve, mais ce ne sera pas la
sueur récente d'un corps sain qui produira cet effet.
Dans un corps malade, les liqueurs tendent à s'alkaliser; la même chose arrive à la sueur, quand elle est gar-
dée quelque temps; on a eu plus de raison de dire
qu'elle précipitoit en blanc le mercure dissout dans
l'eau forte. 1°. Le sel nitreux qui a fait la dissolution,
a plus d'affinité avec l'alkali volatile qu'avec le mercure; ainsi il doit abandonner les parties mercurielles,
pour s'aller joindre à ce sel. 2°. L'acide qui se trouve
joint avec cet alkali volatile s'en sépare pour faire place
à l'acide nitreux, & va s'attacher au mercure qui se précipite par sa pesanteur qui n'est plus soûtenuë comme
auparavant; mais cette précipitation ne doit pas faire
conclure que le sel de la sueur est alkali; il est salé, à
moins que l'on n'ait conservé long-temps cette humeur.

La matiere de la sueur doit être plus grossiere que
celle de la transpiration, car elle est filtrée par des
tuyaux plus grossiers: comme ces tuyaux viennent des
vaisseaux sanguins, le sang pourra y passer, s'ils se dilatent jusqu'à un certain point; ainsi on pourra être
sujet à des sueurs de sang; c'est cette communication
des vaisseaux sanguins avec ceux de la sueur qui fait

[plu]sieurs matieres qu'on aura mangées, commu[ni]quent à la sueur leur odeur & leur couleur. Il est [rappo]rté dans les Journaux d'Allemagne que la rhubarbe avoit coloré la matiere de la sueur à M. Menf[...] parle d'un écolier en qui le vin rouge [avoi]t produit le même effet. La biere peut [...] tuyaux secretoires de la peau : l'odeur de [l'ode]ur du suc de limon se peuvent faire apper[cevoir à] la sueur; Salmuth & Bennet en rapportent [exemple]s. Les enfans qui tétent exhalent un acide [par] la transpiration : en certains corps la sueur [...] agréable; en d'autres elle est fort désagréa[ble à] l'odorat. Edm. de Meara dit qu'un homme sen[toit le] cadavre, quand il avoit bû beaucoup de vin. [Il] raconte que d'un de ses amis il sortoit toû[jours une] odeur semblable à celle de certaines parties [que je] ne nommerai pas, & qu'elle se changeoit en [odeur] de musc dans les maladies qui lui arri[voient. C'][e]st l'odeur de la sueur qui fait que certaines [personn]es s'apperçoivent d'abord s'il y a un chat dans [la cham]bre. Il y a des Ecrivains qui disent que des [... e]t des peres qui ne se connoissoient pas, avoient [... s]ouvent un plaisir surprenant en se regardant; [si cela ét]oit assuré, on pourroit l'attribuer, selon quel[ques au]teurs, aux écoulemens qui sortent de la peau.

LES POILS.

[Les P]oils appartiennent à la peau; ils sont en [grand]e quantité & fort longs à la tête où ils [portent] le nom de *cheveux*, il faut y remarquer : [la pa]rtie qui est hors la peau; elle est ronde, elle [est dia]phane par le microscope : souvent elle est [...] mais on n'y voit pas de cavité, ni de brancha[g]e; l'extrémité est fenduë, & ressemble à un pinceau.

*Lewenhoek
Act. Erud.
1683. p 512.
Ruisch. epist.
1. & thes. 10.
p. 1.*

II. La partie qui est dans la peau, ou la racine qu'on nomme *oignon* à cause de sa figure; il y a apparence qu'elle est creuse & vasculeuse, comme la racine des plumes des oiseaux : cette partie vasculeuse des poils est renfermée dans des follecules qui paroissent dans les soyes & dans les plus gros poils.

III. Leur origine sous la peau dans la graisse; il y a apparence que les poils viennent des nerfs; la douleur qu'on sent quand on les arrache, en est une preuve.

IV. La matiere qui les nourrit est la même que celle qui nourrit les autres parties; elle n'est pas un excrément, comme le prétendent les Anciens : elle ne donne pas d'accroissement aux cheveux après la mort, comme on le croit vulgairement; je le sçai par expérience.

V. Leur couleur est noire dans les pays chauds, noire ou brune dans les climats temperez; blonde, rousse, ou tirant sur le brun dans les pays froids : blanche dans les vieillards; verdâtre dans ceux qui travaillent le cuivre.

VI. Leur longueur varie suivant les diverses parties du corps; ils sont, par éxemple, très-longs à la tête, mais ils varient encore suivant les sujets & suivant les pays : ils sont très-courts & crepez dans les habitans de la Zone-torride; ils sont plus longs dans les habitans des pays temperez.

VII. Leur consistence varie suivant les sujets & suivant les pays; ils sont secs & rudes dans les Ethiopiens, & dans ceux qui ont un tempérament sec : ils sont doux dans les enfans, & dans ceux qui ont un tempérament humide, ils varient encore suivant les diverses parties du corps; aux parties honteuses, & sous les aisselles ils sont rudes, ils le sont moins à la tête, ils sont fort doux dans le reste du corps.

VIII. Le temps où ils paroissent n'est pas le même pour toutes les parties; à la tête, aux paupieres, aux sourcils ils naissent en même-temps que les parties qu'ils occupent : les poils de la barbe, des aisselles,

parties honteuses paroissent à un certain âge ; il
y a qui croissent toûjours, & d'autres ne croissent
après qu'on est né.

L'usage des cheveux de la tête est de l'échauffer &
l'orner ; il n'est pas aisé de découvrir l'usage des autres poils excepté de ceux des sourcils & des paupieres.

REMARQUES.

beaucoup de recherches à faire sur les poils :
ont de la barbe, & les femmes n'en ont
poils croissent en certaines parties, & ne
pas en d'autres : ils sont noirs aux aisselles,
à l'anus, à la ligne blanche dans l'hypo-
aux cuisses, aux jambes, aux bras, & dans le
corps ils ne le font pas de même ; dans les
dans les adultes, dans les vieillards, ils
beaucoup.

dit que les poils étoient attachez à la peau
ement ; mais on les trouve implantez dans
& même assez profondément quelquefois :
des corpuscules ovales dont le célébre M^r
nous a donné la description ; ces follecules
composez, selon lui, de deux membra-
est externe, & l'autre interne ; l'externe est
une infinité de filets qui s'élevent en
forment son tissu ; elle est revêtuë en de-
membrane glanduleuse, qui, selon le
homme que nous venons de citer, paroît
quelque rapport avec la substance corticale du
dans cette capsule on apperçoit les racines
qui sont baignées d'une liqueur qui s'y
ellement ; avant que le corps du poil
il se trouve à la racine une substance
qui fournit sans doute la nourriture. Ce
corps du poil est composé de petites racines qui se
assemblent ; il est environné d'un grand nombre de

lignes noirâtres qui s'étendent depuis la racine jusqu'à l'extrémité ; apparemment que ces lignes sont des vaisseaux sanguins destinez à la nourriture des poils.

M. Ruisch parle des poils dans une Lettre & dans le Trésor Anatomique ; il croit que ce n'est autre chose qu'une continuation des houpes nerveuses, il les regarde comme des parties vasculeuses ; Lewenhoek est dans le même sentiment, ainsi que nous l'avons dit : pour ce qui regarde la structure des capsules je n'ai pas pû distinguer éxactement ce que M. Chirac a remarqué.

Bidloo a dit que les poils jettoient des branches, il nous en a même donné la figure ; mais quelque éxactitude qu'on apporte à les observer avec les meilleurs microscopes, on ne découvre pas cela : on ne voit qu'un corps assez lisse & diaphane ; apparemment que les poils que cet Anatomiste a éxaminez, avoient quelque chose de particulier.

Comme les poils sont des expansions des houpes nerveuses, qu'ils sont vasculeux, qu'ils ont leurs racines baignées d'une humeur, il s'ensuit, 1°. Qu'ils doivent croître. 2°. Qu'on doit sentir de la douleur, quand on les arrache ; les nerfs dont on les sépare, souffrent alors une solution de continuité.

Les lignes noirâtres dont nous avons parlé étant des vaisseaux sanguins, il s'ensuit, 1°. Que dans ceux où ces vaisseaux seront assez gros pour recevoir beaucoup de sang, les poils seront noirs. 2°. Que dans ceux où ils ne seront point assez dilatez, il n'y entrera que de la limphe ou une huile ; de-là vient que les poils seront blancs ou blonds : dans les Pays Septentrionaux ils sont resserrez par le froid, par conséquent ils doivent recevoir seulement l'huile & la limphe ; ils seront donc blancs dans ces climats ; mais dans les Pays Meridionaux, comme ils sont rares

[...] sang y entre, ils doivent donc être noirs.
[...] dans les adultes les poils doivent être noirs
[...]ôt que dans les enfans ; car outre que les vais-
[...]x augmentent dans les poils des adultes, les fibres
[...] la nourriture augmentent en force,
[...]donc porté à la racine avec plus de vio-
[...]ne le sang peut couler par les cheveux,
[...]rrive dans une maladie qu'on appelle *Plica*,
[...]maladie particuliere aux Polonois. 5°. Que
[...]vieillards les poils doivent devenir blancs,
[...] desséche quand on vieillit, ainsi le sang ne
[...] entrer par tout où il s'insinuoit auparavant.
[...]mmes n'ont point de barbe, tandis que le
[...] des hommes s'en couvre dès l'âge de dix-huit
[...]°. Le visage des hommes se séche ; on remar-
[...] ordinairement dans ceux qui ont beaucoup
[...] mais le visage des femmes se conserve
[...] 2°. Les hommes transpirent beaucoup, & les
[...] n'ont qu'une legere transpiration ; il reste
[...] sang épais & noir dans l'homme, tandis
[...] fluide dans la femme. 3°. Les fibres ont
[...] plus de force dans les hommes que dans les
[...] elles peuvent donc pousser le sang avec
[...] force : voilà des différences qui se trouvent
[...] l'homme & la femme ; pourroient-elles pro-
[...] dont nous parlons? on dira d'abord que,
[...]cela, elles ne devroient pas avoir des poils
[...]lleurs ; j'avoüe qu'on ne sçauroit répondre
[...]ent à cette difficulté : ne pourroit-on pas dire
[...] se porte en grande quantité aux parties
[...]ration, & que l'aisselle est un endroit fort
[...] qu'ainsi le sang peut faire croître les poils
[...]droits dans les femmes?

[...] sont frisez en certains sujets, en d'autres
[...] ne le sont pas ; il y a des Auteurs qui ont écrit
[...] venoit de la sécheresse de ces poils, mais

cela n’eſt pas fondé : il y a des poils qui friſent, & qui ſont plus humides que d’autres qui ne friſent point ; on en voit tous les jours des éxemples dans les cheveux : il eſt vrai que les poils des parties ſont toûjours friſez, cela ne peut venir ſans doute que de la chaleur ; mais il faut·obſerver qu’ils ſont crêpez plûtôt que friſez, & cela peut fort bien être attribué à la chaleur.

Les cheveux ſe crêpent près du feu ; l’humidité s’étant exhalée, les parties ſolides ſe rapprochent, & prennent diverſes ſituations ſuivant leur diſpoſition ; pour la friſure, il faut avoir recours à une autre cauſe, elle ne vient ſans doute que de la figure que les poils prennent dans les pores : s’ils ſortent par des pores tortueux, ils y prennent la même configuration ; dès qu’ils ſont expoſez à l’air, leurs parties ſe reſſerrent dans le même arrangement qu’elles ont reçû dans leur paſſage.

Avant de finir ce qui regarde les cheveux, il faut expliquer comment les cheveux ſe fourchent & comment ils prennent la teinture. 1º. Mr Chirac a obſervé que le corps des cheveux n’étoit que des filets raſſemblez qui peuvent ſe.ſéparer. 2º. Les cheveux peuvent devenir blancs, ſi l’on fait exhaler la matiere noirâtre de leurs vaiſſeaux, & c’eſt ce que fait la roſée ; pour la couleur noire qu’on leur donne, c’eſt une véritable teinture.

Pour l’uſage des poils, on n’a pas plus de lumieres que ſur ce que nous venons de dire : quelques Auteurs ont avancé qu’il y avoit des poils aux aînes, par éxemple, afin que les parties ne ſe froiſſent pas dans l’approche du mâle & de la femelle, tout cela eſt frivole ; ceux qui ont avancé que les poils ſervoient d’échalas aux tuyaux ſecretoires, ne ſont pas moins ridicules.

Il n’y a pas lieu de douter que la nature n’ait donné

… aux animaux pour les garantir des injures
…; pour les hommes on voit bien que les
… ont le même usage, mais dans le reste du
… on ignore quel est l'usage des poils.

… S ONGLES.

… pas nécessaire que je fasse observer la si-
… le nombre, la figure, la grandeur, la
… les ongles, tout cela est assez connu, mais
… marquer :

… pointe qui est plus dure & plus épaisse, la
… i est plus mince & plus molle, le croissant
… tre ou la petite lune qui se trouve à la racine.
… substance qui est composée des houpes ner-
… allongées, durcies, posées parallelement,
… tement les unes aux autres; plus l'extré-
… houpes s'éloigne de la racine, plus elle se
… de-là vient que les ongles sont très-sensibles
… e, & qu'on peut les couper à la pointe sans
… aucun sentiment de douleur; de tout l'espace
… vrent les ongles, il vient des houpes nerveu-
… joignent à celles qui viennent de la racine,
… attachent à la peau: de-là vient que les on-
… plus épais & plus forts vers la pointe; on
… sans peine de la peau dans les cadavres
… l'eau chaude.

… nourriture leur est portée par des vais-
… même que les houpes nerveuses de la peau
… sseaux, il s'en trouve aussi à la racine des
… composent les ongles : ces houpes ner-
… les racines des ongles, & c'est de ces racines
… ent des fibres qui se durcissent : les cheveux
… ssent, croissent, sont nourris à-peu-près de
… même maniere : les ongles ne croissent pas après

la mort, comme quelques Auteurs l'ont avancé.

IV. Leur usage est 1° de servir de défense aux doigts qui sans leur secours se blessent aisément contre les corps durs : 2° de servir à prendre les corps qui s'échappent aisément par leur petitesse ; 3° d'affermir les pieds quand on marche, les autres usages sont assez connus.

V. Il y a des animaux qui se servent de leurs ongles pour prendre leur proye, pour grimper, pour se défendre ; tout le monde sçait de quel usage sont les ongles dans les bœufs & les chevaux.

LA GRAISSE.

I. DAns la graisse ou dans la membrane adipeuse il faut remarquer sa situation sous la peau presque par tout le corps ; elle se trouve encore dans l'interstice des muscles, dans l'épiploon, le mesentere, autour des reins, & en divers autres endroits.

II. Sa substance qui est composée d'une membrane mince, transparente, qui forme une infinité de cellules qui communiquent les unes avec les autres. Il y a une matiere grasse, huileuse, qui est comme le beurre du sang ; cette matiere remplit les cellules de la membrane adipeuse : c'est des vaisseaux & non pas des glandes qui la filtrent ; dans les sujets maigres on trouve cette membrane vuide de matiere huileuse.

III. La division de la graisse en axonge & en graisse proprement dite ; l'axonge se durcit, elle se fond difficilement & se coagule promptement, il ne s'en trouve pas dans l'homme : la graisse est une matiere huileuse qui est fort rare, se liquefie aisément, & ne se coagule pas ensuite.

IV. Les vaisseaux sanguins, arteriels & veineux qui viennent en grand nombre des parties voisines, &

...ment les cellules membraneuses ; il y a peu de
... par conséquent peu de sentiment.

... vaisseaux graisseux que quelques Auteurs y
... mais qui ne sont pas différens des vais-
... lateraux, & des cellules dont nous

...tion de la graisse, ou son mouvement
...ans les veines, se prouve par ce qui arri-
...aladies & dans les mouvemens violens ;
...raisse se consume souvent en peu de tems.
...ge de la graisse est de défendre le corps des
...air, d'adoucir l'acrimonie des sels, de con-
...flexibilité de la peau, des muscles & des autres
...remplir les espaces vuides, & de contribuer
...beauté, de faciliter la sortie des excrémens
...en remplissant les vuides qui se trouvent
...le vagin & les os du bassin ; d'empêcher
...ns, par éxemple, à la plante des pieds & au
...ut-être aussi que la graisse sert de nourriture
...en rentrant dans les vaisseaux sanguins.

REMARQUES.

...les observations de M. Malpighi, les vais-
...divisez se répandent dans les cellules
...adipeuse qui leur sert de base, c'est
...cellules que se sépare la matiere huileuse du
...ces cellules sont remplies, plus la surface
...qui couvre le corps est lisse & polie : pour
...huile dans les cellules il n'est pas besoin
...aux, il faut seulement qu'il y ait dans ces en-
...pores arteriels d'où la graisse transude ; de
...faut que des pores pour repomper cette
...conduire dans les veines.

...est une espece de graisse qui se sépare
...vité des os ; Bergerus dit que la membrane
...des arteres par son expansion forme une in-

finité de cellules où se filtre l'huile qui form
moële, mais cela n'est pas certain : ce qu'il y a d
furé, c'est qu'il y a une membrane qui entre dans
réfeau, & qui y forme des cellules comme une grape
de raifin ; cette membrane tient au periofte
reçoit l'huile des arteres. Clopton Havers a cru qu'il
avoit des glandes qui filtroient cette huile, mais elle
ne font pas néceffaires, & rien n'en prouve l'exiften-
ce. Quelques Auteurs ont avancé que la moële fe
froit quelques changemens dans les divers états de
la Lune, ce n'est qu'une opinion populaire qui n'a
pas de preuve, elle diminuë feulement fuivant les
mouvemens des animaux.

Il fe filtre dans les jointures des os une matiere
huileufe nommée *fynovie* ; elle fort de certains organes qu'on appelle *glandes fynoviales* ; c'est pour faciliter les mouvemens que la nature a placé ces glandes
dans les articulations : la matiere plâtreufe qui fe dépofe dans les jointures quand on eft attaqué de la
goute, fort de ces glandes.

Si on mêle de l'efprit de nitre avec de l'huile d'oli-
ves, on a un compofé qui reffemble à la moële, &
qui fe fond fur le feu ; fi on laiffe ces deux matieres
en digeftion durant quelques jours, la partie aqueufe
s'exhale, & il en réfulte une maffe plus folide.

La moële peut avoir une origine femblable, il ne
faut pas cependant s'imaginer qu'il y ait dans le fang
humain des efprits nitreux développez comme ceux
dont on fe fert dans cette opération.

LE PANNICULE CHARNU.

I. ON regarde le pannicule charnu comme le
quatriéme tégument, c'est une tunique charnuë qui fe trouve dans les animaux entre la peau &

la

...aisse, par le moyen de cette membrane les ani-
...ux remuent la peau, & se délivrent de l'incom-
...dité des mouches; dans l'homme on ne voit pas
...membrane charnuë, si ce n'est au visage, c'est
...ns doute parce qu'ayant des mains & des habits
...our se couvrir, il n'avoit pas besoin d'une telle
...membrane dans les autres parties du corps.

II. Il y a quelques Auteurs qui ont parlé de la membrane commune des muscles comme d'un tégument
... qui environne tous les muscles, mais c'est
...dement; cette membrane n'est pas étenduë
...r le corps, on la voit dans quelques parties,
...manque en d'autres.

Après les tégumens communs viennent les tégu-
...propres, ou les parties contenantes de l'addo-
...c'est-à-dire, les muscles de l'abdomen & le peri-
...; nous commençons dans les dissections par les
...es de l'abdomen, parce qu'elles se corrompent
...ment à cause des matieres fœcales, par-là les au-
...e conservent plus long-temps sans mauvaise

...S MUSCLES DE L'ABDOMEN.

...faut observer dans les muscles de l'abdomen
...r situation, ils occupent & forment toute l'é-
...de l'abdomen.

...ligne blanche qui s'étend par le milieu de l'ab-
...depuis le sternum jusqu'à la symphise des os
...c'est les tendons des muscles de l'abdomen qui
...nt, l'umbilic se trouve au milieu.

...nombre qui est de cinq paires; la premiere
...composée de muscles qu'on nomme *droits*,
...ils viennent des os pubis, ils finissent au sternum & à
...plusieurs côtes, ils sont divisez dans leur longueur
...des bandes tendineuses.

F

IV. La feconde paire eft compofée des mufcles obliques *defcendans*, ils viennent de plufieurs côtes, des vertèbres des lombes, des os des ifles & des os pubis; ils fe terminent par une aponevrofe à la ligne blanche.

V. La troifiéme paire eft compofée de mufcles nommez obliques *afcendans*, ils viennent des os innominez & des vertèbres des lombes, ils s'attachent en partie au bord inférieur des fauffes côtes, & en partie à la ligne blanche.

VI. Lá quatriéme paire eft formée par les mufcles transverfaux qui ont prefque les mêmes attaches que les précédens.

VII. La cinquiéme paire eft compofée des mufcles qu'on appelle *pyramidaux*, ils font fort petits, ils viennent de la fymphife des os pubis, ils fe terminent à la ligne blanche au deffous de l'ombilic, fouvent ils manquent, quelquefois on n'en trouve qu'un feul.

VIII. Les vaiffeaux, c'eft-à-dire, les arteres & les venes, viennent des intercoftales, des lombaires, des mammaires & des épigaftriques; les nerfs viennent des dorfaux & des lombaires, ils fout affez gros.

IX. Les trous ou les anneaux font à la partie inférieure des obliques defcendans, afcendans & transverfaux : dans les hommes ces anneaux donnent paffage aux productions du peritoine & aux vaiffeaux fpermatiques; dans les femmes ils donnent paffage aux ligamens ronds : c'eft par ce trou que paffent les inteftins & l'épiploon dans les hernies.

X. Le ligament de poupart eft entre l'épine des os des ifles & l'os pubis de chaque côté.

XI. L'ufage de ces mufcles eft de contenir & de défendre ce qui eft renfermé dans l'abdomen, de fervir à la digeftion & au mouvement du chile, à la fecretion des fœces & de l'urine, à pouffer le fœtus

l'arriere-faix en dehors, d'aider la respiration &
flexion du corps, de faciliter le vomissement, peut-
être même qu'ils concourent aux sauts.

REMARQUES.

L'action des muscles est déterminée par la direction
de leurs fibres, ainsi on peut aisément voir les effets
que peuvent produire les muscles de l'abdomen;
pour les bien connoître il faut bien examiner les
parties mobiles sur lesquelles ils agissent, leur action
composée ou simple, leur obliquité, le point fixe
de leurs mouvemens: je n'entre pas dans le détail, parce qu'il seroit trop long; je vais parler de la
structure des muscles en general & de la cause de leur
action.

Tous les muscles sont composez d'un ventre charnu
& de tendons, ils peuvent se diviser en de petits
muscles qui sont de même tendineux & charnus; ces
petits muscles peuvent être divisez en d'autres plus
petits où l'on remarque la même structure: après ces
divisions on peut en faire encore d'autres qui donneront des muscles toûjours plus petits dont on ne
trouve jamais les derniers; ces faisceaux musculeux
sont composez de fibres qui ne sont ni des arteres,
ni des venes, ni des vaisseaux lymphatiques. Les nerfs
entrant dans les muscles se dépoüillent de la membrane qui les enveloppoient, ils se répandent ensuite
dans toute la substance du muscle, il n'y a pas un
seul point où l'on n'en trouve; ces nerfs se perdent
là: ne pourroit-on pas dire que ces extrémitez
nerveuses se développent & forment ces fibres musculaires? On voit dans les autres parties du corps
que les nerfs qui sont fort petits grossissent beaucoup, qu'ils s'étendent en forme de membrane,
comme on le peut voir en plusieurs endroits; ces
fibres musculaires ne seroient-elles pas une expan-

fion des nerfs ? cette production ne pourroit-elle pas
former une cavité longue, continuë, ou des veficules ? Quoyqu'il en foit, il y a des fibres qui forment
des faifceaux mufculeux, ces faifceaux font enveloppez d'une membrane particuliere qui les fépare des
autres, cette membrane eft celluleufe, remplie d'une
huile qui vient des arteres, comme il paroît par les
injections d'argent vif; cette membrane au refte n'eft
qu'une production de celle qui couvre tout le mufcle, elle s'enfonce dans la fubftance du mufcle, elle
fe répand dans les interftices des faifceaux mufculeux
qu'elle va envelopper, ainfi elle lie les uns aux autres,
& les fépare en même-temps.

Il y a des arteres qui entrent dans les mufcles,
leurs ramifications font fi nombreufes, qu'on croiroit d'abord qu'elles compofent tout le mufcle, elles
fe répandent entre les faifceaux mufculeux dans la
membrane qui les fépare, & peut-être même fur la
furface de chaque fibre; elles forment là, felon Ruifch,
des plexus reticulaires, elles aboutiffent à des filtres
huileux, felon Ruich elles fe terminent auffi à des
vaiffeaux lymphatiques, peut-être dégénerent-elles
en des fibres caves qui s'abouchent avec celles des
nerfs; ce qu'on peut affurer c'eft qu'il n'y a pas de
rameau d'artere qui ne réponde à un rameau de venes
qui vont s'unir enfuite avec d'autres rameaux pour
mer un gros tronc : il y a auffi des vaiffeaux lymphatiques qui fortent des mufcles.

Le tendon peut fe divifer en autant de fibres que
le mufcle même, ce n'eft autre chofe que les fibres
mufculaires plus preffées, les vaiffeaux n'y font pas
fenfibles, mais Mr Ruifch y en a découvert un nombre infini par fes injections; de l'union des fibres fe
forme le tendon qu'on nomme *aponevrofe*, s'il eft
étendu comme une membrane. Les petits faifceaux
ont des tendons, comme nous l'avons dit; fuivant

ne ces faisceaux sont diversement arrangez, le muscle
prend diverses figures : posez l'un contre l'autre ils
forment un parallelogramme rectangle, ou obtus
angle ; plusieurs de ces parallelogrammes diversement
situez formeront des muscles qui auront diverses figures, comme le trapese, le deltoïde, &c.

Les muscles sont les instrumens qui meuvent les
corps, l'Etre moteur s'en sert comme de rênes pour
tourner les parties solides de côté & d'autre, ces
mouvemens se font par le racourcissement des muscles, dès que le muscle devient plus court, il faut
necessairement que les deux points qui attachent le
muscle s'approchent l'un de l'autre.

Rien de plus difficile que de trouver la cause ou la
méchanique qui racourcit les muscles, cela se fait ou
par un gonflement, ou par un resserrement, le gonflement paroît d'abord fort commode ; mais de fortes raisons nous prouvent que la masse du muscle occupe moins d'espace durant la contraction, & par conséquent qu'il y a un resserrement, 1° le cœur agit en se
resserrant, 2° les muscles pâlissent dans la contraction,
& par conséquent contiennent moins de sang ; 3° les
fibres paroissent se plier dans la contraction des muscles, 4° si on fait plonger à un homme le bras dans
un vaisseau rempli d'eau, cette eau, selon le rapport
de Glisson, descend quand les muscles du bras entrent
en contraction : 5° les muscles contractez sont plus
noteux, ce qui ne peut pas se faire par le gonflement ; 6° quand on coupe l'extrémité d'un cœur
vivant, & qu'on y enfonce le doigt, elle presse le
doigt par sa contraction, & se resserre de tous côtez ;
de tous ces faits il s'ensuit qu'il y a un véritable resserrement dans la contraction des muscles.

Pour expliquer la contraction des muscles, on a
eu recours à une matiere subtile qui coule dans les
nerfs, & qui revient, selon quelques Auteurs, des

extrémitez à la tête, pour y porter l'impreſſion des objets ; il eſt vrai que la liqueur qui coule dans les nerfs paroît ſeule pouvoir cauſer la contraction des muſcles, mais on ne ſçauroit prouver que dans la machine animale il puiſſe y avoir une liqueur qui vienne du cerveau & qui refluë, la force qui la pouſſe dans les tuiaux nerveux eſt toûjours ſupérieure aux ébranlemens que les objets cauſent dans les nerfs ; d'ailleurs quand un muſcle vient à ſe débander ſubitement, ces eſprits en refluant devroient faire des impreſſions dans le cerveau ; il faut donc retrancher ce reflux, il eſt contraire aux loix de la circulation qui s'obſervent dans les corps animez, & ce n'eſt que la facilité d'expliquer un phenomene qui la fait ſoutenir par quelques Auteurs. Ce n'eſt pas non plus le ſang arrêté dans les vaiſſeaux qui cauſe la contraction, car il eſt exprimé des muſcles ; ſi l'on veut une autre preuve, on n'a qu'à faire réflexion que les vaiſſeaux qui ſont dans le tiſſu muſculeux ſont fort petits, à cauſe de leur petiteſſe on peut les regarder comme cylindriques ; or des tuiaux cylindriques ne ſe racourciſſent pas lorſqu'on les gonfle, la raiſon en eſt évidente, pour cela il faudroit que le milieu du tuiau ſe dilatât beaucoup plus que les extrémitez ; cela eſt impoſſible, parce que le tuiau étant cylindrique, l'extrémité eſt dilatée par autant de matiere que le milieu ; je pourrois apporter beaucoup d'autres raiſons tirées de la ſtructure & de la méchanique, mais cette raiſon ſimple ſuffit ; il ne reſte qu'un cas que voici.

S'il y avoit des veſicules entre les fibres nerveuſes, & que ces veſicules ne reçuſſent du ſang ou quelque matiere qui vînt du ſang que durant la contraction, alors ces veſicules gonflées éleveroient les fibres nerveuſes, & les écarteroient l'une de l'autre ; il arriveroit donc néceſſairement que les ten-

ons se raprocheroient ; mais 1. ces vesicules sont
surement supposées ; il est vrai que cela ne suffit
pas pour le faire rejetter, mais au moins est-on en
droit de demander que la supposition réponde aux
phenomenes qu'on veut expliquer. 2. Dans cette
supposition il faut dire, que les vaisseaux ne permettent plus au sang le même cours ; car si le sang y
pouvoit couler comme auparavant, il ne seroit pas
contraint d'entrer dans les vesicules. On dira peut-
être, que le sang est poussé dans le muscle avec plus
de violence, mais où est la cause ; d'ailleurs, si cela
est, le muscle pâliroit-il ? reste donc que le passage
du sang soit fermé dans les vaisseaux ; mais quelle est
la cause ? on dira d'abord, que c'est la contraction des
nerfs qui sont agitez pour lors par l'être moteur.
voions si cela répond aux phenomenes de la contraction musculaire. Supposons que dans le relâchement
du muscle, le mouvement du sang qui presse les
parois des arteres soit comme 4, on arrête ce sang ;
& comme il en vient toûjours de nouveau, la pression augmente ; supposons que cette pression monte
à 10, cet excès de pression fait entrer le sang dans
les vesicules dont nous avons parlé ; mais de là il
s'ensuit évidemment que les arteres se gonflent davantage ; par conséquent le muscle ne doit pas pâlir, ni occuper moins d'espace, ce qui est contraire
à l'expérience : on repondra peut-être que le sang en
gonflant ces vesicules rétrécit les vaisseaux ; mais encore une fois, il y auroit un moment où le muscle devroit être plus gonflé & plus rouge. On peut
voir par là le fondement sur lequel est appuiée l'o-
pinion de Baglivi, qui differe peu de celle dont nous
venons de parler. L'explication du mouvement musculaire donné par M. Deidier n'est pas plus solide ;
cet Auteur suppose dans une These, que les fibres
nerveuses venant à se contracter dans un muscle, le

sang y coule moins abondamment que dans son antagoniste, qui l'emporte par-là. Voici ses termes :
*Les filamens nerveux se froncent, tandis que le muscle
se contracte ; par cette contraction le sang coule plus ai-
sement dans l'antagoniste ; de là vient que cet antagoniste l'emporte sur le muscle déja contracté par la disposition de la machine ;* il n'est pas besoin de réfuter cette
opinion, il n'y a pas une seule raison qui l'appuie.

De toutes ces raisons, il s'ensuit évidemment que
ce n'est pas le sang qui gonfle les vesicules, ny les
vaisseaux dans la contraction des muscles ; d'ailleurs
qu'on fasse réflexion au cœur d'anguille qui bat
long temps après qu'on l'a séparé des vaisseaux ; ce
même principe par lequel il bat, est le principe de
la contraction des muscles ; or on ne sçauroit dire que
ce cœur bate par l'action du sang.

Un des plus grands hommes de notre siecle a donné sur le mouvement musculaire une explication qui
est indigne d'un si grand génie : Lorsque la volonté,
dit-il, envoie le suc nerveux dans les muscles, les
parties de ce suc par leurs pointes substiles s'attachent
aux parties du sang & les divisent, alors les parties
d'air renfermées dans ce sang forment une ébullition, & se dilatent tout à coup. Cet air n'est pas un
air grossier, mais un air infiniment subtil, qui s'évapore facilement ; d'abord que par une impétuosité subite, il a rarefié le sang, s'il se trouve des pointes trop
fortes dans le suc nerveux, elles rompent les cellules où
sont renfermées des parties grossieres d'air, de là
vient qu'il se forme quelquefois des vesicules à la surface des muscles ; c'est par la formation de telles vesicules que se produit, selon cet Auteur, l'hydropisie nommée *tympanite* ; apparemment qu'il n'avoit
pas fait attention que cette tumeur ne vient que de
l'air qui gonfle les intestins ; c'est, selon le même Auteur, une erreur populaire que d'attribuer la paraly-

à l'arreſt de la liqueur qui coule dans les nerfs, va bien plus droit, ſelon lui à la vérité, en ſuppoſant une diminution de la vertus *pungitive* dans le ſuc nerveux: que de ſuppoſitions bizarres ? un faiſeur de ſyſtêmes n'a qu'à ſuppoſer qu'il y a une matiere ignée dans les nerfs, & que lorſqu'elle eſt pouſſée dans le muſcle elle s'enflamme & ſe rarefie avec la graiſſe du muſcle ; n'y aura-t-il pas autant de fondement à cette idée que dans celle de cet Auteur ? ſon opinion a paru habillée diverſement, Willis, &c, en eſt le pere, il diſoit qu'il ſe faiſoit une explosion dans une maticre qu'il fait couler par les nerfs de la tête aux extrémitez ; un célébre Profeſſeur a ſaiſi cette idée, il a trouvé une image de ce qui ſe paſſoit dans la contraction des muſcles dans l'action de la poudre à canon ; les eſprits animaux meſlez avec le ſang ſe rarefient tout à coup, ſelon cet Auteur ; il a appellé cette rarefaction copule exploſive: que d'imaginations qui ne produiſent que des idées fauſſes ! peut-on trouver dans les liqueurs qui coulent dans notre corps, quelque principe qui approche de la poudre à canon ?

L'opinion de M. Keil n'eſt autre choſe que la copule exploſive, habillée d'une autre maniere ; cet Auteur qui n'avoit en tête que *l'attraction* ou la cauſe inconnue de M. Newton, ſuppoſé que les parties du ſuc nerveux ont une attraction extraordinaire, dès qu'elles ſont meſlées avec le ſang, elles attirent les particules qui la compoſent ; ces parties plus fortement attirées occupent moins d'eſpace, par là l'air qui eſt enfermé dans le ſang ſe dilate tout à coup, & gonfle les muſcles , ce gonflement en rapprochant les tendons , fait la contraction. Voilà une opinion des plus ridicules. 1. Cet Auteur explique la contraction des muſcles par le phenomene le plus inconnu, qui eſt l'attraction. 2. Il ſuppoſe que l'air qui ſe dilate tout à coup gonfle le muscle; mais la dilatation de l'air doit répondre à la condensation des liqueurs dont les parties s'approchent, selon lui; ainsi le muscle ne changera pas de situation : dans tout le reste M. Keil démontre fort bien la maniere dont les vesicules se gonflent, mais sans rendre justice à M. Bernouilli, qu'il a copié.

Ce n'est pas là les seules imaginations que la contraction musculaire a produit; il y a des Philosophes qui ont cru que les fibres musculeuses étoient des spirales, dont les circonvolutions étoient jointes par des fibres, qui en venant à se contracter racourcissoient la ligne spirale : d'autres pour venir à ce racourcissement ont imaginé des vaisseaux sanguins qui étoient dans la cavité de la spirale, & qui en se gonflant augmentoient le diametre des circonvolutions : on peut juger de ces opinions par ce que nous avons dit.

Bergerus a avancé que les fibres membraneuses, transversales, venant à se tendre, rident les fibres charnuës, on est aussi embarassé avec cet expédient qu'avec les autres ; on fait dire à Stenon que les angles des fibres qui étoient aigus devenoient droits : mais quelle est la méchanique qui fait cela? & comment supposer que des espaces remplis de fluides qui poussent également de tous côtez, puissent avoir des angles aigus? Toute cavité simple remplie d'une liqueur qui y est poussée à force, doit s'arrondir.

Comme il se rencontre des difficultez infinies dans le mouvement des muscles, il faut voir les phénomenes qui s'y rencontrent avant de donner l'explication; voici des faits que l'expérience nous apprend: 1°. Les faisceaux des muscles sont dans une tension violente, car quand on les coupe transversalement, les parties coupées se retirent vers leurs attaches, expriment le suc qu'elles contiennent, & se ramassent

un plus petit volume; de-là il s'enfuit qu'il faut
à chaque muscle un antagoniste, autrement les mufcles emporteroient toûjours les parties vers un côté.
2°. Si on divise les fibres des muscles longitudinalement dans un animal vivant, & qu'on les lie au milieu, les deux côtez se gonflent, ou plûtôt se ramaf-
sent dans la contraction; mais si on y fait deux ligatures qui soient éloignées l'une de l'autre, la partie
de la fibre qui est entre les ligatures ne se gonflera
& celles qui sont vers les tendons ou au de-là des
ligatures peuvent se contracter. 3°. Si le cerveau est
comprimé ou blessé jusqu'à un certain point, l'action
des muscles vient à cesser, il reste seulement une
action spontanée dans le cœur & dans les muscles de
la respiration; mais si le cervelet est comprimé,
blessé, coupé, la vie, la respiration, le mouvement
du cœur cessent à l'instant, il ne reste qu'un mouvement vermiculaire dans les intestins. 4°. Si un tronc
de nerf qui aboutit à un muscle par ses ramifications,
vient à être comprimé ou coupé, l'action cessera
dans ce muscle; si on comprime de même ou qu'on
coupe la moële de l'épine, toutes les parties dont les
nerfs viennent de la partie de la moële qui est au
dessous de la section, n'auront plus de mouvement:
la même chose arrive, si on coupe, si on lie l'artere
qui porte le sang au muscle. 5°. Si on lie l'artere qui
conduit le sang à un muscle, & qu'on injecte de
l'eau tiede dans le muscle au dessous de la ligature
de cette artere, le mouvement revient. 6°. Si on
jette de l'eau tiede dans les muscles d'un cadavre re-
froidi, la contraction se revivifie. 7°. Si on lie le nerf
diaphragmatique, & qu'on presse de haut en bas entre
les doigts la partie qui est au dessous de la ligature,
la contraction revient dans le diaphragme. 8°. Les
muscles qui servent à des mouvemens volontaires,
reçoivent des nerfs du cerveau; ceux qui servent à

des mouvemens spontanées, en reçoivent du cervelet.
9. Le tendon du muscle ne se gonfle pas durant la contraction, du moins cela ne paroît pas. 10. Si une force étrangere fléchit le bras, par exemple, le muscle fléchisseur, malgré l'effort de la volonté, se met dans l'état où il est lorsque la volonté le fait agir; mais la contraction n'est pas si forte. 11. Si un muscle est dans l'action, tandis que son antagoniste est dans l'inaction il l'emporte; si tous les deux agissent violemment, la partie à laquelle ils sont attachez se tient roide. 12. La contraction & le relâchement du muscle se font en un moment; & de là il s'ensuit que la cause peut se présenter au muscle, & en disparoîtra dans un instant, sans y laisser aucune marque, 13. Tandis que la volonté n'agit pas sur les muscles, toutes les parties sont dans un parfait équilibre; mais si l'on venoit à couper transversalement, par exemple, le muscle extenseur du bras, le fléchisseur l'emporteroit d'abord. 14. La force qui contracte le muscle se distribue également par tout, dans l'instant que la volonté agit.

Voilà les phenomenes qui se trouvent dans la contraction des muscles, voions si on ne pourroit pas trouver quelque cause qui pût les produire.

Nous avons déja dit, que la partie charnue du muscle diminuoit; cette diminution peut arriver, ou par le gonflement des fibres nerveuses qui compriment les vaisseaux sanguins, ou par leur contraction qui resserre ces mêmes vaisseaux. Pour ce qui regarde la contraction, elle ne sçauroit se faire que par la vertu élastique de ces fibres; mais il est évident que ce n'est pas le ressort qui fait ici la contraction. 1. Dans les cadavres récens, la force élastique est à peu près la même que dans les corps vivans : cependant la contraction n'arrive pas aux muscles dont on coupe les antagonistes. 2. Lorsqu'une force étrangere fléchit le bras , alors le mufcle fléchiffeur fe racourcit par la force élaftique ; mais il n'a pas la même dureté, que lorfque la volonté agit ; il faut donc que la force qui contracte les mufcles foit différente de celle qui vient de l'élafticité. Il y a une autre caufe qui paroît d'abord pouvoir occafionner l'approche des fibres, c'eft la privation du fluide qui les dilate ; nous voions que les parties folides d'un corps aiant perdu leur humidité, fe rapprochent par la force de l'air , qui les environne, mais cela n'a pas lieu dans la contraction des mufcles, tout fe relâche dans le corps humain, dès que les parties font privées de leurs fluides, aufquels elles doivent uniquement leur tenfion : refte donc le gonflement des fibres nerveufes : voions comment il peut arriver & produire les phenomenes qui fe préfentent dans la contraction des mufcles.

Suppofons une veffie qui, 1. ne foit pas gonflée d'air : 2. qui ait un poids fufpendu à fon fonds : 3. qui ait un petit tuiau à fon orifice.

Si l'on vient à foufler par le petit tuiau, 1. la veffie doit fe gonfler. 2. Par ce gonflement le fond s'approche de l'orifice. 3. Le fond s'approchant de l'orifice , il eft néceffaire que le poids fufpendu au fond, foit élevé ; tout cela eft confirmé par l'expérience.

Cette expérience préfente deux chofes , qu'il faut expliquer. 1. Il faut chercher pourquoi la veffie en fe gonflant prend une figure circulaire. 2. Quelle eft la force avec laquelle le poids fufpendu au fond de la veffie eft élevé.

La veffie gonflée doit former une ligne circulaire, 1. parce que les fluïdes preffent, felon des lignes perpendiculaires ; les furfaces fur lefquelles elles agiffent. 2. Parce que la preffion de l'air eft égale de tous côtez : deux célébres Mathématiciens ont démontré , que la veffie devoit prendre une figure ronde ; mais ces raifons generales fuffifent.

La force avec laquelle le poids est élevé , a été déterminée par des Mathématiciens. Je ne veux pas em-
barrasser cet Ouvrage de calculs ; ainsi je donnerai seulement un principe general que voici.

Lorsqu'avec un levier on éleve un poids , la force de
la puissance appliquée au levier , est toûjours plus
grande , quand le levier est plus long. La raison de
cela , c'est qu'alors le poids qui doit être levé , ne
parcourt qu'un très-petit espace , tandis que la puissance en parcourt un fort grand. Il se trouve donc
plus de mouvement dans la puissance ; la raison pour
laquelle on peut élever un poids attaché au fond d'u-
ne vessie est la même.

Soit un tuiau d'un diamêtre fort petit , & une vessie
dont le diamêtre soit fort long , tandis que l'air par-
courra un grand espace dans ce petit tuiau , la vessie
ne se gonflera que fort lentement ; par conséquent le
fond & le poids ne monteront vers l'orifice qu'avec
beaucoup de lenteur. Or , comme nous l'avons prouvé , il ne faut pour augmenter une force , que la dis-
poser de maniere qu'elle parcoure un grand espace ,
tandis que le corps qu'elle éleve n'en parcourt qu'un
très-petit ; par conséquent plus le tuiau de la vessie
sera étroit , plus la force de l'air deviendra grande ,
quand on soufflera par ce tuiau.

De-là il s'ensuit , 1. que si l'on suspend le poids à
deux vessies , posées à côté l'une de l'autre , la force sera
double. Si on le suspend à trois vessies , cette force
sera triple , &c. 2. Que si on met deux vessies , l'une
dessus , l'autre dessous , & qu'elles communiquent l'u-
ne avec l'autre , le poids qui est attaché au fond de
l'inférieure sera élevé deux fois plus haut ; par conséquent si une corde n'étoit qu'une suite de vessies , l'é-
levation d'un poid attaché au bout seroit proportionné au nombre des vessies.

Si dans les muscles on trouvoit une suite de vésicu-

, poſées comme nous venons de dire, & qu'il y eût
 fluïde qui y fût envoié, ſelon l'ordre de la volonté,
 auroit la cauſe de la contraction des muſcles.

Nous avons établi plus haut l'éxiſtence de ces vé-
cules, par des raiſons de convenance. Lewenhoek
voit cru les avoir obſervées par le microſcope, mais
il s'eſt retracté là-deſſus. Borelli a obſervé, que ſi l'on
préſente au feu les parties fibreuſes des muſcles, elles ſe
conſoient, & formoient une ſubſtance ſpongieuſe : ce
la prouve quelque choſe pour l'éxiſtence des véſicules,
même que les injections mercurielles de Cowper.

Pour le fluïde qui eſt envoié dans ces véſicules, ce
autre choſe que le ſuc qui coule dans les nerfs.
Lewenhoek a obſervé depuis peu de temps, que les
fs ſont des tuiaux. 2. Si un fluide ne couloit pas
les tuiaux nerveux , il ſeroit impoſſible que
nerfs fuſſent des corps actifs; leur tenſion ne ſuf-
oit point pour cela : je vais le prouver démonſtra-
vement. Quand on pince ou qu'on coupe un nerf
partie, ce nerf entre en convulſion : or, on n'a
a tendre autant qu'on voudra des cordes d'inſtru-
ments, quand on les coupera en partie, elles ne fe-
ont jamais de mouvemens extraordinaires; il en eſt
e même des nerfs. D'ailleurs, la raiſon nous dit
vec l'expérience, que ſi l'on fend une corde d'inſtru-
ent en l'appuiant ſur quelque choſe, il ne ſuit au-
une vibration, il n'y a pas de cauſe pour cela ; mais
our les nerfs qu'on les fende, en les appuiant ſur
elque choſe, d'abord qu'on les aura abandonnez,
cauſeront des convulſions. Il faut donc avouer
il eſt d'une néceſſité abſolue qu'il y ait un fluide qui
ule dans les nerfs. Cela ſe prouve encore par l'expé-
ence que nous avons rapporté du nerf diaphragmatique lié, qui meut le diaphragme, dès que l'on en
exprime le fluide qui eſt contenu ſous la ligature :
d'ailleurs ſi dans les nerfs il n'y avoit que la tenſion

qui fût le principe de leur action, comment expliquer l'inaction où ils se trouvent quand on les lie? on
ne peut pas dire que le mouvement y cesse par la
même raison qu'une corde de violon ne donne plus
de vibration, quand on la lie; le nerf audessus de la
ligature est animé, au lieu que la corde liée dans le
violon n'agit nulle part. Nous pouvons donc établir,
que lorsque un muscle se contracte, l'ame y détermine
le suc nerveux, qui gonfle les vésicules.

Mais on peut demander, 1. si ces vésicules doivent être de la longueur des muscles. 2. Comment il
peut se trouver une si grande quantité de suc nerveux
pour remplir ces vessies. 3. Comment ces vessies feront
diminuer la quantité du sang dans le muscle. 4. Que
devient le suc nerveux porté dans les vesicules. 5. Comment les vesicules se peuvent gonfler en un instant.

Les vesicules ne peuvent pas être de la longueur du
muscle. 1. Elles occuperoient un espace extraordinaire dans leur gonflement. 2. Elles ne contracte-
roient les muscles que fort lentement, puisque la
contraction dépendroit de la vitesse avec laquelle le
fond de la vessie s'approche de l'orifice: or, plus une
vessie est grande, plus le fond s'approche lentement de
l'orifice. 3. Il faudroit une quantité extraordinaire
de suc nerveux.

Il paroît d'abord qu'il faut une grande quantité de
suc nerveux pour gonfler les vesicules d'un muscle;
mais les corps semblables sont en raison triplée de
leurs diamêtres: ainsi c'est une nécessité que plus les
vesicules diminuent, moins il y ait de fluide pour les
remplir à proportion. Soient donc deux vessies, &
que le diamêtre de l'une soit triple, à l'égard du diamêtre de l'autre, il faudra vingt-sept fois plus de fluide pour gonfler la grande, que pour gonfler la petite,
& la grande occupera un espace vingt-sept fois plus
grand; ainsi trois petites vessies demanderont neuf

fois

moins de fluide que la grande, pour élever un corps à la même hauteur ; il n'y a donc qu'à diminuer la grandeur des veſſies, & à augmenter leur nombre, alors une moindre force pourra les gonfler ; ces veſſies pourront même être ſi multipliées & ſi petites, que la force qui les diſtendra ſe trouvera infiniment petite : que la veſſie, dont nous avons parlé, éleve un corps à la hauteur d'un pied ; cent veſſies, dont chacune ſera la centiéme partie de celle-là, produiront le même effet, mais il leur faudra dix mille fois moins matiere : tout cela eſt démontré.

Mais comment, dit-on, ſe peut-il faire que le gonflement de ces veſicules, diminue dans le muſcle la quantité du ſang ? cela arrivera néceſſairement ſi les vaiſſeaux ſont comprimez. Or, il eſt évident que les vaiſſeaux qui ſont dans les muſcles entourent les fibres nerveuſes ; ces fibres ne ſçauroient donc ſe gonfler ſans comprimer les vaiſſeaux, & par conſéquent ſans en exprimer le ſang, & faire pâlir le muſcle ; il arrive de là que le ſang ſe ramaſſe dans les artéres à l'entrée du muſcle, & que par ſa force il peut enfin vaincre le gonflement des veſicules nerveuſes ; de là vient en partie la difficulté de tenir long-temps un muſcle en contraction.

Quand le muſcle ſe débande, que devient enfin ce fluide nerveux qui ſe ramaſſe dans les veſicules ? 1. Il ne reflue pas comme nous avons dit. 2. Il faut donc qu'il s'évapore ou qu'il entre dans le ſang par la voie dont nous avons parlé dans la ſtructure du muſcle, tout cela peut arriver ; & de là vient la laſſitude qui ne conſiſte preſque entierement que dans l'évacuation du fluide nerveux, les nerfs n'étant plus tendus par cette matiere, ne peuvent ni ſoutenir les parties ni les mouvoir.

Reſte la derniere queſtion, ſçavoir comment les veſicules ſe peuvent remplir dans un inſtant. 1°. Comme la quantité de matiere qui les gonfle eſt infiniment petite, il faut un temps infiniment petit pour l'envoyer. 2°. Les veſicules ſont fort petites, il leur faut donc peu de tems pour ſe gonfler, pourvû qu'elles aient chacune un tuiau ; car s'il n'y en avoit qu'une qui eût un tuiau, & qui envoyât le fluîde nerveux aux autres qui communiqueroient avec elle, il faudroit un temps fort long. 3°. Les veſſies de chaque nerf peuvent être fort grandes en comparaiſon des tuiaux nerveux, quoiqu'elles ne ſoient pas ſenſibles ; d'ailleurs la grandeur reſpective de ces tuiaux eſt compenſée par leur longueur, on pouſſe plus fortement une balle par un tuiau long que par un tuiau court.

Voici quelques propoſitions qui ſuivent de tout ce-la. 1°. Le ſuc qui gonfle les veſicules vient de la tête ; ainſi un nerf lié ou comprimé ne peut pas donner du mouvement à un muſcle. 2°. Les veſicules ne ſçauroient racourcir les muſcles ſans le concours du ſang ; car les fibres qui ſont ramaſſées dans le tendon ſont diviſées dans le muſcle, les vaiſſeaux ſanguins qui ſe trouvent entr'elles les éloignent, & y cauſent par là une tenſion ; mais quand les vaiſſeaux ſan-guins ne ſeront plus gonflez, elles ne ſeront plus ſi éloignées ni ſi tendues ; or quand une corde eſt fort lâche, l'eau ne la tend pas comme ſi elle étoit moins lâche. 3°. Quoique le ſuc nerveux agiſſe avec for-ce ſur le muſcle, il ne bleſſe pas les canaux nerveux par leſquels elle paſſe; la méchanique hydraulique nous ap-prend qu'avec une paille par laquelle on ſouffle dans une veſſie, on éleve des poids conſidérables, ſans que la paille ſe rompe: la raiſon n'eſt pas difficile à trouver. 4°. le muſcle peut s'enflammer par un mouvement trop violent: 5°. le ſang doit être diviſé par le mouve-ment des muſcles: 6°. le mouvement muſculaire doit exprimer l'huile qui eſt contenuë dans la ſubſtance cel-lulaire, ainſi les animaux doivent maigrir lorſqu'ils font trop d'éxercice: 7°. dans la vieilleſſe où les muſ-cles deviennent des eſpeces de tendons, le mou-vement doit être très-foible, puiſque le ſang y coule moins grande quantité, de même que la matiere des nerfs; 8° les mouvemens spontanées doivent arriver par la matiere nerveuse qui coule continuellement du cervelet dans des muscles, sans l'ordre de la volonté. La force des muscles dépend 1° de la direction des fibres musculeuses, car les muscles dont les fibres sont obliques ou transverses, ont plus de force que ceux dont les fibres sont longitudinales. 2°. La force des muscles ne doit pas se mesurer par leur racourcissement; les muscles dont les fibres sont obliques, ont plus de force, cependant ils se racourcissent moins que ceux dont les fibres sont longitudinales: les muscles au reste dont les fibres sont longitudinales racourcissent d'un tiers. 3°. Il s'ensuit de toutes ces propositions que la pesanteur ne peut pas être la regle pour déterminer la force des muscles. 4°. La force des muscles dépend du levier auquel ils sont attachez, des poulies, de leur obliquité, de leur situation perpendiculaire, de leur courbure, de la direction de ceux qui les aident, de leur longueur proportionée, car un muscle long racourcit plus qu'un court, puisque les muscles deviennent moins longs d'un tiers dans leur contraction, si leurs fibres sont longitudinales; de-là vient qu'il faut un long muscle quand les parties muës doivent parcourir un grand arc, comme l'avant-bras sur l'humerus; ainsi un petit muscle ne sçauroit le mouvoir, parce qu'il ne racourcit que de la troisiéme partie; or la troisiéme partie d'un petit muscle est moindre que la troisiéme partie d'un grand.

LE PERITOINE.

LE péritoine vient après les muscles transversaux, c'est une membrane mince, polie, qui revêt intérieurement tout l'abdomen dont elle renfer-

me les viſceres comme dans un ſac; elle envelopp
entierement le ventricule, les inteſtins, le meſentere
l'épiploon, le foye, la rate, le pancréas, c'eſt pour
cela qu'on dit que ces viſceres ſont dans ſa duplicature, elle ne couvre les reins, les ureteres, la veſſie
& les gros vaiſſeaux de l'abdomen que par ſa partie
ſupérieure; il faut remarquer que le péritoine forme,

I. Le ligament ſuſpenſoire du foye, & les ligamens
larges de la matrice.

II. Les prolongemens qui ſortent par les anneaux,
& qui renferment les vaiſſeaux ſpermatiques avec les
teſticules ; il faut y obſerver, 1° le paſſage merveilleux de ces prolongemens à travers les muſcles de
l'abdomen, 2° l'ouverture de ces prolongemens qui
ſe trouve à la cavité de l'abdomen dans les chiens,
& qui manque dans l'homme.

III. Les enveloppes des ligamens ronds dans les
femmes, & leurs détours décrits par Mr Nuk qui
les fait repréſenter dans ſa figure 39, & 40.

Voyez le Traité des Glandes.

IV. Les arteres & les veines qui viennent des épi-
gaſtriques, des mammaires, des lombaires, & des
diaphragmatiques.

V. Les nerfs qui viennent des diaphragmatiques,
des dorſaux, des lombaires, de l'os *ſacrum.*

VI. Les vaiſſeaux lymphatiques qui s'y trouvent, ſelon quelques Auteurs.

VII. Les glandes dont quelques Anatomiſtes ont
parlé, mais qui ne paroiſſent pas dans l'état naturel

VIII. L'uſage du péritoine eſt de renfermer ce qui
eſt contenu dans l'abdomen, car quand cette membrane ſe dilate ou ſe rompt, les viſceres quittent
leur place, & il arrive des hernies; le péritoine ſert
encore d'enveloppe aux teſticules, & à preſque tout
ce qui eſt renfermé dans l'abdomen, c'eſt pour cela
qu'on dit que dans les viſceres du bas ventre la tunique extérieure vient du péritoine.

REMARQUES.

Rien de plus difficile que de donner une idée exacte du péritoine, aucun Auteur ne décrit ses plis & ses replis d'une maniere claire, il est même impossible de se faire entendre sans faire la démonstration ; il faut remarquer 1° que le péritoine est composé de deux lames, 2° que ces lames sont unies par la substance cellulaire de Ruisch, 3° que quand on presse ces lames entre deux doigts il transsude une liqueur ; c'est entre ces membranes que plusieurs Ecrivains ont placé des glandes de même que dans la plevre & le pericarde, mais on n'a remarqué ces glandes que dans des corps qui ont passé par quelque maladie : il me paroît que ces glandes qu'on a observées ne sont que des tubercules qui ne sont pas naturels, c'est quelque matiere visqueuse arrêtée dans les petites arteres de cette membrane qui les a formées ; si on avoit fait réflexion à cela, on n'auroit pas tant multiplié les glandes. Cheselden Anatomiste Anglois dit qu'il trouva dans une femme hydropique le péritoine épais de trois doigts ; on y voyoit, dit-il, des glandes très-sensibles : n'y a-t-il pas apparence que ces glandes n'étoient pas naturelles, on n'a pas plus de raison de prendre ces corps pour des glandes que les tumeurs ou les autres excroissances qui arrivent ailleurs.

Pour avoir une idée du péritoine, il faut se représenter que la lame interne du péritoine s'enfonce dans l'abdomen, & y forme des vessies gonflées ; c'est dans ces vessies que les visceres sont logez : vers les trous des muscles la lame externe s'allonge pour former un sac aux vaisseaux spermatiques, la lame interne qui est dessus l'endroit où s'enfoncent ces vaisseaux bouche l'ouverture dans l'homme, mais non pas dans le chien ; quand il arrive une hernie, la lame

Page 95. de son Anatomie.

interne s'enfonce, & forme une feconde guaine dans laquelle defcendent les inteftins ou l'omentum, la même chofe arrive dans les hernies qui fe forment au paffage des vaiffeaux cruraux : les hernies ne viennent que du relâchement du péritoine ; les obfervations de Swammerdam ont mis cela hors de doute.

LES PARTIES QU'ON DÉCOUVRE
EN OUVRANT LE PERITOINE,
ET LEUR SITUATION.

Quand on a ouvert le péritoine, la premiere chofe qui fe préfente c'eft,

I. Les vaiffeaux umbilicaux qui fe changent en ligamens dans les adultes ; il y a deux arteres, une veine, & l'uraque : ces vaiffeaux difparoiffent dans les animaux âgez, ou du moins ne font pas fi vifibles que dans l'homme.

II. L'epiploon qui s'étend fur les inteftins.

III. Les inteftins qui occupent la plus grande partie de l'abdomen, les grêles font au milieu, les gros occupent la circonference.

IV. Le mefentere ou la membrane qui attache les inteftins.

V. Le ventricule qui eft à la partie fupérieure, & qui eft placé au côté gauche pour la plus grande partie,

VI. Le foye avec la veficule du fiel eft fitué dans l'hypochondre droit.

VII. La rate eft au côté gauche, attachée au ventricule, & appuyée fur les fauffes côtes lateralement.

VIII. Les deux reins font cachez fous les inteftins, & font placez fur les lombes.

IX. La veffie eft placée dans la partie inférieure de

abdomen qu'on appelle *le baſſin*, elle eſt attachée aux os pubis.

X. Le pancréas eſt une groſſe glande poſée ſous le ventricule.

XI. On voit des parties qui ſervent à la génération, les véſicules ſéminales dans les hommes, & dans les femmes la matrice, ſes ligamens, les ovaires, les trompes de Falloppe.

XII. Les vaiſſeaux ſont la grande artere ou l'aorte, la veine cave, la veine porte, les arteres & les veines ſpermatiques, les émulgentes, les méſenteriques, &c.

L'ÉPIPLOON.

L'Epiploon eſt une partie membraneuſe, remplie ordinairement de beaucoup de graiſſe, placée ſous le péritoine, couchée ſur les inteſtins, on le nomme en latin, *rete, reticulum, omentum*; il faut y remarquer,

II. Sa ſituation, il occupe ſeulement pour l'ordinaire la partie ſupérieure de l'abdomen, il s'étend très-ſouvent juſqu'à la partie inférieure.

III. Son poids qui eſt ordinairement de demie livre dans les adultes qui ne ſont ni gras ni maigres, il varie beaucoup dans les animaux à cauſe de la graiſſe.

IV. Sa connexion à la partie ſupérieure antérieurement avec le fonds du ventricule, le duodenum & la rate; poſtérieurement avec l'inteſtin colon & avec le pancréas, il eſt flotant à la partie inférieure.

V. Sa ſubſtance qui eſt une membrane très-mince, double, qui a la forme d'une gibeciere, il y a une cavité qu'on nomme *la bourſe*.

VI. La graiſſe qui eſt renfermée dans des cellules qui forment des eſpeces de conduits.

VII. Les vaiſſeaux arteriels qui viennent de l'artere

cœliaque en grand nombre , & les vaisseaux veneux qui viennent de la vene porte, & sur-tout du rameau splénique.

VIII. Les nerfs qui viennent de l'intercostal & de la paire vague, il y a aussi des vaisseaux lymphatiques.

IX. Les aréoles qui sont les espaces renfermez entre les anastomoses des vaisseaux.

X. Les trous qui s'y trouvent ordinairement, & qui lui ont fait donner le nom de *reseau*.

XI. Les conduits adipeux de Malpighi qui ne sont autre chose que des vaisseaux qui sont à côté des vaisseaux sanguins, & qui déposent la graisse dans les cellules qui environnent ces mêmes vaisseaux; ces cellules communiquent avec les veines, de même que dans la membrane graisseuse.

XII. L'usage de l'épiploon est 1° de servir au mouvement des intestins en les humectant, 2° de les défendre contre le froid en les échauffant doucement, 3° d'aider à préparer la bile en fournissant la partie grasse, car tout ce qui reflue de l'omentum entre dans le foye, 4° de temperer les humeurs âcres, 5° de nourrir peut-être les parties quand la nourriture leur manque d'ailleurs, comme nous l'avons dit en parlant de la graisse en general.

REMARQUES.

L'épiploon est composé de deux lames jointes par la substance cellulaire de Ruisch, elle est une continuation du péritoine, voici comment il est formé: au dessus du mesentere la lame interne du péritoine s'allonge, cet allongement est une duplicature de cette lame interne du péritoine, & se nomme *mésocolon*, parce qu'il embrasse l'intestin colon. Après que le mesocolon a embrassé le colon, il s'allonge, & va embrasser le ventricule; quand il a embrassé le ventricule, il s'allonge encore, & va envelopper le foye;

les espaces de cette membrane qui font entre le colon & le ventricule, entre le ventricule & le foye, fe nomment *épiploon*, par-là on voit qu'il ne faut pas chercher d'ufage particulier à la bourfe, ce n'eft qu'une expanfion des membranes par lefquelles la nature joint le colon, le ventricule, le foye; dans quelques-uns cette membrane s'étend beaucoup, & peut defcendre par là dans le fcrotum dans d'autres elle ne s'étend que peu, or elle ne fçauroit s'étendre qu'elle ne forme une bourfe.

Par cette defcription on voit toutes les attaches de l'omentum, il n'eft lié aux reins, à la rate, au pancréas qu'autant qu'il eft une production de la membrane qui couvre ces vifceres; pour fa ftructure elle a été décrite parfaitement par Malpighi, mais il faut ajoûter que la fubftance celluleufe de Ruifch eft entre les deux lames, c'eft dans cette fubftance où rampent les vaiffeaux fanguins: les arteres forment des plexus réticulaires autour des facs de la graiffe, les veines qui leur répondent en forment de même. Malpighi regarde les conduits adipeux comme des vaiffeaux particuliers, mais dans fes ouvrages poftumes il les révoque en doute. Morgagni infinuë qu'ils ne font pas néceffaires, il croit que la fecretion de la graiffe peut fe faire par les arteres qui la dépofent dans les cellules, il ajoûte que la graiffe peut être repompée par les veines, fans qu'il foit befoin des vaiffeaux que Malpighi deftinoit à cet ufage.

Les vaiffeaux font innombrables dans l'omentum; quand ils font bien vifibles, leurs ramifications font paroître l'omentum comme un refeau: pour qu'ils paroiffent bien, il faut que les cellules de la membrane de Ruifch ne foient pas fort remplies de graiffe.

Dans ces vaiffeaux répandus dans l'omentum & faits de membranes extrêmement minces, felon l'obfervation de Ruifch, il y a une infinité de petits trous à leur

furface ; il y a apparence que les vapeurs qui humectent les inteftins & les autres vifceres, s'exhalent par
ces petits trous des vaifleaux de l'omentum : peut-être
auffi qu'elles peuvent rentrer en partie par des tuiaux
abforbans ; ces exhalaifons au refte font fort fubtiles
& fort volatiles , leur origine & leur odeur le font
voir.

On ne remarque pas de vaifleau fecretoire dans
l'omentum , il faut que le fang qui en vient continuellement par la veine épiploïque gauche & par la
droite, porte la lymphe & l'huile de l'épiploon au fang
qui entre dans le foye; de-là il s'enfuit que plus un animal fera en mouvement, plus l'huile doit s'exprimer
de l'omentum , auffi l'expérience nous apprend que
l'épiploon eft fort maigre dans ceux qui font beaucoup d'éxercice. Comme les vaifleaux font relâchez
dans les hydropiques , on voit que les veficules defti-
nées dans l'épiploon à recevoir la graiffe, doivent fe
remplir de ferofité, la même chofe doit arriver dans
ceux qui ont été affoiblis & amaigris par des maladies ; enfin on voit pourquoi les vifceres qui font
attachez à l'omentum n'ont pas de graiffe, la grande
quantité qui fe dépofe dans l'omentum ne permet pas
qu'il s'en dépofe dans les parties voifines.

Il femble d'abord que le fang qui rentre dans le
foye eft un fang privé d'efprit, celui qui revient du
ventricule a dépofé fa lymphe , & a paffé par beaucoup de couloirs ; mais en avançant par les vaifleaux
courts, par la veine gaftroépiploïque droite, par la
gaftrique majeure, par la gaftroépiploïque gauche ,
par la pilorique, il va fe mêler au fang qui revient
de l'omentum , peut-être eft-il encore chargé d'une
humeur fubtile que les vaifleaux abforbans du ventricule ont pompé des alimens : les petits rameaux du
pancréas, l'hémorroïdale interne amenent un fang
qui eft peut-être plus âcre, enfin tout le fang qui étoit

venu aux inteſtins par l'artere méſenterique ſupérieure & par l'inférieure, revient par les veines méſenteriques ; dans ſon chemin il a dépoſé dans les inteſtins
ſa lymphe , mais il porte peut-être une partie du
chile avec lui , & va ſe joindre au ſang qui vient de
l'omentum : on voit par-là que le ſang qui vient
aboutir à la veine porte, doit être fluide , abondant
en lymphe ; il eſt pouſſé de ce confluent par le cœur,
par le reſſort des arteres & des venes, par la reſpiration,on voit par là les maux que le foie obſtrué peut
produire.

LE VENTRICULE.

I. L E ventricule eſt une partie membraneuſe, cave,
figurée comme une corne-muſe deſtinée à recevoir les alimens & à les digerer ; il faut y remarquer,

II. Sa ſituation oblique ſous le diaphragme entre le
foye & la rate.

III. Sa diviſion en deux orifices & en fonds. Le
fonds eſt la partie inférieure , & la plus grande
l'orifice gauche ſe trouve plus élevé que le droit,
il eſt continu avec l'œſophage, & eſt accompagné
de beaucoup de nerfs. L'orifice droit ſe nomme *pilore*, il eſt joint aux inteſtins, il a une valvule particuliere qui fait un plan incliné.

IV. Sa grandeur varie, il eſt ordinairement grand
dans ceux qui mangent beaucoup, il a auſſi plus de
capacité dans les hommes que dans les femmes.

V. Le ventricule eſt unique dans l'homme, en divers animaux il y en a pluſieurs.

VI. Les vaiſſeaux ſont les arteres gaſtriques qui
viennent de la cœliaque, les veines gaſtriques qui
vont à la vene porte, les vaiſſeaux courts qui vont
au rameau ſplénique, les vaiſſeaux coronaires ſont

ceux qui environnent le ventricule.

VII. Les nerfs entrent autour de l'orifice gauche, ils viennent de la paire vague, & font fort confidérables.

VIII. Les vaiffeaux lymphatiques vont au réfervoir du chile.

IX. La fubftance du ventricule eft compofée de quatre tuniques : la premiere eft membraneufe, & fes fibres font transverfes ; la feconde eft mufculeufe, elle a un double rang de fibres, le plan externe va de la partie fupérieure à l'inférieure, le plan interne fe répand entre les deux orifices à la partie fupérieure, & fe jette en partie de gauche à droit obliquement : la tunique nerveufe fait les rides, elle eft accompagnée de beaucoup de vaiffeaux, elle a quantité de glandes qui filtrent la liqueur ftomachale, ces glandes font affez fenfibles dans les cochons, mais dans l'homme elles ne paroiffent guéres ; la tunique véloutée eft mince, poreufe, elle eft attachée à la précédente.

X. L'ufage du ventricule eft de fervir à la digeftion, c'eft-à-dire, de recevoir les alimens, de les contenir, de les diffoudre, de les tranfmettre aux inteftins par le pylore, d'exciter la faim.

REMARQUES.

La premiere chofe qu'on doit remarquer dans le ventricule c'eft fa tunique externe qui n'eft autre chofe qu'une continuation du péritoine, elle va d'un orifice à l'autre ; quoyque cette membrane foit affez mince, fes fibres font affez fortes & affez groffes vers les deux orifices : ces fibres au refte deviennent plus ou moins longues fuivant la différente fituation du ventricule. La feconde tunique eft compofée de fibres charnuës qui forment deux plans ; les externes environnent le ventricule comme des cerceaux, elles

coupent à angles droits les fibres de la tunique que
nous venons de décrire: les fibres internes se répandent obliquement sur le ventricule; dans la partie intérieure de cette tunique, il faut observer un plan de
fibres qui s'étendent longitudinalement depuis le pylore jusqu'à l'orifice droit: les premieres fibres par
leur contraction rétrécissent la largeur du ventricule;
les secondes diminuent sa longueur, le paquet de fibres qui est à la petite courbure rapproche les deux
orifices.

Entre la tunique qui vient du péritoine & la tunique musculeuse, se trouve la tunique de Ruisch,
c'est une substance celluleuse qui pénétre entre les
fibres musculaires; dans les cellules de cette substance
se filtre une liqueur huileuse.

Après la tunique musculaire vient la tunique nerveuse qui est composée de fibres de diverses especes;
il y a quelques Auteurs qui ont placé après cette tunique la tunique vasculeuse: il n'y a qu'un reseau de
vaisseaux qui se répandent dans les filamens qui sortent de la tunique nerveuse; on ne doit pas donner
à ce reseau le nom de *tunique*.

Après la tunique nerveuse vient la tunique veloutée, elle est couverte de filamens qui s'avancent dans
la cavité du ventricule; quand on l'éxamine avec le
microscope, elle paroît comme des rayons de miel:
il faut remarquer à sa surface convexe, 1° des glandes qui qui s'attachent au reseau de vaisseaux, 2° des
arteres qui viennent de la cœliaque & de lépigastri-
que, 3° des veines & des nerfs qui forment un lassis
merveilleux, des tuyaux qui s'ouvrent dans la
cavité du ventricule.

Dans la partie concave du velouté il faut remarquer 1° la liqueur qui sort des petits tuyaux qui
viennent des arteres, cette liqueur est claire, subtile,
âcre dans les animaux qui ont souffert la faim durant

long-temps, elle n'eſt au reſte ni acide ni alkaline; 2° la liqueur mucilagineuſe qui ſe filtre dans des corps glanduleux, ſe ramaſſe dans des follecules, & ſort par des ouvertures qui repréſentent des eſpeces de mamelons, on peut voir cela dans les ouvrages de Ruiſch & de Morgagni; 3° les rides qui ſe trouvent en divers endroits, & qui ſervent à arrêter les alimens & les liqueurs qui ſe filtrent des mamelons.

Pour les vaiſſeaux, ceux qui ſont à la petite courbure, s'appellent *les vaiſſeaux coronaires*, ceux qui environnent la grande courbure ſe nomment *gaſtriques*, les nerfs ſuivent à-peu-près le même chemin que ces vaiſſeaux.

Voilà la ſtructure de l'eſtomach de l'homme, elle n'eſt pas de même dans tous les animaux; dans les oiſeaux le ventricule eſt fait de deux paires de muſcles très-forts, il eſt revêtu en dedans de deux membranes très-dures où l'on voit des rides tranſverſales, mais à l'entrée il y a un ſecond eſtomach, on y voit intérieurement de petits cerceaux qui paroiſſent à travers une membrane muſculeuſe; quand on leve cette tunique où l'on voir ces cerceaux, on trouve une infinité de glandes rondes, oblongues, poſées ſur la membrane muſculeuſe : ces glandes diviſées ſuivant leur longueur paroiſſent caves, elles s'ouvrent dans la cavité formée par ce ſecond ventricule, & y verſent un ſuc blanc; dans les oiſeaux de proye on trouve beaucoup de corps glanduleux. Malpighi remarque que dans l'aigle non-ſeulement la partie ſupérieure de l'eſtomach, mais encore l'œſophage eſt parſemé de glandes ovales, & qu'on y remarque par tout de petits tuyaux qui viennent de la tunique nerveuſe, & qui fourniſſent un ſuc.

Après avoir vû la ſtructure du ventricule, il faut éxaminer ſon uſage, c'eſt dans ſa cavité que ſe fait la digestion ; éxaminons d'abord fi les alimens y font feulement broiez, ou s'ils y fermentent. Voici quelques propofitions d'où l'on pourra conclure pour l'un ou pour l'autre de ces deux fentimens.

1. Il n'y a que le fuc des alimens qui paffe dans les veines lactées, car les excrémens ne contiennent que les parties fibreufes; d'ailleurs il ne faut que peu de temps pour former le chile, & les fibres folides demandent un efpace affez long pour être diffoutes : il fe peut faire cependant qu'il y ait quelques fibres fubtiles qui paffent dans le chile ; c'eft peut-être de-là que vient cette partie fibreufe ou cotoneufe qu'on remarque dans le fang.

2. Pour fermer ce fuc il n'y a pas pas de menftruë qui diffolve les alimens par quelque principe acide ou alkali. 1°. On ne trouve un tel principe acide dans l'eftomach, car le lait fe coaguleroit toûjours dans les enfans, & les matieres graffes ne pourroient pas fe diffoudre. 2°. La liqueur de l'eftomach n'eft pas alkaline ; quelque épreuve qu'on faffe, on ne peut rien découvrir qui approche de l'alkali.

3. Il y a une grande difference entre les phenomenes de la fermentation, & ceux de la digeftion, car 1° les matieres végétales qui fermentent donnent un efprit ardent, ce que le chile ne donne pas : 2° les matieres animales qui ont paffé par la fermentation donnent un fel volatile qui monte le premier, cela n'arrive pas dans la diftillation du chile : 3° il faut toûjours une certaine proportion entre la terre, la matiere huileufe, l'acide, l'eau, afin qu'il arrive une fermentation ; mais cela fe trouve-t-il dans tous les alimens? 4° le chile reffemble entierement aux émulfions, il faut donc dire qu'il fe forme comme elles, c'eft-à-dire, par l'expreffion & par le feul mélange de l'huile & de l'eau, 5° la fermentation ne formera pas toûjours

une liqueur blanche, au contraire elle en forme de
tranfparentes, ce qui ne convient pas au chile;
6° quand nous ufons de matieres animales feulement,
il ne fe trouve alors ni acide ni alkali dans notre
eftomach, il n'y a dans les animaux qu'un fel falé,
comment fe fera donc la fermentation? 7° les viandes font remplies d'huile, or les huiles éteignent
l'action de l'acide & de l'alkali: 8° il faut du repos
pour les fermentations, comment en trouvera-t-on
dans l'eftomach où la digeftion fe fait beaucoup
mieux quand elle eft fecondée par l'éxercice? 9° dans
les animaux qui ne peuvent pas triturer les matieres
par la maftication, on trouve un ventricule où il y a
une trituration manifefte, tels font les oifeaux; fi l'on
en trouve qui n'ayent pas un ventricule femblable;
quoyqu'ils n'ayent pas des dents, cela vient de ce
qu'ils ne fe nourriffent pas de viandes fort folides;
10° il eft affez difficile de concevoir que des animaux
puiffent vivre dans aucune matiere qui fermente avec
affez de violence, comme les défenfeurs de ce fentiment le difent, cependant les vers vivent dans l'eftomach.

4. On ne peut pas établir un diffolvant univerfel
dans le ventricule. 1°. La liqueur qui s'y filtre eft une
humeur aqueufe, toutes les expériences le démontrent. 2°. Il n'eft pas concevable qu'un menftruë
univerfel ne diffolve pas l'eftomach, tandis qu'il diffout mille matieres qui font de la même nature que
l'eftomach même, on a apporté plufieurs raifons pour
répondre à cela; on parle de diverfes expériences qui
femblent prouver qu'il faut un menftrue qui foit même très-fort: on a dit que les os fe diffolvoient dans
l'eftomach des chiens, qu'on a trouvé des os de grenoüilles réduits en une efpece de boüillie dans le ventricule de quelque ferpent, qu'on a trouvé l'empreinte
de quelque monnoye effacée du côté qu'elle touchoit
l'eftomach

l'eſtomach ou les inteſtins ; je ne parle pas de ceux qui s'étoient imaginez ridiculement que l'autruche digeroit le fer. Vanhelmont nous dit avec auſſi peu de fondement que les poules de ſa baſſe cour digeroient le verre ; on verra que les premieres expériences dont je viens de parler ne ſont guéres moins fauſſes que les dernieres : nous voyons comme Mr Boerrhave le confirme, que les animaux pouſſent hors du ventricule les fibres, les tendons, les cartilages, les os, preſque ſans changer leur forme, le ſuc en a été ſeulement exprimé ; d'ailleurs nous remarquons que des animaux qui digerent parfaitement, rendent des pois, des ceriſes, des féves entieres, ces matieres peuvent bien échapper au mouvement de l'eſtomach, mais comment ſe déroberoient-elles à l'action d'un diſſolvant ſi violent ?

On doit demander à ceux qui ſoûtiennent que la digeſtion ſe fait par la fermentation, qu'ils définiſſent exactement ce qu'ils entendent par fermentation ; qu'ils la diſtinguent, 1° de la chaleur, 2° de l'ébullition, 3° de la coction, 4° de l'efferveſcence qui arrive par le mélange de l'eau & de certains eſprits, des huiles & des eſprits acides ; il eſt certain qu'on ne peut pas appeller ces mouvemens fermentation, ce ſeroit s'écarter de l'idée des fermens & changer mal-à-propos les noms ſans donner pour cela plus d'idées. Selon ce que je viens de dire, il faudra ſe borner à une fermentation, comme à celle du vin. Or il ſera difficile de trouver dans l'eſtomach quelque agent qui ait tous les caracteres de cette fermentation ; car elle excite de la chaleur, elle ſépare les parties ſpiritueuſes des groſſieres, elle forme une liqueur claire qui donne un eſprit ardent : je ſçai bien qu'on pourra trouver des diſtinctions pour éluder ces preuves ; mais que peut-on déduder de cette maniere ?

H

L'on peut encore demander à ceux qui soûtiennent
la fermentation dans la digestion, 1° pourquoi la digestion se fait plus difficilement, quand le ferment,
je veux dire, la salive, est trop abondant : 2° pourquoi le ferment devant être, selon eux, acide ou
alkali, on est si embarassé quand il s'agit de trouver
un remede qui facilite la digestion à ceux qui ont
l'estomach mauvais ; 3° pourquoi tous les acides
étant différens, comme l'acide du sel marin, du nitre, du vitriol, il se pourra faire qu'il y ait dans
l'estomach un acide qui produise un effet constant
avec toutes sortes de corps.

Ce n'est pas les seuls éclaircissemens qu'on doit exi-
ger de ceux qui soûtiennent la fermentation, il faut 1°
qu'ils ne disent pas simplement que les fermens sont
viciez, quand un homme digere mal ; c'est comme si
l'on disoit que la vertu dormitive manque à l'opium,
quand il arrive qu'il ne fait pas dormir : 2° qu'ils appuyent leur sentiment de quelque expérience , autrement quelle différence y aura-t-il entr'eux & les sectateurs de Sylvius, de le Boë qui attribuoit tout au mélange de la bile, du suc pancratique, & de la liqueur
qui se filtre dans le ventricule & dans les intestins.

Ceux qui admettent la trituration, sont mieux
fondez. 1°. On ne voit dans le ventricule que des
muscles qui pressent les alimens par des impulsions
continuelles ou réïtérées, 2°. On voit que le mouvement de ces muscles suffit pour exprimer le suc
des matieres dont nous nous nourrissons, car l'estomach, le diaphragme, les muscles de l'abdomen ont
une grande force. 3°. L'expérience nous apprend
que l'action des muscles aide la digestion, l'éxercice
en est une preuve. 4°. Nous voyons que le chile ressemble parfaitement aux émulsions, or la trituration seule suffit pour faire des émulsions.

Mais les défenseurs de la trituration sont allez

trop loin, ils semblent ne reconnoître l'action d'aucun liquide dans l'estomach. 1°. La liqueur filtrée dans le ventricule n'est-elle pas nécessaire pour macerer & pour ramollir les matieres ? 2°. L'air qui est renfermé dans les alimens, n'agit-il pas par son ressort ? 3°. La chaleur n'aide-t-elle pas à dissoudre les matieres qui entrent dans l'estomach ? 4°. Les fluides qui se filtrent dans le pancreas, le foye & le duodenum ne sont-ils destinez qu'à humecter les alimens ? Quoi qu'on puisse dire, on ne doit pas rejetter entierement les principes qui agissent dans la chymie, il n'y a pas à douter que dans l'estomach il ne se fasse de véritables amalgames de la même maniere que dans les opérations des chymistes ; ne s'y fait-il pas des dissolutions par l'eau qui dissout les matieres salines & mucilagineuses, par la bile qui est le dissolvant des matieres grasses, & par les sels dont on use, ou qui sont cachez dans les alimens ? 6°. On ne doit pas croire encore que tout cela suffise pour expliquer tous les phénoménes de la digestion. 1°. L'imagination y influë beaucoup, on ne sçauroit attribuer à autre chose l'horreur que nous avons pour certains alimens, & l'envie de manger de certaines matieres qui n'ont aucun goût, & qui sont très-désagréables. 2°. L'attention, le chagrin, la mélancholie dérangent entierement l'estomach.

Après avoir vû ce qui manque aux opinions de ceux qui ont soûtenu la fermentation ou la trituration, établissons la cause de la digestion ; mais auparavant examinons quelle est l'action du ventricule qui en est l'organe. On peut demander si le ventricule a un mouvement ; à cela on peut répondre, qu'on ne doit pas douter qu'il n'en ait quelqu'un. Wepfer ayant donné du poison à un animal, & luy ayant enlevé le ventricule, observa que cet estomach mis sur une table se gonfloit ; que l'orifice supérieur se fermoit éxactement ; qu'il se faisoit un mouvement d'ondulation depuis l'orifice supérieur jusqu'à l'inférieur ; que ce mouvement exprimoit une liqueur par le pilore. 3°. Mr Baile a fait une expérience qui montre que dans le vomissement le ventricule n'agit pas seul; ayant donné un émetique à un chien, il fit une incision par laquelle il introduisit les doigts surle ventricule, qui n'avoit pas un grand mouvement, mais les muscles agissoient avec une violence extraordinaire. 4°. Comme le ventricule est un muscle, il doit agir du moins par compression sur ce qu'il contient. Les fibres circulaires retrecissent la largeur du ventricule, les longitudinales diminuent la longueur, & celles qui vont d'un orifice à l'autre, approchent les deux orifices ; on voit par là que ces dernieres fibres ne sçauroient agir sans que les orifices se ferment : & plus le veutricule sera rempli, plus les orifices se fermeront étroitement ; de-là vient que si on mange mediocrement, le ventricule se vuide plûtôt que lorsqu'on mange avec excès.

Voilà les mouvemens que le ventricule peut avoir, voyons comment les matieres qu'il contient peuvent être poussées dans les intestins ; il paroît que les alimens devroient refluer dans l'œsophage par la même raison qu'ils entrent dans les intestins. 1°. L'orifice supérieur est fermé par sa contraction particuliere. 2°. Cet orifice est entre les deux piliers du diaphragme. 3°. Il fait une courbure sous ces piliers. 4°. Ces piliers, comme il paroît par la structure, ne sçauroient se contracter sans resserrer l'orifice du ventricule. 5°. Ces piliers se contractent à chaque inspiration. 6°. Quand la contraction arrive à ces piliers, le diaphragme descend. 7°. Le diaphragme en descendant presse le ventricule & les intestins. 8°. Le ventricule étant pressé avec les intestins, il est

néceſſaire que la matiere qu'il contient ſe meuve
vers l'endroit où la réſiſtance eſt moindre ; or elle
eſt moindre dans l'abdomen que dans l'œſophage,
puiſque nous venons de voir que dans le temps de
l'inſpiration l'œſophage ſe trouve éxactement fermé
par les piliers du diaphragme, ainſi les alimens doivent toûjours être pouſſez vers l'anus ; mais expliquons à préſent comment peut être cauſé le mouvement contraire à celui-ci, je veux dire, le vomiſſement.

On a dit que le vomiſſement arrivoit quand le
mouvement periſtaltique de l'eſtamach étoit renverſé ; mais ceux qui ont ſoûtenu ce ſentiment, n'avoient
nulle idée des loix du mouvement. N'eſt-il pas évident que toute preſſion latérale qui arrive à un
tuyau, pouſſe la liqueur contenuë dans ce tuyau par
les deux orifices ? Or le mouvement periſtaltique eſt
lateral, il pouſſera donc les matieres du ventricule
vers l'œſophage comme vers le duodenum, il ne
pourra point par conſéquent produire le vomiſſement ; voici comment cela peut ſe faire.

Nous avons dit que le ventricule n'avoit qu'un petit
mouvement dans le vomiſſement, mais qu'il étoit
fortement preſſé par les muſcles, ainſi c'eſt ſurtout la
convulſion des fibres muſculaires qui fait vomir. Or
on trouve dans cette convulſion une cauſe oppoſée à
celle qui fait aller les alimens vers les inteſtins, car
les muſcles de l'abdomen étant contractez, le ventricule eſt comprimé : or ſi cette force l'emporte ſur
celle des piliers, l'œſophage ſera forcé, & les alimens
y refluëront ; mais c'eſt ſur-tout durant l'expiration
que ſe fera ce reflux, parce qu'alors les piliers ne
ſont pas contractez. Pour les muſcles qui compriment avec violence le ventricule, ce n'eſt ni les obliques, ni les droits qui font le grand effort, c'eſt le
muſcle transverſe qui agit ſur-tout par les fibres

moyennes qui font attachées à une expanfion tendineufe, laquelle vient des apophifes transverfes des
vertebres lombaires ; de-là vient qu'il paroît un
creux dans l'abdomen quand on vomit. La raifon
pour laquelle les mufcles obliques, ni les droits n'a-
giffent pas beaucoup, c'eft que la preffion faite par
une ligne moins courbée, eft moindre que celle qui
eft caufée par une ligne plus courbée, c'eft un
principe des Méchaniques ; voilà une caufe du vomiffement, mais il y en a quelques autres. 1°. Si le
ventricule eft trop rempli, le mufcle transverfe qui
eft fort tendu alors, fera refluer les alimens par fa
compreffion ; les fibres du ventricule irritées par cette
plénitude, pourront produire le même effet, fi elles
entrent en convulfion. 2°. Si le paffage des alimens
eft arrêté quelque part dans les inteftins, il s'accumulera de la matiere jufqu'à ce que l'efpace qui eft entre
l'obftacle & le ventricule foit rempli ; alors les inteftins irritez par cette plénitude & par la preffion
continuelle du diaphragme, cauferont des convulfions dans les mufcles de l'abdomen, & le vomiffement arrivera : j'ai éprouvé cela plufieurs fois dans
des chats à qui j'avois lié les inteftins à une certaine
diftance du ventricule, le vomiffement ne commen-
çoit que lorfque la matiere rempliffoit l'efpace qui
étoit entre le ventricule & la ligature.

Après avoir expliqué la force du ventricule & fes
effets, voyons jufqu'où peut monter cette force.
Quelques Philofophes ont avancé que la force des
mufcles étoit en raifon compofée de la largeur, de
la longueur & de la profondeur des mufcles, c'eft-à-
dire, en raifon de leur poids ; or le poids du mufcle
qui fléchit la troifiéme phalange du pouce, eft de
112 grains ; or par la 126 propofitions de Borelli,
la puiffance de ce mufcle égale 3720 livres. La-deffus
qu'on prenne la pefanteur des mufcles de l'abdomen

& du diaphragme, elle montera à 15126 grains, &
par la regle de trois on trouvera que leur force éga-
lera le poids de 461219 livres, voilà la puissance
des muscles de l'abdomen, ajoûtez-y la force du
ventricule qui va à 12951 livres, puisqu'il pese huit
onces ; quelle ne sera pas la force de tous ces muscles pris ensemble ?

Ce calcul est curieux, il seroit à souhaiter qu'il
s'accordât avec la vérité, mais il porte à faux mal-
heureusement. 1°. On mesure la force des muscles
par leur pesanteur, cette regle n'est pas juste, les
fibres d'un muscle peuvent être plus lâches que ne le
sont les fibres d'un autre qui ne pese pas davantage,
& alors la force ne sera pas si grande ; ajoûtez que
si dans l'un de ces muscles, il y a moins de nerfs
que dans l'autre, & que ce petit nombre de nerfs
soit compensé par des vaisseaux plus gros qui contiennent plus de sang que ceux de l'autre, quella
différence n'y aura-t-il pas dans la force de ces deux
muscles ? 2°. On compare les muscles de l'abdomen
avec le fléchisseur de la troisiéme phalange du pouce,
mais l'un agit par un levier, & les autres n'agissent
qu'en comprimant lateralement les intestins. 3°. On
compare encore l'action de ce muscle du pouce avec
le ventricule qui n'est qu'une bourse ; la contraction de l'un a-t-elle quelque rapport avec la contraction de l'autre ? D'ailleurs on parle du ventricule
comme s'il étoit tout musculeux ; tandis qu'outre la
lame externe du peritoine, il a la substance cellulaire,
la tunique nerveuse & veloutée.

Mr Astruc Professeur en Medecine à Montpellier,
a retranché presque toute la force de la contraction
au ventricule, il prend pour cela un cercle, il le considere comme un poligone composé d'angles Infini-
ment-petits, il prend le sinus verse d'un de ces angles,
il fait voir ensuite que la contraction de ces angles

produit une preſſion qui eſt comme le ſinus verſe d'un de ces angles à l'égard du diametre total ; or ce ſinus verſe eſt infiniment petit à l'égard du diametre, ainſi la preſſion ſera infiniment petite. Je croi que le ſçavant homme dont nous parlons a plûtôt voulu donner une ſubtilité captieuſe qu'une preuve ſolide : je ne m'arrêterai pas à faire voir en quoi la démonſtration péche, il me ſuffira de rapporter ici le témoignage du fameux Mathematicien Gregory, qui a fait voir que ce n'eſt qu'un ſophiſme ; d'ailleurs il ne faut que des yeux pour en ſentir la fauſſeté : qu'on lie foiblement une caiſſe de tambour avec une corde bien ſeche, qu'on jette enſuite de l'eru ſur cette corde, & on verra avec quelle force la caiſſe ſera comprimée.

On ne peut pas fixer la force des muſcles de l'abdomen, il s'en faut de beaucoup qu'elle ne ſoit auſſi grande que Borelli le marque ; on n'a qu'à mettre la main dans l'abdomen d'un chien ſur le ventricule, on trouvera que la preſſion n'eſt pas ſi extraordinaire : pour celle du ventricule, elle ne ſçauroit aller loin, mais il ne faut pas la diminuer autant que Mr Aſtruc la diminuë, la preſſion du diaphragme des muſcles de l'abdomen du ventricule eſt aſſez conſidérable.

Nous venons de voir 1°, qu'il ne ſe fait pas de fermentation dans l'eſtomach : 2° qu'il manque quelque choſe à l'opinion de ceux qui ſoûtiennent qu'il ne s'y fait qu'une ſimple trituration. Après avoir éxaminé tous ces ſentimens, il faut établir notre opinion ſur la digeſtion, mais avant cela il faut ſçavoir ce qu'on demande quand on cherche ce qui cauſe la digeſtion.

Quand on demande ce que c'eſt que la digeſtion, on ne cherche que la cauſe qui réduit nos alimens en chile ; mais avant d'éxaminer cette cauſe, voyons ce que c'eſt que le chile.

La matiere du chile n'eſt qu'un aſſemblage de pluſieurs corps. 1°. La plus grande partie n'eſt que de l'eau pure. 2°. Dans cette eau on voit une matiere fibreuſe & glutineuſe. 3°. Parmi ces parties aqueuſes & fibreuſes on découvre une infinité de globules & d'autres petits corps irréguliers qui approchent cependant de la figure ronde.

Par cette deſcription on voit que le chile n'eſt qu'un compoſé de parties huileuſes & aqueuſes. 1°. Les huiles mêlées & battuës avec de l'eau, forment des globules. 2°. Le mélange d'eau & d'huile qu'on bat enſemble, donne une liqueur blanche.

De ces obſervations il s'enſuit que le chile n'eſt pas différent du ſuc des alimens, & qu'ainſi il ne ſe fait qu'une ſimple expreſſion des matieres dont nous uſons; voici encore quelques preuves qui confirment cela. 1°. La couleur du chile n'eſt pas toûjours blanche dans l'eſtomach, elle varie un peu ſuivant la diverſité des alimens: dans le ventricule des bœufs on le trouve verdâtre; dans celui du loup on le trouve noir: dans les cochons qui ſont nourris avec du froment, il eſt blanc; juſque-là on voit que le ſuc des alimens n'eſt pas fort changé. 2°. Dans les inteſtins le chile blanchit davantage, la raiſon en eſt claire, l'huile diviſée eſt plus battuë, & ſe mêle mieux avec l'eau. 3°. Enfin dans les vaiſſeaux lactées la blancheur du chile eſt parfaite, parce que l'huile eſt parfaitement mêlée avec les parties aqueuſes, mais cette blancheur n'a pas changé la nature du ſuc des alimens, le chile en a l'odeur & le goût, il eſt ſujet à-peu-près aux mêmes changemens.

Ces principes étant poſez, il n'eſt pas difficile de trouver la cauſe de la digeſtion. 1°. Dans les alimens dons nous uſons il y a des matieres gommeuſes, mucilagineuſes & ſalines qui ne peuvent être diviſées que par un fluide aqueux; il faut donc qu'il ſe filtre continuellement dans le ventricule une humeur aqueuſe. 2°. Comme nos alimens ſont preſque toûjours mêlez de matieres graſſes, l'humeur aqueuſe ne ſuffiroit pas pour les diviſer, il y faut un fluide animé d'un ſel & d'une matiere ſulphureuſe, c'eſt pour cela que la ſalive eſt une eſpece de ſavon foüetté. 3°. Les matieres dont nous uſons ſont trop graſſes pour pouvoir être bien diſſoutes par la ſalive qui eſt preſque toute aqueuſe, c'eſt pour cela que le chile ne ſe forme qu'à demi dans le ventricule, & qu'il lui faut un diſſolvant ſulphureux ; auſſi dès que les alimens ſortent du ventricule, ils trouvent la bile qui eſt une huile attenuée jointe à un ſel. 4°. Ces fluides qui diviſent nos alimens, ne ſuffiroient pas ſeuls, il faut que le mouvement du ventricule les aide, & qu'il mêle les matieres qu'ils ont ramolies & diviſées ; ces trois cauſes doivent toûjours concourir : ſi les deux premieres manquent, les alimens ne ſeront point diviſez ni ramolis, le ventricule ſe comprimera en vain, il ne pourra pas en exprimer le ſuc ; mais ſi le mouvement manquoit à l'eſtomach, les matieres ne ſe diviſeroient & ne ſe mêleroient qu'imparfaitement.

En admettant les cauſes dont nous venons de parler, il ne ſe préſente point de phénoméne qu'on ne puiſſe expliquer.

Les alimens ſe diviſeront dans l'eſtomach, l'eau diviſera les matieres mucilagineuſes, la bile diviſera les matieres graſſes, le ventricule par ſes divers mouvemens achevera cette diviſion ; je me ſers du terme de diviſion plûtôt que de celui de diſſolution, car les alimens ne ſont point changez, ils ne ſouffrent qu'une ſimple ſéparation de parties.

Il n'y a que le ſuc des alimens qui ſe change en chile ; les fibres, les membranes, les tendons, les cartilages, les os, les filamens des parties dures des

végétaux sortent de l'eftomach, fans avoir perdu
prefque rien de leur forme.

Le fuc ayant été exprimé des matieres tenaces,
doit enfin prendre une couleur blanche, car il ne
faut pour cela qu'un mélange d'huile & d'eau bien
battu, ainfi on ne fera pas furpris que des matieres
qui ont tant de couleurs différentes donnent enfin
une couleur blanche; fi leur fuc eft huileux & aqueux,
il blanchira toûjours quand il fera bien divifé &
mêlé, or toutes les matieres propres à nous nourrir
font huileufes & aqueufes.

Le fuc fera propre à nous nourrir; pour fe convaincre de cela il n'eft pas néceffaire de fçavoir comment ont été formées les parties des matieres dont
nous nous nourriffons, il fuffit feulement de fçavoir
que les parties du fuc des animaux & des végétaux,
font celles qui forment, réparent, entretiennent,
rempliffent nos tuyaux; pour cela il n'y a qu'à les
féparer, & enfuite les appliquer à nos tuyaux; or
le ventricule les fépare, & le cœur par fes impul-
fions les applique aux tuyaux qui ont befoin de réparation.

Le ventricule ne doit pas être divifé ou diffout
comme les alimens. 1°, Les alimens dont nous
ufons font broyez à la bouche, ou font fluides.
2°. Les mêmes parties font toûjours broyées dans
ces alimens, au lieu que dans le ventricule c'eft tantôt un endroit qui preffe les alimens, & tantôt un
autre. 3°. Le ventricule réfifte par le nombre de fes
membranes, un coup qui brifera une furface, n'en
brifera point plufieurs. 4°. Le ventricule reçoit toûjours de nouvelles parties qui réparent ce qu'il perd
par fon action, mais la même chofe n'arrive pas aux
alimens qui fe digerent. 5°. Sans avoir recours à ces
trois dernieres raifons raportées par Pitcarn, on peut
prouver plus clairement que le ventricule ne doit

pas être endommagé ; le mouvement du ventricule n'eſt point violent, il ne lui arrive qu'une preſſion fort douce de même qu'au canal des inteſtins, cette preſſion eſt capable de mêler le ſuc des alimens & de l'exprimer, mais il ne peut pas nuire aux parois du ventricule : pour ce qui regarde la ſalive & la bile on ne doit pas nous demander comment ces liqueurs ne diſſolvent pas le ventricule, tandis qu'elles diſſolvent les alimens. Il y a dans le ventricule un mouvement vital qui applique les parties les unes aux autres, & qui par-là élude l'action de ces diſſolvans ; d'ailleurs cette objection n'a rien qui touche le ventricule en particulier : qu'on me donne la raiſon pour laquelle des vers ne ſont pas diſſouts dans l'eau & dans l'huile, tandis que pluſieurs matieres s'y diſſolvent, l'explication de ce phénoméne répondra à celui qu'on nous objecte ici.

La digeſtion ſe doit faire en hyver plus facilement qu'en été. 1°. Le ventricule & les muſcles de l'abdomen ſont plus forts en hyver, puiſqu'il s'exhale moins de la ſubſtance qui les nourrit & qui leur donne l'action ; d'ailleurs ils ſe racourciſſent par le froid, de même que tous les corps même les plus durs, ainſi la même quantité de liqueur ou de matiere les racourcira en hyver plus qu'en été, & par conſéquent ils agiront plus fortement. 2°. En été la liqueur qui doit diviſer les alimens dans le ventricule, ne coule pas en ſi grande quantité qu'en hyver, car quand la tranſpiration de la peau eſt plus grande, les autres ſecretions diminuent.

Si la liqueur du ventricule eſt trop abondante, viſqueuſe, ou acide, la digeſtion ne ſe fera pas. 1°. Les parois du ventricule ne pourront pas s'appliquer aux parties des alimens, parce qu'elles en ſont éloignées par l'humeur qu'elles contiennent, ainſi il n'y aura que cette humeur qui ſoit battuë. 2°. Si l'humeur qui eſt dans le ventricule eſt trop viſqueuſe, elle ne pourra pas s'inſinuer entre les parties des alimens, ainſi ils ne ſeront pas diviſez ; la grande quantité des matieres acides ſera de même un obſtacle à la diviſion des matieres graſſes, car les acides les coagulent, & empêchent que la bile ne les diviſe aiſément.

L'éxercice contribuë à la digeſtion, car les muſcles de l'abdomen & le ventricule ſont dans une plus grande agitation, ainſi ils diviſent mieux les alimens, mais il faut que l'éxercice ſoit moderé, car s'il eſt trop violent, 1° les alimens ſont précipitez dans les inteſtins avant qu'ils ayent été bien diviſez : 2° comme la tranſpiration augmente, il ne coule pas aſſez de liqueur dans le ventricule ; 3° comme le ſang coule avec plus de force dans les inteſtins, & que leurs nerfs ſont plus agitez, les mouvemens que tout cela cauſe aux fibres inteſtinales, empêche que le chile ne puiſſe s'inſinuer ſi bien dans les vaiſſeaux lactez.

Si le ventricule ſe remplit trop, la digeſtion ne pourra pas ſe faire. 1°. Les fibres qui vont d'un orifice à l'autre dans la petite courbure, ſont alors fort tenduës, & ferment l'entrée & la ſortie de l'eſtomach. 2°. Le ventricule ne peut preſque triturer que la ſurface externe des matieres qu'il contient, ainſi il ne peut pas les mêler. 3°. Il ne ſe filtre pas aſſez de liqueur dans le ventricule pour diviſer toute la matiere qui s'y trouve renfermée.

Durant la digeſtion le ventricule doit ſe gonfler, l'air échauffé ſe rarefie ; & lorſqu'il arrive que le gonflement eſt fort grand, l'air ſort avec bruit par l'orifice ſupérieur, & fait ce qu'on nomme en latin *Ructus :* ſi le ventricule eſt trop gonflé par les alimens, il ſurvient un vomiſſement, parce que les muſcles de l'abdomen & le diaphragme étant trop

comprimez, preſſent avec force le ventricule ; mais
ſi les alimens ſont obligez de ſortir bien-tôt par
le vomiſſement quand ils ſont en grande quantité,
ils ne deſcendent que lentement quand le ventricule
n'en contient que peu, cela vient de ce que les muſcles de l'abdomen ſont alors moins tendus.

On ne peut objeɥer contre l'opinion que nous
avons établie, que la diſſolution des matieres dures
ſe fait dans l'eſtomach de certains animaux, mais
1º cela ne regarde pas la digeſtion, car les animaux ne ſe nourriſſent pas des corps compaɥes
qu'ils paroiſſent digerer. 2º. Il eſt faux que le fer
ſe diſſolve dans l'eſtomach de l'autruche, les expériences qu'on rapporte là-deſſus ſont combattuës
par d'autres ; après tout quand même on remar-
queroit quelque diminution dans le fer qu'on fait
avaler à certains animaux, cela ſeroit-il ſurprenant ?
l'eau ſeule ne diſſout-elle pas le fer & d'autres métaux.
3º. Les os que les chiens mangent, ne ſe diſſolvent
pas, ils ſont broyez par les dents de ces animaux,
& enſuite la matiere fluide s'en exprime dans leur
eſtomach ; d'ailleurs quand ils ont bien été broyez
par les dents, l'eau & la bile peuvent ſans doute agir
ſur leur tiſſu, & en ſéparer les parties. 4º. Il n'eſt
pas ſurprenant qu'on ait trouvé des grenoüilles ré-
duites en boüillie dans le ventricule de quelque ſerpent, mais pour les os on peut nier le fait, ſi ce
n'eſt peut-être que le ſerpent les eût triturez auparavant. 5º. Quelques Auteurs rapportent qu'ayant
fait avaler quelque piéce de monnoye à certains animaux après l'avoir courbée, la partie convexe qui
touchoit les inteſtins étoit effacée, ce qui prouve que
cela ne ſe faiſoit pas par un diſſolvant, car ce
diſſolvant auroit agi ſur la partie concave de même
que ſur la partie convexe ; ce qu'on peut dire, c'eſt
que l'eau & le ſel de la ſalive avoit ramoli la partie

convexe de cette monnoye, & que le frotement avoit
enlevé cette partie ramollie.

Avant de finir cette matiere il faut faire quelques
réfléxions fur divers fentimens qu'on a avancez fur
la digeftion ; la nature nous offre fouvent des phénoménes inexplicables, mais quelquefois quand elle ne
nous préfente que des effets très-fimples, nous grof-
fiffons les objets : fur quelques expériences peu fûres
on avoit d'abord conclu qu'il falloit un diffolvant
violent au ventricule ; d'un autre côté des efprits
éloignez des idées qui fentent le laboratoire, ne
vouloient recevoir que des forces qui broyoient les
alimens, ils ont pouffé l'extravagance fi loin, qu'ils
n'ont pas fait difficulté de dire que le ventricule avoit
affez de force pour broyer le fer , les os, &c. idée
ridicule que le feul bon fens détruit ; une matiere
molle peut-elle broyer le fer qui réfifte aux corps les
plus durs? qu'il faut de préjugez pour faire entrer une
telle bizarrerie dans l'efprit ! ce n'eft pas là le feul
excès où l'on s'eft porté dans cette matiere, on s'eft
figuré que le chile étoit une fubftance finguliere,
puifqu'elle étoit deftinée à former une machine auffi
furprenante que nos corps. On n'ofoit fe perfuader
que des matieres viles renfermaffent une liqueur fi
précieufe, ou une telle quinteffence, pour parler le
langage de quelques Auteurs, il falloit pour un tel
changement un ferment merveilleux qu'on a fuppofé
dans l'eftomach, mais la raifon diffipe ce fantôme, elle
nous montre que le chile n'eft que le fuc des animaux & des végétaux ; dans les plantes ce fuc étoit
propre à former des tuyaux & à les remplir, il a les
mêmes qualitez dans nos corps où il produit les
mêmes effets, les animaux ont déja été nourris de
ces fucs, leurs parties en font formées; il n'y a qu'à
les divifer, elles reproduiront dans notre corps la
même fubftance qu'elles forment dans les animaux,

pourvû qu'elles soient jointes par la même force, c'est-à-dire, par le mouvement du cœur.

LES INTESTINS.

Les intestins sont de grands canaux membraneux, qui s'étendent depuis le ventricule jusqu'à l'anus : il faut y remarquer,

I. La longueur qui égale six fois la longueur du sujet.

II. Leurs circonvolutions merveilleuses, & leurs usages.

III. Leur connexion avec les vertebres des lombes par le moyen du mesentere.

IV. Leur nombre qui pourroit se réduire à un, mais qui est déterminé à six, il y en a trois qu'on appelle *gréles*.

V. Le duodenum qui tire son nom de douze pouces de longueur qu'on lui donne ordinairement, il commence au pilore ; il est d'abord perpendiculaire de haut en bas, il s'étend ensuite horisontalement du coté droit de l'abdomen vers le rein gauche, à trois ou quatre doigts du pilore il reçoit l'ouverture du conduit coledoche & du pancréatique, c'est pour recevoir la bile & le suc du pancréas, ses tuniques sont plus épaisses que dans le reste des intestins, mais la cavité est un peu plus petite, son artere vient de la cœliaque, sa veine se rend à la veine-porte comme celle des autres intestins, les glandes y sont fort nombreuses, on les appelle *glandes de Brunner*, elles filtrent une liqueur subtile.

¹Tractat. de Glandulis.

VI. Le jejunum qui tire son nom de ce qu'il est ordinairement vuide, le chile qui est fort fluide, les veines lactées qui sont fort nombreuses, la bile qui piquote les membranes, sont cause qu'il ne retient

pas

pas les matieres, il eſt ſitué ſur l'ombilic , il a des valvules conniventes & des rides, il commence où le duodenum finit, il ſe termine où les valvules s'effacent, de-là vient que ſa longueur varie ſelon les divers ſujets, comme je l'ai obſervé ; dans les uns je l'ai vû plus long, dans les autres plus court que l'ileum, tantôt il avoit 13 , tantôt 16 pieds de longueur.

VII. L'ileum tire ſon nom de ſa ſituation, ſous l'ombilic près des os des iſles ſa longueur ne va pas quelquefois au deſſus de quinze pieds, mais quelquefois elle monte au de-là de vingt-cinq ; il commence où les valvules finiſſent, il ſe termine où les gros inteſtins commencent, il s'inſere au côté gauche du colon d'une maniere particuliere ; on n'y trouve pas de valvule, ſi ce n'eſt celle qui eſt à ſon extrémité, & qu'on appelle *valvule du colon* ; il ſe trouve plus de glandes à ſon extrémité qu'ailleurs.

VIII. Les gros inteſtins ſont au nombre de trois.

IX. Le cœcum eſt près de l'os des iſles au côté droit, il commence où l'ileum finit, il ſe termine à l'appendice vermiforme, la longueur eſt de trois ou quatre doigts, la largeur eſt égale à la longueur, on trouve des glandes à l'appendice vermiforme , ces glandes font voir que l'uſage de cet appendice eſt de filtrer quelque matiere, ſa poſition prouve encore cela, cet appendice eſt double dans les poules, &c. il y en a pluſieurs dans divers poiſſons.

Grew Comp. Anat.

X. Le colon eſt ſitué autour des inteſtins grêles , il eſt diverſement courbé en divers ſujets, ſes courbures ſont quelquefois fort particulieres, il commence où l'ileum finit, & ſe termine à l'os ſacrum , il eſt attaché à l'os des iſles, au rein droit, à la veſicule du fiel, au foye, au ventricule , à la rate, au rein gauche, ſa longueur ne s'étend pas quelquefois au de-là de cinq pieds, mais quelquefois elle va à ſept, la capacité est plus grande que dans les autres, cet intestin a trois ligamens qui l'accompagnent dans toute son étenduë, & qui finissent à l'appendice vermiforme, il y a plusieurs appendices adipeuses extérieurement, elles servent à humecter l'intestin, les valvules conniventes sont très-grandes, & les tuniques sont plus fortes que dans les intestins grêles.

Morgagni ad-
vers. Anat.
pag. 27.

XI. Le rectum tire son nom de la situation sur l'os sacrum, sa longueur est d'un pied & demi ou de deux, sa largeur est de trois doigts, il commence à la derniere vertebre des lombes, son extrémité s'appelle l'anus, il y a trois muscles à cette extrémité, le premier est le sphincter, il est formé par des fibres circulaires qui forment l'intestin, il y a deux releveurs pour tirer le sphincter, nous en parlerons dans la miologie, le rectum est attaché au coccyx, à la vessie dans les hommes, au vagin dans les femmes, ces tuniques sont fort épaisses & fort charnuës, il n'y a pas des valvules comme dans le colon, il y a seulement des rides pour arrêter les excremens, on y trouve des glandes solitaires plus grosses que dans les autres intestins, la graisse se trouve en grande quantité autour de cet intestin pour qu'il puisse se dilater facilement.

XII. La structure des intestins ou leur substance est membraneuse, il y a cinq tuniques.

XIII. La premiere est membraneuse, elle vient du péritoine.

XIV. La seconde est la substance cellulaire de Ruisch, on la découvre en soufflant entre les autres tuniques, elle contient souvent de la graisse dans les animaux qui sont gras.

XV. La troisiéme est musculeuse, elle est composée de deux plans de fibres, il y a un plan longitudinal & un circulaire, ces plans servent au mouvement péristaltique.

XVI. La quatriéme est la tunique nerveuse qui est accompagnée de beaucoup de vaisseaux mêlez de beaucoup de glandes, elle est plus ample que les autres, les rides & les valvules sont formées par ses replis.

XVII. La cinquiéme est la tunique veloutée qui soûtient les extrémitez des vaisseaux secretoires & les commencemens des vaisseaux lactées, c'est pour cela qu'elle paroît percée comme un crible, quand on l'examine de près; c'est là où se sépare le chile. *Ruisch epist. II. Tab. II.*

XVIII. Les vaisseaux se trouvent dans les intestins en grande quantité.

XIX. L'artere meseraïque supérieure est pour les intestins grêles, l'inférieure est pour les gros.

XX. Les veines meseraïques vont aboutir à la veine porte.

XXI. Les nerfs viennent de la paire vague & de l'intercostal.

XXII. Les vaisseaux lactées & les lymphatiques se-ront décrits dans l'article suivant.

XXIII. Le rectum reçoit des vaisseaux, des arteres, & des veines hypogastriques.

XXIV. Les glandes de Peyer & de Brunner sont de deux especes, dans les intestins grêles elles sont petites rassemblées en paquets, on les nomme *miliaires*, quelquefois elles sont solitaires, vers le duodenum elles sont plus grandes, & plus petites vers les gros intestins, elles filtrent une liqueur pour que le chile puisse se subtiliser.

XXV. Dans les gros intestins & à l'appendice vermi-forme sont les glandes solitaires qui sont plus grosses que les précédentes, elles ont la forme d'une len-tille, il s'y filtre une liqueur pour humecter les ma-tieres fœcales, pour rendre glissantes les parois des intestins, & pour que la sortie des excrémens ne soit pas douloureuse.

L'ufage des inteftins grêles eft de perfectionner le chile, de le féparer, de pouffer les excrémens vers les gros inteftins, l'ufage des gros eft de ramaffer les excrémens, & de les chaffer en dehors lorfque cela eft néceffaire.

REMARQUES.

La tunique qui vient du péritoine s'attache à la tunique mufculaire par beaucoup de filamens, & par la tunique cellulaire de Ruifch qui s'enfonce entre les fibres mufculeufes ; dans les cellules de cette membrane fe filtre une huile qui paroît dans les fujets gras en forme de graiffe, on ne la remarque pas dans des fujets maigres, les fibres mufculaires qui fuivent fervent au mouvement des inteftins, on a regardé ces fibres comme interrompuës vers le mefentere, mais elles ne le font nullement : quand on a féparé les inteftins de leur attache, la furface de la tunique mufculeufe qui touchoit le mefentere, eft comme la furface laterale, on ne doit donc pas regarder les inteftins comme des mufcles dont les tendons font le mefentere. Un Auteur moderne regarde la tunique commune comme l'attache ou le tendon de ces fibres, mais fur quel fondement ? Une tunique qui n'a pas de point d'appui, & qui n'eft liée aux fibres mufculeufes que par des fibres très-fines, peut-elle fervir de tendon ? Les fibres annulaires en fe racourciffant diminuent la largeur des inteftins, élevent les valvules qui alors ferment mieux la cavité, puifqu'elles s'approchent de l'arc qui leur eft oppofé dans la circonference des inteftins : les fibres longitudinales par leur contraction approchent les fibres circulaires les unes des autres, & racourciffent l'inteftin ; par ces mouvemens on voit que les matieres des inteftins font preffées, divifées, mêlées, en même-temps les parois des inteftins fe

déchargent par divers frotemens des matieres vif-
queuſes qui pourroient s'y attacher. Les glandes inteſtinales ſont auſſi comprimées par l'action des fibres
muſculeuſes, & expriment leur ſuc dans les inteſtins,
mais le mouvement periſtaltique dont on parle tant,
peut-il être cauſé par la contraction de ces fibres ?
on dit ordinairement qu'après que les fibres circulaires ſont entrées en contraction, les fibres longitudinales élargiſſent la cavité des inteſtins en ſe contractant à leur tour, elles ſont, dit-on, les antagoniſtes des fibres circulaires, elles doivent donc produire un effet tout oppoſé, c'eſt-à-dire, qu'elles doivent élargir les inteſtins. 1°. Les deux mouvemens
de contraction qu'on voit dans ces fibres circulaires
& longitudinales, ne ſont pas oppoſez : la contraction des fibres circulaires pouſſe les fibres longitudinales vers le centre, & la contraction des fibres
longitudinales rapproche les fibres circulaires les unes
des autres ; qu'y a-t-il de contraire en ces mouvemens ? les fibres longitudinales ne peuvent-elles pas
s'approcher du centre des inteſtins, quand elles ſont
pouſſées par la contraction des fibres circulaires ? &
les fibres circulaires ne peuvent-elles pas s'approcher
les unes des autres ? 2°. Quelle eſt la cauſe qui produira ces mouvemens alternatifs ? dans ces fibres muf-
culeuſes la matiere qui tend les nerfs, ne coule-t-elle
pas également dans les deux plans de fibres ? 3°. Ce
mouvement eſt fort douteux pour d'autres raiſons.
J'ai ouvert bien des chiens, ſans pouvoir le remarquer, j'ai fait quelquefois des ligatures, j'ai pincé
les inteſtins gonflez au deſſus de ces ligatures, mais
je n'ai jamais obſervé aucun mouvement alternatif.
4°. Le mouvement vermiculaire que pluſieurs Auteurs diſent avoir obſervé, ne viendroit-il pas de
quelque tiraillement qui ſe fait quelque part par un
reſte de reſpiration ? ou, n'y avoit-il pas plûtôt quel-

que matiere qui tendroit les inteſtins en quelque endroit ? les inteſtins étant encore chauds ſe contractent
ſur cette matiere qui les gonfle ; en ſe contractant ils
tiraillent le reſte du canal inteſtinal, ce canal tiraillé
doit ſe rétablir par ſon reſſort dans l'état où il
étoit, tout cela pourroit cauſer quelque mouvement
dans les inteſtins. 5°. Ce mouvement ne pourroit
point ſervir à l'uſage qu'on lui donne, on veut qu'il
chaſſe les excrémens en bas, cependant un mouvement lateral qui rétrecit un tuyau, chaſſe également
de tous côtez les matieres fluides qui ſont contenuës
dans ce tuyau: mais, dira-t-on, ſi le premier anneau
qui vient après le ventricule ſe contractoit avant les
autres de telle maniere qu'il entrât dans le ſecond,
& que le ſecond entrât dans le troiſiéme, alors l'eſpace ne ſe trouveroit-il pas plus étroit en haut qu'en
bas ſucceſſivement ? & par-là les excrémens ne ſe-
roient-ils pas obligez de deſcendre ? Pour établir
cela il faut donner une raiſon pour laquelle les anneaux ſupérieurs ſe contracteront plûtôt que les inférieurs, ſûrement on n'en trouvera aucune, & jamais on ne pourra expliquer comment le premier
anneau rentrera dans le ſecond, lorſqu'il a la même
circonference, & qu'il a autant de force pour ſe contracter ; d'ailleurs quand les inteſtins ſeront plus
gros en haut qu'en bas, comme cela ſe trouve à l'extremité de l'inteſtin ileon, qui eſt moins large à
ſon entrée dans le cœcum qu'ailleurs, leur action
ſera toute contraire : je ne parle pas de quelques Auteurs qui ont obſervé que ce mouvement ſe faiſoit de
bas en haut, j'en ay aſſez dit pour le rendre douteux.

Dans le coton de la membrane nerveuſe à la partie concave eſt une eſpece de tunique qui n'eſt autre
choſe qu'un lacis de vaiſſeaux ſanguins ; les arteres
1° ſe terminent en une pulpe qui a la forme de
petits pinceaux. 2°. Elles aboutiſſent aux glandes de

Peyer. 3°. Elles vont à des canaux secretoires qui se déchargent dans la cavité des intestins. 4°. Les vaisseaux veneux qui répondent aux arteriels, ou forment un canal continu avec eux, ou viennent des glandes de Peyer, ou s'ouvrent dans le coton. 5°. C'est à ce lacis que sont attachées les glandes de Peyer, leur nombre & leur masse s'augmente peu-à-peu vers le commencement des gros intestins, il doit donc y avoir dans cet endroit plus de chaleur, plus de liqueur qui se filtre. 6°. Ces glandes percent par leur pointe le velouté. 7°. On voit par cette structure que lorsque les glandes sont pressées par la contraction des fibres musculeuses, elles doivent verser dans les intestins la liqueur qu'elles contiennent.

Si la tunique suivante étoit lisse & polie, on voit que le chile & la liqueur qui se filtre dans les glandes ne pourroient pas s'arrêter dans le canal intestinal, c'est pour cela que la nature a tapissé d'un velouté toute la cavité des intestins, cette tunique veloutée est trois fois plus longue que la nerveuse sur-tout dans le jejunum, c'est par cette longueur qu'elle forme des rides qui sont plus considérables du côté du mesentere, toutes ces rides qui arrêtent le chile, & les excrémens retiennent les remedes, afin qu'ils ayent le temps d'agir, & ferment l'ouverture des tuyaux qui se déchargent dans les intestins.

Voilà l'action de toutes les parties du canal intestinal; mais afin qu'elle puisse se continuer long-temps, la nature l'humecte continuellement par la matiere qui transpire de l'omentum, du mesentere, & des autres visceres, sans cette rosée continuelle les intestins s'attacheroient au peritoine, & ne conserveroient pas leur flexibilité; mais malgre cette liqueur qui les humecte continuellement, & qui semble devoir les relâcher, ils sont fort resserrez quand l'animal joüit de la santé.   I iiij

La premiere action des inteſtins c'eſt l'intruſion du chile dans les veines lactées. 1°. On a avancé que les veines lactées ne s'ouvrent pas dans les inteſtins, & que ce n'eſt que par des pores qu'elles reçoivent le chile, ce n'eſt, dit-on, que par des pores que les parties du corps humain reçoivent la nourriture, mais ces raiſons ne ſont pas ſuffiſantes; la ſecretion de la limphe demande des tuyaux, celle du chile qui eſt plus groſſier, n'en demande-t-il pas auſſi. 2°. On a dit que le chile preſſé par la contraction des fibres muſculeuſes étoit pouſſé dans les veines lactées, mais durant la contraction tous les vaiſſeaux lactées ſont reſſerrez, & le chile trouve moins de réſiſtance à couler par le canal inteſtinal, il doit donc plûtôt ſuivre cette route, & ne pas entrer dans les vaiſſeaux lactées. 3°. Il y a plus d'apparence que le chile entre dans les veines lactées par la même raiſon que l'eau monte dans les pompes, & dans les ſyphons; la matiere qui eſt dans ces veines lactées monte vers le réſervoir; ces vaiſſeaux ſe trouvant vuides à leur naiſſance, l'air y pouſſe le chile, cela arrive ſur-tout lorſque les inteſtins ne ſont plus preſſez par le mouvement de la reſpiration, alors les vaiſſeaux lactées qui ont été comprimez par le diaphragme ne contiennent plus rien.

Le chile paſſe par les veines lactées, comme nous venons de dire, mais il eſt fort douteux s'il n'y en a pas une partie qui entre dans les veines meſeraïques pour s'aller rendre au foye immédiatement. 1°. L'Anatomie comparée nous apprend qu'il y a un paſſage des inteſtins dans les veines meſeraïques. 2°. Les animaux ovipares n'ont pas de veines lactées. 3°. Les veines meſeraïques ſont fort groſſes & fort nombreuſes. 4°. Ces veines font l'office d'arteres. 5°. Il ſe dépoſe dans les inteſtins une quantité d'humeur qui ne ſçauroit être priſe par les veines lactées,

& qui ne fort pas avec les excrémens.

Nous avons vû jufqu’ici qu’on ne trouve pour la préparation du chile que des fibres à reffort, une liqueur falée & huileufe ; on peut juger par là de l’acide des inteftins & du ventricule qu’aucune expérience ne prouve, de l’archée de Vanhelmont qui eft l’efprit invifible qui anime les corps, de l’acidité du fuc pancreatique qui entre en effervefcence avec l’alkali de la bile, felon Sylvius de le Boë, de la précipitation qui dépare le chile, fuivant le même Auteur, en tout cela il n’y a rien qui foit appuyé par l’expérience.

Aprés que le chile a été préparé & exprimé dans les veines lactées, l’action des mufcles de l’abdomen pouffe toûjours vers l’inteftin rectum les matieres les plus groffieres, cela doit arriver, puifque les pilliers du diaphragme bouchent l’orifice fuperieur de l’eftomac, & qu’il n’y a rien qui réfifte dans les inteftins ; la contraction des fibres inteftinales, l’irritation caufée par les excrémens dans la membrane nerveufe donnent un mouvement à ces excrémens, & la preffion des mufcles les détermine vers les gros inteftins, par tous ces mouvemens les matieres fœcales font divifées & dilayées.

Les matieres venues de droit à gauche dans le duodenum, de gauche à droit autour du mefentere par l’ileon entrent dans le cœcum par une ouverture longue qui eft formée par l’extrémité applatie de l’ileon qui entre dans un des plis du cœcum, les membranes mufculeufes & les autres jointes avec les membranes du cœcum forment un bourlet qui fait les lévres de l’ouverture, on a cru que c’étoit une véritable valvule, on le jugeroit ainfi en voyant les préparations feches, mais aux deux bouts de cette ouverture applatie il y a un ligament de chaque côté, ces ligamens ou ces brides font faites par des plis de l’inteftin cœcum, quand cet inteftin

se gonfle ces plis tirent les deux bouts de l'ouverture
& la ferment, on voit par-là s'il est possible que les
lavemens passent dans l'ileon, cela se pourra dès que
le cœcum ne sera pas entierement gonflé.

Les matieres fœcales étant arrivées à l'intestin
cœcum, s'y arrêtent, elles sont pressées par leur
poids, par l'action des fibres de l'intestin, par les muscles de l'abdomen, la partie limphatique en est exprimée, & elles acquierent enfin une mauvaise odeur
par la même raison que les plantes qui se pourrissent, cette comparaison est d'autant plus juste que
l'odeur des plantes qu'on fait pourrir en les mettant
en un monceau, approche de l'odeur des excrémens.

A l'intestin cœcum est attaché un appendice qu'on
nomme vermiforme, & qui s'ouvre dans cet intestin,
c'est le vrai cœcum dans les animaux, il est spiral
dans les chiens, conique dans les lapins, & tapissé
d'une lame qui forme une spirale, dans les poules il
est double, dans le fœtus il est assez grand par rapport à l'intestin, mais dans l'adulte il est fort petit,
on dit qu'il y a une valvule à l'entrée, mais elle ne
paroît que dans les préparations seches, pour les glandes il y en a à l'orifice, on ne sçait quel usage donner
à cet appendice, quand on ouvrit le corps de Mon-
seigneur le Duc de Berry on trouva des grains de
plomb dans la cavité de l'appendice, apparemment
qu'ils venoient du gibier dont ce Prince avoit mangé.

Les matieres ayant été triturées dans l'intestin cœcum, en sont chassées par la pression, & entrent dans
le colon, cet intestin est fort long, mais ses plis font
qu'il ne le paroît pas autant qu'il l'est, il est attaché
à trois ligamens qui s'étendent par toute sa longueur,
ces ligamens qui sont musculeux sont situez sous la
membrane commune, & rident l'intestin, deux vont
aboutir à l'appendice vermiforme & l'embrassent,

de-là vient peut-être que l'extrémité de cet inteftin ne peut pas augmenter en largeur comme le refte ; fi cela étoit, il refteroit feulement à expliquer pour-quoi l'inteftin ileon ne s'infere pas au bout du cœcum, mais à quelques doigts au deffus, à cela on peut répondre que la nature a voulu qu'il y eût un endroit où les excrémens s'arrêtaffent durant le temps que le fœtus feroit dans le fein de la mere, c'eft pour cela qu'elle a fait un cul-de-fac au bout de l'inteftin.

Les matieres fœcales étant montées depuis le rein droit fous le foye & fous le ventricule, elles fuivent les circonvolutions du colon, & entrent dans le rectum, cet inteftin n'eft qu'une fuite du colon, les trois ligamens s'épanoüiffent tout autour, & le rendent encore plus fort, fa pofition perpendiculaire, l'action des matieres âcres qui irritent fes fibres, la preffion des mufcles de l'abdomen font defcendre les excrémens qui étant defcendus s'arrêtent aux val-vules dont parle Morgagni, alors les fphincters étant preffez fe relâchent, les mufcles releveurs de l'anus qui font compofez des fibres convergentes qui vien-nent du baffin, & vont entourer l'extrémité de l'inte-ftin, dilatent l'anus, enfuite le diaphragme & les muf-cles de l'abdomen pouffent les matieres fœcales, après qu'elles font forties les mufcles releveurs élevent l'anus, & les fphincters fe referment.

De tout ce que nous venons de dire on peut con-clure, 1°. Que les excrémens font compofez des ma-tieres groffieres des alimens, de la bile, de la lim-phe inteftinale, du fuc pancreatique. 2°. Que ces matieres fe pourriffent par l'action de la bile qui les diffout & de la chaleur qui exalte les fels volatils, de là vient leur odeur. 3°. Que la nature a mis beaucoup de glandes fort groffes dans les gros in-teftins pour donner aux matieres fœcales la fluidité qui leur a été enlevée par les veines lactées, par la tranſpiration & par la chaleur. 4°. Que la nature filtre par les groſſes glandes une humeur mucilagineuſe, afin que les matieres fœcales ne bleſſent pas les inteſtins. 5°. Qu'il falloit qu'il y eût de la graiſſe autour de l'inteſtin rectum, afin qu'il ne ſe bleſſât pas contre les os. 6°. Que les fibres étant fortes, il doit y avoir plus de chaleur dans le corps, il doit donc ſe faire une plus grande tranſpiration; par conſéquent ceux qui auront beaucoup de force, n'auront pas le ventre libre, cette même évaporation des fluides arrêtera le ſang dans le rectum, & cauſera des hémorroïdes. 7°. La connexion du rectum & de la veſſie eſt cauſe qu'on urine difficilement dans la diſſenterie, qu'on eſt ſujet au teneſme quand on eſt attaqué de la pierre ou de quelque inflammation à la veſſie, &c.

Avant de finir il faut dire quelque choſe du volvulus ou paſſion iliaque, pour l'expliquer on a eu recours au mouvement periſtaltique renverſé, mais par ce que nous avons dit on peut juger ſi cela vient de cette cauſe. 1°. Si l'on lie l'inteſtin à un chat, & qu'on le faſſe manger, le vomiſſement commence quand la matiere remplit l'eſpace qui eſt entre la ligature & le ventricule. 2°. Plus la ligature eſt éloignée du ventricule, plus il ſe paſſe de temps avant que le vomiſſement arrive. 3°. Si on lie l'inteſtin de telle maniere qu'une partie de la cavité ne ſoit pas fermée, la matiere ſort par haut & par bas. 4°. Par tout cela on voit que le volvulus arrive par une convulſion totale des muſcles de l'abdomen irritez par les douleurs qui arrivent aux inteſtins; mais il faut auparavant que dans certains endroits il ſoit arrivé une contraction dans les fibres inteſtinales, alors la partie contractée entre dans celle qui ſe gonfle par les matieres qui y viennent & par l'air échauffé.

LE MESENTERE.

LE mesentere est une membrane épaisse, grasse, située au milieu des intestins, son nom vient de cette situation, il faut y remarquer :

I. Sa substance qui est composée de membranes, de graisse, de vaisseaux de toute espece, & de beaucoup de glandes.

II. Sa connexion à la partie supérieure avec les trois premieres vertebres des lombes, à la partie inférieure avec tous les intestins auxquels il donne la tunique externe ou commune.

III. Sa division en mesocolon qui est la partie attachée au colon, & en mesereum ou mesentere qui comprend tout le reste.

IV. Sa circonference, dans laquelle on voit des plis comme à des manchettes quand les intestins en sont séparez, la longueur est de trois aulnes, & les intestins qui y sont attachez sont quatre fois plus longs.

V. Les membranes ou les tuniques qui sont au nombre de deux, l'une est supérieure & l'autre inférieure, entre ces membranes on trouve la substance cellulaire qui contient la graisse, il y a aussi des glandes & des vaisseaux meseraïques, on regarde cette substance comme une troisiéme membrane qu'on nomme celluleuse.

VI. Les vaisseaux sanguins sont les mêmes que ceux des intestins, il y a dans ces vaisseaux des anastomoses merveilleuses, ils forment des arcs & des isles par leurs concours.

VII. Les nerfs viennent de la paire vague & de l'intercostal.

VIII. Les vaisseaux lactées & les limphatiques seront décrits dans l'article suivant.

IX. Les glandes sont dispersées par tout le mesentere, leur nombre, leur grandeur, leur situation varient beaucoup, dans les chiens au lieu de ce grand nombre qu'on voit dans l'homme il n'y en a qu'une, mais elle est plus grande, on l'appelle le pancreas d'Asellius, l'usage de ces glandes est de séparer une matiere fluide pour dilayer le chile, car les vaisseaux lactées passent à travers ces glandes.

X. L'usage du mesentere est 1º de soûtenir les vaisseaux sanguins qui vont aux intestins & les vaisseaux lactez; 2º d'abreger aux vaisseaux lactées le chemin qui les conduit au réservoir.

REMARQUES.

La structure du mesentere a été décrite assez bien par plusieurs Anatomistes, mais il est difficile de s'en former une idée éxacte par leurs descriptions, à la premiere vertebre des lombes à gauche la lame interne du péritoine se sépare de l'externe, comme un grand plis qui est fort étendu, entre les lames qu'il forme est la substance celluleuse de Ruisch qui accompagne toutes la duplicature du péritoine, ce plis descend obliquement sur l'épine vers le côté droit, il se termine à la quatriéme vertebre des lombes, vers l'extrémité où les bords pendans du plis se trouvent des rides ou de nouveaux plis qui tendent vers le centre comme les plis d'une manchette, les intestins sont logez dans la circonference du gros plis ou mesentere qui les soûtient comme une écharpe soûtient le bras.

Après que le mesentere a fini au côté droit, l'ileon entre dans un des plis du cœcum, à cet endroit concourent 1º le colon, 2º la premiere courbure droite du duodenum, 3º le rein; la lame intérieure du péritoine donne à ces trois parties une couverture commune, leur substance cellulaire se touche, puisqu'elles sont les unes auprès des autres, mais cette lame antérieure du péritoine commence derechef à former un plis qui monte en cercle sous le foye, sous le ventricule, & va se terminer à gauche en se rétrecissant : entre les deux lames de ce plis dans l'endroit où elles quittent la lame postérieure du péritoine, se trouve le duodenum qui est posé transversalement, cet intestin est appliqué postérieurement à la lame postérieure du péritoine, il est couvert supérieurement & inférieurement par les lames du plis, ces deux lames s'étant unies après avoir enfermé le duodenum, vont embrasser le colon, & c'est ce qu'on appelle mesocolon ; vers le côté gauche le mesocolon se rétrecit, & applique le colon à la lame postérieure du péritoine, mais il s'allonge ensuite en formant un nouveau plis qui va tenir en écharpe la courbure ou S romaine que forme le colon, ce même plis se continuë, & soûtient le rectum, de-là vient qu'en cette partie on l'a nommé *mesorectum.*

De l'endroit où se sépare la lame antérieure pour former le mesentere sortent des vaisseaux arteriels qui vont se répandre dans l'entre-deux des lames, & qui vont environner les intestins, il y a des nerfs qui accompagnent ces vaisseaux.

Par la structure du mesentere on voit qu'il peut y survenir diverses maladies, il peut se former une hydropisie entre les deux lames, il peut se former des schirres dans les glandes qui s'y trouvent, les vaisseaux qui y circulent peuvent s'enflammer.

LES VAISSEAUX DU CHILE.

LEs premiers vaiſſeaux qui conduiſent le chile, ſont les veines lactées, c'eſt de petits canaux qui ſont dans le meſentere, il faut remarquer,

I. Le tems où on les a découvertes, Aſellius les démontra en 1622, Eraſiſtrate & Galien les avoient obſervées, mais ils les avoient priſes pour des arteres pleines de lait.

II. Le tems où l'on peut les découvrir c'eſt vers deux ou trois heures après que les animaux ont mangé, alors elles ſont remplies de chile, mais après cela elles ne contiennent qu'une limphe claire.

III. La methode par laquelle on les démontre le mieux c'eſt de lier le canal torachique.

IV. La difficulté de les démontrer dans l'homme, vient de ce que les ſujets qu'on diſſeque ne ſont pas chauds ; quand on ne fait pas les diſſections aſſez-tôt, & quand les ſujets ſont froids, les veines lactées diſparoiſſent.

V. Leur origine qui ſe trouve dans les inteſtins, & ſur-tout dans les grêles, elles en ſortent par des racines nombreuſes, il s'en trouve un plus grand nombre dans les hommes que dans les chiens ; pour les gros inteſtins on y trouve quelquefois des vaiſſeaux lactées, mais cela eſt rare.

VI. La diviſion des vaiſſeaux lactées 1º en vaiſſeaux du premier genre qui ſont ceux qui partent des inteſtins, & ſe terminent aux glandes, 2º en vaiſſeaux lactées du ſecond genre qui viennent des glandes au réſervoir où ils ſe terminent, ils ſont plus gros que les précédens, mais en plus petit nombre, quelques Auteurs veulent qu'il y ait des vaiſſeaux lactées d'un troiſiéme genre.

Les

VII. Les valvules semi-lunaires qui sont doubles & opposées, qui empêchent le retour du chile, qui ne sont pas si nombreuses que dans les autres vaisseaux limphatiques.

VIII. Leur usage qui est de porter le chile & la limphe des intestins au réservoir du chile, ces vaisseaux manquent dans les animaux à plume, le chile passe dans les veines meseraïques.

REMARQUES.

Les vaisseaux lactées du premier genre sortent de toute la circonference des intestins comme de petits syphons, & s'ouvrent obliquement dans leur cavité, ils s'anastomosent ensuite, & se glissent dans la duplicature du mesentere, le chile qui s'y insinuë est poussé par le chile qui vient après par l'action des intestins, par la pression du diaphragme & des muscles de l'abdomen ; s'il n'y avoit pas des valvules dans ces petits vaisseaux, le chile seroit poussé également en haut & en bas : mais comme il n'est pas possible qu'il revienne sur ses pas, la pression externe l'oblige à monter vers les lombes ; les valvules semi-lunaires qui s'ouvrent au nouveau chile, se ferment à celui qui a passé, les arteres meseraïques qui batent continuellement, le foüettent encore, & le poussent dans le réservoir.

Comme les ouvertures des veines lactées sont très-petites, il n'y a que la partie la plus fluide & la plus subtile qui puisse s'y insinuer, par la structure des intestins & par la petitesse des ouvertures des vaisseaux lactées on voit pourquoi les matieres âcres dont on use ne nuisent pas, les orifices des veines lactées se rident par les picotemens des matieres âcres, les fibres musculeuses étant piquotées ferment encore davantage ces orifices, voilà la raison pourquoi la structure des intestins, de l'œsophage, du ventricule eft différente de celle des autres vifceres.

Les veines lactées qui ont des orifices que nos yeux ne fçauroient découvrir, paroiffent affez groffes dès qu'elles font forties de la membrane mufculeufe, & qu'elles font fous la tunique externe, elles s'uniffent enfuite & forment les unes avec les autres des angles aigus, elles fe feparent après cela pour fe réunir encore derechef, après ces unions & ces divifions elles deviennent toûjours plus groffes, tous ces divers croiffemens fervent à rendre le chile plus fluide.

Ces vaiffeaux après plufieurs anaftomofes & plufieurs divifions qui ont formé comme de petites ifles dans tout l'efpace du mefentere, aboutiffent à des glandes qui font répanduës entre les deux lames qui le forment ; ils les environnent, ils s'y infinuent, ils en fortent moins nombreux, mais plus interrompus par des valvules.

Il ne fe fait pas de féparation dans le chile quand il eft dans ces glandes, cela peut fe conclure 1° de ce que les glandes font caverneufes, 2° de ce que les arteres y rampent deffus & deffous, & ne font pas ramaffées en pelotons comme ailleurs, 3° de ce que la limphe de beaucoup de vifceres s'y ramaffe, 4° de ce que ces arteres filtrent elles-mêmes quelque liqueur, qu'elles dépofent dans ces creux des glandes, car Couper a obfervé que les injections de mercure paffent des arteres dans ces glandes, peut-être même que les nerfs y verfent quelque liqueur.

Après que le chile a été délayé dans ces glandes, il en fort par les vaiffeaux lactées du fecond genre, qui font moins nombreux, mais plus gros, ces vaiffeaux vont fe rendre dans le réfervoir de Pequet dont voici à-peu-près l'hiftoire. Afellius avoit découvert les vaiffeaux lactées, il s'imaginoit, de même que Thomas Bartholin, que ces vaiffeaux fe rendoient au foye, mais Pequet enfin démontra en 1651 que les vaiſſeaux lactées ſe rendoient à un réſervoir où ils verſoient le chile ; Bartholin le démontra à Hanau en 1552, & Vanhorre à Leide la même année.

On ne ſçauroit douter que la plus grande partie du chile ne monte à la veine ſouclaviere, mais on peut douter s'il n'y en a pas une portion qui ſe rende au foye par les veines meſeraïques. Bilſius a fait voir que ſi on lioit les arteres du meſentere dans un chien qui vient de manger beaucoup, on trouve les veines remplies d'une liqueur cendrée : on s'eſt plaint que Bilſius n'avoit pas détaillé la maniere dont il faiſoit ſon expérience, mais Gliſſon la donne éxactement. Swammerdam a confirmé l'opinion de Bilſius par l'Anatomie comparée ; il eſt certain que dans les oiſeaux il y a un paſſage aux veines meſeraïques : mais ſi l'on peut ſoupçonner que le chile paſſe du meſentere dans les veines meſeraïques, ne doit-on pas penſer la même choſe au ſujet du ventricule ? les parties les plus ſubtiles des alimens ne peuvent-elles pas être abſorbées par des tuyaux veineux ? l'action des cordiaux ne paroît-elle pas être une preuve de cela ?

Ce réſervoir eſt ſitué au centre du meſentere vers les vertebres des lombes entre les muſcles pſoas & les reins ; Couper a remarqué qu'il étoit quelquefois triple, il eſt ſitué transverſalement dans l'homme ſur l'épine, il eſt ovale & pyramidal dans les animaux, il forme une veſicule diviſée en pluſieurs cellules, mais dans l'homme il y a des parois plus fortes, il eſt, pour ainſi dire, glanduleux & diviſé quelquefois en trois chambres, comme nous l'avons déja dit ; ſa grandeur varie, elle eſt plus ou moins conſidérable ſuivant que les hommes mangent plus ou moins, ſa longueur eſt la quatriéme partie du canal torachique, c'eſt dans ce réſervoir que ſe rend encore la limphe de preſque toutes les parties qui ſe trouvent ſous le diaphragme.

LE CANAL TORACHIQUE.

LE canal torachique ou le canal qui porte le chile, eſt un canal compoſé de membranes très-minces qui reçoit le chile des veines lactées & la limphe des vaiſſeaux limphatiques, il porte ces liqueurs dans la veine ſouclaviere, on doit y remarquer,

I. Le temps où l'on l'a découvert, Pecquet le démontre en 1651, Euſtachi l'avoit découvert long-temps auparavant, mais il n'en avoit parlé qu'obſcurément.

II. L'origine qui ſe trouve au réſervoir du chile au côté gauche des vertebres ſupérieures des lombes ſous l'aorte & les vaiſſeaux du rein gauche, il eſt plus gros à ſon commencement qu'ailleurs, ſa figure eſt irreguliere.

III. L'extrémité eſt ordinairement à la veine ſouclaviere gauche.

IV. La ſituation ou le cours du canal eſt ſous l'aorte, quelquefois ce canal eſt diviſé, quelquefois il ne l'eſt pas.

V. Sa largeur eſt comme celle d'une groſſe paille, quand il n'eſt pas diviſé en deux ou pluſieurs rameaux.

VI. La methode qu'il faut ſuivre pour le démontrer eſt de prendre un chien qui a mangé beaucoup depuis peu; ſi on lie le canal près de la ſouclaviere avec un fil, il deviendra très-ſenſible de même que le réſervoir, les vaiſſeaux lactées & limphatiques; dans l'homme on peut le démontrer, 1° ſi l'on injecte ou ſi l'on gonfle en ſoufflant un gros vaiſſeau limphatique qui ſuit la veine émulgente gauche, 2° ſi l'on fait une injection dans un vaiſſeau lactée du ſecond genre, comme le marque Henninger, 3° ſi l'on

fait une incision à la plevre entre la veine azygos &
l'aorte, on pourra presque toûjours le découvrir.

VII. Sa substance est composée d'une membrane
fort mince.

VIII. Les valvules se trouvent dans toute son étenduë, pour empêcher le retour du chile, elles sont plus
nombreuses dans l'homme que dans les animaux.

IX. La valvule semi-lunaire ferme l'orifice à l'insertion de ce canal dans la souclaviere.

X. Son usage est de conduire dans le sang le chile
du réservoir & la limphe des vaisseaux limphatiques.

REMARQUES.

Le chile ayant été délayé par la limphe dans le
réservoir, est poussé en haut 1° par le mouvement
du diaphragme; dans l'inspiration le tendon du diaphragme qui se trouve sur le réservoir, permet au
chile d'y entrer, parce qu'il se baisse & devient perpendiculaire sur l'épine, mais dans l'inspiration il
s'éleve & s'applique à l'épine, ainsi il presse le réservoir. 2°. Le chile est poussé par le mouvement des
vaisseaux arteriels, car le réservoir est posé en partie
sous l'aorte descendante & en partie sous les arteres
intercostales, il faut donc qu'à tous les coups que
donne le cœur le chile soit poussé. 3°. Les muscles
de l'abdomen qui pressent les intestins de même que
l'air extérieur, doivent déterminer le chile à monter.
4°. La force elastique des membranes qui subsiste encore dans les cadavres produit le même effet; tandis
que toutes ces forces agissent, le chile monte vers la
veine souclaviere, car les liqueurs se portent vers les
lieux où elles trouvent moins de résistance: or les
valvules & le chile qui vient des veines lactées, lui
offrent un obstacle insurmontable; le chile doit donc
se déterminer vers la veine souclaviere, là il souleve
la valvule qui ferme le canal torachique, permet au

chile de paſſer , & empêche que le ſang n'entre.

Dans l'eſpace que le chile parcourt depuis les inteſtins, tout ce qu'on peut y remarquer ſe réduit à quatre choſes.

1°. Il y a un mouvement fort lent par les inteſtins, par les veines lactées , par les glandes ; les membranes lâches des inteſtins ne peuvent donner aux liqueurs que peu de rapidité , les diviſions nombreuſes des vaiſſeaux lactées ne peuvent conduire le chile que lentement ; s'il étoit d'abord renfermé dans un ſeul canal, il ſe rendroit plûtôt dans la maſſe du ſang ; enfin comme les glandes ſont autant de petites cavites anfractueuſes où le chile entre d'un lit étroit dans un lit large , leur nombre doit retarder cette liqueur, dans tous ces réſervoirs le chile battu par les membranes ſe purifie, puiſque les parties ſubtiles ſe ſéparent des parties groſſieres.

2°. La nature a voulu que le chile ſéjournât long-temps dans le meſentere , afin qu'il fût plus propre à ſe mêler au ſang , pour cela elle le fait paſſer par une infinité de filieres , l'union des vaiſſeaux lactées , leur ſéparation & leur réunion ſuivies encore d'autres, ſont une preuve de tout cela.

3°. Le chile eſt délayé dans le meſentere par le concours des vaiſſeaux limphatiques qui lui fourniſſent la limphe qui ſe filtre dans les viſceres, peut-être que les glandes fourniſſent encore un eſprit qui ſort des nerfs.

4°. Le chile diviſé , mêlé avec la matiere qui coule du nez, des glandes ſalivaires , du ventricule du foye, du pancréas , des vaiſſeaux limphatiques, devient propre à réparer les pertes que nous faiſons par la tranſpiration en nourriſſant les parties.

Le chile reſſemble entierement aux émulſions; quand on exprime le ſuc des végétaux, la limphe ſe mêle avec l'huile , de ce mélange réſulte le chile, l'infpection de cette liqueur par le microfcope n'offre rien de contraire à cette idée ; on voit que les émulfions font compofées d'une infinité de petits globules qui nagent dans l'eau, la même chofe fe trouve dans le chile : nous avons déja parlé de cela, mais nous n'avons pas expliqué comment fe forment ces globules, peut-être qu'ils ne font autre chofe que les parties huileufes qui ne s'alliant pas avec l'eau, font preffées de tous côtez, & font obligées par conféquent de s'arrondir : on remarque parmi ces globules & cette limphe des parties fibreufes, de même que dans le fang, enfin la différence que le microfcope nous découvre entre le chile & le fang c'eft que dans le fang il y a plufieurs globules huileux unis enfemble.

Mr Pidcarne demande quelle eft la matiere des végétaux qui fe change en chile, eft-ce la matiere fibreufe ou la matiere fluide ? il décide avec raifon que ce n'eft que la matiere fluide, 1° parce que les parties fibreufes fe trouvent dans les excrémens, 2° parce que ces matieres folides ne fçauroient fe diffoudre dans le ventricule, 3° parce que quand même elles fe diffoudroient, leur volume les empêcheroit de s'infinuer dans les vaiffeaux lactées.

LES VAISSEAUX LIMPHATIQUES.

LEs vaiffeaux limphatiques font des vaiffeaux très-petits, minces, tranfparans, qui renferment ordinairement une liqueur aqueufe qu'on appelle limphe, il y en a qui portent le chile dans fes réfervoirs lorfque la digeftion fe fait, ceux qui portent ainfi le chile fe trouvent fur-tout dans les inteftins grêles, & alors ils prennent le nom de vaiffeaux lactées.

On dit ordinairement que c'eft Thomas Bartholin

& Rudbec qui les on obfervez les premiers en 1651, cependant des Anglois & Gliffon entr'autres en attribuent l'invention à Jolivius, il faut remarquer dans ces vaiffeaux,

I. Leur fituation à la furface de la plûpart des parties & fur-tout du foye.

II. Leur ftructure ou leur fubftance qui eft compofée d'une feule membrane très-mince comme les vaiffeaux lactez.

III. Leurs valvules qui font très nombreufes, doubles & femi-lunaires, il n'y a perfonne qui les aye démontrées fi clairement que Ruifch.

IV. Leur origine qui fe trouve dans la plûpart des parties du corps, je dis dans la plûpart des parties, parce qu'on n'a pas remarqué ces vaiffeaux en toutes.

V. Leur extrémité ou leur infertion 1° dans diverfes groffes veines, fur-tout dans la veine-cave & dans la veine porte, 2° dans le réfervoir, 3° dans le canal torachique.

VI. La methode qu'il faut fuivre pour les démontrer c'eft de lier le canal torachique, ou la veine cave, la porte, la fplenique, la renale, ou quelqu'autre gros tronc dans un animal vivant ou tué depuis peu, on fouffle enfuite dans les veines, ou dans les arteres, ou dans les tuyaux fecretoires des vifceres.

VII. L'ufage des vaiffeaux limphatiques eft de reporter la limphe qui n'a pas été employée à la nourriture des parties ; nous avons dit qu'ils verfoient cette limphe dans la maffe du fang, ou dans les réfervoirs du chile, ce refte de limphe fert derechef à dilayer le fang & le chile.

REMARQUES.

On ne doute pas que le fang ne foit porté dans les parties par une artere, & qu'il ne revienne par deux veines, l'une rapporte la partie rouge, & l'autre porte la partie aqueuse ou sereuse, mais l'origine des veines limphatiques n'a pas encore été bien éclaircie; il y a des Anatomistes qui croyent 1° que le sang se répand des arteres dans les pores ou dans les fibres charnuës, 2° que c'est dans ses espaces que s'ouvrent les veines & les vaisseaux limphatiques, 3° que la partie rouge qui est la plus grossiere enfile les veines qui sont plus grosses, & que la partie sereuse s'insinuë dans les vaisseaux limphatiques.

D'autres Anatomistes disent que les vaisseaux arteriels & veineux sont continus, que dans le concours des arteres des veines ces vaisseaux se trouvent percez d'une infinité de petits trous, que c'est par ces trous que passe la limphe ou par les petits pinceaux qui sont formez par des ramifications arterielles infiniment petites.

La premiere opinion se prouve par le microscope, dans la rate, par exemple, on voit que les arteres se jettent dans les cellules environnées d'un coton fin, les extrémitez arterielles flotent dans le sang qu'elles versent dans ces cellules : si l'on injecte de l'eau chaude dans les arteres pour les laver & pour enlever les grumeaux de sang, & qu'on souffle par la veine, les vaisseaux limphatiques se gonflent, tout ce qu'on peut assurer c'est que dans la rate les vaisseaux ne sont pas continus; pour le membre viril personne n'en doute : mais on trouve encore le même défaut de continuité dans les sinus qui sont à côté de la selle, le sang s'y dégorge, & y forme une espece de marais; si cela se trouve ainsi dans les autres parties, c'est ce qu'on n'a pas prouvé.

Mr Nuk a découvert ces vaisseaux dans presque toutes les parties du corps humain; Vieussens dit que les extrémitez des nerfs concourent avec les vaisseaux limphatiques qui rapportent dans le sang le suc nerveux, mais on n'a pas pû découvrir cela.

Dans les parties externes il faut qu'il y ait beaucoup de vaiſſeaux limphatiques qui font paroître la
peau blanche, mais ce n'eſt pas des vaiſſeaux limphatiques ſemblables aux précédens : les arteres envoyent
des ramifications où le ſang ne peut pas entrer ; dans
ces petits rameaux s'inſinuë la limphe qui ſans doute
doit être rapportée par des veines qui répondent aux
petites arteres.

Quand les parties s'enflamment, le ſang paſſe dans
ces vaiſſeaux qui reçoivent la limphe. 1ᵉ. Nous
voyons dans l'inflammation que les parties blanches deviennent rouges, les arteres gonflées ne paroiſſent pas pouvoir produire cet effet. 2°. Quand
les yeux s'enflamment, il eſt évident qu'alors les vaiſſeaux limphatiques reçoivent la partie rouge du ſang.
3°. Par des injections qui font ſubtiles on colore
toute la peau. 4°. L'arrêt du ſang dans les arteres ne
peut pas produire l'inflammation, puiſque dans les
cicatrices il eſt toûjours arrêté : dans les amputations
on enleve une infinité de vaiſſeaux arteriels, cependant le ſang cauſe-t-il d'inflammation quand la partie eſt guérie, quoyqu'il trouve des vaiſſeaux bouchez ?

Les vaiſſeaux limphatiques des viſceres ſe jettent
dans le canal torachique, dans le réſervoir, dans le
meſentere ; en d'autres endroits ils trouvent des glandes qui leur ſervent comme d'entrepôts, on appelle
ces glandes *conglobées*. Il y a des vaiſſeaux limphatiques qui y portent la limphe, & d'autres qui la reprennent pour la conduire dans le ſang. Thomas
Bartholin qui a cru qu'elles n'avoient aucune communication avec les vaiſſeaux limphatiques des membres,
eſt aſſez réfuté par l'inſpection ſeule ; ceux qui ont
cru que la limphe venoit des nerfs dans ces glandes pour rentrer dans le ſang, ne font pas mieux
fondez ; voici la ſtructure de ces glandes.

Il y a des Anatomistes qui croyent que ces glandes ne sont que des pelotons de vaisseaux capillaires continus avec les arteres, mais si on les éxamine de près, on y reconnoîtra une structure bien différente, extérieurement on trouve deux tuniques, l'interne est épaisse & composée de fibres charnuës qui sont diversement entrelassés, lateralement elles reçoivent des vaisseaux arteriels qui les arrosent, en dedans on trouve plusieurs fibres charnuës posées transversalement, ces fibres embrassent plusieurs vesicules qui sont remplies de limphe, & ce sont ces vesicules qui rendent inégale la surface des glandes, les fibres qui s'insinuent dans la glande, ressemblent à la mousse des arbres, selon Nuk; Malpighi qui a donné la structure de ces glandes, ajoûte qu'il y a des nerfs qui s'insinuent dans le corps de la glande; il dit que Nuk a donné une description très-fausse de ces glandes, quand il n'a reconnu que des espaces avec une espece de mousse entre les fibres charnuës.

Bergerus regarde ces glandes comme autant de petits cœurs qui pressent la limphe & qui la subtilisent par leur mouvement: Bohn a remarqué que la limphe qui sort de ces glandes est transparante, au lieu qu'elle ressemble au lait en y entrant, cela prouve que la pression de ces corps glanduleux y a causé un grand changement; c'est pour faciliter cette pression que la nature, selon Bergerus, a donné tant de nerfs à ces glandes.

La limphe qui se trouve dans le sang ou dans les vaisseaux qui lui sont destinez, n'est pas un fluide homogene, elle est composée 1° d'une partie aqueuse, 2° d'une partie fibreuse, 3° de petits globules; quand on l'expose au feu, les parties fibreuses s'unissent, & forment une matiere épaisse & blanchâtre, c'est sans doute cette partie fibreuse qui fait la croûte blanche du sang dans la pleuresie, la grande chaleur qui arrive dans les endroits où elle s'arrête, l'épaissit davantage, & augmente l'obstruction ; cette partie fibreuse au reste n'est qu'une partie huileuse de la limphe, on peut s'en convaincre en la séparant, & en la faisant secher : il n'est pas nécessaire que je parle de ce qu'elle donne par l'analyse chymique, on en tire du phlegme, du sel volatile , & une huile empyreumatique, elle n'est ni acide ni alkaline.

C'est la limphe qui cause les hydropisies, ordinairement on trouve le foye, les reins , le mesentere schirreux, ou dessechez, ou obstruez de quelqu'autre maniere, mais souvent on voit des hydropisies où l'on ne trouve pas ces visceres affectez : Mr Louver nous donne une expérience qui nous fait voir la cause de l'hydropisie ; après avoir lié la jugulaire à un chien, il a observé que les parties qui étoient au dessus de la ligature se gonfloient , que la salive & les larmes couloient abondamment ; il dit encore qu'ayant lié la veine cave, tout l'abdomen se remplit d'eau, on voit aussi dans les hydropisies qui viennent de l'obstruction du mesentere , que les vaisseaux limphatiques sont gonflez.

LE PANCREAS.

LE pancreas est une grosse glande applatie, de couleur de chair , posée derriere le ventricule, transversale à l'égard du duodenum ,étenduë jusqu'à la rate ; il faut y remarquer ,

I. La connexion avec le duodenum , le mesentere & la rate , il est unique dans l'homme, mais dans les chiens & les chats il est partagé en deux.

II. La longueur qui est de huit ou neuf pouces.

III. La largeur qui est de deux pouces ou de deux & demi , elle est plus grande vers le duodenum, & moindre vers la rate.

IV. L'épaisseur qui est d'un pouce.

V. Le poids qui est d'environ trois onces.

VI. La figure qui approche dans l'homme de celle de la langue d'un chien.

VII. La membrane qui l'environne, & qui est une continuation du péritoine.

VIII. La substance qui est composée de glandes formées de plusieurs autres corps glanduleux plus petits.

IX. Les vaisseaux arteriels qui viennent de l'artere cœliaque & du rameau splenique, les vaisseaux veineux viennent de la veine splenique.

X. Les nerfs qui viennent de l'intercostal & de la paire vague, pour les vaisseaux limphatiques ils sont incertains.

XI. Le canal excretoire qui est composé de plusieurs corps plus petits : Maurice Hoffman le découvrit le premier à Padoüe en 1641 dans un coq-d'inde, & enfin Wirsungus le découvrit dans l'homme ; on a là-dessus le témoignage de Thomas Bartholin, qui étoit présent. Il n'y a pour l'ordinaire qu'un canal excretoire dans l'homme, quelquefois il est double, ce qui est commun aux oyes, aux canards, aux coqs d'Afrique, aux phaisans, il est triple dans nos coqs, dans les pigeons, dans l'aigle, &c. il est situé au milieu du pancreas, il ressemble à une veine vuide, la grosseur approche de celle du tuyau d'une paille, son extrémité est à quatre ou cinq doigts au dessous du pylore, il se décharge par le même orifice que le canal choledoque, quelquefois on y trouve deux ouvertures, dans plusieurs animaux il s'insere dans le duodenum au dessous du canal choledoque à une distance considérable.

XII. L'usage du pancreas est de séparer une liqueur qu'on nomme *suc pancreatique*, elle est de la nature de la salive, & sert à diviser le chile.

Anat. reform. liv. 1. chap. 13. Mauric. Hoffman dist. sur le microcosm. de Horn. pag. 164. & dans l'id. de la Mach. Hum.

REMARQUES.

Derriere le ventricule à droit & sous son fonds se trouve une glande conglouterée, elle est entre les deux lames qui servent à former l'omentum, & se décharge dans l'intestin duodenum.

Cette glande peu connuë aux Anciens a donné lieu de notre temps à de grandes disputes; je ne parlerai pas des opinions qui supposent que des intestins il entre dans le canal pancreatique quelque liqueur, il est constant que le pancreas verse un suc dans le duodenum: comme son tuyau marche durant un certain espace entre les membranes du duodenum, rien ne sçauroit y entrer des intestins. Pour ceux qui s'étoient imaginez que le suc pancreatique étoit un excrément du foye, ils n'ont eu aucun fondement.

L'opinion qui a fait le plus de bruit est celle de Sylvius de le Boë: il croyoit que le suc du pancreas étoit acide, & qu'il fermentoit avec la bile. 1°. Ce suc est presque insipide; & s'il a quelque goût, c'est un goût salé: quelque expérience qu'on fasse, on ne trouve pas qu'il soit alkalin ou acide; les expériences qui semblent prouver son acidité, ne sont faites que sur un suc qui n'est pas récent, ou qui est exprimé avec violence. 2°. Il ne fermente pas avec la bile: pour prouver cette fermentation on avoit lié le duodenum au dessus & au dessous du conduit pancreatique, on trouva l'espace qui étoit entre les ligatures gonflé, cela venoit de la chaleur qui dans cet espace avoit rarefié l'air; par tout cela on peut voir ce qu'on doit penser du sentiment de Sylvius qui atttribuoit toutes les maladies au melange de la bile, de ce suc, de la salive, & du suc stomachal; c'est sans raison qu'on a distingué ce suc de la salive, du suc stomachal, & du suc intestinal; ces liqueurs sont les mêmes, elles ne sont qu'une eau jointe à une huile fort atténuée & au fel, ainfi nous en parlerons plus au long en traitant du fang & des liqueurs qu'il contient. Le fuc pancreatique fert à la digeftion, il diffout les matieres gommeufes, falines, mucilagineufes, il délaye le chile & l'adoucit, il divife la bile qui fans lui s'échaufferoit trop & feroit fort âcre, c'eft pour cela qu'il fe décharge dans le même endroit qu'elle, par ces ufages il paroît qu'il eft d'une néceffité abfoluë, cependant on a enlevé le pancreas à des chiens qui ont vêcu après cela, mais on n'a pas arraché un fecond pancreas qui fe trouve colé fur l'inteftin duodenum dans les chiens de même que dans l'homme; ainfi les raifonnemens qu'on a faits fur ces chiens privez de pancreas, ne font pas juftes, néanmoins s'il fe filtroit dans le ventricule beaucoup de fuc, il paroît que le fuc pancreatique ne feroit pas d'une néceffité abfoluë.

Après avoir vû l'ufage du fuc pancreatique, il faut voir quelle eft la force qui le fait couler. 1°. Comme l'artere qui porte le fang dans les corps glanduleux eft près du cœur, l'impulfion du fang eft fort confiderable; ainfi comme le fang fournit toûjours de nouveau fuc qui fe filtre, le premier qui a été filtré doit couler néceffairement. 2°. Ce fuc qui coule des petites glandes par de petits tuyaux qui vont aboutir à un canal qui eft au milieu, eft exprimé dans le duodenum par le mouvement du diaphragme, par la preffion du ventricule rempli, par la force des mufcles de l'abdomen, & enfin par l'action du corps.

Ce fuc peut caufer plufieurs incommoditez. 1°. S'il féjourne trop dans le pancreas, il tendra à s'alkalifer comme toutes les liqueurs du corps humain. 2°. S'il eft trop abondant, il éteindra l'action de la bile, & ainfi les matieres graffes ne pourront pas fe diffoudre. 3°. S'il ne coule pas, la bile fera trop âcre, elle échauffera l'air & le rarefiera, elle pourra caufer des diarrhées & des diſſenteries ; on a cru que les fiévres intermittentes avoient leur ſiége dans le pancreas, on s'eſt fondé ſur ce que l'on a trouvé ce corps glanduleux obſtrué dans des cadavres de ceux qui étoient morts de ces fiévres, mais il auroit fallu prouver auparavant que ces obſtructions n'étoient pas un effet des fiévres : il ne faut pas douter que le pancreas obſtrué ne puiſſe cauſer des dérangemens conſidérables, on en peut juger par la quantité de liqueur qui s'y filtre, & par la néceſſité dont elle eſt pour la digeſtion ; ſi les tuyaux excrétoires fermez ne permettent point à la liqueur de ſortir, les vaiſ-ſeaux feront plus remplis dans le reſte du corps, & le pancreas pourra s'enflammer ; d'un autre côté le duodenum ne recevra plus la liqueur qui lui eſt né-ceſſaire pour delayer le chile, & pour précipiter les excrémens.

LE FOYE.

LE foye eſt un viſcere fort gros, rouge, ſitué dans l'hypochondre droit, deſtiné à la ſeparation de la bile ; il faut y remarquer,

I. La raiſon pour laquelle la nature lui donne une maſſe ſi grande, c'eſt afin qu'il puiſſe s'y filtrer une grande quantité de bile.

II. Sa figure qui eſt irréguliere, ſa ſurface ſupérieure qui eſt convexe, polie, égale, l'inférieure qui eſt concave, & contient la veſicule du fiel.

III. L'éminence qui ſe trouve dans l'endroit où la veine-porte entre dans le foye.

IV. La diviſion en lobes qui ſe trouve dans le chien, & qui n'a pas lieu dans l'homme, ou dans le veau.

V. Le poids qui eſt d'environ quatre livres.

VI. La connexion avec le diaphragme, laquelle ſe fait

par le moyen des ligamens larges, le foye est encore attaché à l'umbilic par le moyen d'un ligament rond qui étoit la veine umbilicale, dans le fœtus il est aussi attaché par le moyen de la veine-cave & de la veine-porte.

VII. La membrane qui le revêt est mince, & est une continuation du péritoine.

VIII. La capsule de Glisson qui est une tunique forte qui vient du péritoine, qui enveloppe les ramifications de la veine-porte, & les conduits biliaires dans le foye.

IX. Les arteres qui nourrissent le foye, & qui viennent 1° de la cœliaque, 2° de la diaphragmatique, 3° quelquefois de la mesenterique supérieure.

X. Les veines qui viennent de la veine-porte, cette veine au reste fait la fonction de veine & d'artere, elle porte le sang dans le foye, & sert aux secretions; voyez-en la description, la veine-cave rapporte le sang dans le cœur.

XI. Les nerfs qui viennent du plexus hepatique, du nerf intercostal.

XII. Les vaisseaux biliaires qui sont 1° le conduit choledoche commun qui s'ouvre obliquement dans le duodenum, 2° le conduit cystique qui vient de la vesicule du fiel, & qui se jette dans le canal choledoche, il est tortueux dans l'homme, & garni de valvules spirales, 3° le conduit hepatique se termine au canal coledoche, 4° le conduit hepatico-cystique & les racines de la vesicule du fiel dans les bœufs, 5° les pores biliaires qui se trouvent par tout le foye.

XIII. Les vaisseaux limphatiques qu'on découvre 1° en liant la veine-porte dans les animaux vivans, 2° en soufflant dans l'artere ou dans le conduit hepatique.

XIV. Le canal veineux dans le fœtus, & le sinus de la veine-porte qui est fort grand.

XV. La substance qui, selon les Anciens, est composée de sang coagulé autour des vaisseaux, & est glanduleuse, selon Malpighi & plusieurs Modernes; Mr Ruisch croit qu'elle est vasculeuse, c'est-à-dire, composée seulement d'un amas de vaisseaux.

XVI. La vesicule du fiel est un petit sac qui a la figure d'une poire, elle est placée à la partie concave du foye, il faut y remarquer,

XVII. La grandeur qui approche ordinairement de celle d'un petit œuf de poule.

XVIII. Le col qui a une espece de sphincter particulier.

XIX. Le fond qui regarde en bas quand on se tient sur les pieds, & qui est appuyé sur le colon qu'il teint en jaune, le col regarde en haut.

XX. La structure qui est faite de quatre membranes, la premiere est la commune, la seconde est vasculeuse, la troisiéme est musculaire, ses fibres sont les unes droites, les autres obliques ou transversales, la quatriéme est nerveuse, ridée en dedans en forme de réseau, humectée par une liqueur onctueuse, il paroît qu'il y a de petites glandes..... cette structure paroît commune aux canaux biliaires.

XXI. Les vaisseaux qui lui sont communs avec le foye; Ruisch en a donné une description très-éxacte dans la cinquiéme lettre.

XXII. Les racines de la vesicule, lesquelles ne se trouvent que dans les bœufs; Cheselden les a faites graver.

XXIII. La maniere dont la bile va dans le vesicule du fiel est celle-ci, dans l'homme la plus grande partie entre du conduit hepatique & choledoche dans le cystique, il y en a une partie qui se filtre dans la substance même de la vesicule; dans les bœufs la bile se rend encore dans la vesicule par les conduits hepatico-cystiques, & par les racines de la vesicule: Vertheyen a donné des figures de ces conduits.

XXIV. L'usage du foye est de séparer la bile du sang de la veine-porte, & selon les Anciens, il forme le sang.

XXV. L'ufage de la veficule eft de ramaſſer la bile, de la perfectionner, de la retenir un certain tems, & enfin de la verfer dans les inteftins.

XXVI. L'ufage de la bile eft de fubtilifer le chile, de mêler l'huile avec le phlegme, de piquoter les inteftins, de changer en partie l'acide du chile ; il y a au refte deux fortes de bile : l'hepatique qui eft prefque infipide, attenuée, & à peine colorée ; la cyftique qui eft épaiſſe, colorée, & très-amere.

REMARQUES.

Le foye, à proprement parler, n'eft qu'une maſſe continuë ; mais à caufe de la grande fciſſure qui fe trouve au milieu inférieurement, l'ufage veut qu'on le divife en deux lobes : le lobe droit eft le plus grand ; le gauche qui eft plus petit, s'avance fur le ventricule qu'il couvre jufqu'à l'hypochondre gauche.

La furface fupérieure eft polie & convexe, elle eft divifée en deux par un ligament qui s'éleve de la partie moyenne depuis la partie poftérieure jufqu'à l'antérieure, ce ligament eft membraneux & attache le foye poftérieurement au diaphragme.

Sous la membrane commune eft la membrane propre, dans l'entre-deux de ces membranes fe trouve la fubftance cellulaire dans laquelle rampent les vaiffeaux limphatiques. M. Ruifch a fait voir inconteſtablement que cette fubftance fe trouve dans toutes les duplicatures.

La furface inférieure du foye eft concave & inégale, elle eft partagée en deux par la grande fciſſure, il s'y trouve plufieurs éminences ; nous avons déja parlé du lobe de Spegelius qui eft vers la partie poſtérieure dans le lobe droit : je ne parle pas des autres éminences, ni des autres enfoncemens, il n'y a que l'infpection qui puiſſe en donner une véritable idée.

Le foye, comme nous venons de dire, est coté au diaphragme; la veine-porte qui résulte des ramifications qui viennent des intestins & d'autres visceres de l'abdomen, s'insinuë entre les tubercules qui laissent l'intervale que les Anciens ont nommé *porte*, revêtuë d'une membrane qui est forte, fibreuse, & semblable à la tunique des arterés, elle se trouve dans une guaine qu'on nomme *capsule de Glisson* ; après un demi pouce de chemin elle forme un sinus fort ample, où le sang un peu retardé dans son cours, parce qu'il entre d'un canal étroit dans un canal large, est trituré par l'action du diaphragme & des muscles de l'abdomen.

Ce sinus posé transversalement envoye des rameaux qui sont toûjours accompagnez dans leur cours, 1° des ramifications du conduit biliaire, 2° des ramifications de l'artere hepatique, 3° des nerfs.

La membrane commune, comme nous avons dit, revêt tout cet assemblage avec la membrane propre ; mais la capsule de glisson entre dans le foye par des allongemens qui accompagnent & qui embrassent les nerfs, les vaisseaux & les conduits biliaires qui y sont si étroitement attachez qu'on ne peut les en separer qu'avec peine.

La veine-porte ou le sinus se divise en cinq rameaux principaux qui se divisent ensuite en d'autres plus petits comme des arteres, ces ramifications toûjours enveloppées de leur capsule se répandent par tout, & forment presque toute la substance du foye.

L'artere hepatique s'étant insinuée dans la capsule se divise de même que la veine-porte, & se répand par tout ; d'autres qui viennent du diaphragme & du ligament suspensoire s'y joignent, il en vient enfin des arteres cystiques.

La veine-cave qui vient des parties inférieures vers le diaphragme, s'insinue dans le foye en se plaçant dans une échancrure postérieurement, quelquefois, & sur-tout dans les animaux, la substance du foye la couvre de tous côtez ; à l'endroit de son attache elle est percée de trous qui sont les ouvertures des ramifications qui viennent du foye, il y a trois rameaux qui sont assez gros, ces vaisseaux qui ont été formez par le concours d'une infinité de petits tuyaux rapportent dans la veine-cave le sang qui est resté après la filtration de la bile, ces petits tuyaux paroissent être moins nombreux & avoir moins de capacité que les ramifications de la veine-porte.

Dans tous les endroits où les extrémitez capillaires de la veine-cave & de la veine-porte forment de petits faisceaux d'une structure admirable & semblables à de petits pinceaux, on voit de petits globes distincts qui viennent de vaisseaux presque invisibles, ils ressemblent à ce qu'on appelle glandes simples, les petits lobes sont composez de ces globules, & les gros lobes sont formez par ces petits lobes, & des gros lobes enfin résulte le foye ; l'inspection du foye des insectes, des poissons, des oiseaux, des animaux quadrupedes, les progrez du foye dans sa naissance, les injections, les maladies en sont une preuve qui est confirmée par le microscope.

Aux extrémitez des ramifications de la veine-porte & de la veine-cave se trouvent des tuyaux fort petits qui sortent par une origine invisible de ces petits globules, ils suivent toutes les ramifications de la veine-porte enveloppez dans la même guaine ; enfin devenant toûjours plus gros par leur jonction ils vont aboutir dans un seul canal au tronc de la veine-porte, c'est le pore biliaire qui porte la liqueur qui se filtre dans le foye.

A la veine-porte s'infinuë dans le finus la veine
umbilicale qui porte 1° le lait filtré dans la matrice :
2° le fang qui coule de l'enfant au placenta ; à la partie oppofée du finus eft le canal veineux qui va fe décharger dans la veine-cave, c'eft par là que le fang
vient au fœtus; la nature a voulu par là abreger le chemin du fang, & le faire paffer immédiatement prefque de la veine umbilicale dans le cœur.

La bile eft-elle filtrée par les ramifications de la
veine-porte ou par celles de l'artere hepatique ? Les
Auteurs qui ont foûtenu que c'étoit des arteres que
la bile venoit, n'ont apporté aucune raifon. 1°. La
matiere huileufe de l'épiploon laquelle fe jette dans
la veine-porte. 2°. La matiere chileufe qui s'introduit dans les arteres meferaïques. 3°. La liqueur contenuë dans le pore biliaire, laquelle eft une huile fort
exaltée par la chaleur. 4°. Les ligatures qu'on a faites
à la veine-porte. 5°. Les injections faites dans le foye,
lefquelles font voir que les liqueurs injectées par la
veine-porte fortent par le pore biliaire, & qu'il n'en
eft pas de même de celles qui font injectées par l'artere hepatique. 6°. La liaifon étroite des ramifications du canal biliaire & de la veine-porte. 7°. La
difproportion qu'il y a entre les ramifications du canal biliaire & celles de l'artere hepatique qui font
moins groffes & moins nombreufes. 8°. La conforma-
tion arterielle qui fe trouve dans la veine-porte....
toutes ces raifons font voir que la bile fe filtre dans les
extrémitez de la veine-porte ; on pourroit ajoûter à
tout cela qu'en gonflant par le fouffle la veine-porte,
toutes les veficules crevent, & le vent entre dans
l'efpace qui eft entre la membrane commune & la
propre.

Pour la raifon qui fait que la bile fe fépare dans
des vaiffeaux veineux plûtôt que dans des vaiffeaux
arteriels, Borelli fuppofoit qu'elle revenoit dans le

foye pàr les veines meseraïques ; entre les inconveniens qui se trouvent dans ce sentiment, on voit qu'il
n'est qu'une pure supposition que rien n'appuye.

On ne peut donner d'autre raison de ce phénoméne que 1º la différence des couloirs, 2º la différence du mouvement du sang qui est fort lent dans
le foye, 3º l'affluence de la matiere huileuse qui vient
de l'épiploon, & peut-être une matiere du chile, 4º le
sang qui a perdu sa limphe dans le misantere a beaucoup d'huile qu'il dépose dans le foye.

La veine-porte n'a pas de batement, on a dit que
la capsule qui la fortifioit pouvoit pousser le sang,
mais ce n'est qu'un foible secours. 1º. Il est certain
que les vaisseaux du foye ne s'affaissent pas comme
ceux des autres parties ; nous voyons ces vaisseaux
toûjours ouverts & tendus dans les cadavres, ils sont
environnez d'une matiere à laquelle ils sont attachez,
& qui leur donne de la fermeté. 2º. Les ramifications de l'artere hepatique qui batent continuellement. 3º. Les muscles de l'abdomen & le diaphragme. 4º. Le sang qui est poussé continuellement par
celui qui vient après..... cela suffit pour donner au
sang un mouvement de progression.

Dans les hommes à la concavité du foye se trouve
la vesicule du fiel, elle est ovale, composée de plusieurs membranes, l'externe lui est commune avec
le foye, ensuite vient une tunique faite de la substance cellulaire, la troisiéme est musculaire, la quatriéme est nerveuse, la cinquiéme est veloutée, semblable à des rayons de miel ; la vesicule se rétrecit vers
son conduit, elle forme comme une tête d'oiseau que
Mr Ruisch a parfaitement fait graver, le commencement du bec est tortueux en dehors, en dedans il y
a une véritable valvule spirale. Le même Anatomiste
a remarqué qu'il y a aussi des rameaux de la veine-
porte qui se jettent dans la vesicule du fiel, ils se ter-

minent en efpece de pointes qu'on trouve plus nombreufes vers le col, on les nomme glandes: pour les
racines que Chefelden marque vers le fond, on ne
les trouve pas felon Bergerus, de quelque maniere
qu'on éxamine la veficule, mais on les trouve quand
on prend beaucoup de précaution dans la diffection;
le canal qui fort du bec va fe joindre au pore biliaire
avec lequel il forme un angle aigu, ces deux canaux
joints font un canal plus confidérable qui defcend
obliquement, & s'infinuë dans le duodenum qu'il
coupe par un angle aigu, il s'infinuë d'abord fous la
tunique externe ; étant defcendu fous cette tunique,
il perce la feconde, & marche durant un long efpace
entre la feconde & la troifiéme, enfin ce tuyau s'ouvre par un trou rond dans la cavité des inteftins, il
ne verfe pas la bile toûjours; il eft certain que lorfque
les inteftins font en contraction, le trou fe ferme, &
qu'il ne s'ouvre que lorfqu'ils font relâchez ; la matiere du chile ne peut pas s'y infinuer, parce que
le canal pofé fous la troifiéme tunique eft toûjours applati par la matiere des inteftins, d'ailleurs
l'ouverture qui eft flotante eft comprimée par tout ce
qui fe préfente pour entrer.

Cette ftructure, fi on la compare avec ce qu'on
vient de lire, fera voir que la bile vient 1° de toutes
les parties du foye par le conduit commun pour entrer dans les inteftins, 2° de la veficule du fiel : on a
trouvé un fujet où il n'y avoit pas de veficule, à fa
place il y avoit beaucoup de petites cellules biliaires
qui étoient faites par l'union de plufieurs canaux
biliaires ; de ces veficules la bile fe rendoit aux inteftins par plufieurs petits tuyaux, cela confirme l'u-
fage que nous donnons à la veficule.

Il y a des canaux biliaires qui viennent des vaiffeaux, du foye, & du canal hepatique pour s'aller
jetter dans la veficule, la bile découle par ces canaux

dans le fond de la veſicule d'où elle enfile le canal cyſtique pour s'aller jetter dans le canal choledoche.

La bile entre encore du canal hepatique dans le cyſtique. 1°. L'obliquité qu'on voit dans le canal cyſtique ſemble prouver le contraire, il paroît que la bile doit enfiler le tuyau le plus gros & le plus ouvert. 2°. L'Anatomie comparée ſemble prouver la même choſe. Borrichius a obſervé dans les aigles que le canal hepatique s'inſere le premier dans l'inteſtin, enſuite viennent deux tuyaux pancreatiques, après ces canaux ſuit le canal cyſtique : Blaſius a remarqué dans les canards que ces deux canaux entrent dans l'inteſtin l'un aſſez loin de l'autre, on a fait les mêmes obſervations dans le paon ; mais 1° pour oppoſer obſervation à obſervation, dans les ſerpens la veſicule du fiel eſt entierement ſéparée du foye, elle eſt penduë au pore hepatique à une aſſez grande diſtance du foye ; or il eſt évident qu'il faut néceſſairement que la bile entre du pore hepatique dans la veſicule. 2°. L'expérience nous apprend 1° que les injections vont de la cavité de la veſicule dans le foye, dans le pore biliaire, dans les inteſtins ; 2° du pore hepatique dans la veſicule, dans le canal cyſtique, dans les inteſtins, 3° du canal hepatique dans le cyſtique, & du cyſtique dans l'hepatique ; on n'a qu'à voir ſur cette matiere l'expérience de Ruiſch & de Bohn, on ſera convaincu que la bile peut prendre ce cours : ces Medecins ayant déchiré la veſicule du fiel en divers animaux juſqu'au col, ont remarqué que la bile ſe dégorgeoit dans le col ; & après avoir lié le canal cyſtique, ils ont remarqué que la bile ſe ramaſſoit entre la ligature & l'inteſtin. Verheyen répond ſans fondement que cela vient des compreſſions ou des obſtructions faites par celui qui fait l'expérience.

Il ſe filtre dans la veſicule une bile comme dans le foye. 1°. Il y a des lacunes ou corps glanduleux dans la veſicule. 2°. Il y a des ramifications de la veine-porte, comme Mr Ruiſch l'a démontré dans le fond de la veſicule. 2°. En ſoufflant par le foye on gonfle la veſicule par l'endroit où elle eſt attachée au foye.

Backius & Sylvius de le Boë croyoient que toute la bile ſe ſéparoit dans le veſicule du fiel, qu'elle venoit en partie dans les inteſtins, en partie dans le canal hepatique par lequel elle entroit dans le foye pour s'aller rendre à la veine-cave dans le ſang. 1°. La veſicule manque en pluſieurs animaux, comme dans les cerfs & les daims, &c. 2°. Le canal cyſtique n'eſt pas toûjours inſeré avec l'hepatique, il va dans pluſieurs animaux dans l'inteſtin ſans s'anaſtomoſer en chemin. 3°. Si on lie le canal cyſtique, il ſe filtre dans le foye une bile qui vient dans les inteſtins. 4°. L'inſertion du canal cyſtique dans l'hepatique eſt telle, que l'ouverture de ce canal regarde vers l'inteſtin, ce qui fait voir qu'il eſt deſtiné à porter la bile de ce côté-là. 5°. La ſituation de la veſicule du fiel dans les ſerpens ruine entierement cette opinion.

Munik a ſoûtenu que la plus ſubtile partie de la bile qui ſe ſépare dans le foye, rentre dans le ſang par les rameaux de la veine-cave; Bergerus ſoûtient au contraire que ce reflux eſt contraire à la ſtructure des parties, cependant ayant donné un émetique à un homme qui avoit une dureté au foye, j'ai remarqué que d'abord après l'opération du remede le malade devint jaune, cela n'a pû arriver que par le reflux de la bile qui s'étoit ramaſſée dans le foye.

Pluſieurs ont cru que la bile ne ſe ſéparoit pas du ſang, mais du chile; il n'y a pas de raiſon qui prouve ce ſentiment. 1^s. Il ſe peut qu'une portion du chile paſſe dans les veines meſeraïques, cependant la plus grande partie paſſe dans le réſervoir & dans le canal torachique. 2°. Dans les animaux qui meurent de faim il ſe ſépare une grande quantité de bile.

La bile séparée dans le foye & dàns la vesicule du sel est différente, comme nous l'avons dit. 1°. La bile de la vesicule est épaisse, fort jaune, amere, on a dit que cette amertume appartient à la partie de la bile qui se sépare dans les glandes de la vesicule, & qu'elle se communique ensuite à celle qui s'y mêle & qui vient du foye, mais il faut avouer aussi que le séjour que fait la bile dans la vesicule lui donne le goût amer. 2°. La bile qui vient du foye est plus claire, & n'a pas l'amertume de l'autre, si elle n'y séjourne pas.

Le mouvement du sang dans l'artere hepatique, la respiration, la pression des muscles de l'abdomen peut exprimer la bile du foye & de la vesicule ; mais quand l'estomach se remplit, c'est alors que la vesicule étant pressée se vuide sur-tout, il faut cependant remarquer qu'elle ne se vuide jamais entierement, si ce n'est peut-être qu'il survienne des convulsions extraordinaires qui causent une grande pression dans les visceres, cela arrive dans les vomissemens violens.

La bile n'est autre chose que la matiere saline du sang mêlée avec une partie huileuse & avec le phlegme ; par-là on voit 1° que c'est un corps saponaire, l'expérience d'ailleurs le confirme, puisqu'il n'y a pas de savon qui enleve mieux les taches des habits : 2° qu'elle mêle les matieres avec lesquelles elle se trouve ; on sçait que les huiles ne se mêlent pas avec le phlegme, mais si on y incorpore un savon, l'huile se joindra au sel & ensuite à l'eau par le moyen du sel, qui, comme l'on sçait, s'unit avec l'eau ; les couleurs qu'on rend fluides avec la bile, en font une preuve : 3° que par ses parties huileuses elle embarasse les matieres qui peuvent être trop âcres ; la Chymie nous apprend que plus les sels alkalis sont dépouillez d'huile par le moyen du feu, plus ils sont caustiques, & que par le moyen de l'huile on diminuë leur causticité : 4° qu'elle piquote les intestins &

en exprime la limphe, cela paroît par l'ictere, dans cette maladie le ventre n'eft pas libre, parce que la bile qui ne fe fépare pas du fang ne peut pas être verfée dans les inteftins : 5° qu'elle eft réfineufe, car quand on en fait évaporer le phlegme, elle devient une efpece de poix inflammable, pourvû qu'elle foit bien feche : 6° qu'elle peut former des pierres dans la veficule, pour cela il faut feulement que la matiere vifqueufe s'applique à quelque noyau, or la bile devient extrêmement vifqueufe par le long féjour qu'elle fait dans la veficule; nous voyons par l'expérience que quand on met dans la veffie d'un chien une piéce d'étoffe, il s'y forme une véritable pierre autour par l'adhérence de la matiere vifqueufe, il faut avoüer cependant qu'il y a de la différence entre le calcul de la veffie & le calcul de la veficule du fiel ; car le calcul de la veffie péfe plus que l'eau, & ne s'enflamme pas : mais le calcul de la veficule du fiel nage dans l'eau, & eft inflammable : dans les cadavres ou j'ai trouvé des calculs à la veficule du fiel, j'ai trouvé la veficule fort groffe ; au refte les calculs de la veficule font verdâtres en dehors, en dedans on trouve des couches en partie d'une couleur jaune, & en partie d'une couleur obfcure : 7° que Vieuffens a conclu fans raifon que le foulphre de la bile blanchiffoit le chile, & le difpofoit à la fermentation ; toutes ces idées ne font que des préjugez : nous ne voyons pas que les favons blanchiffent les fucs, d'ailleurs le fang n'a pas befoin de fermentation.

On pourroit demander quelles matieres on tire de la bile par l'analyfe, mais on ne connoîtroit pas mieux fa nature par-là, car l'analyfe décompofe les principes des corps, cependant on peut répondre qu'on en tire un principe impregné d'un fel très-pénétrant, une huile fœtide & un fel urineux. Vanhelmont & Sylvius ont cru que ce fel étoit alkali, ils ont dit pour prouver cela que la bile teignoit en verd le ſirop violat, mais ce n'eſt pas une preuve, car les eaux aigrelettes que nous appellons en latin *acidulæ*, produiront le même effet, cependant l'acide y domine, & eſt très-manifeſte ; la bile n'eſt ni acide ni alkaline, de même que les autres liqueurs du corps humain : mais elle a une force élaſtique fort conſidérable, Schuyl ayant lié le duodenum d'un chien au deſſous du pilore, & au deſſous de l'ouverture du canal pancreatique, trouva quelque temps après l'eſpace qui étoit dans l'entre-deux extrêmement dilaté de même que la veſicule du fiel ; il dit qu'après qu'il eut fait une inciſion, il en ſortit des bulles avec beaucoup de bruit ; au reſte la bile eſt une liqueur qui eſt entierement changée par le mélange des acides, & qui devient plus fluide & plus belle par le mélange des ſels lixivieux.

De tout ce que nous venons de dire voici ce qu'on peut établir. 1°. L'artere hepatique ſert à la nourriture du foye, à chaſſer la bile & le ſang par leurs canaux, c'eſt pour cela qu'elle eſt diviſée & répanduë avec un art merveilleux par la membrane externe du foye, comme Mr Ruiſch l'a démontré ; de ſes extrémitez capillaires s'élevent des vaiſſeaux limphatiques qui ne vont pas à la veine-porte, mais au réſervoir des lombes ; il y a des veines qui prennent le ſang porté par l'artere hepatique, & qui vont le porter dans l'azigos à la partie qui eſt ſous le diaphragme.

2°. La veine-porte prend la forme d'artere par ſes ramifications qui deviennent plus petites ; non-ſeulement elle en prend la forme ; mais elle en fait les fonctions, car elle fait des ſecretions, ce qui ne convient qu'à des arteres dans tout le reſte du corps : de là il s'enſuit que le ſang qui en partant du cœur & en entrant dans les veines meſeraïques a été arteriel & veineux, devient encore 1° arteriel dans la veine-porte, 2° veineux en rentrant dans la veine-cave.

3°. Le mouvement du sang ne peut être que très-lent dans la veine-porte, c'est pour cela qu'il a fallu que le foye fût placé sous le diaphragme, & exposé à l'action des muscles de l'abdomen ; plus ces muscles agissent, mieux la bile doit se vuider : de là vient que si l'on demeure dans l'inaction, il se forme dans le foye & dans la vesicule une matiere visqueuse, des pierres, des vers ; par tout cela on voit à combien de maladies le foye peut être sujet.

4°. Dans le foye se trouve le concours des vaisseaux de la rate, de l'épiploon, du mesentere, des intestins, du pancreas ; de là vient que les maladies du foye ont tant de liaison avec celles de tous ces visceres, & qu'il est si difficile d'y remedier. Le célébre Mr Stahll a fait une belle These où il fait voir que la veine-porte est la source d'une infinité de maux : on n'a qu'à s'imaginer qu'il y ait une obstruction dans les ramifications de cette veine, que d'accidens n'arrivera-t-il pas à tous les autres visceres qui lui envoyent leur sang ? on peut voir encore par là 1° quelle est la nécessité de la bile, puisque tant de parties concourent à la préparer, en envoyant le sang dont elle se sépare dans les filtres du foye ; 2°. Que cette liqueur est préparée avec plus d'artifice que celles qui se filtrent dans le reste du corps ; car la nature a formé pour la séparer des couloirs très-particuliers, & le sang n'a nulle part les mêmes mouvemens, puisqu'il repasse, pour ainsi dire, par un second cœur qui est le sinus, en effet le sang revenu du corps s'y rassemble, & il en sort par quatre ou cinq ramifications. 3°. Que le foye étoit d'une nécessité absoluë, 1° pour empêcher que l'huile devenue âcre dans le mesentere par la chaleur & la privation de la limphe ne rentrât dans le sang, 2° pour fournir une liqueur propre à dissoudre les alimens gras, à exciter l'appetit & à nettoyer les intestins.

LA RATE.

LA rate eſt un viſcere rougeâtre tirant ſur le noir, poſé au côté gauche du ventricule ; ordinairement il eſt unique ; quelquefois il eſt double, il faut y remarquer :

I. Sa figure qui approche de celle d'une langue, elle eſt fort irréguliere quelquefois, il y a ſouvent pluſieurs ſciſſures d'un côté & d'autre, la ſurface qui regarde le ventricule eſt concave, celle qui regarde les côtes eſt convexe.

II. Sa connexion avec le ventricule par le moyen des vaiſſeaux courts ; avec le pancreas, l'omentum, le diaphragme, le rein gauche, par des membranes.

III. Sa grandeur varie beaucoup, ſa longueur eſt de cinq ou ſix pouces, elle va plus loin dans les cochons & les chiens, &c. mais l'épaiſſeur eſt moindre dans ces animaux, la largeur eſt de trois pouces, l'épaiſſeur d'un, le poids de douze onces.

IV. Les membranes qui couvrent la rate ſont au nombre de deux dans les bœufs, mais dans l'homme, les cochons, les chiens il n'y en a qu'une, l'externe ou la commune eſt forte, & tient à la membrane propre par des liens aſſez lâches qui ſont des vaiſſeaux ſanguins ; la membrane propre laiſſe paſſer l'air qu'on ſouffle dans la rate quand elle eſt dépoüillée de la tunique externe.

V. Les vaiſſeaux ſont fort conſidérables eu égard à la petiteſſe de ce viſcere, l'artere vient de la cœliaque, l'eau qu'on y injecte dans l'homme paſſe dans les veines, on l'appelle l'*artere ſplenique* ; les veines ſpleniques dans les bœufs ſe changent en cellules en entrant dans la rate, mais dans l'homme elles ſe répandent par toute la rate de même que dans les autres viſceres; les vaiſſeaux arteriels & veineux dans les bœufs entrent par une extrémité, dans l'homme ils s'inſinuent par divers rameaux dans toute l'étenduë de la ſurface interne.

VI. Les nerfs viennent du plexus ſplenique; pour ce qui regarde les vaiſſeaux ſecretoires il ne s'y en trouve pas.

VII. Les vaiſſeaux limphatiques vont ſe rendre au réſervoir.

VIII. La ſubſtance eſt celluleuſe & glanduleuſe ſelon pluſieurs, elle eſt celluleuſe dans les bœufs, elle eſt vaſculeuſe & fibreuſe dans l'homme : Ruiſch a démontré que les glandes qu'on y ſuppoſoit ne ſont que des vaiſſeaux; la plûpart des Auteurs ont décrit la rate du bœuf, & non pas celle de l'homme.

IX. Il ſe trouve ſouvent une glande limphatique de la groſſeur d'une féve ou environ hors de la rate à l'entrée des vaiſſeaux.

X. L'uſage le plus vraiſemblable de la rate eſt de rendre plus fluide le ſang du foye d'où la bile ſe ſépare, & d'aider à la ſecretion de la bile.

REMARQUES.

La deſcription de la rate n'eſt pas moins difficile que ſon uſage, les Anatomiſtes variént fort ſur ſa ſtructure.

La rate eſt ſituée dans l'hypochondre gauche, elle eſt pendante ſous le diaphragme, adhérante au rein gauche, à l'omentum, & en quelque maniere au ventricule; dans cette ſituation elle eſt expoſée à la preſſion du diaphragme & des muſcles de l'abdomen.

Il y a deux membranes, une commune qui vient du péritoine, elle ne gliſſe pas ſur la membrane propre comme dans les animaux; la ſeconde eſt la membrane propre.

De la premiere artere, qui ſe ſépare ſous le diaphragme de la grande aorte, partent pluſieurs ramifications

vers

la rate, le premier tronc de la cœliaque lui envoye un rameau, le troisiéme lui en envoye trois quelquefois, souvent du tronc de l'aorte il part une artere qui forme les vaisseaux de la rate, & en même-temps du foye, du pancreas, du duodenum, du ventricule; on voit par là que le sang qui va à la rate n'est pas différent du sang des autres visceres du bas ventre: ces arteres qui sont fort grosses, & qui surpassent de beaucoup l'artere du foye, se distribuent par toute l'étenduë de la rate, se divisent en une infinité de ramifications dont les extrémitez paroissent être de petites glandes.

Ces arteres sont accompagnées de nerfs qui se répandent par tout en grande quantité, cela fait voir que les nerfs ont d'autres usages que de mouvoir les parties & de les rendre sensibles, car la rate n'a presque pas de mouvement, & n'a pas un sentiment fort vif, il y a apparence que tous ces petits canaux nerveux portent une liqueur qu'ils mêlent avec les autres liqueurs veineuses qui se trouvent dans ce viscere.

Ces vaisseaux & ces nefs n'entrent pas seuls dans la rate. 1°. L'épiploon les suit jusques dans la substance de la rate. 2°. La membrane propre & la substance cellulaire leur forment des guaines qui les accompagnent dans toutes leurs ramifications.

Avant d'éxaminer où se terminent tous ces vaisseaux, il faut parler de la rate de divers animaux; dans les bœufs 1° on remarque des fibres transversales qui vont d'une parois à l'autre, 2° on y remarque une infinité de cellules, 3° les arteres se dégorgent dans ces cellules, de telle maniere que le sang s'y extravase de même que dans les corps caverneux, 4° les veines se perdent après qu'elles sont entrées dans la substance de la rate, 5° quand on souffle dans la rate par une incision qu'on y fait, l'air passe dans les veines, 6° quand on souffle par les veines, toutes les cellules se gonflent.

M

C'eſt-là ce que l'Anatomie nous fait voir dans la brebis, dans la taulpe, dans l'hériſſon de même que dans le bœuf; dans les hommes les diverſes maladies, entr'autres les tubercules, la macération de la rate ſemblent prouver que la ſtructure de la rate pourroit être la même que dans les animaux.

Cependant Mr Ruiſch s'oppoſe à ce ſentiment; il fait voir, à ce qu'il dit, que les injections paſſent des arteres dans les veines directement, par là il prouve que les vaiſſeaux arteriels ne ſe terminent pas dans l'homme de même que dans les animaux : nos yeux ne ſont pas aſſez ſubtils pour ſuivre les dernieres ramifications, mais cet Anatomiſte croit que les vaiſſeaux par leurs extrémitez forment de petits pinceaux qui par une infinité de petits tuyaux rangez en rond repréſentent une veſicule ſur-tout quand on fait une injection avec de l'eau froide dans l'artere ; les fibres transverſales, dit Mr Ruiſch, étoient néceſſaires dans les animaux, les ſillons qui ſont répandus dans la rate avoient beſoin d'être ſoûtenus, mais dans l'homme où l'on ne voit qu'une continuité de vaiſſeaux, il n'eſt pas beſoin qu'il y ait des brides ſemblables : après qu'on a injecté de l'eau dans la rate pour la décharner, comme on dit, il paroît lors qu'on a enlevé le ſang qu'il y a des fibres, mais ce n'eſt autre choſe que des vaiſſeaux vuidez.

Malgré toutes ces raiſons on peut aſſurer que la ſtructure de la rate eſt dans l'homme la même que dans les animaux. 1°, Si on fait une inciſion à la rate, on gonfle toutes les cellules & toutes les veines; or il ſeroit impoſſible que cela ſe fîſt s'il y avoit ſeulement une continuité de vaiſſeaux. 2°. Avec le microſcope on voit diſtinctement des cellules cotoneuſes dans leſquelles le ſang eſt épanché, ces cellules ſont ſans doute formées par la guaine qui accompagne les vaiſſeaux.

Si on lie la veine de le rate d'un bœuf, & qu'on souffle par l'artere, 1° on voit quand on a fait secher la rate des cellules différentes, tenduës, gonflées, qui s'ouvrent les unes dans les autres. 2°. Dans les canaux veineux on trouve des trous assez considérables qui communiquent avec les cellules, tandis que les canaux veineux vont se perdre plus loin. 3°. Les côtez de membranes qui forment les vesicules sont arrosez par des vaisseaux arteriels, on trouve tout autour de ces membranes de petits corpuscules ovales, blancs, nombreux qui représentent des petites grapes de raisin, on a pris ces petits corps pour des glandes, mais Mr Ruisch croit que ce n'est que les extrémitez des arteres. 4°. Suivant cette structure on peut dire que les extrémitez veineuses reçoivent peut-être le sang, & que les trous lateraux qui communiquent avec les cellules reçoivent l'humeur qui s'est ramassée dans les réservoirs celluleux.

Si dans l'homme cela se passoit ainsi, on pourroit dire que la rate est destinée à filtrer la limphe, & à la renvoyer par les mêmes vaisseaux avec le sang ; quoyqu'il en soit, on peut toûjours assurer que la structure de la rate est semblable à celle des visceres dans lesquels il se filtre quelque liqueur, par conséquent il s'y fait quelque secretion, cependant on n'y trouve pas de vaisseau excretoire : les vaisseaux limphatiques qui se rencontrent dans la rate, rampent seulement entre les deux membranes, ils ne pénétrent pas dans l'intérieur de la rate, ils ne viennent point de toutes ces extrémitez arterielles qui se dégorgent dans les cellules, mais seulement des arteres qui nourrissent la rate, ces vaisseaux limphatiques au reste sont en moins grande quantité dans l'homme que dans les animaux.

Tout cela étant ainsi, voici ce qu'on peut dire arriver dans la rate. 1°. Le sang arteriel rempli de limphe, prépare cette limphe, la filtre, l'envoye dans les cellules dont nous avons parlé par des tuyaux particuliers, & la verse peut-être en partie dans la veine splenique. 2ª. Le sang qui est resté après cette filtration, est repris par les orifices veineux. 3ª. Peut-être que les arteres qui tapissent les cellules, versent dans les cellules un sang préparé, plein de limphe, cela arrive ainsi dans les cellules des corps caverneux du membre viril. 4º. On peut croire que les nerfs apportent encore dans tous ces réservoirs une liqueur particuliere.

Après que le sang a souffert tous ces changemens par l'action des fibres de la rate, par la contraction du diaphragme, des muscles de l'abdomen, il se trouve plus subtilisé, plus fluide, plus spiritueux, plus rouge quand il est repris par la veine splenique; il est évident que tous ces effets se trouvent produits par ce que nous venons de dire, mais nous ne voyons pas clairement la raison, cependant comme tout le sang est envoyé au foye il y a apparence que c'est pour la secretion qui se fait dans ce viscere que la rate a été faite : voici quelques expériences qu'on peut expliquer par ce que nous venons d'établir.

1º. On remarque que le foye s'enflamme quelquefois dans les animaux qui n'ont pas de rate, cela ne vient que de ce que le foye se trouve privé de cette grande quantité de limphe qui lui vient de la veine splenique.

2º. On a observé que les animaux auxquels on a enlevé la rate, pissent souvent, cela vient de ce que la limphe qui couloit par l'artere cœliaque dans la rate, est obligée d'entrer dans les arteres émulgentes qui sont peu eloignées de l'artere cœliaque.

3º. On voit que les animaux sont beaucoup plus chauds quand ils n'ont plus de rate, cela doit arriver s'il se filtre alors dans leurs testicules plus de matiere fpermatique ; or cela arrive, puifque le fang paffe eu beaucoup plus grande quantité dans l'artere fpermatique, le fang fe jette plus abondamment dans ce vaiffeau, par la même raifon que dans les arteres qui vont aux reins, on n'a qu'à rappeller leur fituation.

4°. Les animaux qui n'ont pas de rate font plus voraces que les autres, cela doit fe trouver ainfi, fi la digeftion fe fait plûtôt, & fi le ventricule & les inteftins font plûtôt évacuez ; or cela doit arriver fi le fang qui eft la caufe de la contraction du ventricule, & qui verfe la limphe dans fa cavité, eft beaucoup plus abondant : la fituation de l'artere cœliaque fait voir que cela fe trouve ainfi. Je ne parle pas des gargoüillemens des inteftins, ni des vomiffemens qui arrivent les premiers jours qui fuivent l'extirpation de la rate ; la fituation des nerfs fpleniques & ftomachiques fait voir que cela doit arriver.

5°. L'hypochondre droit doit paroître plus élevé, puifqu'on a enlevé ce qui élevoit le gauche, mais cela vient encore de ce que le foye s'augmente ; pour ce qui regarde cette augmentation, on ne fçauroit l'attribuer qu'à la plus grande quantité de fang qui paffe dans l'artere qui nourrit le foye. Quelques-uns ont voulu attribuer cet accroiffement à l'efpace que trouve le foye pour s'étendre lorfque la rate manque ; mais s'il n'y avoit pas d'autre caufe, le foye devroit toûjours augmenter beaucoup, car quand on mange, le ventricule & les inteftins occupent plus d'étendue ; & lorfque la digeftion fe fait, le ventricule laiffe beaucoup d'efpace au foye, il eft vrai cependant que cela peut y contribuer un peu.

Par toutes ces raifons les hypochondriaques en qui la rate obftruée ne fait pas fes fonctions, doivent être fujets à-peu-près aux mêmes fymptomes que les animaux auxquels on enleve la rate, c'eft à-peu-près la même chose que la rate manque, ou qu'elle ne fasse pas ses fonctions ; on remarque outre cela que les hypochondriaques rient beaucoup, l'adhérance de la rate au diaphragme donnera la raison de ce phéno-méne : pour la pâleur on n'en peut donner d'autres raisons, si ce n'est 1° que les veines mesenteriques qui sont extrêmement grosses retiennent une grande quantité de sang, 2° que le sang trop épais ne sçau-roit entrer dans le raiseau qui colore la peau.

On peut juger par ce que nous venons de dire si tout ce qu'on a dit sur l'usage de la rate est fondé : les uns ont dit que la rate n'avoit d'autre usage que de servir de contre-poids au foye en donnant de la pesanteur à l'hypochondre gauche, mais ceux qui raisonnoient ainsi, ignoroient la véritable situation du foye qui couvre le ventricule, & qui se jette quel-quefois extraordinairement dans l'hypochondre gau-che ; d'ailleurs quelle étoit la nécessité de cet équili-bre ? peut-on dire qu'un corps aussi petit que la rate par rapport au foye puisse balancer ce viscere ? Ceux qui ont dit que la rate n'étoit qu'un fardeau inutile, un jeu de la nature, ont encore parlé avec moins de fondement, la perfection qui se trouve dans la structure animale ne permet pas qu'on raisonne ainsi ; d'ailleurs les chiens à qui on enleve ce viscere, deviennent tristes, maigrissent, ont une bile visqueu-se, un sang noirâtre & épais.

Il y a des Auteurs qui ont dit que la rate n'étoit que le lieu où se déposoient les fœces du sang ; mais quelles raisons ont-ils apporté pour appuyer ce sen-timent ? des imaginations ou d'anciens préjugez. Je dis la même chose de ceux qui ont mis dans la rate le suye de l'acide vital qui donne au ventricule son action : pour ceux qui ont avancé que c'étoit l'action de la rate ou de ses liqueurs qui occasionnoit les mouvemens qui accompagnent l'amour, on peut voir s'ils se trompent par l'expérience qui nous apprend que les animaux qui n'ont pas de rate sont plus chauds ; les Anciens ont peut-être raisonné plus juste, quand ils ont dit que la rate étoit le siége de la joye.

Tandis qu'on ne raisonnera pas sur des principes tirez de la structure des parties, on ne fera que des systêmes qui ne conduiront jamais à rien. Il y a un Auteur qui croyoit nous donner une grande découverte en nous apprenant que les nerfs qui se terminoient à la rate, y pompoient des esprits animaux pour les porter dans le reste du corps, & que le sang étoit porté en grande quantité dans ce viscere pour s'y perfectionner ; qu'on juge de ces idées par ce que nous avons établi.

LES REINS.

Les reins sont deux visceres rouges qui ressemblent à une féve, ils sont situez aux lombes, il y en a un de chaque côté, la partie concave regarde en dedans, & la convexe en dehors ; il faut y remarquer :

I. Leur situation à côté des deux dernieres fausses côtes, quelquefois ils sont à la même hauteur, souvent ils varient, tantôt le rein gauche est plus élevé que le rein droit, tantôt le rein droit est plus haut que le rein gauche contre l'opinion ordinaire.

II. Leur connexion avec les lombes, avec les côtes inférieures, avec les capsules atrabilaires, avec les vaisseaux renaux, avec les ureteres.

III. Leur double membrane, la premiere qui est commune & qu'on appelle adipeuse, elle est forte, elle est lâche, & a des vaisseaux qui lui sont propres ; la seconde membrane est propre, elle est mince,

& attachée étroitement à la substance des reins de
tous côtez.

IV. Leur grandeur qni donne environ cinq ou six
doigts de longueur, trois doigts de largeur, & un &
demi d'épaisseur.

V. Leur surface qui est égale, lisse & polie dans les
adultes; dans le fœtus, dans le veau; & le bœuf il y
a diverses inégalitez & divers lobes.

VI. Les vaisseaux qui sont renfermez dans une capsule, sont fort gros, on les appelle les arteres & les
veines émulgentes ou renales; les arteres viennent
de l'aorte, les veines de la veine cave.

VII. Les nerfs viennent du plexus renal.

VIII. Les canaux excretoires se nomment les ure-
terres.

IX. Les vaisseaux limphatiques vont aboutir au réservoir du chile.

X. La substance des reins est ferme & dure, elle est
de deux sortes, l'extérieure ou la corticale est glanduleuse, selon Malpighi; mais, selon Ruisch, elle est
vasculeuse, l'interne est en tuyaux, c'est les tuyaux
urinaires de Bellini qui finissent en 10 ou 11 mammellons qui s'ouvrent dans le bassinet par beaucoup
de trous.

XI. Le bassinet est la cavité membraneuse des reins,
il en part des allongemens qu'on appelle les tuyaux
du bassinet, ces allongemens vont embrasser les mammellons.

XII. L'usage des reins est de séparer l'urine pour
dépurer le sang, & de l'envoyer par les ureteres dans
la vessie.

R E M A R Q U E S.

Pour avoir une idée des reins il faut remarquer
d'abord qu'ils sont couverts d'une membrane commune aux autres visceres qui est presque flotante,

on peut la lever & la rider comme la peau d'un chien, en soufflant on peut gonfler comme un sac l'interſtice qui ſe trouve entre le rein & cette membrane.

Après cette membrane vient la membrane propre, on peut la diviſer en deux, dans l'interſtice on trouve une ſubſtance cellulaire qu'on peut gonfler, c'eſt cette ſubſtance, qui comme nous avons dit, fait l'union de toutes les duplicatures.

Il part de la grande aorte un gros tronc de chaque côté, celui du côté droit eſt plus long que celui du côté gauche, le contraire ſe trouve dans les veines émulgentes.

Ces vaiſſeaux arrivez au rein prennent une guaine, cette guaine eſt formée par la membrane propre qui s'enfonce toute entiere dans le rein, & qui ſuit toutes les ramifications des vaiſſeaux comme Heiſter l'indique.

Les vaiſſeaux en entrant dans leur capſule forment un ſinus, d'abord après leur entrée ils ſe partagent en pluſieurs ramifications, ces rameaux vont d'abord ſe rendre à la circonference du rein où ils forment par leurs diviſions de petits pelotons glanduleux ; de ces petits grains partent les veines qui reportent le ſang, ces vaiſſeaux forment des courbes pour venir regagner le centre.

Du concours des veines & des arteres vers ces grains glanduleux partent des tuyaux longs qui ſe raſſemblent ſous les courbures en forme de rayons, ces rayons ou ces tuyaux fort petits ſe raſſemblent vers le centre de l'arcade où ils forment par leur union des corps pyramidaux qui ſe joignant encore à d'autres, finiſſent en douze mammellons ; c'eſt dans ces mammellons que s'ouvrent tous ces petits tuyaux ramaſſez dont nous venons de parler.

Il y a un long tuyau implanté au rein, il eſt aſſez

large à son entrée, il se divise en plusieurs tuyaux moindres, ces tuyaux plus petits vont embrasser les mammellons pour recevoir l'urine qui en dégoute; le concours de ces tuyaux qu'on appelle calices, se nomme le bassinet des reins.

Comme les vaisseaux arteriels servent à filtrer l'urine, il faut qu'il y en ait qui servent à nourrir le rein; c'est de ce sang destiné à la nourriture que paroît sortir cette grande quantité de limphe qui vient des reins.

Les reins sont les égouts du corps humain, il ne paroît pas qu'il y ait aucune autre partie qui reçoive la matiere de l'urine; si on lie les matieres émulgentes, il ne se ramasse rien dans les ureteres, ni dans la vessie: il y a cependant des Anatomistes qui prétendent qu'il y ait d'autres voyes. La ligature des arteres émulgentes ne leur paroît pas une preuve convaincante contre eux, parce qu'alors les convulsions & les dérangemens qui surviennent ferment les couloirs qui sont ouverts lorsque tout est tranquille; voici les raisons qui les font douter, s'il n'y a pas d'autres conduits qui se déchargent dans la vessie. 1°. Les eaux minerales passent dans la vessie, presque dans le même instant qu'on les avale; la même chose arrive dans ceux qui boivent beaucoup de vin. 2°. Les eaux des hydropiques répanduës dans l'abdomen, se vuident par les urines de même que les abscez de la poitrine. 3°. Les lavemens sortent quelquefois par la vessie un instant après qu'ils sont dans le corps.

Ces raisons ne demandent point un conduit différent de celui des reins. 1°. Les eaux minerales de même que le vin, ne sortent pas d'abord par les urines au commencement, il faut attendre quelque temps, & cela parce qu'elles doivent passer par les vaisseaux lactées, le canal torachique, la veine souclaviere, la

veine cave, le ventricule droit du cœur, les poulmons, le ventricule gauche, l'aorte, & les émulgentes; mais quand tout cet espace contient des eaux
minerales ou du vin, alors on voit qu'on ne sçauroit
continuer à boire sans pisser incessamment, puisqu'à proportion que les eaux ou le vin avancent, il
en survient une égale quantité. 2°. Les eaux des hydropiques peuvent rentrer dans les veines par les
tuyaux absorbans; dans les bains l'eau ne s'insinuë-
t-elle pas dans notre corps? n'y a-t-il pas des abscez
dans les extrémitez qui sont repompez tout à coup?
or cela ne sçauroit être, s'il n'y a des tuyaux absorbans qui s'inferent dans les veines; les arteres ne
sçauroient les recevoir, puisque le cœur qui y pousse
continuellement le sang s'opposeroit à l'entrée des
liqueurs. On a prétendu que les parois extérieures
laissoient passer l'eau dans la cavité, & que les intérieures ne permettoient pas qu'elle en sortît; pour
cela on a bouché des vases avec de la vessie, on a
mis la surface externe en dehors: l'eau, dit-on,
qu'on a versée sur ce vase, a pénétré; la même chose
n'est pas arrivée quand on a appliqué la membrane
sur le vase de telle maniere que la surface externe
répondît à la cavité, mais cette expérience n'a pas
réussi de même à tous ceux qui l'ont faite: d'ailleurs
les eaux épanchées ne se vuident pas par là, au contraire les hydropiques n'urinent que très-peu. 3°. Les
lavemens peuvent entrer dans les veines lactées qu'on
a trouvé dans le colon, ils peuvent même passer dans
les intestins grêles, pourvû que le cœcum ne soit pas
gonflé, car l'entrée n'est bien fermée que lorsque le
cul de sac est tendu: après que les lavemens auront
enfilé les veines lactées, ils seront portez aux reins
par la route ordinaire, il se pourra même qu'ils ne
recevront pas un grand changement; nous voyons
que le chile n'a pas encore été entierement changé

cinq heures après le repas , malgré toutes ces raisons il peut se faire qu'il y ait quelque voye secrete qui conduise à la vessie. Le célébre Mr Winslow a découvert un sac qui regne le long de l'épine, & va se terminer sous le ventricule ; ce sac ne pourroit-il pas servir à transporter l'urine par quelque endroit ? après avoir vû que les reins sont le seul endroit qui sépare l'urine , voyons comment ils la filtrent.

Le sang poussé dans les arteres émulgentes dilate les ramifications qui se répandent dans la substance des reins ; ces ramifications dilatées compriment le sang qu'elles contiennent , & le poussent vers les tuyaux qu'elles envoyent aux mammellons : mais comme ces canaux sont plus étroits que les extrémitez des arteres sanguines , ils ne pourront pas recevoir la partie rouge , ni la limphe grossiere. Mais 1°. La partie aqueuse y entrera, car si l'on fait une injection d'eau tiede dans les arteres émulgentes, l'eau passe dans les veines, les vaisseaux limphatiques & les uretaires ; cette expérience n'a pas réussi à Malpighi : mais c'est parce qu'il ne l'a pas faite dans un cadavre récent, l'air passe de même dans ces tuyaux , selon le témoignage de Nuk. 2°. La partie huileuse attenuée sortira par ces tuyaux , & par conséquent ce sera une liqueur jaunâtre , car la chaleur qui a attenué l'huile, lui donne en même-temps une couleur jaune. 3°. Comme les tuyaux secretoires des reins sont plus gros que ceux des autres couloirs, les matieres terrestres & salines pourront y passer, c'est aussi ce que nous voyons par le sédiment qui se dépose au fond des vaisseaux où l'on met l'urine : on voit par là, si , pour expliquer la secretion de l'urine , on doit avoir recours aux fermens , aux précipitations , ou aux imaginations d'une infinité d'Auteurs qui ont abandonné une méchanique aisée pour des idées qui n'ont pas d'expérience qui puisse les confirmer.

Le sang est poussé continuellement dans les reins en grande quantité, avant qu'il se soit dépoüillé de ses parties aqueuses & huileuses en d'autres couloirs, il faut donc que l'urine se sépare dans les reins en abondance : le sang qui va dans les parties inférieures s'y dépoüille de sa partie aqueuse & d'une huile subtile. Celui qui se porte dans les arteres cutanées laisse dans les couloirs de la peau la matiere de la sueur & de la transpiration, il faut donc qu'après des circulations réiterées il se porte moins d'eau vers les reins, ainsi la partie huileuse qui s'y déposera sera moins dilayée & plus jaune que la précédente, puisque ses parties ne seront pas mêlées des parties aqueuses qui éclaircissent sa couleur, & lui donnent de la fluidité ; d'ailleurs la chaleur que cette huile aura soufferte par diverses circulations, lui donnera encore un jaune plus foncé, & rendra les sels plus âcres, c'est pour cela que lorsqu'on a jeûné long-temps l'urine est fort jaune & fort âcre.

Si le sang est poussé impétueusement dans les couloirs des reins par la force du cœur & des arteres, il forcera les tuyaux qui ne recevoient auparavant que la matiere aqueuse & l'huile attenuée; ainsi on pissera du sang, c'est ce qui arrive dans la petite verole, dans ceux qui ont quelque pierre aux reins, dans ceux qui ont les couloirs renals fort ouverts ou fort lâches : mais s'il arrivoit que les arteres fussent fort gonflées par le sang, alors il arriveroit une suppression d'urine, car les arteres enflées comprimeroient les tuyaux secretoires, & fermeroient ainsi le passage à la liqueur qui s'y filtre. Pour que l'urine coule, il faut que la contraction des arteres soit considérable, car dans le temps qu'elles se resserrent, les veines & les tuyaux excretoires peuvent se remplir, de-là vient que l'opium arrête l'urine; mais si le sang en gonflant les arteres, empêche la secretion de l'urine, les tuyaux peuvent encore y porter un obstacle en se rétrécissant ; de-là vient que dans l'affection hysterique les urines sont comme de l'eau , les convulsions qui tiraillent les nerfs rétrécissent les couloirs de l'urine , la même chose arrive dans des maladies inflammatoires, dans les suppressions qui viennent du resserrement des reins, on n'a qu'à relâcher par des dilayans ou par des bains qui augmentent toûjours la secretion de l'urine, ce symptôme cessera.

S'il coule dans les reins un sang trop épais , ou que plusieurs parties terrestres soient pressées les unes contre les autres dans les mammellons, on voit qu'il pourra se former des concrétions dans les tuyaux qui filtrent l'urine, il suffit qu'il s'y arrête quelque matiere pour que la substance huileuse s'y attache par couches, car supposons qu'un grumeau de sang ou des parties terrestres unies s'arrêtent dans un mammellon, l'huile qui est visqueuse s'arrêteta avec ces concrétions, la chaleur qui surviendra fera évaporer la partie fluide, ou bien le batement des arteres & la pression des muscles de l'abdomen l'exprimeront, ainsi la matiere dessechée ne formera qu'une masse avec ces corps qu'elle a rencontrez.

Voilà ce qui se passe dans la filtration de l'urine ; enfin quand elle est sortie en goutes des mammellons par la pression du cœur, des arteres, du ressort des fibres, des muscles de l'abdomen, de la respiration, elle est reçûë par des calices qui sont des branches de l'extrémité des ureteres ; & soit par son poids, soit par l'urine qui suit, soit enfin par les pressions dont nous venons de parler, elle se rend dans un canal dont nous allons donner la description après l'article suivant.

LES CAPSULES ATRABILAIRES.

LEs reins succenturiaux ou les capsules atrabilaires ont été décrites pour la premiere fois par Eustachi, ce sont des glandes jaunes assez pressées, posées à la partie supérieure de chaque rein, ayant une petite cavité qui est enduite d'une liqueur noirâtre, il faut y remarquer :

I. Leur figure irréguliere, quarrée, triangulaire ou ovale.

II. La grandeur qui varie beaucoup dans les adultes, ces capsules sont de la grosseur d'une grande noix vomique, elles sont plus grandes dans le fœtus, elles égalent les reins, & les surpassent quelquefois.

III. La membrane mince qui est étroitement attachée à leur substance glanduleuse, & qui est jointe au rein par ce moyen.

IV. Les vaisseaux sanguins qui viennent quelquefois de l'aorte & de la veine cave, le plus souvent ils sortent des vaisseaux émulgens.

V. Les nerfs viennent du plexus renal.

VI. Les vaisseaux limphatiques sont en grand nombre.

VII. Les vaisseaux excretoires sont inconnus, ainsi l'usage des capsules est incertain, il paroît cependant qu'elles servent plus au fœtus qu'à l'adulte.

REMARQUES.

L'usage des capsules atrabilaires est encore inconnu, la structure ne donne pas de grandes lumieres; selon Malpighi, si on les coupe selon leur longueur, elles paroissent être composées de tuyaux longs, ces tuyaux viennent de la circonference, & prennent leur origine de certains follecules qui soûtiennent les vaisseaux & les nerfs qui y forment un lacis, ils s'avancent vers le milieu, & se rassemblent dans un sinus couvert d'une membrane qui est percée de plusieurs trous ; de ce sinus il part des canaux qui vont se jetter dans les veines. Vanden Eruyce y a observé des vaisseaux limphatiques qui y entrent & d'autres qui en sortent pour s'aller rendre au réservoir du chile.

Riolan a cru que les capsules n'avoient d'autre usage que d'affermir le plexus reticulaire qui est formé par le nerf costal & par le stomachal. Higmor a dit qu'elles sont inutiles, & ne leur donne que quelque usage dans le fœtus. Spigelius veut qu'elles servent à remplir le vuide qui est entre les reins & le diaphragme. Veslingius avec les Anciens a dit qu'elles sont la source du suc atrabilaire qui, selon lui, sépare le *serum* du sang. Selon Sylvius & Kerkering, ce suc donne au sang du cœur une effervescence. Petrucci croit qu'il piquote la vessie, & qu'il l'oblige par-là à se vuider. Thomas Bartholin donne enfin pour usage à ce suc de teindre l'urine.

Molinet a avancé une opinion qui paroît d'abord plus vraisemblable que tout ce que nous venons de rapporter, il croit que le fœtus ne pisse presque pas ; cela n'est pas nécessaire, selon lui, puisque le sang dans la mere se dépure : afin donc qu'il ne fît pas de sectetion dans les reins, il a fallu détourner le cours du sang, & lui donner un reservoir avant qu'il arrivât aux reins ; c'est les capsules qui font ce réservoir, de-là vient qu'elles se trouvent dans le fœtus aussi grosses que les reins.

Cette opinion souffre des difficultez. 1°. Il est certain que les capsules atrabilaires ne doivent pas être regardées comme un simple réservoir, il n'auroit pas fallu pour cela que leur structure fût si merveilleuse. 2°. Il est assuré qu'il s'y fait quelque secretion,

on

on y trouve un suc jaunâtre qui revient dans les veines ; d'ailleurs quand on n'auroit pas trouvé ce suc,
la structure semblable à celle des visceres destinez
aux secretions, feroit juger qu'il s'y sépare quelque
matiere. 3°. Cette opinion suppose que le fœtus
ne pisse pas, mais cela ne peut se soûtenir qu'après
qu'on aura prouvé que Bidloo s'est trompé ; cet auteur
a démontré il y a long-temps la tunique allantoïde
dans le fœtus humain ; Hornius & Graaf ont fait la
même observation. 4°. On ne conçoit pas que des
arteres si petites puissent détourner une si grande
quantité de sang, c'est Bergerus qui fait cette objection ; pour l'autre preuve qu'il tire contre Molinet du défaut d'anastomoses entre les vaisseaux
de la mere & du fœtus , nous en parlerons ailleurs.

Les vaisseaux limphatiques qui entrent dans les
capsules & qui en sortent, ont fait croire à quelques-uns qu'elles servoient de couloir à la limphe,
en tout cela il n'y a rien de démontré.

Pour trouver l'usage de ces capsules, il faut le
chercher dans le fœtus , elles sont fort grosses de
même que les autres organes qui ne servent pas
dans l'adulte ; toutes les opinions qui ne suppose-
ront pas cela, seront chanceuses : on peut juger
par-là du sentiment de Mr Boerrhave qui croit que
ces corps glanduleux sont formez pour redonner
au sang qui revient des reins la limphe qu'il a
perduë.

LES URETERES.

LEs ureteres font deux canaux membraneux preſque cylindriques, de la groſſeur d'une plume , d'un diametre cependant inégal , chaque rein en envoye un à la veſſie, il faut y remarquer :

I. Leur origine dans les reins où ils forment une eſpece d'entonnoir qui eſt le baſſinet.

II. Leur extrémité à la partie inférieure & antérieure de la veſſie , ils marchent obliquement entre les deux membranes , & ſe terminent à la cavité cōmme une eſpece de ſphinĉter par des orifices fort étroites , il n'y peut rien entrer de la veſſie.

III. Leur figure qui n'eſt pas droite , mais qui approche de la courbure d'un S.

IV. Leur ſubſtance qui eſt membraneuſe & compoſée de trois tuniques : la premiere eſt commune , & vient du péritoine ; la ſeconde eſt muſculeuſe & mince , la troiſiéme eſt nerveuſe , elle eſt humeĉtée d'une liqueur qui rend la ſurface gliſſante , on y a remarqué des glandes.

V. Les vaiſſeaux ſanguins & les nerfs qui viennent des parties voiſines.

VI. Leur uſage qui eſt de recevoir l'urine filtrée dans les reins , & de la porter dans la veſſie ; car quand ces tuyaux ſont bouchez , il arrive une ſuppreſſion d'urine , il n'y a donc pas d'autre paſſage par où l'urine puiſſe entrer dans la veſſie.

VII. Leur groſſeur s'eſt trouvée quelquefois extraordinaire , c'eſt les pierres qui deſcendent des reins qui en augmentent ſouvent le diametre.

REMARQUES.

Les ureteres marchent entre la duplicature du péritoine qui les couvre d'une membrane lactée, après
cette membrane vient la fubftance cellulaire & un
refeau de vaiffeaux, cette fubftance ou membrane
cellulaire ne joint pas étroitement la lame du péritoine avec la membrane propre, elle eft flotante ;
après cette tunique flotante vient la membrane
propre qui eft compofée de trois ; il y en a une
fibreufe, une nerveufe , & une veloutée qui empêche que l'acreté de l'urine n'irrite les fibres nerveufes.

Ces deux tuyaux qui font d'une largeur inégale dans
leur cours, étant parvenus à la veffie, percent la lame
externe vers la partie poftérieure & laterale à deux
doigts l'un de l'autre & du col de la veffie, ils marchent entre cette tunique & les autres membranes durant l'efpace de cinq ou fix lignes, enfuite ils entrent
obliquement dans la cavité de la veffie, cette méchanique empêche qu'il ne refluë rien de la veffie dans
ces canaux ; car quand l'urine preffe les parois, les
deux extrémitez des tuyaux qui font entre les lames
fe trouvent étranglées, il femble que cela fuffifoit :
mais la nature a ajoûté à cette méchanique un
bourlet qui fe trouve dans la veffie à l'extrémité des
ureteres ; ce bourlet étant preffé par l'urine bouche
le canal, & empêche tout reflux.

Quand la veffie n'eft remplie que jufqu'à la hauteur
de l'infertion des ureteres, l'urine peut s'y décharger
goute-à-goute ; mais quand l'urine monte à une plus
grande hauteur, il faut que la colonne qui eft dans
les ureteres foit plus haute, afin de pouvoir forcer la
réfiftence qu'elle trouve dans la veffie, cela fe déduit
des loix de l'Hydroftatique : enfin quand la veffie eft

remplie, les ureteres peuvent se remplir, & de-là vient que souvent lorsqu'on a lâché l'urine, il faut y revenir un moment après, parce que celle qui étoit dans les ureteres se décharge & irrite la vessie.

LA VESSIE.

LA vessie est un viscere membraneux, en forme de poire, située dans le bassin destiné à recevoir & à chasser l'urine, il faut y remarquer :

I. La grandeur qui contient environ une livre d'urine dans les adultes.

II. La connexion 1° avec les os pubis par le moyen du péritoine, 2° avec les parties de la generation par le moyen de l'urethre, 3° avec l'ombilic par le moyen de l'urache & des arteres ombilicales, 4° avec l'intestin rectum dans les mâles, 5° avec le vagin dans les femmes.

III. La division en col & en fond, les tuniques du fond sont plus minces, celles du col sont plus épaisses.

IV. Les vaisseaux sanguins qui viennent des hypogastriques & des hemorroïdaux, dans les femmes il en vient aussi des spermatiques.

V. Les nerfs qui viennent de l'intercostal & de l'os sacrum pour la plûpart.

VI. Les vaisseaux limphatiques qui n'ont été observez que par Zeller.

Disput. de admistf. vas. lymph. pag 3. VII. La substance qui est membraneuse, composée de trois membranes : la premiere est commune, elle vient du péritoine, on y trouve ordinairement de la graisse dessous ; la seconde est la musculaire, elle est composée de fibres longitudinales & transversales, la troisiéme est nerveuse, elle est couverte d'une humeur mucilagineuse filtrée dans les glandes qu'el-

contient, on voit quelquefois ces glandes vers le col.

VIII. Le sphincter est un assemblage de fibres transversales qui embrassent l'extrémité du col de la vessie qu'elles ferment pour empêcher le flux involontaire d'urine, il est joint dans les hommes à l'intestin rectum, & dans les femmes aux fibres du vagin. *Graaf de organ. generat. tab V Drak Anthropol. Tab. 3. fig. 1. lit. b.*

IX. Les trous sont au nombre de trois, il y en a deux qui sont les ouvertures des ureteres pour donner passage à l'urine, le troisiéme est plus grand, & conduit l'urine dans l'urethre.

X. Son usage paroît par la description que je viens de donner.

REMARQUES.

La vessie est un sac musculeux & membraneux posé derriere les os pubis; il a, comme nous avons dit, la figure d'une poire dont la partie la plus grosse est tournée en haut, quand il se gonfle il s'éleve postérieurement & supérieurement; la lame externe du péritoine qui revêt tout l'abdomen, est colée assez étroirement aux parois postérieures des os pubis, derriere cet endroit où se cole cette lame est posée la vessie, elle est unie à la lame externe antérieurement contre les os pubis, sa partie postérieure & laterale est recouverte de la lame interne du péritoine qui lui est jointe par des filamens assez nombreux : cette lame interne qui couvre la vessie, forme une bande de chaque côté, elle va s'attacher ou finir vers les bords du petit bassin, & forme ce qu'on appelle ligamens de la vessie, on voit d'autres ligamens postérieurement qui vont un de chaque côté s'attacher au rectum; après cette membrane vient, comme nous avons dit, une membrane qui contient de la graisse qui se filtre dans ses cellules, ensuite paroît la membrane musculeuse composée de fibres

longitudinales & de fibres transversales, les longitudinales sont les externes, elles viennent du fond
vers le col, les transversales croisent les premieres
le col de la vessie ; ensuite on voit les fibres qui
forment une espece de sphincter : au reste comme
les fibres descendent obliquement du fond vers le
col de chaque côté, il arrive qu'elles se croisent en
divers endroits; après les fibres musculaires vient la
tunique nerveuse qui est suivie d'un velouté où il
se filtre une substance mucilagineuse dans des corps
glanduleux : les vaisseaux qui s'insinuent dans ces
membranes, s'y répandent & y forment des ramifications bien différentes de celles qu'on voit dans
les autres visceres ; on peut consulter là-dessus M.
Ruisch.

Quand l'urine a fait quelque séjour dans la vessie,
elle dissout la matiere mucilagineuse & irrite les fibres ; après cette irritation la nature cherche à se décharger, les muscles de l'abdomen, le diaphragme
poussent la vessie, par cette pression l'urine poussée
surmonte la résistance des fibres transversales qui
embrassent le col de la vessie ; dès que cette action
cesse, les fibres qui forment le sphincter n'étant
plus pressées, se rétablissent dans leur premier état
par leur contraction. Il y a des muscles ensuite qui
embrassent l'urethre, & qui par leur action la vuident du reste de l'urine qui peut s'y trouver ; ces
muscles ayant perdu leur action dans les vieillards,
on voit que l'urine qui est restée dans le fond de
l'urethre doit dégouter durant quelque temps après
qu'ils ont pissé : nous donnerons ailleurs la description de ces muscles.

Avant d'expliquer la nature de l'urine, il faut voir
les diverses formes sous lesquelles sort cette liqueur,
elle varie suivant les alimens qu'on prend, selon les
passions, selon les temps ; quand on boit beaucoup,

elle reſſemble à de l'eau, elle n'a ni goût, ni odeur, on la retient aiſément : mais lorſqu'on a mangé, & que le chile eſt ſéparé des alimens, elle eſt colorée, elle eſt en plus petite quantité, elle a quelque odeur; il n'eſt pas ſi facile de la retenir, parce qu'elle irrite par ſon âcreté les parois de la veſſie : quand le chile a pris la forme de ſang, elle eſt plus rouge, elle ne coule pas en ſi grande quantité, ſon âcreté augmente & pique davantage les fibres de la veſſie; enfin quand par l'abſtinence le ſang n'eſt plus renouvellé, les matieres s'échauffent dans le corps humain, l'urine eſt moins claire que celles dont nous venons de parler, elle tend davantage à s'alkaliſer, elle eſt par conſéquent plus âcre & plus diſpoſée à ſe pourrir & en moins grande quantité.

Voici les matieres dont l'urine eſt compoſée. 1°. Il y a une véritable eau. 2°. Un ſel âcre très-ſubtil & très-volatile approchant de l'alkali. 3°. Une huile fort volatile qui eſt diſpoſée à ſe pourrir. 4°. Une terre qui a été fort attenuée par ces matieres & par le mouvement de la circulation.

L'eau de l'urine eſt inſipide, on peut s'en convaincre en la faiſant évaporer, on n'y remarque preſque point d'odeur, ni de goût, cependant il y reſte toûjours une partie très-ſubtile de l'huile fœtide qu'on n'en ſçauroit ſéparer, parce qu'elle ſe joint étroitement avec l'eau, de-là vient que cette eau mérite plûtôt le nom d'eſprit que de phlegme.

Le ſel de l'urine n'eſt ni acide, ni alkali, c'eſt un ſel âcre ammoniacal; s'il s'y trouve du ſel fixe, c'eſt le ſel marin dont on a uſé, & qui ne ſe décompoſe que dans le corps humain, tandis que les ſels les plus fixes ſont entierement changez.

L'huile de l'urine n'eſt qu'une partie de la graiſſe qui a été ſubtiliſée, elle eſt fort différente de toutes les autres huiles.

N iiij

La terre eſt mêlée dans ces matieres dont nous venons de parler ; quand on la ſépare elle eſt inſipide, fixe & blanche.

Le mélange de ces matieres ſuivant leurs diverſes proportions fait diverſes eſpeces d'urine, voici les qualiſez qu'elle doit avoir quand le corps n'eſt pas malade ; la couleur doit être jaune approchante de la couleur de citron ; dans ceux qui ont la fiévre elle eſt rougeâtre ou fort foncée, dans les hypochondriaques & dans les femmes ſujettes aux vapeurs elle eſt blanche, &c.

L'odeur, ſelon Mr Teemeyer, doit approcher de l'odeur de violette, mais ſi cela étoit on trouveroit rarement des urines naturelles ; Bellini a eu plus de raiſon de dire qu'elle ne devoit avoir preſque pas d'odeur : en effet l'odeur ne peut venir que de ce que les ſels tendent à s'alkaliſer, & de ce que l'huile tend davantage à la putrefaction ; or tout cela eſt contraire à l'état naturel des liqueurs dans le corps : pour le ſon de l'urine quand elle tombe dans le pot de chambre, il doit être ſemblable au ſon de l'eau commune.

Pour bien connoître tout ce qui concerne l'urine, il faut éxaminer d'où vient ſa couleur ; quand on en fait évaporer le phlegme, 1° elle devient plus jaune, 2° elle paroît plus rouge, 3° elle prend une couleur noirâtre ; en allant d'une de ces couleurs à une autre, elle prend des couleurs moyennes, & elle devient toûjours plus épaiſſe, plus ſalée : il reſte enfin une matiere viſqueuſe qui dans le fond du pot préſente une couleur aſſez noire ; mais ſi on en frote la ſurface du pot, elle lui donne une belle couleur jaune.

L'urine ayant été ainſi évaporée, on n'a qu'à y verſer de l'eau ; ſuivant la quantité de cette eau qu'on y verſera, l'urine repaſſera par toutes les couleurs dont nous venons de parler, elle ſera ſans aucune différence comme avant l'évaporation, elle aura la même couleur, le même goût, elle se pourrira, elle se troublera, elle laissera précipiter une espece de tartre.

Suivant cette expérience l'urine n'est plus ou moins colorée ou plus ou moins salée que suivant qu'il y a plus ou moins de phlegme, par-là on rendra raison de la différente couleur des urines dans divers âges, dans divers climats, dans diverses passions, & l'urine de ceux qui ont un tempérament fort chaud sera colorée, 1° parce qu'il se fait une grande évaporation de la matiere aqueuse par la transpiration, ainsi il doit y avoir moins de phlegme dans ce qui se filtre par les reins, 2° comme le sang est plus agité dans leurs vaisseaux, la matiere huileuse étant plus divisée passera plus aisément, le contraire arrivera dans les vieillards ; on n'a qu'à appliquer ces deux raisons aux autres cas qui varient les urines, on verra que dans les climats chauds & dans les passions violentes comme la colere & les urines doivent être fort colorées.

On observe trois choses dans les urines, 1° un sédiment ou une matiere qui se précipite au fond du vaisseau, 2° une matiere qui se tient suspenduë dans l'urine, on lui a donné le nom de *anæorema*, 3° une matiere qui est comme une espece de nuage : le sédiment n'est autre chose qu'une matiere terreuse avec le sel de l'urine ; tandis qu'il y a un mouvement dans la matiere de l'urine, ou plûtôt tandis que la chaleur rarefie les matieres grossieres, ces matieres s'y soûtiennent : mais dès que le froid les réduit à un moindre volume, elles se précipitent ; quand ces matieres ont été fort rarefiées, alors elles se soûtiennent dans l'urine & forment ce qu'on appelle en latin *suspensiones*, les nuages ne font que la même matiere tellement rarefiée qu'elle occupe la partie supérieure de l'urine : il n'est pas nécessaire que j'entre dans un plus long détail ; ces principes suffisent pour faire juger de tout le reste.

On peut faire ici trois ou quatre questions, 1° si toute l'urine vient du sang, 2° si elle égale ou si elle surpasse la quantité du liquide que nons beuvons, 3° si on peut juger des maladies par les urines.

Pour que nous rendions par les urines les matieres qui circulent avec le sang, il faut qu'elles passent des intestins dans les vaisseaux lactées, de là dans le réservoir, & enfin dans les veines, dans le cœur, les reins & la vessie; nous avons fait voir qu'il n'y avoit pas d'autre route; ainsi l'urine vient du sang, par là on peut expliquer, 1°, pourquoi quand on a été agité par des mouvemens violens on pisse du sang; quoiqu'il n'y ait pas de calcul dans les reins, le sang poussé violemment dilate les canaux secretoires, & passe avec l'urine. 2°. On voit par là pourquoi la chaleur, le mouvement, la sueur, l'abstinence, rendent l'urine rouge, âcre, salée, puante; le sang perd alors sa partie aqueuse; la chaleur qui survient par le mouvement où il est developpe les sels, attenuë l'huile; il doit donc deposer dans les reins une liqueur colorée, plus salée & plus fœtide que le sang même, parce que dans les vaisseaux elle est mêlée avec des matieres plus visqueuses & moins échauffées que dans ses conduits. 3°. On peut expliquer pourquoi le chile, qui d'abord est plus subtil que les autres liqueurs, ne passe pas; cela vient de ce qu'il s'épaissit dans les poulmons en passant par les biliaires des vaisseaux capillaires; les tuiaux renals sont tels que rien de ce qui est aussi grossier que le sang, le chile ou la serosité, n'y peut couler.

Il y a quelques Medecins qui ont soûtenu que l'urine etoit en plus grande quantité que les liquides que nous beuvons, mais cela ne sçauroit être constant: tous les alimens dont nous usons sont remplis d'eau, ainsi l'urine peut surpasser la quantité de la boisson; cependant suivant la transpiration, suivant les autres évacuations, suivant les maladies, la quantité d'urine diminuë ou augmente.

Il y a des Charlatans qui disent qu'ils connoissent les maladies par la seule inspection de l'urine, mais cela est impossible. 1°. Pour cela il faudroit que chaque maladie, selon la partie où elle se trouve, imprimât un caractere particulier à l'urine, ce qui est impossible. 2°. Il faudroit qu'on connût éxactement l'état naturel de l'urine de chaque sujet, car il y a des personnes dont l'urine est semblable à l'urine des malades, dans le temps même qu'elles joüissent d'une parfaite santé. 3°. Peu de temps après que l'urine est sortie de la vessie, l'air l'altére. 4°. Les tuyaux des reins sont quelquefois fort dilatez, cette dilation apporte à l'urine de grands changemens, quoyque les sujets se portent fort bien. 5°. On ne peut pas connoître l'état du sang par les urines, puisque la chaleur, l'âge, les alimens, la passion, les changent à chaque moment ; à plus forte raison n'y trouvera-t-on pas les signes des maladies qui attaquent les parties solides, il en est des urines comme du poulx qui dans les fiévres malignes est semblable aux poulx de ceux qui se portent bien.

L'urine forme des calculs dans la vessie & dans les reins, on a eu recours à diverses hypothèses pour expliquer ce phénoméne ; les uns ont eu recours à un suc pétrifiant, d'autres à des mélanges chymiques. Il y en a qui ont dit que la pierre se formoit de la même maniere que ces incrustations pierreuses qu'on trouve dans les vaisseaux où l'on a fait long-temps boüillir de l'eau, ou de même que le tartre qui se dépose dans les barriques. Fernel est celui qui a le mieux expliqué la formation du calcul, il dit qu'il ne se forme pas de pierre dans la vessie, sans qu'il y ait un noyau qui lui serve de base, autour de ce noyau il se forme des couches d'une matiere visqueuse ; en effet on remarque dans presque tous les calculs une matiere qui est au centre , & qui sert de base aux couches qui l'environnent : l'expérience de Nuk, faite par d'autres Anatomistes après lui , confirme cette opinion ; cet Anatomiste a ouvert la vessie à divers chiens, il y a insinué quelque matiere comme des morceaux d'étoffe ; quelque temps après ayant rouvert la vessie à ces chiens, il a trouvé qu'il s'étoit formé un véritable calcul autour de ces matieres étrangeres : cela posé , si le sang est rempli de matieres terrestres, il se déposera une partie de ces matieres dans les reins ou dans la vessie ; si la vessie est lâche comme dans les enfans, ou infléxible comme dans les vieillards, ces matieres ne seront pas chassées en dehors , ainsi il se formera autour d'elles des couches de matiere visqueuse ; pour les sables qui se déposent dans l'urine, ils ne sont autre chose que la partie terrestre , fort attenuée & séparée de l'huile : j'ai vû quelquefois des concretions blanchâtres qui ressembloient à la matiere des platras , & qui exhaloient une odeur très-pénétrante.

Voilà à-peu-près tout ce qui regarde l'urine, & les couloirs par lesquels la nature la fait passer : l'œconomie animale ne sçauroit être privée de cette secretion sans se déranger ; il est vrai que les canaux qui séparent la matiere de la sueur , pourroient y suppléer en quelque maniere, cependant dès que l'urine est renfermée dans les vaisseaux sanguins, elle porte à la tête, de-là s'ensuivent des convulsions, des léthargies & des apopléxies , quelquefois l'urine ainsi ramassée se dissipe par les pores qui servent à la transpiration. Salmuth rapporte qu'après une suppression d'urine causée par des douleurs nephretiques, un homme devint enflé par tout le corps ; la sueur dissipa ces matieres qui causoient le gonflement , & facilita la sortie du calcul.

LES TESTICULES.

LEs testicules sont au nombre de deux , ils sont renfermez dans le scrotum, leur grandeur & leur figure est assez connuë, les tégumens qui les couvrent sont communs ou propres, le premier est le scrotum ou la bourse qui est pendante sous le membre viril & qui est garnie de poils; il faut y remarquer :

I. La suture qui le divise en deux parties, l'une est à gauche, l'autre à droit.

II. La substance qui est formée de la cuticule, de la peau, de la membrane musculeuse qui est nommée d'artos, & qui forme les rides.

III. La cloison qui est formée par la duplicature du d'artos laquelle divise la bourse en deux ; voyez Rau sur la cloison du d'artos.

IV. Les vaisseaux viennent des vaisseaux honteux & des hypogastriques.

V. Les nerfs sortent de l'os sacrum.

VI. L'usage du scrotum est de renfermer les testicules.

VII. Il y a trois tuniques qui renferment les testicules.

VIII. La premiere est le muscle cremaster ou l'élevateur du testicule.

IX. La seconde est la vaginale qui est fort lâche autour du testicule, elle vient de l'allongement du péritoine.

X. La troisiéme est l'albuginée qui est fort étroitement unie à la substance du testicule, elle reçoit les vaisseaux spermatiques, & les transmet aux testicules.

XI. Les arteres ſpermatiques ſortent de l'aorte par des rameaux aſſez petits.

XII. Les veines au côté droit viennent de la veine cave à gauche, elles viennent ordinairement de l'émulgente, elles n'ont pas de valvule, & forment le corps pampiniforme ou pyramidal.

XIII. Les nerfs ſortent des plexus, du baſſin, & des lombaires.

XIV. Les vaiſſeaux limphatiques paroiſſent en grand nombre dans les animaux vivans.

XV. La ſubſtance eſt vaſculeuſe, elle eſt compoſée de petits vaiſſeaux qu'on nomme vaiſſeaux ſeminaires, ils ſont entortillez comme les inteſtins ; ſi on macere le teſticule dans le vinaigre, la ſubſtance du teſticule paroît très-belle, on n'y découvre pas de glande.

Ruiſch Theſ. IV. Tab. 1. fig. 2. Theſ. 1. Tab. III. fig. 3.

XVI. Le corps de Higmor eſt au milieu des teſticules, il eſt l'appui des vaiſſeaux ſeminaires, on lui donne une cavité pour recevoir la ſemence.

XVII. L'uſage des teſticules eſt de former la ſemence dans laquelle on découure de petits animaux vivans.

Lewenhock Harris Lexic. Techn. Boerrhaw. inſt. med. pag. 256.

REMARQUES.

Les arteres ſpermatiques deſcendent de l'aorte ; leur origine ſe trouve à la partie antérieure de ce vaiſſeau, cela eſt conſtant, cependant on a trouvé quelquefois que l'artere ſpermatique gauche ſortoit de l'émulgente ; leur capacité qui n'eſt pas fort grande empêche qu'il n'y coule pas beaucoup de ſang, leur ſituation oblique y contribuë encore, ces vaiſſeaux deſcendent obliquement, & vont ſe joindre aux veines ſpermatiques qui viennent de la veine émulgente au côté gauche & de la veine cave au côté droit ; cependant cela ne ſe trouve pas toûjours ainſi : les arteres & les veines ſpermatiques en ſe joignant forment un angle aigu, & ſe renferment

dans une membrane commune, elles se confondent
dans cette guaine, & marchent sous la lame interne
du péritoine, sur le muscle psoas & sur les ureteres ;
quand elles sont arrivées aux aines sous les fibres
charnuës du muscle transverse, les fibres de l'oblique interne s'écartent un peu pour leur donner passage, le lieu où elles passent sous le transverse est
plus haut que l'endroit où elles percent le muscle
oblique interne ; enfin l'anneau ovale qui se trouve
dans la partie tendineuse de l'oblique, & qui reçoit
tous ces vaisseaux, est trois lignes plus bas que les autres passages : avant que les vaisseaux percent les muscles, la lame externe du péritoine s'allonge, & forme
un sac dans lequel les vaisseaux s'enfoncent, ce sac
passe sur les os pubis & sur le muscle pectineus ; &
étant arrivé dans le scrotum, il soûtient le testicule
dans son fond : quand l'allongement du péritoine
sort de l'abdomen, il est reçû par un muscle nommé *cremaster*, c'est-à-dire, *suspenseur* ; ce muscle
prend son origine par un principe charnu de la partie
inférieure antérieure de l'épine des os des isles, en
descendant il s'attache encore aux bords de ces mêmes os & au muscle transverse, ensuite il embrasse
la tunique vaginale en formant un allongement ou
un tuyau qui finit où la guaine commence à s'élargir,
& s'y répand autour ; ce muscle éleve, comprime,
soûtient la tunique vaginale. Ce n'est pas les seules
tuniques dans lesquelles se trouvent renfermez les
testicules avec la guaine : l'épiderme en dehors avec
la peau forme une bourse commune, on y remarque au milieu une couture, sous cette bourse il y
en a une autre qui est musculeuse, mais elle n'est pas
commune comme celle dont nous venons de parler,
il y a deux petits sacs qui sont adossez l'un à l'autre,
leur adossement fait un double plan musculeux qui
forme une cloison pour séparer les testicules, ces

deux bourſes muſculaires montent ſur la tunique vaginale qu'ils embraſſent, elles s'étendent même ſur
le muſcle cremaſter, elles vont s'attacher à un ligament qui embraſſe le membre viril, c'eſt ce muſcle
qui ride la bourſe externe; dans l'intérieur de ce ſac
ſont les teſticules qui ont une membrane propre qui
les enveloppe, & qui eſt étroitement unie à leur ſubſtance, on l'appelle la tunique albuginée : dans la
ſubſtance du teſticule on voit des rayons qui reſſemblent à ceux qu'on voit dans les oranges, il y a des
fibres transverſales dans les rayons de même que
dans ceux des oranges; avant d'aller plus loin repre-
nons les vaiſſeaux ſpermatiques, & conduiſons-les
dans tous ces ſacs & dans la ſubſtance du teſticule.

Les arteres ſpermatiques forment en leur chemin
des lignes qui approchent de la ſpirale, elles envoyent des rameaux qui, ſelon Leal Lealis, s'anaſtomoſent avec des veines laterales, mais cela eſt faux;
ces arteres en s'approchant du teſticule jettent un
rameau qui donne des ramifications à la partie inférieure & intérieure de l'épididyme, & va enſuite s'inſerer à la tunique nerveuſe ou albuginée, quelquefois elles envoyent un rameau au haut du teſticule,
mais conſtamment on en trouve un fort gros qui eſt
inſeré à la partie ſupérieure de l'épididyme, & qui
envoye de tous côtez des ramifications : en même-
temps pluſieurs rameaux mêlez avec les veines dans
le corps pyramidal, ſe répandent autour du teſticule;
à ces arteres répondent des veines qui rapportent
le ſang, le corps pyramidal ou pampiniforme reçoit
du dos du teſticule une infinité de petits canaux
veineux, ces rameaux raſſemblez en forme de réſeau
communiquent les uns avec les autres, & vont enfin
former un gros tronc qui eſt la veine ſeminale.

Voilà les arteres & les veines telles qu'elles paroiſſent hors du teſticule, éxaminons comment les
arteres

arteres pénétrent dans les plis & replis de la substance, elles se divisent en une infinité de rameaux, après qu'elles ont pénétré la tunique albuginée, & vont se terminer en des vaisseaux secretoires qui portent leur liqueur au milieu, & c'est pour cela qu'elles n'ont pas de veines; ces vaisseaux secretoires vont s'ouvrir dans un canal longitudinal nommé le corps d'Higmor, qu'il marche dans le milieu du testicule; tous ces tuyaux enfin concourent à former l'épididyme qui est un canal cylindrique couché sur le corps du testicule, & courbé par plusieurs replis; dès qu'il a abandonné le testicule il se nomme le vaisseau déférant, il monte sur les os pubis, entre dans le bassin, & va se jetter dans les vesicules seminales.

Il y a des nerfs qui concourent à former la structure du testicule: il y en a qui accompagnent les vaisseaux spermatiques, & qui s'évanoüissent dans la tunique nerveuse ou albuginée; il y en a d'autres dont on parlera dans la Nevrographie: on voit encore dans les testicules beaucoup de vaisseaux limphatiques, qui rapportent la limphe.

C'est dans ces organes merveilleux que se forme cette liqueur précieuse qui multiplie les hommes depuis tant de siécles; la pression des tuniques, la force elastique des fibres, les batemens des vaisseaux arteriels la poussent par ces canaux dont nous avons parlé: le chemin que fait cette liqueur est extrêmement long, les épididymes dans le rat sont d'une étenduë extraordinaire quand ils sont développez; Bellini par son calcul a trouvé que si les vaisseaux qui composent le testicule de l'homme étoient développez, ils s'étendroient à plus de trois cens aulnes, mais je ne crois pas que tout le corps des testicules soit composé d'un seul vaisseau dont l'épididyme soit la suite: la structure dont nous avons parlé, ne semble pas s'accommoder avec ce sentiment; ces pelo

tons, ces vaiſſeaux qui en ſortent , & qui ſe terminent au corps d'Higmor, ne permettent pas de penſer
qu'il n'y ait qu'un vaiſſeau qui forme pluſieurs circonvolutions: pour l'épididyme il eſt fort long quand
on l'a diſpoſé en ligne droite.

Cette ſemence qui ſe filtre comment contribuë-
t-elle à former les hommes? eſt-ce une cauſe occaſionnelle par laquelle l'Etre ſuprême ſe détermine à
former l'embrion? eſt-ce une matiere où ſoient renfermées des idées, ou des natures plaſtiques qui la
façonnent diverſement? eſt-ce ſimplement une liqueur qui contienne des animaux entierement formez, & qui ne font que ſe développer? tous ces ſentimens ont trouvé des partiſans qui n'ont donné que
des imaginations pour appuyer leurs opinions.

S'il eſt permis de dire quelque choſe dans une ſi
grande obſcurité, la premiere opinion ne me paroît
pas pouvoir être ſoûtenuë : ſi Dieu ne cherchoit
qu'une cauſe occaſionnelle, étoit-il néceſſaire d'aller
préparer une liqueur avec tant d'appareil? il eſt
vrai qu'on peut répondre à cette difficulté; on dira
que cet appareil n'eſt que pour donner à la ſemence
une perfection dont elle avoit beſoin pour produire
enſuite dans le corps certains effets qui ſont particuliers aux hommes: ce qu'on peut dire c'eſt qu'il ſe
peut faire que cela eſt ainſi, mais il n'y a pas d'apparence ; la premiere vûë que l'Auteur de la nature
ſemble s'être propoſée en formant ces canaux ſeminaires, c'eſt la génération de l'homme.

La ſeconde idée a été ſoûtenuë par pluſieurs Philoſophes; il y a des phénoménes qui ſemblent prouver qu'il y a des natures plaſtiques répanduës dans
la matiere pour la modifier diverſement, les plantes
paroiſſent en avoir, quand on coupe une branche il
en revient une autre; mais ce qui prouve le plus l'éxiſtence de ces natures plaſtiques dans les animaux,

c'est les écrevisses; si on leur coupe une pate, tout
ce qui a été coupé repousse, de même que les branches dans les arbres: qu'on coupe une jointure, ou ce
qui est au dessus, tout cela reparoît avec le même
arrangement, voilà des productions merveilleuses:
ce qui est au dessous d'une jointure est séparé de ce
qui est au dessus, & ne lui est uni que par des ligamens, il ne paroît pas que l'un soit une production
de l'autre; d'ailleurs il y a des muscles qui s'inserent
des deux bouts dans des endroits qui sont au dessous
de ce qu'on a coupé, on ne peut pas dire que ce
n'est qu'un développement, plusieurs parties ne peuvent pas avant le développement être censées à la
même, de la même maniere & au même endroit ; or
il faudroit cependant que cela fût ainsi, s'il y avoit un
développement, car la nouvelle pate qui naît à l'é-
crevisse vient au même endroit, & fait entierement
les mêmes fonctions.

Le troisiéme sentiment ne peut pas subsister si le
premier est vrai, si ce n'est peut-être qu'on veüille
soûtenir que la nature plastique forme dans la semence même les rudimens de l'embrion, mais ces
petits animaux qu'on découvre dans la semence peut-
on dire que ce soient des hommes en abregé ? 1°. Il
est certain que dans toutes les liqueurs du corps humain on découvre de petits animaux. 2°. Dans la
semence de la femme on en découvre comme dans
celle de l'homme. 3°. Quand même tout cela ne seroit pas, on n'auroit pas des raisons suffisantes pour
conclure que cela fût ainsi; car quand les parties de
ces animaux viendroient à s'étendre, les progrez du
développement ne seroient pas comme ceux que
nous ferons remarquer dans l'embrion où l'on ne
remarque rien moins qu'un animal entierement formé. Ce sentiment a d'abord plû. 1°. On a remarqué
des petits animaux qui se meuvent dans la semence.

2°. Lewenhoek a poussé si loin ses découvertes par le microscope, qu'il prétend avoir distingué les deux sexes dans ces animaux. 3°. On a remarqué qu'il ne s'en trouve pas dans la semence des débauchez, cela convient assez avec l'expérience qui nous fait voir que ceux qui s'abandonnent à l'impudicité, sont stériles. 4°. On a observé que les animaux qui se trouvent dans la semence des jeunes gens sont fort vigoureux, & que ceux qui sortent des vieillards meurent d'abord, on voit en cela une raison qui montre pourquoi les vieillards sont stériles ; sur ce fondement on a bâti diverses hypothèses : les uns se sont imaginez que la semence ayant été seringuée dans l'utérus, un petit ver mangeoit l'autre, & que le dernier qui s'étoit nourri de tous les autres formoit le fœtus ; d'autres ont avancé, 1° que ces petits vers montoient à l'ovaire par les trompes de fallope, 2° qu'étant arrivez à l'ovaire ils se promenoient sur l'œuf qui étoit mûr ; 3° que le premier qui rencontroit le trou qui est dans l'œuf y entroit ; 4° qu'il y avoit une valvule qui empêchoit ce petit ver de revenir sur ses pas ; 5° que s'il y avoit plusieurs œufs mûrs, il se formoit plusieurs fœtus, parce que plusieurs vers s'insinuoient dans ces œufs.

On voit que tout ce détail n'est qu'une production de l'imagination échauffée, ou qui s'amuse à chercher des possibilitez ; il y a plusieurs autres raisons outre cela que j'ai apportées pour prouver que ce sentiment n'est appuyé que sur des fondemens très-foibles, mais une des principales raisons qui le renversent c'est la production des monstres ; car 1° il est constant que les animaux qui viennent de deux especes différentes, tiennent de l'une & de l'autre espece, les uns ont la tête d'une espece & le corps de l'autre, les autres ont les pieds de l'une, la mâchoire de l'autre, &c. Pour que cela s'accordât avec le systê-

ne des vers, il faudroit que ces monſtres fuſſent formez dans ces petits animaux qui ſont répandus dans
la ſemence, mais il dépend de nous d'accoupler des
animaux de diverſes eſpeces ; toutes les fois que
nous procurerons l'accouplement, il en viendra des
animaux qui tiendront des deux : ſeroit-il poſſible
qu'à point nommé il ſe trouvât dans tous ces accou-
plemens de petits monſtres ? d'ailleurs on ne peut
pas diſconvenir que les idées ne modifient la matiere ; les marques qui paroiſſent dans *les* enfans
dont les meres ont eu envie de quelque aliment, les
figures biſarres qu'ont pris les fœtus ſuivant les imaginations de la mere, tout cela prouve l'action des
idées : or s'il eſt aſſuré que cela ſoit ainſi, l'opinion qui attribuë à des vers la génération de l'homme, ne ſubſiſtera que difficilement ; car ſuivant les
objets qui frappent l'imagination, il ſe trouve dans
le fœtus des parties organiſées dont les rudimens
n'étoient pas dans les vers ; cela poſé, on pourroit
conclure plus vraiſemblablement pour l'éxiſtence des
natures plaſtiques, mais dans une obſcurité ſi grande
il vaut mieux ne rien prononcer.

La queſtion qu'on a propoſée, ſçavoir leſquels des
deux contribuent à la génération ou l'homme ou la
femme, n'eſt pas moins difficile à réſoudre ; il n'eſt
pas poſſible de déterminer cela, c'eſt temps perdu
que de s'y arrêter, peut-être que la femme ne fait
que recevoir & donner l'accroiſſement, peut-être
que l'homme par cet eſprit ſubtil qu'il envoye dans
l'uterus, ne fait que développer les matieres d'où ſe
forme l'embrion ; en tout cela encore une fois il n'y
a que de l'incertitude.

Il n'y a pas de partie ſur laquelle l'imagination
ait plus de pouvoir que ſur celles qui ſervent à la
génération. L'idée d'une aimable femme, ou de
quelque objet lubrique, ſe préſente-t-elle à l'eſprit,

d'abord l'impreſſion faite dans l'eſprit paſſe involontairement aux parties de la génération, par l'effort même de l'imagination on y produit les mêmes mouvemens qui ſuivent les approches du mâle
& de la femelle ; il n'y a pas d'explication phyſique
qui puiſſe ſatisfaire ſur ce point : nous voyons qu'il
ſe jette quelques ramifications de nerfs ſur les parties
de la génération, mais agiſſent-ils comme ailleurs ?
les autres parties ne ſe meuvent pas par les idées ſeules, il faut que la volonté commande, au contraire le
commandement de la volonté eſt inutile dans l'action
qui ſe fait ſentir aux parties de la génération, on
éprouve ſouvent que la volonté n'eſt pas ſuivie de
l'effet ; quoy qu'il en ſoit de la cauſe des mouvemens
qui ſuivent les impreſſions faites ſur l'imagination,
c'eſt une convulſion qui les produit.

LES EPIDIDYMES.

LEs épididymes ou les paraſtates ſont au nombre
de deux, il y en a un à chaque teſticule, ce ſont
des parties oblongues preſque cylindriques, appliquées à la circonference ſupérieure du teſticule, ſemblables à un ver à ſoye ou à une chenille, il faut y
remarquer :

I. La connexion 1° avec le teſticule par le moyen
de la membrane albuginée, 2° avec le vaiſſeau déférent.

II. Son origine dans le teſticule par cinq ou ſix
vaiſſeaux ſeminaires qui ſont fort petits.

III. Leur extrémité qui ſe trouve à l'autre bout
où le vaiſſeau différent commence.

IV. La membrane forte qui les environne, & qui
eſt une ſuite de l'albuginée.

VI. La ſubſtance qui eſt vaſculeuſe comme celle

testicules, les vaisseaux y sont plus sensibles, on
couvre leurs cavitez par des injections, ils se changent enfin en un seul canal qui est nommé vaisseau
déférent.

VII. Les vaisseaux sortent des mêmes rameaux que
ceux des testicules, on les nomme spermatiques.

VIII. Les nerfs viennent aussi des mêmes rameaux
que ceux des testicules.

IX. L'usage des épididymes est de recevoir la semence des testicules, de la perfectionner, & de la
conduire dans le canal déférent.

REMARQUES.

J'ai déja donné en partie la description des épididymes; il n'y a rien à ajoûter à tout ce que je viens
d'en dire, il faut seulement parler de l'usage qu'ils
paroissent avoir, le sang porté aux testicules s'y dépoüille de la partie la plus subtile, qui, après avoir
passé par tous les détours & par toutes les circonvolutions des vaisseaux qui se trouvent dans le testicule, entre dans le vaisseau d'Higmor, de-là elle s'insinuë dans l'épididyme où elle est encore perfection-
née; dans tout ce chemin elle reçoit peut-être une
nouvelle liqueur des nerfs; quoy qu'il en soit, il est
certain que la semence ne se trouve pas dans le sang
telle que nous la voyons quand elle sort de ses réservoirs, car 1° les enfans, quand ils commencent à
avoir de la semence, deviennent plus vigoureux;
2° les eunuques sont beaucoup moins robustes que
ceux qu'on a mutilez: il faut donc 1° que la semence
après avoir été filtrée dans les testicules soit repompée, & qu'elle reporte dans le sang la matiere qui
fortfie les parties; 2° qu'il se trouve dans cette semence quelque chose qui n'y étoit pas auparavant,
autrement elle produiroit dans les eunuques les mêmes effets que dans ceux qui ne sont pas mutilez:

pour les vaiſſeaux qui repompent cette ſemence, afin qu'elle revienne dans le ſang, on ne ſçauroit les déterminer : les uns ont cru que c'étoit des vaiſſeaux limphatiques qui ſe rencontroient dans le chemin de la ſemence, par éxemple, dans les épididymes ; d'autres ont avancé que c'étoit dans les veſicules-ſeminales que la ſemence étoit repompée, mais ce n'eſt qu'une hypothèſe.

LES VAISSEAUX DEFERENS.

LEs vaiſſeaux déférens ou éjaculatoires ſont des canaux fort blanchâtres reſſemblans à des nerfs gros comme une paille mediocre, il en vient un de chaque épididyme, ils vont enfin ſe rendre aux veſicules ſeminales & à l'urethre, il faut y remarquer :

I. La ſituation & le cours, ils montent de l'épididyme par l'allongement du péritoine, & ſe rendent dans l'abdomen, ils ſe courbent enſuite pour aller vers le col de la veſſie.

II. Leur extrémité qui ſe trouve à la partie antérieure des veſicules ſeminales, ils ſe terminent en partie à l'urethre, en partie aux veſicules, ainſi ils peuvent ſe dégorger dans ces deux endroits ſuivant la néceſſité.

III. Leur ſubſtance qui eſt forte & ſemblable preſque à celle d'un nerf.

IV. Leur cavité qui au commencement & à l'extrémité peut recevoir à une ſoye, près de la veſſie elle eſt beaucoup plus ample, à ſon extrémité elle ſe rétrécit, & ne laiſſe rien couler dans l'urethre, ſi ce n'eſt dans les convulſions cauſées par les plaiſirs de l'amour.

V. L'uſage des vaiſſeaux déférens eſt de porter la ſemence 1º continuellement aux veſicules ſeminales,

dans l'urethre durant le coït, peut-être qu'ils contribuent à la perfectionner.

REMARQUES.

Les vaisseaux déférens dans leurs commencemens sont repliez, ces replis sont cause que ces
vaisseaux ressemblent en quelque maniere à des vers
à soye par leurs plis, qui font que leur canal n'est
pas tout-à-fait cylindrique, car les parois se pressent les unes les autres à cause des plis qui sont affer-
mis par des filamens que leur envoye la membrane : le canal est composé d'un cartilage qui est assez
dur, cela étoit necessaire pour le cours de la semence, la surface interne est comme spongieuse ;
à côté de ces canaux on voit un nombre infini de
vaisseaux qui s'y inserent, peut-être qu'ils sont changez en arteres limphatiques à la partie cartilagineuse,
à proportion que ces tuyaux approchent des vesicules
il s'y forme des anfractuositez, ils vont se joindre
au col de la vessie comme deux segmens de cercle,
les vesicules seminales sont à côté de ces segmens,
& dans l'insertion de leurs bouts & des vesicules
seminales il y a une valvule qui empêche le retour
de la semence : on voit par la description de tous
ces vaisseaux qu'il n'y a pas de liqueur qui se prépare avec plus d'appareil ou plus lentement que la
semence, *Tanta molis erat mortalem condere gentem.*

LES VESICULES SEMINALES.

Les vesicules seminales sont deux réservoirs
membraneux & celluleux, attachez à la partie
inférieure du col de la vessie, ils sont destinez à
recevoir la semence des vaisseaux déférens, à la

perfectionner, & à l'envoyer par l'urethre dans l'uterus, il faut y remarquer :

I. Leur longueur qui est de trois doigts, & la largeur qui est d'un.

II. La substance qui est faite d'une membrane forte, vasculeuse, & environnée du péritoine, elle forme des cellules qui communiquent les unes avec les autres, & qui peuvent se réduire en une espece de petit intestin aveugle.

III. Le tuyau excretoire qui est double, il en vient un de chaque vesicule, & il se trouve ordinairement deux orifices dans l'urethre ; Léal qui n'a marqué qu'un conduit & un orifice, s'est trompé.

IV. Les vaisseaux sanguins qui viennent des vaisseaux de la vessie & de l'intestin rectum en grande quantité.

V. Les nerfs qui viennent des plexus du bassin, quelques Auteurs disent qu'ils y ont observé des glandes.

VI. L'usage des vesicules paroît par la description que je viens de donner.

REMARQUES.

La premiere chose qui se présente dans les vesicules c'est la membrane interne du péritoine qui les couvre, sous cette membrane se trouve une membrane musculeuse ; Léal les a fort bien décrites, quand il a dit que c'étoient de petits cœcums diversement entortillez : quand on souffle par le vaisseau déférent, l'air passe dans les vesicules & dans l'urethre ; l'ouverture des vesicules dans l'urethre est telle qu'elle empêche le retour de la semence..... Les vesicules dans l'approche du mâle & de la femelle se vuident. Les convulsions qui arrivent dans tous les muscles qui environnent le col de la vessie, expriment ce qui est contenu dans ces petits sacs, il arrive quelquefois que dans les felles il échappe de la femence, cela n'eft pas difficile à expliquer ; les excrémens qui gonflent la partie du rectum qui eft fous les veficules en arriere, preffent ces veficules, & font fortir ce qu'elles contiennent.

LES PROSTATES.

Les proftates font un corps globuleux en forme de cœur pofé devant le col de la veffié, & environnent en partie le commencement de l'urethre, il faut y remarquer :

I. La grandeur qui eft comme celle d'une noix.

II. Les éminences qui font au nombre de deux à la partie inférieure.

III. L'éminence qu'on appelle tête de coq, & qui eft fituée à la partie fuperieure, il y a deux orifices qui font communs aux canaux éjaculatoires & aux veficules feminales.

IV. La fubftance qui eft glanduleufe, creufée par de petites cellules, & environnée d'une membrane.

V. Les trous ou conduits excretoires qui viennent des cellules & aboutiffent à l'urethre, il y en a dix ou douze dans l'homme ; il y en a un grand nombre dans les chiens, ils donnent paffage à une matiere blanchâtre.

VI. Les vaiffeaux qui leur font communs avec les veficules feminales.

VII. Leur ufage eft de féparer une matiere blanchâtre qui n'eft pas la véritable femence, quoyqu'elle forte dans le coït ; elle fert 1° à humecter l'urethre & à la rendre gliffante, 2° à donner un vehicule à la femence.

REMARQUES.

Les proſtates ſont faites comme une eſpece de cœur applati environné de fibres muſculeuſes, & qui dans l'endroit où il eſt applati renferme le col de la veſſie, la baſe eſt poſtérieure & la pointe antérieure, à la partie interne de l'urethre au milieu ſe trouve une éminence longue ſur laquelle ſont des trous qui viennent des veſicules ſeminales, à côté ſont des ouvertures ou les orifices des tuyaux qui viennent des cellules des proſtates, il y a douze pelotons ſéparez de glandes, chaque glande de ce peloton a un conduit qui porte dans un petit ſac la matiere qu'il reçoit dans les couloirs, il y a douze de ces ſacs qui viennent ſe dégorger à côté de cette éminence longitudinale qui ſe trouve dans l'urethre, par-là la ſemence & la liqueur qui ſort des proſtates ſe peuvent mêler parfaitement ; cette liqueur graſſe eſt fort abondante, quand on a été quelque temps ſans approcher de femme : alors quand dans les ſelles les muſcles de l'abdomen preſſent ce qui eſt contenu dans le baſſin, il en ſort quelque peu, elle ne contient pas des animaux, comme la ſemence, à ce qu'on prétend ; après qu'on a enlevé les teſticules, & que les veſicules ſeminales n'ont plus d'action, elle ſubſiſte, mais elle n'eſt pas propre à la génération, il paroît par-là qu'elle ne ſert qu'à dilayer la ſemence, & à nourrir, ſelon quelques Auteurs, les petits animaux qui ſont dans la ſemence ; voilà tous les réſervoirs qui contiennent la ſemence ou ſon véhicule. Cette liqueur eſt un véritable eſprit qui anime les parties de la génération, & les met en mouvement. Un homme eſt-il chaſte, l'abondance de cet eſprit agite continuellement ces parties, il ne faut que l'idée d'un objet qui par ſa laideur rebuteroit un homme qui ſe ſatisfait quand il le juge à propos ; enfin les objets les moins touchans fuffifent pour exciter des mouvemens très-violens dans un homme chafte, tandis que des debauchez ne font pas émûs par des objets qui ont beaucoup de charmes.

L'efprit qui influë dans les nerfs, & qui anime toute notre machine, ne feroit-il pas quelque chofe d'approchant? Quand cet efprit manque dans notre corps, tout languit; de même quand la femence eft épuifée, le membre viril & fur-tout les tefticules font flafques; c'eft au refte par l'afpect des bourfes qu'on peut juger fi un homme eft propre à certaines fonctions, leur groffeur en décide.

LE MEMBRE VIRIL.

LE membre viril eft le principal inftrument de la génération, on lui a donné beaucoup de noms, on l'appelle en latin, *membrum virile*, *virga*, *mentula*, *Priapus*, *penis*, *colis*, &c. La figure, la fituation, la grandeur de cette partie unique font affez connuës, il faut y remarquer:

I. La ftructure ou les parties qui fe réduifent à la cuticule & à la peau qui font les tégumens communs, & aux fuivantes.

II. Le prépuce qui eft la peau replicée qui couvre le gland, à fa partie inférieure il y a un petit frein, on trouve dans les deux endroits des glandes que Tyfon Auteur Anglois a appellées *glandes odorife-rentes*.

III. La tunique propre qui eft forte & tendineufe, & qui renferme le refte de la fubftance du membre viril, cette tunique eft quelquefois double, dans l'entre-deux fe trouve la fubftance celluleufe qui paroît quand on la gonfle & qu'on la fait fécher.

IV. Les corps caverneux ou fpongieux qui font la

plus grande partie du membre viril, ils viennent de l'os pubis de chaque côté, ils se joignent ensuite & s'étendent jusqu'au gland ; si l'on y injecte de l'eau, ou si on les gonfle, le membre viril se roidit.

V. La cloison qui est entre les deux corps caverneux, elle est plus épaisse à la partie postérieure, & est percée comme un crible.

VI. Le ligament suspensoire de Vesale, lequel attache le membre viril aux os pubis.

VII. Les muscles qui sont au nombre de six.

VIII. Les premiers sont les érecteurs, ils viennent des os ischion, & finissent de chaque côté aux corps caverneux.

IX. Les seconds sont les accelerateurs, ils viennent du sphincter de l'anus, ils embrassent la partie postérieure de l'urethre, ils finissent de chaque côté aux corps caverneux, & resserrent l'urethre.

X. Les troisièmes sont les muscles transversaux, ils viennent des os ischion, & finissent à l'oignon de l'urethre qu'ils dilatent.

REMARQUES.

Les corps caverneux sont la principale partie du membre viril ; après être sortis de la partie inférieure des os pubis où ils prennent une membrane tendineuse qui les recouvre, ils se joignent à angle aigu, & s'adossent l'un à l'autre ; par leur adossement ils forment une cloison qui disparoît à la partie antérieure, ces deux corps sont environnez de la membrane celluleuse qui entoure même la cloison en s'insinuant entre les deux corps caverneux, ensuite vient une tunique assez forte qui est sous la peau & l'épiderme, ordinairement il y a des arteres qui viennent des iliaques internes pour porter le sang dans les corps caverneux ; dans les autres parties du corps on présume que le sang est repris par des veines qui sont continuës aux arteres, mais ici le sang se répand manifestement dans les corps celluleux, il est ensuite repris par une grosse veine qui rampe sur le dos du membre viril, cette veine se divise en deux vers les prostates, & va se décharger dans les iliaques internes de chaque côté.

Il n'y a pas de doute que les corps caverneux ne soient gonflez par le sang, ce gonflement ne peut arriver que lorsque les veines étant comprimées ne laissent rien passer, il faut donc chercher une cause qui arrête le sang, voici ce qu'on dit ordinairement là-dessus.

Les muscles érecteurs sortent de la tuberosité qui se trouve aux os ischion, ils sont placez au dessous de l'origine des corps caverneux, & s'inserent à la membrane tendineuse de ces mêmes corps; il arrivera donc nécessairement que si ces muscles viennent à être gonflez, ils comprimeront les corps caverneux à leur origine contre les os ischion, alors les veines comprimées ne laisseront pas couler le sang, en même-temps le corps du membre viril s'appliquera plus fortement contre les os pubis & contre les ligamens, & la grande veine comprimée par cette pression arrêtera le cours du sang; on voit par là que les arteres, les veines, les corps caverneux, le tissu spongieux de l'urethre doivent se gonfler, les houpes nerveuses qui sont à la couronne du gland, se trouvent alors plus tenduës, les frotemens de ces houpes contre les parois du vagin causera des vibrations fréquentes dans les nerfs, durant ce temps-là les causes qui gonflent le membre viril agissent plus fortement, la rougeur, la roideur des parties gonflées doivent donc augmenter, la membrane musculeuse des prostates & des vesicules seminales est tenduë par les mêmes causes, cette tension fait couler la semence dans la partie de l'urethre qui n'est pas com-

primée par les muscles éreçteurs; les muscles tran-
verses qui font tellement difpofez, qu'ils tirent l'u-
rethre , en dilatent la cavité, cette dilatation donne
lieu à la femence de s'y ramaffer: les muscles accelerateurs fortis du concours des muscles tranfverfes,
répandus fur le *bulbus*, inferez aux corps caverneux,
fe tendent & compriment l'endroit où ils font attachez , les muscles des proftates & des veficules entrent
auffi en convulfion , par ces mouvemens le fang eſt
pouffé avec violence dans le membre viril, le gland
fe gonfle, le corps fpongieux de l'urethre fe roidit,
il arrive une grande irritation aux houpes nerveufes
du gland, de-là il s'enfuit une grande convulfion qui
chaffe la femence violemment, alors l'urethre fe dé-
femplit , le fang qui eft dans le corps fpongieux eft
moins preffé, dans le concours des muscles , il peut
donc reprendre fon cours , par-là le membre viril
devient flafque comme auparavant; comme les nerfs
dépofent quelque liqueur dans ces convulfions, ils
deviennent comme paralytiques, parce qu'ils ne font
plus animez par l'efprit qui les tend; il y aura donc
une efpece de paralyfie qui caufera dans tout le corps
une grande laffitude.

C'eft-là ce qu'on peut dire de plus vrai-femblable
fur l'érection, mais il faut avoüer qu'un efprit éxaçt
qui connoît la ftruçture des parties, ne fçauroit s'en
contenter. 1°. Les muscles nommez éreçteurs font
tellement difpofez, qu'ils ne paroiffent pas pouvoir
comprimer les corps caverneux de telle maniere
qu'ils y arrêtent le fang ; la feule infpeçtion des parties le prouvera mieux que les raifonnemens qu'on
pourroit faire là-deffus. 2°. Les muscles tranfver-
faux tirent l'urethre en bas, car la partie de l'os auquel ils font inferez eft plus baffe que la partie de
l'urethre où ils s'attachent ; ils peuvent tirailler le
tiffu fpongieux de l'urethre, mais non pas dilater la
cavité :

cavité : il arrive alors seulement que le sang entre en plus grande quantité dans ce tiſſu ſpongieux. Il y a beaucoup d'autres difficultez que je ne rapporterai pas ici, on les connoîtra parfaitement, ſi l'on ſe donne la peine d'éxaminer les parties.

Malgré les difficultez qu'on vient de lire, on ne peut nier que les muſcles dont nous avons parlé en expliquant l'érection, ne ſoient agitez par des mouvemens convulſifs dans le coït ; par-là on voit que dans l'opération de la taille où ces muſcles ſont bleſſez, il pourra arriver un priapiſme.

S'il arrivoit que par la grande irritation qu'on auroit cauſé dans les nerfs qui ſe répandent ſur tous ces muſcles, le mouvement s'y continuât long-temps, il arriveroit néceſſairement un priapiſme, c'eſt ce que prouvent ceux qui ont approché des femmes pluſieurs fois conſécutivement ; comme il y a eu des mouvemens violens dans leurs parties avec une chaleur très-grande, l'inflammation qui y ſurvient irrite les nerfs qui par leurs mouvemens tendent les muſcles, & cauſent un priapiſme.

L'éjaculation de la ſemence eſt plus ou moins forte ſuivant que les muſcles éjaculateurs agiſſent avec plus ou moins de force, mais cette force eſt toûjours proportionnée à la quantité de ſemence ; plus la ſemence abonde, plus les nerfs ſont tendus : d'ailleurs lorſque la ſemence eſt en plus grande quantité, elle gonfle davantage la partie poſtérieure de l'urethre où elle ſe ramaſſe avant de ſortir, par conſéquent les muſcles agiſſent plus fortement, car 1° ils ſont preſſez davantage : 2° à proportion que la partie de l'urethre ſe gonfle, la ſemence doit marcher avec plus de rapidité dans le reſte du canal ; la Méchanique Hydraulique nous apprend que lorſqu'une liqueur paſſe d'un canal large dans un canal étroit, la velocité eſt proportionnée à la petiteſſe du canal étroit ; 3° de même

qu’un mufcle attaché au deffous d’une tuberofité tire
plus fortement un os dont la tuberofité eft fort
groffe, les mufcles éjaculatoires agiffent plus fortement quand il fe ramaffe beaucoup de femence, &
qu’il fe forme dans l’urethre une maffe fort groffe;
par toutes ces raifons on voit que lorfqu’on a eu commerce plufieurs fois avec une femme tout de fuite,
la femence doit fortir en goutes du membre viril,
alors une femme deviendra enceinte plus difficilement, parce que la liqueur feminale ne pourra pas fi
bien être feringuée dans la matrice.

Lorfqu’un homme a été long-temps fans avoir de
commerce avec une femme, la feule idée fuffit pour
lui caufer une érection; mais quand on s’eft trop livré
à la paffion, il faut enfuite des machines pour relever
la partie abbatuë & lui rendre la vie; la préfence des
objets les plus charmans n’en eft pas quelquefois capable : la méchanique animale montre que fi l’on
chatoüille le frein ou la couronne du gland, fi l’on
donne du mouvement aux mufcles de l’anus & qu’on
les chatoüille, l’érection pourra venir beaucoup plûtôt, car on caufera des convulfions dans toutes ces
parties. 1°. Les nerfs qui font fort fenfibles vers le
gland, fe tendront davantage, tirailleront les vaiffeaux, difpoferont les mufcles à la contraction. 2°. La
même chofe doit arriver, fi l’on chatoüille l’anus qui
eft fort fenfible; les mufcles qui en partent pour s’aller
rendre au membre viril, les nerfs qui font communs
à ces deux parties, l’imagination qui aide les mouvemens qu’on y excite, tout cela fait que l’érection
arrive, mais il faut avoir oublié le foin de fa fanté
pour en venir à ces induftries indignes d’un homme
raifonnable; fi l’on ne fent pas d’abord les incommoditez qui doivent fuivre cez excez, on ne va pas loin
fans les reffentir : une vieilleffe infirme, incapable
d’être fenfible à d’autre impreffion qu’à celle de la

leur, enfin une vie abregée, & souvent des maladies
mortelles sont la juste récompense des plaisirs auxquels
la nature ne nous a rendus sensibles que pour multi-
plier le genre humain.

La crainte produit le même effet que l'épuisement; quand cette passion saisit l'esprit elle se fait
sentir à tout le corps, mais ses impressions ne paroissent nulle part comme dans les parties de la
génération, nous ignorons la méchanique par laquelle la crainte qui survient à l'ame se fait sentir
au corps, mais l'expérience nous apprend que dans
cette passion l'action cesse dans les nerfs; il y a un
philosophe qui ne doute point que l'ame ne soit
le principe qui donne la tension à toutes les parties du corps, il dit, qu'il est impossible de trouver une cause méchanique qui explique bien cela;
si cette idée étoit recevable, on pourroit dire
que dans la crainte l'ame se retire & se concentre en
quelque façon, alors elle ne tend plus les parties du
corps, par conséquent tout doit se resserrer, les
mouvemens vitaux ne doivent se faire qu'avec peine;
dans le cas dont il s'agit les parties de la génération,
ou plûtôt les nerfs qui s'y répandent ne sont plus si
animez, la crainte fait que les liqueurs y coulent avec
moins de facilité, il faut quelque temps avant qu'on
puisse leur rendre leur cours.

Il y a un phénoméne que personne n'ignore: tandis qu'on se porte bien, on se trouve tous les matins
en état d'avoir commerce avec une femme, il n'est
pas aisé de trouver la cause méchanique de cet effet,
il n'arrive que deux choses durant la nuit. 1°. Le repos redonne des forces au corps épuisé par les fati-
gues du jour, mais on ne voit pas comment ce renouvellement de forces doit se faire sentir le matin
par l'érection. 2°. La vessie se remplit d'urine; il y a
plus d'apparence que cela joint à ce que nous venons

de dire, releve le membre viril, la veſſie eſt renduë & piquotée par les parties ſalines de l'urine & par la chaleur, les nerfs qui vont aux muſcles érecteurs & aux autres, peuvent être irritez par-là & entrer en convulſion, le membre viril doit ſe lever par cette action; mais quand on ne joüit pas de la ſanté, la foibleſſe des nerfs empêche que l'urine ne produiſe cet effet; d'ailleurs la douleur & le chagrin produiſent le même effet que la crainte, ainſi par cette raiſon dans les maladies l'on ne ſentira pas les mouvemens vitaux dans les parties nobles.

C'eſt une erreur generalement répanduë qu'il y a des ſecrets pour empêcher qu'un nouveau marié ne puiſſe rendre à ſon épouſe les devoirs du mariage: les belles-meres ne manquent pas ordinairement parmi le peuple, de fournir leur gendre futur de médailles qui les mettent hors des atteintes du *charme*, enfin elles ne ſont tranquilles, que lorſque la nuit des nôces les a renduës belles-meres dans toutes les formes; la plûpart des erreurs ont quelque fait véritable d'où elles tirent leur origine, mais celle dont il s'agit n'a d'autre ſource que la crédulité: il s'eſt trouvé des maris peu diſpoſez aux devoirs du mariage, ou agitez de quelque crainte, ou peu capables de forcer un obſtacle que l'âge ne rompt pas toûjours dans les filles, ils ont attribué leur foibleſſe quoyque toute naturelle à des ſortiléges.

Il y a des hommes qui ſont mieux partagez les uns que les autres, il y en a qui ont des membres ſi longs, qu'ils incommodent les femmes; ils ſont obligez quelquefois de prendre des couſſins & de les mettre entre-eux & la femme, la longueur eſt beaucoup plus incommode pour les femmes que la groſſeur; quand le membre viril eſt gros, il s'applique fortement aux parois du vagin & chatoüille les houpes nerveuſes; de-là vient que dans les convulſions qui

rivent au muscle qui entoure les lévres, le plaisir
st plus grand, parce que le vagin embrasse fortement le membre viril.

Il est rapporté qu'il s'est trouvé des hommes qui
après avoir rendu à leurs femmes les devoirs du
mariage, se sont trouvez pris de même que les
chiens, il y a peu d'éxemples d'un tel accident, il
seroit peut-être à souhaiter qu'ils fussent plus fré-
quens, le danger qu'il y auroit de se trouver insépa-
rablement unis après les approches amoureux feroit
qu'on s'approcheroit moins souvent, mais la nature
a eu ses raisons pour ne pas construire autrement
la verge de l'homme: il y a deux glandes à la verge
du chien, ces glandes se gonflent extraordinairement
dans le coït, & ne permettent pas au chien de se
retirer, il faut que le sang s'écoule peu-à-peu.

LE GLAND.

L E gland est la partie antérieure du membre
viril, sa figure & sa couleur sont assez connuës,
mais il faut y remarquer:

I. La surface lisse & polie.

II. L'extrémité de l'urethre qui est plus étroite que
le reste; le frein se trouve au dessous.

III. La couronne ou la circonference postérieure
du gland, il y a quelques Auteurs qui disent qu'il y a
de petites glandes.

IV. Les houpes nerveuses qui paroissent quand le
membre viril se roidit, de-là vient que le gland est
fort sensible, il est difficile de distinguer des glandes
ces mammellons ou ces pyramides que les nerfs forment.

V. La substance qui est faite de l'épiderme & d'un

corps caverneux qui eſt continu avec l'urethre, ce
corps par ſon expanſion forme un globe ou une
eſpece d'oignon.

L'URETHRE.

L'Urethre eſt un canal membraneux preſque cylindrique continu au col de la veſſie, prolongé
juſqu'à l'extrémité du gland, il faut y remarquer :

I. La ſituation dans un ſillon formé par l'interſtice,
que les deux corps caverneux laiſſent entre-eux inférieurement.

II. Le cours qui ne ſuit pas une ligne droite, il y a
une courbure particuliere.

III. La longueur qui eſt de douze ou treize pouces.

IV. La groſſeur qui approche de celle d'une plume
à écrire.

V. La ſubſtance qui eſt compoſée de deux membranes fortes, l'une eſt interne & l'autre externe, il y a
dans l'entre-deux une ſubſtance caverneuſe ou quelques Auteurs ont marqué qu'il y avoit des glandes.

VI. Le bulbus ou la protuberence de l'urethre eſt la
partie poſtérieure qui eſt plus épaiſſe que le reſte, ſituée auprès des proſtates, large d'un pouce, & ſemblable en quelque maniere à un oignon.

VII. La ſurface interne qui eſt percée de divers
trous, les uns ſont ronds, & les autres oblongs, il en
ſort une liqueur viſqueuſe qui paroît ſervir à tempérer l'acrimonie de l'urine.

VIII. L'uſage de l'urethre eſt de donner paſſage à
l'urine & à la ſemence.

LES GLANDES DE COUPER.

COuper a décrit trois glandes dont on n'avoit pas parlé avant lui.

Il y en a une à chaque côté de l'urethre entre les muscles accelerateurs & l'oignon, elles ont une figure ovoïde, elles sont un peu applaties, leur grandeur est comme celle d'une petite féve, il y a pour chacune un tuyau particulier de la longueur de deux doigts, qui perce la double tunique de l'urethre; c'est par ce canal qu'elles envoyent dans la cavité de l'urethre une liqueur transparente, visqueuse ou muqueuse, cette liqueur paroît servir à defendre l'urethre contre l'acrimonie de l'urine: je les ai cherchées en plusieurs sujets sans pouvoir les trouver, cela fait que je doute si elles se rencontrent dans tous les sujers.

Il y a une troisiéme glande qui est dans l'angle formé par la courbure de l'urethre sous les os pubis, elle est, à ce qu'on prétend, dans le tissu spongieux ou caverneux de l'urethre, Couper l'a représentée comme ayant quasi la figure d'une lentille; je n'ai pas pû la découvrir.

LA GLANDE DE M. DE LITTRE.

LA glande de M. de Littre est une petite glande qui est entre les deux membranes de l'urethre immédiatement au dessous des prostates, elle est d'une couleur rouge, foncée, large d'un pouce, de l'épaisseur de deux lignes, elle environne la mem-

brane interne de l'urethre comme une ceinture, &
la perce de plufieurs petits trous qui donnent paffage
à une liqueur mucilagineufe deftinée à humecter l'u-
rethre ; il faut encore remarquer les parties fuivantes.

I. Les vaiffeaux du membre viril, de l'urethre & de
ces glandes font des arteres & des veines qui viennent des vaiffeaux hypogaftriques.

II. Les nerfs viennent des derniers nerfs de l'os
facrum.

III. Les vaiffeaux lymphatiques font parfaitement
repréfentez dans les Tables de Couper & de Drak.

IV. L'ufage principal du membre viril eft de fervir
au coït & à la génération, l'autre ufage eft de donner
paffage à l'urine.

REMARQUES.

Voilà une defcription éxacte des parties qui renouvellent continuellement le monde depuis tant
de fiécles, ce n'eft pas fans raifons qu'on les a appellées les parties nobles, puifqu'elles fervent à l'ouvrage la plus admirable que forme la nature ; on
leur rendoit autrefois les mêmes hommages qu'aux
Dieux. Le Soleil & les autres Aftres ont été mis avec
moins de raifon au nombre des Divinitez, leurs in-
fluences n'offrent rien de fi merveilleux que la rofée
féconde qui découle des parties naturelles ; les Livres
facrez ne nous infpirent que de la vénération pour
ces organes de la génération, ils ordonnent qu'on
coupe la main à qui ofe les outrager, ils excluent du
miniftere facré les hommes inutiles, la nouvelle loi
les éloigne de même de fes autels: les Cafres victo-
rieux ne prennent pour monument de leur gloire
que les parties nobles de leurs ennemis, c'eft-là leurs
ftatuës, leurs hiftoires, leurs arcs de triomphe, ils
en font des coliers à leurs femmes, ils en font des
préfens à leurs amis. Notre hiftoire ne parle qu'avec

horreur de Villandre qui ofa porter la main aux parties naturelles de Charles I X ; par ces parties l'homme affermit fon empire fur la moitié du genre humain, elles font le fceau de l'union & de la paix
qui rend les familles heureufes; la feule vûë qu'en
donne quelquefois le hazard à travers les voiles
dont la pudeur les couvre, tranfporte les femmes,
elles font d'une néceffité abfoluë dans la focieté.
L'homme & la femme en fe mariant fe promettent
une fidélité mutuelle, ils s'affurent l'un de l'autre
par des fermens inviolables, mais les loix humaines
autorifées des loix divines nous dégagent de ces fermens, quand nous fommes incapables de nous rendre
les devoirs mutuels; voici quelques défauts naturels des parties de la génération.

Il y a des hommes qui ont le membre viril d'une
longueur furprenante; fi l'on en croit Martial, il y
en avoit de fon temps qui avoient la verge fi longue,
qu'ils pouvoient la porter au nez, cela eft rare, mais
on en trouve des éxemples. Suivant les Phyfiono-
miftes, on peut juger de la longueur des parties par
la longueur du nez ; c'eft dans cette idée qu'Elio-
gabale fe choififfoit des foldats qui avoient le nez
long, la nature l'avoit favorifé, elle lui avoit donné
des parties d'une groffeur furprenante, c'eft Lampri-
dius qui le rapporte. Cet Empereur fe perfuadoit que
ceux qui lui reffembloient étoient beaucoup plus
vigoureux que les autres, il fe trompoit ; on voit
fouvent des hommes en qui les femmes les plus lubriques ne trouveroient pas de défaut, mais le cou-
rage n'eft pas fouvent leur partage; quoy qu'il en
foit, la longeur de la verge eft un défaut qui incommode les femmes.

La groffeur de la verge fe trouve quelquefois extraordinaire. Clodius qui viola Pompeia l'avoit fi
groffe, que deux des plus groffes verges mifes en-

semble ne la furpaſſoient pas. Fabius rapporte qu'un
homme avoit le membre de la groſſeur d'un enfant
nouveau né. Deux femmes, au rapport de Platerus,
ſe plaignirent en Juſtice de la groſſeur des membres
de leurs maris; le mariage fut caſſé; on défendit aux
femmes les ſecondes nôces, on ajoûta à cette défenſe
un ordre qui les obligeoit à ſe cloîtrer, mais il fut
permis aux hommes de s'engager dans un ſecond
mariage, les femmes qu'ils épouſerent ne furent pas ſi
difficiles que les premieres, elles ſouffrirent agréablement ou patiemment le défaut dont les autres
ſe plaignoient.

La petiteſſe de la verge eſt un défaut bien plus fâcheux que celui dont nous venons de parler; il s'en
eſt trouvé qui l'avoient ſi courte, qu'on ne voyoit
que le gland couvert de ſon prépuce. Sulpice rapporte que ſaint Martin avoit le membre ſi peu proportionné aux autres, qu'on n'auroit ſçû le trouver,
ſi l'on n'avoit connu l'endroit où la nature le place;
il y a pluſieurs autres défauts dont nous parlerons
ailleurs.

LES PARTIES GENITALES
DE LA FEMME.

IL faut remarquer dans les parties genitales de
la femme:

I. Les parties externes, c'eſt-à-dire, celles qu'on
peut voir ſans faire aucune inciſion en les écartant
ſeulement les unes des autres, telles ſont

II. La vulve au milieu de laquelle eſt la fente, on
voit à la partie inférieure le petit frein & le périnée.

III. Les deux lévres qui ſont gonflées par la graiſſe
& garnies de poil.

IV. Le mont de Venus.

V. Le clitoris où il faut remarquer ce qui suit :

VI. La situation à la partie supérieure de la fente où il est caché presque tout ordinairement sous la peau ou sous le prépuce.

VII. La figure qui approche de celle du membre viril.

VIII. La grandeur qui est ordinairement comme celle d'une petite luete, & qui égale quelquefois celle du membre viril.

IX. Le gland ou le bout dans lequel il n'y a pas d'ouverture.

X. Le prépuce qui couvre le gland & qui vient de la peau qui revêt les lévres, il y a des houpes nerveuses, de-là vient que c'est un endroit fort sensible.

XI. Les deux jambes qui sont trois fois plus longues que le clitoris, & qui viennent des os pubis.

XII. Les deux corps caverneux avec la cloison mitoyenne sont de même que dans le membre viril, ils font la substance du clitoris, une membrane nerveuse les revêt.

XIII. Les muscles érecteurs sont au nombre de deux comme dans le membre de l'homme, ils viennent des os ischion, & s'inserent aux corps caverneux.

XIV. Les vaisseaux qui lui sont communs avec les autres parties externes des parties genitales, les arteres & les veines viennent des hypogastriques & des honteuses.

XV. Les nerfs viennent de l'os *sacrum*, il y a des ramifications fort remarquables qui rampent sur le dos du clitoris, c'est ce qui rend cette partie si sensible.

XVI. L'usage est d'exciter une agréable sensation par le chatoüillement, & d'augmenter le plaisir des femmes dans le coït.

REMARQUES.

Il faut faire à-peu-près les mêmes remarques dans le clitoris que dans le membre viril, il y a un ligament suspensoire des corps caverneux, une membrane ligamenteuse qui revêt ces corps, un prépuce formé par le redoublement de la peau, un raphé qui est dessus, au lieu que dans l'homme il se trouve dessous, des muscles érecteurs qui servent au même usage que dans l'homme ; le *septum medium*, ou la cloison : les arteres qui entrent dans les corps caverneux, sont encore de même dans l'un & l'autre sexe.

On voit cette partie au haut du *pudendum* embrassée par la partie supérieure de la fente. Les Anatomistes l'ont nommée clitoris ; on peut l'appeller le siége des plaisirs amoureux : c'est-là que s'excitent les convulsions qui suivent les approches du mâle & de la femelle. Les femmes amoureuses qui ne peuvent joüir des embrassemens d'un homme aussi souvent qu'elles voudroient, se chatoüillent dans cette partie ; ces chatoüillemens sont suivis des mêmes écoulemens qui surviennent dans les approches, mais la liqueur ne sort pas par le clitoris, il n'y a pas d'ouverture. Le clitoris est une partie si sensible, que dans les convulsions qui s'y excitent, une femme ne sçauroit se soûtenir sur les genoux, il faut nécessairement qu'elle s'asseie ou qu'elle se couche, cela vient du grand nombre de rameaux nerveux de cette partie.

Le clitoris se gonfle dans l'action de même que le membre viril ; il devient alors fort gros dans certaines femmes, quoyqu'il paroisse réduit à un petit volume, quand la tranquilité est revenuë dans ces parties, ou après la mort. Il y a des Medecins qui ont trouvé des clitoris qui égaloient la verge de l'homme. Platerus rapporte qu'il en a vû un de longueur

& de la groffeur du col d'une oye ; Mr Venete l'a trouvé comme la moitié du petit doigt dans une petite fille âgée de huit ans. Les femmes qui font munies de pareils clitoris, peuvent bien en abufer avec d'autres femmes. Il y a apparence que Sapho n'auroit pas fait des Vers fi amoureux pour des femmes, fi elle n'avoit eu quelque chofe qui pût *mentiri virum*, comme parle Martial.

Le clitoris n'a d'autre ufage que de donner de la fenfibilité dans l'action amoureufe. Je ne fçai fur quel quel fondement M. Venete avance qu'elle eft à la matrice ce que la luete eft aux poulmons ; il corrige, dit-il, par fa chaleur l'air froid qui pourroit incommonder la matrice. Ce Medecin n'avoit pas fait affez d'attention à la fituation des parties fur lefquelles il écrit deux volumes : le clitoris eft au haut de la fente, enfuite viennent les nymphes avec le conduit de l'urine, l'ouverture qui conduit à la matrice eft encore plus bas, le clitoris ne fçauroit s'étendre jufques-là ; d'ailleurs que fait la luete pour les poulmons ? il eft vrai que l'air qui paffe par les narines pour la refpiration peut s'échauffer en coulant fur la luete, mais ce n'eft pas pour cet ufage qu'elle a été faite.

LES NYMPHES.

Les nymphes font deux parties membraneufes, rougeâtres, celluleufes, femblables aux crêtes qui pendent fous le gofier d'un coq, jointes au côté intérieur des lévres, il faut y remarquer :

I. Les houpes nerveufes qui y font en grand nombre, c'eft pour cela qu'il y a beaucoup de fenfibilité.

I I. Les glandes qui font petites, & qui contiennent la matiere febacée.

I I I. L'ufage qui eft d'augmenter le plaifir durant le chatoüillement, & de diriger le cours de l'urine de telle forte que les pieds ne fe moüillent pas.

R E M A R Q U E S.

Du bord interne des lévres de chaque côté partent des plis ou des rides qui vont former un angle au deffus du conduit urinaire, ces replis font fermes dans les filles; c'eft en paffant entre leurs interftices que l'urine fort avec un fiflement furprenant, ce bruit vient de ce que l'urine en fortant de fon canal va heurter contre les parois des nymphes, & eft obligée de fe détourner de fon chemin: comme ces parois font fort ferrées, l'eau ne peut fortir qu'avec bruit, on trouve à chaque côté des nymphes vers la partie inférieure une lacune fort grande, ces lacunes vont répondre chacune à une glande qui eft entre le mufcle conftricteur & le vagin, elle reffemble à une efpece de poire, le fond eft en haut, le col eft en bas, c'eft Gafpard Bartholin qui en a fait la découverte.

Les lévres & les nymphes deviennent quelquefois fi longues, qu'on ne fçauroit approcher certaines femmes. En Afrique cette incommodité eft fort commune. Il y a des hommes, fuivant Leon d'Afrique, qui n'ont d'autre métier que de fçavoir retrancher ce que la nature a trop allongé dans les lévres & les nymphes: ils crient à haute voix dans les ruës, *Qui eft-ce qui veut fe faire couper*, *&c?* Dans l'empire du Prêtre Jean l'allongement des nymphes eft fi commun, qu'il a fallu établir la circoncifion pour les femmes, on en fait une cérémonie, cela ne doit pas paroître furprenant, puifqu'en France on trouve

...coup de femmes qui auroient befoin de fe faire
circoncire ; ce qu'un tempérament peut faire, un
climat peut le faire de même.

L' H Y M E N.

L'Hymen eft une membrane tantôt circulaire,
tantôt femi-lunaire, & tantôt d'une autre forme, elle refferre le vagin dans les femmes ou filles qui
ont leur virginité, on le trouve toûjours dans les
petites filles, il faut y remarquer :

I. Une petite ouverture qui conduit dans le vagin,
elle eft ordinairement plus grande dans les filles adultes que dans celles qui font dans l'enfance ; cette
membrane au refte fe déchire dans les premieres approches , ce qui ne fe fait pas fans qu'il y ait du
fang verfé.

III. Les caroncules myrtiformes qui fe forment de
l'hymen déchiré, il y en a deux, trois, quatre, &c.
elles fe trouvent précifément à la place de l'hymen,
il n'y a pas de ces caroncules dans les enfans.

R E M A R Q U E S.

A l'entrée du vagin on trouve de petites caroncules qui reffemblent à des vaiffeaux hemorrhoïdaux
gonflez, elles forment l'orifice externe du vagin, &
n'ont qu'une petite ouverture , alors on les appelle
hymen ; dans prefque toutes les filles adultes qui
n'ont pas approché d'homme, on trouve cet hymen.

Les Anciens ont mis l'hymen au nombre des Dieux,
rien n'étoit plus raifonnable après l'apothèofe du
membre viril ; les caroncules myrtiformes réfiftent
au Dieu Priape dans les premieres approches : il feroit peu convenable à un Dieu de trouver un obftacle en quelque chofe qui ne fût pas Dieu ; pour fauver

cette honte à Priape, on a deïfié ces caroncules sous
le nom d'hymen.

L'hymen aujourd'hui fait le chagrin ou la joie des
nouveaux mariez: trouve-t-on la partie un peu étroite,
faut-il qu'il y ait fraction pour entrer, voilà un
contentement sans égal pour un nouvel époux? mais
la voie est-elle trop large, les soupçons empoison-
nent tous les plaisirs qu'un mariage peut lui donner.

Rien de plus difficile que de déterminer si une fille
est vierge: la mere des Gracques conçut, quoyqu'elle
ne pût souffrir les approches de son mari. Ambroise
Paré rapporte qu'un Orfévre épousa une jeune fille
qu'il aimoit tendrement; les efforts furent violens
la premiere nuit: le nouvel époux se plaignit qu'il
ne trouvoit pas d'ouverture; l'épouse dit qu'elle
souffroit des douleurs incroyables durant les caresses
de son mari: les Medecins & les Chirurgiens assem-
blez prononcerent qu'il y avoit une membrane qui
s'opposoit au passage de la verge; l'inspection des
parties leur découvrit une cloison dure & calleuse
qui avoit un petit trou au milieu: ne jureroit-on
pas que cette femme étoit pucelle; cependant elle
accouche d'un enfant six mois après qu'elle eut été
visitée par les Medecins.

Il se trouve quelquefois des membranes qui ne
permettent pas que le sang dont les femmes se déchargent tous les mois, sorte du vagin; les défaillan-
ces, le vertige, l'épylepsie, des hemorroïdes extraordinaires sont les suites de cet arrêt du sang. Jean
Wier rapporte qu'une fille de vingt-un an fut accu-
sée d'être grosse, ce Medecin l'a justifia en coupant la
membrane qui empêchoit que ses regles ne coulassent:
mais pour assurer que cette fille n'étoit pas enceinte;
il eût fallu être bien assuré qu'il n'y avoit dans cette
membrane aucune petite ouverture; s'il y en avoit

eu

quelqu'une, l'esprit de la semence auroit pû s'y insinuer.

On voit par-là si les marques de virginité sur lesquelles on compte ordinairement, soint fort solides; le poil frisé des lévres, le conduit humide, les nymphes flétries, l'absence de l'hymen, l'orifice de la matrice fort élargi, ne prouvent pas mieux qu'une fille n'est pas vierge : les filles qui montent à cheval, qui sont affligées de quelques maladies, qui n'ont pas d'hymen naturellement, peuvent être fort chastes malgré toutes ces marques d'un commerce avec des hommes; le lait qui semble être le partage des seules femmes enceintes ou qui ont accouché, n'est pas une preuve de l'absence de la virginité : si nous en croyons les Historiens, il y a des climats où les hommes nourrissent leurs enfans, on en voit tous les jours qui en se pressant les mammelles, en font sortir du lait, il y a eu une fille qui a nourri un enfant durant un long voyage; M. Venete rapporte toutes les circonstances de ce fait : on me pardonnera si je m'étends sur cette matiere; l'ignorance d'un tel détail a coûté la vie à des innocents ; des malheureuses que la haine ou quelqu'autre passion animoit, ont souvent accusé des personnes irréprochables ; la Justice a ordonné des visites ; des rapports faits par d'ignorantes matrones ont servi quelquefois de baze à un Jugement injuste ; quand même on trouveroit les lévres rouges, les nymphes gonflées avec toutes les marques que laisse une action de cette nature, on ne pourroit rien décider là-dessus.

Malgré toutes les preuves que je viens d'apporter, il y a des personnes qui se trouveroient dans une grande inquiétude s'ils ne rencontroient pas dans leurs nouvelles épouses un passage étroit ; pour la tranquilité des mariages, il est à propos que celles dont la virginité pourroit être soupçonnée, prennent des

Q

remedes qui rendent à leurs parties ce que l'âge ou la débauche leur a peut-être enlevé.

L'URETHRE.

IL faut remarquer dans l'urethre ou conduit de l'urine :

I. La situation au dessous du clitoris , il y a une petite éminence qui la fait voir.

II. La longueur qui est de deux travers de doigt.

III. La capacité qui est plus considérable que dans les hommes ; ce canal peut se dilater beaucoup, quand on tire la pierre de la vessie.

IV. Les conduits qui y portent de même que dans l'homme une liqueur muqueuse pour tempérer l'acrimonie de l'urine, cette liqueur vient des glandes.

V. Les lacunes de Graaf, ou les petites fosses qui paroissent autour de l'urethre ; ce n'est que des conduits qui versent une liqueur pour humecter le vagin, & pour exciter aux plaisirs de l'amour : ces conduits viennent de petites glandes.

REMARQUES.

Dans l'homme l'urethre est attachée au rectum, mais dans la femme le vagin s'insinuë entre le rectum & la vessie; on trouve à l'orifice aux parties laterales des caroncules qui font comme des vaisseaux hemorrhoïdaux gonflez.

LES PARTIES INTERNES.

LEs parties internes qui servent à la génération dans la femme, font le vagin, l'uterus ou la matrice, & l'ovaire.

LE VAGIN.

LE vagin eſt un canal ample qui n'eſt pas fort différent d'un inteſtin grêle, il eſt plus fort, marche entre la veſſie & le rectum, & s'étend de l'orifice externe juſqu'à la matrice, il faut y remarquer :

I. La longueur qui eſt de ſix ou ſept doigts, quand on ne le tiraille pas.

II. La capacité qui eſt comme celle d'un inteſtin grêle, mais qui change en divers cas, comme dans l'accouchement, l'orifice eſt plus étroit que le reſte.

III. La ſubſtance qui eſt membraneuſe en dedans, nerveuſe, ridée, couverte de houpes ou mammelons, ſuivant l'obſervation de M. Ruiſch ; de-là vient qu'elle eſt fort ſenſible : elle eſt fort muſculeuſe en dehors, afin de pouvoir embraſſer doucement le membre viril.

IV. Les rides qui ne ſont pas circulaires, mais qui ſe trouvent comme dans le jejunum, elles ſont fort grandes dans les vierges ſur-tout à la partie antérieure ; dans les femmes qui approchent ſouvent des hommes elles ſont petites & uſées, pour ainſi dire : elles s'effacent preſque entierement après pluſieurs couches. L'uſage de ces rides eſt 1° d'augmenter le plaiſir de l'homme & de la femme dans le coït, 2° de faciliter la dilatation du vagin dans l'accouchement.

V. Les lacunes qui ſe trouvent répanduës par tout du vagin & au col de la matrice de même qu'autour de l'urethre, on peut y introduire des ſoyes ; les glandes avec leſquelles communiquent ces lacunes, ſéparent une humeur muqueuſe.

VI. Le muſcle conſtricteur du vagin eſt un aſſemblage de fibres muſculeuſes qui embraſſent la par-

Q ij

tie inferieure du vagin, & qui s'inserent dans le clitoris : il y a au même endroit un corps celluleux & un lacis de vaisseaux qui environnent l'orifice du vagin ; le gonflement qui y arrive dans le coït, rétrécit l'orifice, ce qui fait que le vagin & le membre viril sont chatoüillez plus agréablement.

VII. L'usage du vagin est 1° de recevoir le membre viril & la semence, 2° de laisser passer le fœtus, le sang menstruel, & les vuidanges.

REMARQUES.

Le vagin n'est qu'un sac qui embrasse la matrice, de même que le cœcum embrasse l'iléon ; après s'être coudé il marche horisontalement sous l'urethre qui s'y cole dessus à un pouce de la matrice ; la premiere tunique qu'on rencontre est musculeuse, la tunique interne est nerveuse & percée de plusieurs trous.

Il sort des femmes une liqueur de même que de l'homme dans le temps que les convulsions amoureuses arrivent aux parties de la génération, mais il se trouve beaucoup de différences dans l'écoulement de ces liqueurs : si l'homme fait sortir cette liqueur dans dix minutes, il lui en faudra vingt la seconde fois, trente la troisiéme, s'il approche une femme trois fois de suite ; mais dans la femme le contraire arrive ; & enfin si l'on a commerce avec la même plusieurs fois de suite, c'est une rosée continuelle qui découle de ses parties, & voilà pourquoi les femmes dont la vie est déreglée ne conçoivent pas, leurs parties se desséchent & s'affoiblissent par tous ces écoulemens : on peut voir par-là si Lucrece a raison de dire, *que les femmes de mauvaise vie sont steriles à cause de leur mouvement durant l'action.*

Il y a des femmes qui ne sont point lassées par l'action amoureuse, un moment après elles peuvent se tenir sur leurs pieds, sauter, danser, &c. mais i

en a d'autres qui font auffi fatiguées que les hommes, on en trouve qui ne peuvent fouffrir l'approche d'un homme plufieurs fois de fuite, on en voit
qui ne fçauroient fouffrir qu'on les touche après
qu'elles fe font pamées dans l'action ; on remarque
en général que celles qui font plus fatiguées, font
dans de grands tranfports & dans des convulfions durant l'action.

Il eft difficile de donner une explication méchanique de tous ces faits : pour la liqueur dont les femmes fe déchargent, il faut que le temps qu'elle demande pour fe ramaffer ne foit pas fort long, apparemment que les vaiffeaux venant à fe gonfler & à
s'échauffer par un commerce réïteré de fuite, verfent
en grande quantité cette liqueur à travers les filtres ;
de même qu'à proportion qu'on prend plus de ftcr-
nutatoires, il fort du nez une plus grande quantité
d'humeur vifqueufe : dans l'homme les couloirs font
une efpece de labyrinthe fort reculé , & qui ne reçoivent pas une quantité extraordinaire de vaiffeaux,
il y aura donc moins de cette liqueur qui fort dans le
coït , & il faudra plus long temps pour le faire
couler.

La laffitude ne fçauroit venir que du relâchement
des nerfs ; plus les convulfions feront violentes , plus
les nerfs fe relâcheront, car par les violens mouvemens ils fe défempliront davantage de la matiere qui
fait leur tenfion.

On voit par-là que les femmes qui auront des convulfions plus violentes dans l'acte venerien , feront
plus fatiguées que les autres.

Quand une femme amoureufe apperçoit un homme qui lui plaît, d'abord elle fent une inquiétude
dont elle ne fçauroit rendre raifon ; il en eft de même
que lorfque le ventricule étant vuide, le fang qui
diftend les vaiffeaux caufe une fenfation qui ne celle

que lorſqu'on prend des alimens, le ſang coule dans
le tiſſu ſpongieux du vagin & des lévres : par l'action
qui ſuit les impreſſions que l'eſprit reçoit des idées
amoureuſes, ce ſang s'arrête & gonfle le tiſſu ſpongieux, ce gonflement eſt ſuivi d'une inquiétude; les
femmes ſentent alors un véritable fourmillement
dans les parties. Nous voyons que les chiennes &
les chates ſe frotent le derriere contre la terre en ſe
traînant, afin de faire paſſer cette démangeaiſon.

Le ſang en gonflant les vaiſſeaux & le tiſſu ſpongieux, doit néceſſairement produire cette inquiétude
& cette démangeaiſon : les inquiétudes qu'on ſent
dans les viſceres, ne viennent que de ce que la circulation ſe fait difficilement; pour que ce fourmillement ſe guériſſe, il faut que le ſang ſe retire; ſi par
les approches amoureuſes on vient à déſemplir les
nerfs, les parties ne ſeront plus tenduës, & le ſang
pourra repaſſer dans les canaux veineux.

Il peut arriver par quelque diſpoſition particuliere
que le ſang ſoit toûjours pouſſé avec grande violence
dans les parties naturelles, alors on voit que l'inquiétude & le fourmillement agiront ſans ceſſe & avec
beaucoup de force, & voilà la maladie qu'on appelle
fureur uterine.

Les Anciens parlent d'un bruit qu'on entend quelquefois ſortir des parties genitales de la femme durant le coït; il eſt ſemblable aux vents qu'on lâche
par l'anus, on peut en voir des éxemples dans Moriceau.

Ce bruit ne peut venir que de la matrice, le vagin
eſt trop flaſque pour pouvoir le produire, on ne
verra jamais qu'un anus qui a été fort relâché par les
hemorrhoïdes, lâche des vents qui ſe faſſent bien entendre; le vagin le plus reſſerré ne l'eſt jamais autant que l'anus le plus relâché : d'ailleurs le membre
viril durant le coït laiſſe des interſtices entre luy & les

parois, ces espaces vuides feront qu'il ne pourra pas
sortir avec bruit des vents du vagin, disons donc que
ce bruit vient de la matrice ; cela arrivera, si les fibres
entrent tout-à-coup en convulsion, & si elles rétrécissent la cavité : or on ne voit pas que cela ne puisse
point arriver dans le temps que toutes les parties de
la génération sont agitées de mouvemens convulsifs,
cela s'accorde avec l'expérience qui nous montre que
ce bruit n'arrive que lorsqu'une femme a passé les bornes de la modération ; les parties alors enflammées
sont toutes en convulsion, les muscles de l'abdomen
se roidissent quelquefois extraordinairement, quoyqu'ils soient éloignez de ces parties, à plus forte raison les parties où est le siége & la source des convulsions amoureuses se roidiront-elles.

On a souvent demandé lequel étoit plus amoureux ou l'homme ou la femme, les uns ont décidé
pour un sexe, les autres pour l'autre : on a dit que les
femmes avoient l'imagination plus vive, qu'elles ont
plus de semence, qu'elles peuvent suffire à plusieurs
hommes, qu'elles sont plus petites, qu'elles sont sû-
jettes à des fureurs sur le fait de l'amour, que leurs
testicules sont plus chauds, puisqu'ils sont renfermez.

L'Anatomie peut décider seule cette question : il y
a plus de nerfs dans les parties de la femme que dans
celles de l'homme ; il n'y a dans l'homme que le
membre viril qui soit sensible, au lieu que le clitoris,
les nymphes, & le vagin ont beaucoup de sensibilité
dans les femmes : le sang coule en moindre quantité
dans les parties de l'homme, il se répand seulement
dans les corps caverneux, mais dans la femme il se
répand dans le clitoris, dans le tissu spongieux qui
environne les lévres, dans le tissu du vagin, outre
cela il vient en grande quantité dans la matrice, &
les trompes de Fallope étant gonflées se redressent
pour embrasser l'ovaire.

Q iiij

Là-deſſus on peut décider qui prend plus de plaiſir ou l'homme ou la femme : ce que nous venons de dire ne permet pas de douter que ce ne ſoit la femme; auſſi eſt-il certain qu'elles ſont tranſportées dans les approches de l'homme. Il eſt vrai qu'il s'en trouve qui ne paroiſſent pas avoir une grande ſenſibilité, mais on a obſervé que celles qui paroiſſent les plus inſenſibles, ne ſont quelquefois qu'un peu lentes à ſe mouvoir, & qu'elles ſe trouvent dans de violens tranſports quand elles ſont en train ; il ſe peut faire qu'il y ait des tempéramens difficiles à échauffer, & qui ne trouvent que peu de plaiſir dans le commerce du mariage.

Les manieres d'approcher une femme ont été multipliées par la débauche des hommes & des femmes. Il y a là-deſſus des livres qui courent de main en main, le libertinage le plus rafiné & les poſtures les plus indécentes y ſont repréſentées par tout ce que la peinture & le langage ont trouvé de plus expreſſif : ces ouvrages honteux corrompent les jeunes gens ; je ne parlerai ici qu'en Anatomiſte des diverſes manieres dont on peut embraſſer une femme : la poſture ordinaire eſt celle qui donne le plus de plaiſir, l'approche qui ſe fait par derriere eſt la plus convenable pour la génération, le membre viril peut pénétrer plus avant, d'ailleurs dans cette ſituation une convexité eſt appliquée à une concavité, la convexité eſt formée par les feſſes d'une femme, & la concavité par les cuiſſes & par le ventre de l'homme, mais dans la ſituation ordinaire il faut forcer la courbure naturelle des parties ; preſque toutes les autres poſtures ſont contraires à la ſanté, indignes d'un homme raiſonnable, & peu propres à la génération.

LA MATRICE.

LA matrice est cette partie qui se trouve dans les femmes entre la vessie & l'intestin rectum, c'est-là que la nature renferme le fœtus, il faut y remarquer :

I. La connexion de la partie antérieure qui est attachée supérieurement à la vessie, inférieurement au rectum, la partie postérieure libre, les parties laterales sont attachées des ligamens qui sont doubles, les uns sont :

II. Les ligamens larges qui sont membraneux, & qu'on appelle *les ailes de chauve-souris*, ils sont une continuation du péritoine, & se joignent aux os des isles : j'ai remarqué il y a peu de temps qu'ils sont formez d'une membrane double, dans l'entre-deux il y a une substance cellulaire qu'on découvre en soufflant, presque de même que dans le mesentere.

III. Les ligamens ronds qui viennent de la partie postérieure de la matrice, passent par les anneaux des muscles de l'abdomen, & se terminent à la graisse auprès des aînes, ils sont formez d'une double membrane & d'un plexus vasculeux.

IV. La figure qui approche d'une poire applatie dans le temps que les femmes ne sont pas enceintes, durant la grossesse elle est différente suivant le temps.

V. La division en partie postérieure qui est le fonds, en partie antérieure qui est le col; on voit dans la partie antérieure l'orifice qu'on appelle interne.

VI. La grandeur dans les femmes qui ne sont pas grosses, donne trois pouces en longueur à la partie, deux pouces en largeur à la partie postérieure, un à la partie antérieure, l'épaisseur est d'un pouce & demi dans les vierges, la grandeur de la matrice eſt encore moindre.

VII. L'orifice interne de la matrice a la figure du gland du membre viril, il s'ouvre dans le vagin, & eſt fort petit dans les vierges, à peine peut-on y introduire une ſonde; dans celles qui ont fait des enfans & dans les femmes groſſes il eſt un peu plus grand, mais une humeur glutineuſe le ferme, par un miracle de la nature il laiſſe paſſer le fœtus dans l'accouchement.

VIII. La ſubſtance de la matrice eſt muſculeuſe, elle eſt formée par divers plexus de fibres charnuës accompagnées de beaucoup de vaiſſeaux qui s'y entre-laſſent, elle eſt ferme dans les femmes qui ne ſont pas enceintes; dans celles qui ſont groſſes elle ſe dilate d'une maniere ſurprenante, elle eſt revêtuë en dehors d'une membrane forte qui vient du péritoine, ſa cavité qui dans les vierges auroit de la peine à contenir une féve, eſt tapiſſée d'une membrane nerveuſe & poreuſe.

IX. Les petites ouvertures ou les petits trous qui ſe trouvent au col de la matrice, & qui paroiſſent des conduits qui ſéparent une liqueur muqueuſe.

X. Les veſicules ou les corpuſcules ſpheriques qu'on obſerve quelquefois au col de la matrice & autour de l'orifice, elles contiennent une humeur muqueuſe; pluſieurs les ont priſes pour des hydatides, d'autres pour des glandes qui filtrent une liqueur glutineuſe qui ferme l'orifice de la matrice pendant la groſſeſſe; il y en a qui ſe ſont imaginez que c'étoit un véritable ovaire où le fœtus ſe forme; quelques-uns enfin les ont appellées veſicules ſeminales, & ont ſoupçonné que c'étoit de là que venoit la ſemence prolifique durant le coït: on voit par là que leur uſage eſt encore incertain.

XI. Les vaiſſeaux ſanguins qui ſont fort tortueux,

& qui s'anastomosent en une infinité d'endroits, ils se dilatent beaucoup durant la grossesse, il faut y remarquer,

XII. Les arteres spermatiques qui viennent de l'aorte, & forment des plexus & des anastomoses, celles qui viennent des arteres hypogastriques, & qui sont fort grandes & fort nombreuses, celles qui viennnent des hemorrhoïdales, & qui communiquent toutes entre-elles, de telle sorte que les injections de cire ou de mercure qu'on fait dans une branche passent dans tout le reste & même au côté opposé,

XIII. Les veines qui sont aussi de trois especes, & qui portent le même nom, elles sont sans valvules, & laissent passer l'air qu'on y souffle; dans la cavité de la matrice & du vagin on peut encore faire passer l'air du vagin dans les veines : les anastomoses des veines sont semblables à celles des arteres, & sont beaucoup plus sensibles.

XIV. Les nerfs viennent des intercostaux & de l'os sacrum.

XV. Les vaisseaux lymphatiques ne paroissent que dans les animaux ; ceux qu'on attribuë à la matrice des femmes, semblent représentez plûtôt d'après l'imagination que d'après l'observation.

REMARQUES.

Dans les femmes l'os sacrum est plus large & plus avancé en dehors que dans les hommes, le coccyx n'est pas si courbé en devant, les os innominez sont plus larges, plus éloignez l'un de l'autre, plus ouverts en bas, de-là vient que les femmes sont plus grosses que les hommes autour de ces os, & que la cavité de leur bassin est beaucoup plus considérable; dans cette cavité entre le rectum, & la vessie est situé l'uterus.

La lame interne du péritoine qui eſt dans les hommes entre le rectum & la veſſie, s'éleve & ſe gonfle, la matrice eſt ſituée dans cette veſſie formée par la lame interne du péritoine, c'eſt un corps triangulaire un peu applati, elle a deux ſortes de ligamens, les uns ſont appellez larges, c'eſt les plis lateraux formez, comme dit Heiſter, par une lame du péritoine ; du concours de ces deux plis partent les ligamens ronds qui ne ſont autre choſe qu'un plexus de vaiſſeaux leſquels vont paſſer par les anneaux, & vont ſe perdre dans la graiſſe près des aînes : les arteres ſpermatiques, des rameaux des hypogaſtriques, &c. environnent toute la matrice, & diſparoiſſent enfin après des ſubdiviſions infinies qui forment une partie de la matrice, des rameaux de l'iliaque externe s'élevent par les aînes, entrent dans le baſſin, ſe courbent, s'appliquent aux côtez de l'uterus, & s'y inſinuent de la même maniere que les autres, le tiſſu de la matrice eſt mol, compoſé d'une eſpece de pulpe, capable de s'étendre ; il y a extérieurement une membrane élaſtique, muſculeuſe, comme nous avons dit : ſes fibres ſont diverſement entrelaſſées, intérieurement le tiſſu de la matrice eſt revêtu d'une membrane fine percée de pluſieurs petits trous ; quand ce viſcere vient à ſe dilater, il ſemble que les parois étant plus tenduës devroient diminuer, cependant elles augmentent beaucoup, cela vient de ce que les vaiſſeaux qui ſont dans le tiſſu ſpongieux ſe gonflent extraordinairement ; les vaiſſeaux arteriels avant de ſe changer en veines, forment pluſieurs tuyaux membraneux qui ne ſont pas fort différens de ceux qu'on découvre dans les mammelles, ils ſont diverſement entrelacez & ſe réuniſſent en pluſieurs endroits, ils s'ouvrent enfin dans la cavité de l'uterus par de petits trous.

Les femmes ſont ſujettes ordinairement tous les

mois à une hemorragie aux parties de la génération ; il y a eu des Medecins qui ont attribué cette évacuation à la Lune : je ne m'arrête pas à réfuter cette opinion. L'expérience qui fait voir le flux menstruel, arrivé à certaines femmes de quinze en quinze jours, & d'autres plûtard, renverse cette opinion ; il n'y a pas d'aspect de la Lune sous lequel les mois ne coulent, on ne sçauroit donc dire qu'il y ait certains mouvemens dans cette Planete qui produisent cet effet.

D'autres ont soûtenu qu'il se ramassoit un ferment dans la matrice ; ce ferment enfin augmenté & ayant fait un certain séjour dans le tissu de la matrice, s'échauffe & prend feu, pour ainsi dire ; alors par son mouvement il rompt les vaisseaux, & donne passage au sang. 1°. Il faudroit une raison qui prouvât l'éxistence de cette fermentation. 2°. Il faudroit expliquer comment elle peut se former, & dans quels réservoirs de la matrice se rassemble le ferment. 3°. Pourquoi ce ferment ne se ramasse pas dans les autres parties du corps ; on n'a donné aucune raison là-dessus, & nous prouverons ailleurs que le sang est incapable de fermenter.

Gallien a attribué les écoulemens périodiques des femmes à la plénitude ; il est surprenant que les Medecins ayent fait si peu d'attention à cette idée, ils ont été chercher les fermens chymiques tandis qu'ils avoient devant les yeux une cause simple toute méchanique du flux menstruel : voici quelques propositions qu'il faut supposer pour établir ce sentiment.

La masse de notre corps n'augmente pas, si la matiere qui sort par la transpiration ou par la voye des excrémens est égale à la quantité des alimens dont nous usons *& vice versà.*

Quand il se fait une évacuation, de sang par éxemple, il eſt évident que ſi après que l'évacuation a ceſſé, la maſſe du corps eſt la même que long-temps avant que le ſang coulât, il eſt évident, dis-je, qu'il y a eu plénitude.

Quand il arrive une évacuation par l'effet de la plénitude, il faut que les évacuations faites par la tranſpiration, les urines, &c. n'ayent pas été égales à la quantité des alimens dont on a uſé.

Quand la plénitude ſeule agit pour faire une évacuation, ce qui eſt ſorti par la tranſpiration, les urines, &c. & par cette évacuation, égale la quantité des alimens dont on a uſé.

La foibleſſe vient de ce que les fibres ſont molles ; or les femmes ſont beaucoup plus foibles que les hommes, il faudra donc que leurs fibres, celles du cœur, par éxemple, ſoient moins fortes ; mais ſi les fibres du cœur ſont moins fortes, elles ne pouſſeront pas les fluides dans les couloirs avec la même force, par conſéquent les ſecretions ſeront moindres.

Selon la démonſtration de Bellini, les ſecretions ſont comme la velocité des fluides, & l'orifice des couloirs dans leſquels ils ſont pouſſez ; or par la précédente, l'impulſion eſt moins forte dans les vaiſſeaux des femmes, il faudra donc, *cæteris paribus*, que le ſang coule moins rapidement dans les femmes, & que les couloirs ſoient moins dilatez.

Selon Hypocrate & l'expérience, les femmes ſont d'un tempéramens plus humide que les hommes ; &, ſelon l'obſervation de Sanctorius, les corps humides tranſpirent moins que les corps ſecs, il faut donc que les femmes tranſpirent moins que les hommes.

Selon Sanctorius, le défaut d'éxercice eſt un obſtacle à la tranſpiration, il faudra donc que les femmes tranſpirent moins que les hommes, puiſqu'elles font moins d'éxercice ; il eſt vrai qu'elles ſuent davantage, mais Sanctorius nous apprend auſſi que la ſueur

minuë l'évacuation qui se fait par la transpiration.
Les femmes qui travaillent beaucoup, sont sujettes
de moindres écoulemens ; & celles qui n'eprou-
vent pas de flux menstruel, sont fort robustes, & ont
le poulx très-fort, comme l'a observé Galien ; Sennert & Forestus rapportent que les danseuses & sau-
teuses ne sont pas sujettes aux regles comme les autres
femmes.

Par les premieres propositions, nous avons prouvé qu'il arrivoit nécessairement une plénitude, quand
les évacuations n'égaloient pas les alimens ; par les
suivantes nous avons prouvé que beaucoup d'obstacles s'opposoient dans les femmes à ces évacuations,
nous pouvons donc conclure qu'elles seront sujettes
à des plénitudes.

La force d'un corps mis en mouvement augmente à proportion que la vîtesse ou la masse croîs-
sent : or nous venons de voir que la masse augmente
dans le sang des femmes, il faut donc que la force
devienne plus grande ; la colonne de sang qui alloit
heurter contre les vaisseaux de la matrice avec trois
degrez de force, y heurtera avec quatre & cinq,
dans le temps que la plénitude arrivera dans les
femmes : ajoûtez à cela que quand le sang est plus
abondant, toutes les parties sont plus tenduës, par
conséquent le cœur aura plus de tension ; or si cela
est, il poussera le sang avec plus de force & de velocité.

Quand une liqueur coule dans un canal droit, les
côtez du canal sont pressez, cette pression dépend de
la hauteur du fluide, de la force qui le pousse, de la
masse du fluide, de la figure du canal : quand le conduit est droit, les côtez ne s'opposent pas beaucoup
au mouvement du fluide ; mais quand le canal est
courbé, alors l'effort qui se fait contre les parois est
beaucoup plus grand ; plus la courbure approche de

l'angle droit, plus la force du sang qui heurte contre cette courbure sera grande : or les vaisseaux de la matrice sont courbez & entortillez, par conséquent le sang heurtera avec violence contre leurs parois.

La division inférieure de l'aorte est beaucoup plus grosse à proportion dans les femmes que dans les hommes, la matrice soûtient la pression du sang de l'aorte qui est perpendiculaire sur elle ; cette pression ajoûtée à celle dont nous venons de parler, causera une grande distension dans les vaisseaux, & donnera la raison pour laquelle les femelles de la plûpart des animaux ne sont pas sujettes au flux menstruel : comme elles marchent à quatre pieds, leur matrice est délivrée de la pesanteur du sang qui presse la matrice des femmes à cause de la situation droite ; de-là vient que les femelles des singes ont leurs regles.

On peut conclure de ce que nous venons d'établir que la pression étant considérablement augmentée dans la matrice, le sang doit se faire jour par les tuyaux membraneux dont nous avons parlé ; il ne trouve pas de résistence dans l'air qui est dans la cavité de la matrice, ainsi dès qu'il sera poussé avec un peu de force, il dilatera ces petits conduits de même que les violens mouvemens du corps dilatent les conduits de la sueur.

On objecte que les femmes qui meurent de consomption & qui sont fort maigres, sont sujettes aux regles comme les autres ; mais les sujets qui sont les plus maigres, sont ceux qui ont plus de sang : la graisse, quand elle est abondante, comprime les vaisseaux, & les empêche de s'étendre ; d'ailleurs dans ceux qui meurent phthysiques, on trouve beaucoup de sang dans les veines, suivant l'observation de Charleton.

On objecte en second lieu que la plénitude supprime

prime souvent les regles, mais on prouveroit par-là
que la plénitude de la vessie n'est pas la cause par laquelle l'urine est poussée avec plus de force, car il arrive une suppression d'urine quand elle est trop pleine ;
les vaisseaux étant extrêmement gonflez sont pressez
contre la paroit interne de la matrice, par-là ces petits
tuyaux se bouchent : d'ailleurs par la même raison
que les intestins étant trop gonflez quelque part, se
bouchent, les petits tuyaux qui s'ouvrent dans la cavité de l'uterus, doivent se boucher en rentrant en
eux-mêmes ; l'orifice de ces conduits secretoires qui
s'ouvre dans les vaisseaux, se dilate d'abord, les parties qui suivent étant tiraillées entrent dans cet orifice, comme on le peut voir par expérience en une
infinité de choses.

On objecte en troisiéme lieu que le sang devroit
sortir plûtôt par les vaisseaux pulmonaires, on ne
doit donner d'autre réponse à cette objection, si ce
n'est la différente structure des parties ; le sang peut
sortir plus facilement des vaisseaux de la matrice,
1°. par les tuyaux qui se trouvent ouverts dans la
cavité, ce qu'on ne voit pas dans les poulmons ;
2°. Les vaisseaux sont beaucoup plus gros dans le
tissu de la matrice que dans les poulmons ; 3°. La
respiration fait couler le sang dans les vaisseaux pulmonaires, au lieu qu'il n'y a rien qui le fasse couler
dans les vaisseaux de la matrice..... que s'il arrive
au sang de ne pouvoir pas s'écouler par la matrice,
alors il s'ouvre souvent un passage dans les poulmons
ou ailleurs, &c.

La plénitude ne se forme pas tout-à-coup, aujourd'huy il se ramasse peu de sang de plus, de-
main il s'en ramassera autant ; quand l'augmentation
sera venuë jusqu'à un certain point, alors elle pourra
forcer les tuyaux qui s'ouvrent dans la matrice, on
voit par-là que le flux menstruel ne doit arriver

R

qu'en certain temps ; si les femmes transpiroient toûjours également, & si les impressions que font les saisons sur leurs corps étoient toûjours les mêmes, l'écoulement arriveroit au même moment, car il devroit toûjours paroître quand le sang se trouveroit assez fort pour se faire un passage par les tuyaux de la matrice : or il n'y a qu'une quantité déterminée qui suffise pour cela, mais les passions, les saisons, les éxercices, les alimens y apportent divers changemens, de-là vient que ces écoulemens varient souvent. Les femmes les plus reglées remarquent dans leurs mois beaucoup de varietez, cependant les différences qu'elles éprouvent ordinairement, vont à un jour ou deux de plus ou de moins : si dans les femmes qui font éxercice, qui font sujettes à des passions, les periodes paroissent éxacts, cela vient de ce que les causes qui devroient faire varier l'écoulement, sont compensées par d'autres choses.

Il y a plusieurs remarques à faire sur la varieté des regles ; on ne doit pas être surpris de voir que selon les divers tempéramens les regles ont divers periodes : les femmes bilieuses sont maigres, se mettent facilement en colere, sont fort portées aux plaisirs de l'amour, ont le poux fort, sont remplies de sang, les regles couleront donc plûtôt, & auront des intervalles plus courts dans ces femmes ; dans les pays chauds les mois coulent avant l'âge de quatorze ans, & sont fort abondans : comme la chaleur rarefie les corps, cela ne doit pas paroître surprenant : le contraire doit arriver dans les climats où le froid est grand, & c'est ce que l'expérience confirme ; on n'a qu'à chercher ce qui peut remplir les vaisseaux ou les désemplir, ouvrir les pores ou les resserrer, on trouvera en tout cela des causes qui varieront diversement l'écoulement menstruel. Les femmes qui mangent beaucoup, ont plus de sang que les au-

s ; les maigres, comme nous avons dit, ont des
vaiffeaux plus larges que celles qui ont de l'enbon-
point : celles qui ont un tempérament humide, ont
auffi les vaiffeaux plus remplis ; de-là il s'enfuit que
leurs écoulemens feront moins tardifs & plus confidérables ; mais de même qu'ils font plus prompts à
venir & plus abondans, ils dureront plus long-
temps, au lieu que dans les femmes qui font fort
graffes ils finiffent plûtôt ; elles n'ont leurs regles
que jufqu'à l'âge de trente-cinq ans, fuivant la remarque de Foreftus : on voit encore que fuivant l'âge
les regles peuvent varier, il fe pourra faire qu'elles
ne viennent que de trois entre-mois, ou dans un
an.

Tout ce que nous venons de dire prouve que la
plénitude eft la caufe des écoulemens periodiques des
femmes ; nous pouvons ajoûter pour derniere preuve
que la feignée retarde les menftruës, & que Higmor
a trouvé les vaiffeaux fort diftendus dans les femmes
qui font mortes durant l'écoulement de leurs regles ;
mais on verra encore mieux la vérité de cette opinion, fi l'on fait attention que les phénoménes qui
accompagnent ce flux, fuivent naturellement de la
plénitude. 1°. Les femmes fentent une chaleur plus
grande, parce que le fang étant en plus grande quantité, le mouvement doit être plus violent dans tout
le corps ; fi ce mouvement eft trop fort, il caufe une
petite fiévre. 2°. Comme par la plénitude les canaux
font dilatez, il y aura un fentiment de douleur dans
les parties qui feront plus gonflées, ainfi la douleur
fe fera fentir aux lombes ; & parce que les lombes &
les cuiffes ont des nerfs qui communiquent avec ceux
de l'uterus, il y aura auffi quelque fenfation doulou-
reufe aux cuiffes ; pour la fuppreffion qui arrive aux
femmes enceintes, elle ne caufera pas la même douleur, parce que le fang ne dilate pas les vaiffeaux,

mais nourrit le fœtus. 3°. Dans le temps de la plénitude les vaisseaux de la tête se trouvent plus dilatez,
on sentira par conséquent une douleur de tête avec
quelque pesanteur. 4°. On doit sentir une lassitude
dans les cuisses à cause de la compression qui arrive
aux nerfs qui vont de l'os sacrum aux cuisses; outre
cela la difficulté que le sang trouve à circuler, doit
encore produire cet effet : la même chose arrive, quand
l'urine est supprimée long-temps. 5°. L'appetit diminue, parce que les vaisseaux du ventricule étant
trop distendus, compriment les nerfs, leur ôtent une
partie du sentiment, & empêchent par-là que le ventricule ne puisse bien se contracter, ce qui est nécessaire pour qu'on ait de l'appetit. 6°. La langueur
s'empare de tout le corps, le poids du sang & la compression des nerfs causée par la plénitude produisent
cet effet; les hommes sont sujets aux mêmes inconveniens, quand l'évacuation periodique remarquée
par Sanctorius leur arrive : ceux qui sont yvres éprouvent encore les mêmes symptômes ; & c'est ce qui
fait voir que la plénitude en est la véritable cause
dans les femmes. 7°. Les mammelles se gonflent
avant le flux menstruel, car les arteres épigastriques
communiquent avec les veines mammaires: or quand
le sang gonfle la matrice & s'y arrête, il faut qu'il en
coule une plus grande quantité dans les arteres épigastriques, & par conséquent dans les mammelles ;
d'ailleurs les arteres iliaques se trouvant comprimées,
doivent produire le même effet, voilà encore une
autre preuve de la plénitude ; on peut ajoûter que
celles qui menent une vie fort oisive, sont les plus
sujettes à de pareils symptômes, car c'est l'oisiveté
qui contribuë le plus à la plénitude.

Après avoir expliqué comment la plénitude produit des évacuations periodiques, il faut faire voir
pourquoi ces évacuations ne commencent pas avant

âge de treize ou de quatorze ans, & pourquoi elles
finissent environ l'âge de cinquante ans. Dans la
jeunesse les fibres n'ont aucune force, elles ne résistent pas beaucoup à la force du sang dans les couloirs, ainsi la transpiration & la sueur sont plus
abondantes; d'ailleurs une partie du sang s'employe
à nourrir & à augmenter le volume des parties,
ainsi la plénitude n'arrive pas dans l'enfance, mais
avec l'âge les fibres se roidissent, le corps ne croît
plus autant, ainsi la nature n'employe pas tant de
sang à nourrir les parties, & il ne sort pas tant
d'humeurs par la transpiration; cependant comme
le corps augmente encore, l'évacuation ne sera pas
si grande que dans la suite: or quand les femmes
arrivent à l'âge de cinquante ans, les fibres se roidissent, les ouvertures des vaisseaux de la matrice
deviennent calleuses, cela arrive quelquefois aux
vaisseaux hemorrhoïdaux par la même raison. Mais,
dira-t-on, pourquoi n'arrive-t-il pas alors aux femmes de symptôme fâcheux comme à celles qui ont
leurs regles supprimées à l'âge de vingt ans? Si la
suppression arrivoit tout-à-coup, les mêmes symptômes les suivroient sans doute; mais comme les fibres
se durcissent peu-à-peu, les évacuations cessent aussi
peu-à-peu: dans le même temps que les écoulemens
menstruels commencent à diminuer, les évacuations
sensibles augmentent, cela est confirmé par les observations de Sanctorius; la plénitude se trouve donc
moindre dans les vaisseaux sanguins: ajoûtez à cela
que pour l'ordinaire il y a moins d'humeurs dans les
personnes avancées en âge que dans les autres.....
Tout cela sans doute peut délivrer les femmes dont
les menstruës cessent à cinquante ans, des symptômes
qu'on voit dans celles de vingt-cinq, mais il faut
avoüer que très-souvent elles sont sujettes à de
grandes incommoditez, comme les observations le

confirment. Les femmes enceintes n'ont pas leurs
regles ordinairement, cela ne doit pas paroître surprenant, il n'y a pas de plénitude dans leurs vaiſſeaux, puiſque le fœtus eſt nourri & formé de leur
ſang; cependant ſi les femmes ſont d'un tempérament fort humide, les menſtruës coulent quelquefois durant la groſſeſſe, cela doit naturellement arriver, ſi la plénitude des vaiſſeaux n'eſt pas aſſez diminuée par les fluides qui entrent dans le fœtus : ordinairement celles qui ont leurs regles durant la groſſeſſe, ne les ont que les trois premiers mois; l'enfant
venant à croître enſuite, enleve une plus grande
quantité de liqueurs; ſi par quelque dérangement les
mois coulent durant la groſſeſſe, les enfans ſont va-
letudinaires, ſuivant Hypocrate : la raiſon de ce fait
eſt claire. Si les fluides s'écoulent, il n'en peut pas
venir aſſez pour nourrir le fœtus. Suivant la même
méchanique, les femmes qui ont du lait, ne doivent
pas être ſujettes aux regles : les évacuations qui ſe
font dans quelques femmes par les hemorrhoïdes,
par les pores de la peau, par le nez, &c. ſont dépendantes de la même cauſe, elles remplacent celles qui
ſe font ordinairement par l'uterus; dans ces cas la
ſeignée eſt d'un grand ſecours pour prévenir les ſuites
fâcheuſes : pour ce qui regarde ces évacuations extraordinaires, Platerus rapporte qu'une femme à qui
on avoit enlevé la matrice, étoit ſujette chaque mois
à un écoulement hemorrhoïdal. Zacutus rapporte
que les regles ſortoient par le pouce périodiquement
à certaines femmes, & que ſi l'évacuation n'étoit pas
ſuffiſante, la fiévre & une douleur de tête la ſuivoient. Il eſt rapporté dans les Tranſactions Philo-
ſophiques, qu'il y avoit un jeune homme à qui le
ſang couloit à chaque nouvelle lune par le pouce,
on arrêta cet écoulement qui augmentoit avec l'âge,
cet arrêt fut ſuivi d'un crachement de ſang; on voit

encore dans le même ouvrage qu'un homme étoit sujet tous les mois à un écoulement de sang par l'index ; si on arrêtoit cette évacuation, il survenoit des douleurs aux bras ; plus elle tardoit à venir, plus elle étoit abondante, elle augmentoit encore par les excez dans le boire & le manger. Amatius rapporte qu'il y a des hommes qui ont des écoulemens hemorrhoïdaux periodiquement, on voit cela très-souvent : Salmuth parle d'un cas plus rare ; il dit qu'un homme pissoit le sang en certains tems réglément ; on voulut arrêter cette évacuation, mais une grande difficulté de respirer suivit cet arrêt : les hommes sujets à cette incommodité, sont sujets à ce qu'on appelle vapeurs, quand le sang est arrêté.

Les causes qui hâtent l'écoulement des regles, prouvent encore qu'elles ne viennent que de la plénitude. 1°. La fiévre augmente le mouvement du sang, & par conséquent la chaleur ; de-là il s'ensuit que les vaisseaux de la matrice peuvent être forcez plus aisément, de-là vient qu'il s'est trouvé des femmes à l'âge même de quatre-vingt ans, qui ont été sujettes durant la fiévre à des écoulemens : la même chose arrive dans la petite verole ; on ne doit pas être surpris si ce flux arrête certaines fiévres, comme Hypocrate l'a observé. 2°. Le coït donne au sang plus de mouvement, met en convulsion les parties de la génération, il doit donc pousser le sang quelquefois dans la cavité de la matrice. 3°. Si on boit avec excès des liqueurs spiritueuses, la masse du sang s'augmentera, & se rarefiera. 4°. Les mouvemens violens poussent le sang avec force, & pourront donc l'aider à forcer les vaisseaux de la matrice, de-là vient que quand les femmes dansent, les regles coulent quelquefois tout-à-coup. 5°. Le vomissement, l'éternument, la colere, sont des mouvemens violens, ainsi ils en produisent les effets ; il faut re-

garder de la même maniere l'action des drogues dont
on se sert pour provoquer les regles.

Les causes qui diminuent l'écoulement des regles
ou qui le retardent, prouvent de même qu'elles viennent de la plénitude. 1°. Le froid retarde les mois,
cela doit être ainsi, puisque les vaisseaux se resserrent
& que le sang devient plus épais • que si le froid se
fait sentir dans quelque partie éloignée dans le temps
que les regles coulent, le flux doit être augmenté,
parce que les vaisseaux se resserrent dans cette partie,
& que la transpiration y est arrêtée ; alors la plénitude devenuë plus grande, doit produire des effets
plus considérables, de-là vient que le linge froid
fait couler le sang dans le temps qu'on croit qu'il
a cessé de sortir. 2°. La tristesse du moins cause un
mouvement plus lent dans le sang ; il arrivera donc
que les mois seront arrêtez par une grande tristesse,
ou par la mélancholie ; je dis la même chose d'une
crainte subite. 3°. Les bains qui provoquent la
sueur, les ulceres & les cauteres en qui diminuent
les humeurs, le thé en faisant pisser beaucoup, la
salivation, l'hydropisie, en jettant les humeurs hors
des vaisseaux, toutes ces causes diminuent la plénitude, & par conséquent les mois ; on peut ajoûter
à tout cela une nourriture qui rend le sang plus
visqueux, comme le lait, &c. Je ne parle pas ici
des astringens, on voit quels effets ils peuvent
produire.

Nous avons marqué quelques symptômes qui
suivent la suppression des mois, mais il y en a d'autres fâcheux qui font voir parfaitement que la plénitude est la cause des regles. 1°. Les arteres batent
plus fort, car si elles sont distenduës, la masse du
sang qu'elles contiennent sera plus grande, par conséquent le mouvement de ce sang deviendra plus
grand. 2°. Les vaisseaux de l'épine du dos se gon-

nt, par conféquent ils tiraillent les nerfs, on doit
donc y fentir quelque douleur. 3°. Le fang étant
plus échauffé, la feroſité fe coagule, cela arrive encore par la diffipation de la matiere aqueufe qui ne
laiffe que les parties vifqueufes ; cela pofé, il peut
arriver une fiévre qui commencera par le froid ,,
car 1° la matiere vifqueufe s'arrêtera dans les vaiſ-
feaux capillaires, 2° les vaiffeaux qui compofent les
parois des autres, ne pourront pas être fort tendus, puifque la matiere du fang étant fort vifqueufe
ne peut pas s'y introduire ; de-là s'enfuit un relâchement dans les vaiffeaux : on peut dire encore que les
nerfs fe relâcheront, puifque cette matiere vifqueufe
empêchera qu'il ne fe filtre une matiere propre à
leur donner de la tenfion ; cela pofé, il n'y aura
prefque pas de mouvement dans les extrémitez arterielles ; on fentira donc du froid, puifqu'il y aura
une grande diminution dans la chaleur qui ne confifte que dans le mouvement ; mais comme le cœur
bat toûjours, le fang fe ramaffe enfin dans les arteres
bouchées par la matiere vifqueufe, ces vaiffeaux feront donc plus diftendus, cette diftenfion caufera
bien-tôt un poulx plus fort : enfin comme le cœur
trouvera de la réfiftance dans les arteres, fon mouvement s'augmentera, car l'action des arteres devenant plus forte, celle du cœur doit le devenir auffi,
puifqu'elles agiffent contre lui de même qu'il agit
contr'elles ; d'ailleurs comme le fang s'accumule
dans les arteres du cerveau, ces arteres qui batent
plus fort agiffent fur les nerfs qui à leur tour agiffent
fur le cœur, tout cela doit produire la fiévre, ce qui
arrive, comme Hypocrate & Foreftus l'ont remarqué. 4°. Comme l'uterus fe gonfle, les veines iliaques qui font comprimées, peuvent occafionner des
varices. 5°. Les arteres qui fe rendent aux articulations venant à fe gonfler, y cauferont des douleurs.

6°. Le fang ne pouvant bien couler, la limphe ne pourra pas rentrer dans le fang; l'hydropifie surviendra donc quelquefois à la fuppreffion des menftruës, par la même raifon qu'elle arrive aux chiens ou aux animaux auxquels on lie les veines. 7°. Comme les vaiffeaux de la matrice font fronfez durant la fuppreffion, les vaiffeaux ou les couloirs des inteftins le font auffi par les mêmes caufes; il n'y aura donc que peu d'humidité qui paffera par les filtres des inteftins, les excrémens par conféquent ne pourront pas être dilayez, ainfi le ventre ne fera pas libre. 8°. Les glandes de la trachée, les arteres & les veficules des poulmons, doivent fe gonfler, & ce gonflement excite la toux, comme on le voit arriver dans les phthyfiques qui ont des tubercules aux poulmons ; ce même gonflement du poulmon peut caufer un afthme, & enfin la phthyfie : nous verrons ailleurs comment la palpitation vient de la plénitude. 9°. Les vaiffeaux de la tête étant gonflez, ceux qui accompagnent le nerf optique, le feront auffi ; ce gonflement doit les faire batre plus fort, ce batement ébranlera les nerfs optiques qui en recevant diverfes impreffions de tous côtez feront que les objets paroîtront fe mouvoir, ainfi le vertige arrivera par la plénitude : l'apoplexie peut fuivre le gonflement des vaiffeaux de la tête, & c'eft ce que l'expérience confirme ; on peut voir auffi facilement, que le délire qui ne vient que d'un grand mouvement du fang dans le cerveau, peut fe rencontrer fouvent dans la fuppreffion des mois. 10°. Si le fang eft trop groffier pour paffer par les couloirs de la matrice, la partie fereufe pourra fe trouver affez fine pour y paffer, ainfi il pourra arriver alors un écoulement blanc qu'on nomme les fleurs blanches. 11°. L'affection hyfterique n'eft autre chofe qu'une convulfion ou un commencement de convulfion, il eft évident, parce que l'expérience nous apprend que la plénitude peut caufer des convulfions. 12°. L'attache de la veffie à la matrice fait voir qu'il peut fe trouver quelque différence dans l'écoulement de l'urine. 13°. Enfin le paffage étant fermé au fang dans l'uterus, il fe fera ailleurs quelque éruption de la matiere qui auroit dû s'écouler par les vaiffeaux ordinaires, mais cela arrivera plûtôt aux filles-vierges qu'à celles qui ont accouché, parce que les dernieres ont les vaiffeaux de l'uterus dilatez.

Tous les fymptômes qu'on remarque dans les femmes qui ont leurs regles ou qui ne les ont pas, s'expliquent parfaitement par la plénitude ; ceux qui fuivent les trop grands écoulemens, s'expliquent de même. 1°. Les regles trop abondantes font fuivies de foibleffe ; comme les forces dépendent de la tenfion des vaiffeaux, il n'eft pas furprenant qu'elles diminuent quand le fang s'écoule. 2°. Il arrivera quelquefois une fyncope, car la fyncope n'eft autre chofe qu'un affoibliffement fubit où il n'y a prefque pas de refpiration ; cela vient de ce que les vaiffeaux vuides réfiftent au cœur, qui n'ayant pas affez de force pour furmonter cet obftacle, ne peut pas pouffer le fang. 3°. Comme les vaiffeaux ne font pas remplis, le mouvement fera très-lent dans les endroits éloignez du cœur ; de-là vient que le froid fe fait fentir aux extrémitez. 4°. Les vaiffeaux fanguins n'étant pas remplis, ne pourront pas pouffer le fang dans les vaiffeaux capillaires qui rampent par la peau, par conféquent le dehors du corps paroîtra fort pâle. 5°. Le fang ne rempliffant pas tous les vaiffeaux, fe ramaffera en certains endroits ; quand il fera ramaffé il fe jettera tout-à-coup dans les mufcles voifins, & voilà la convulfion : fi cette convulfion attaque les mufcles du phrinx, il furviendra une fuffocation ; la même chofe peut arriver par les mouvemens violens des mufcles de la refpiration. 6º. Par ces évacuations les fibres des vaiffeaux venant à fe refferrer, ne pourront plus être nourries , & la fiévre hectique s'enfuivra.

On demande fi les menftruës coulent par le vagin ou par la matrice ; on a foûtenu qu'ils couloient par le vagin. 1º. Parce que dans des femmes mortes on n'a trouvé du fang que dans le vagin. 2º. Parce que les femmes groffes font quelquefois reglées..... Mais Morgagni a mis hors de doute que le fang coule par la matrice ; il a trouvé toûjours de petites taches noires dans la matrice : ces petites taches étoient comme des véficules dont le fang couloir, quand on le preffoit ; cependant il fe peut que le fang coule auffi par le vagin.

Les Anciens ont regardé le fang menftruel comme un fang virulent. Albert le Grand après Pline nous a laiffé bien des contes là-deffus ; les maux auxquels les femmes font fujettes durant leurs regles, ont donné occafion à ce fentiment : on a dit que ce fang faifoit fecher les herbes , qu'il donnoit la rage. Le Poëte Lucrece, dit-on , a éprouvé de triftes effets de ce venin prétendu, lorfqu'il étoit dans les tranfports d'un enthoufiafme poëtique. Sa femme jaloufe lui fit boire du fang qu'elle avoit rendu durant fes regles ; cette boiffon le fit mourir enragé : le fang menftruel n'a pas plus de mauvaifes qualitez que l'autre, fi ce n'eft peut-être qu'il ait fait un long féjour dans les couloirs ; c'eft un féjour qui fait que la feignée ne foulage pas autant que l'écoulement naturel.

LES OVAIRES, *ou* LES TESTICULES
DES FEMMES.

LEs ovaires font deux corps en quelque maniere globuleux, blanchâtres, attachez au fond de l'uterus; il faut y remarquer:

I. La connexion 1° avec le fond de l'uterus par le moyen d'un ligament rond que les Anciens ont nommé le vaiffeau déférent des femmes, mais il n'y a pas de conduit: 2° avec les trompes de Fallope, & les côtez du baffin, par le moyen du ligament large; 3° avec d'autres parties, par le moyen des vaiffeaux fpermatiques.

II. La figure qui eft prefque ovale, mais cependant applatie d'un côté.

III. La grandeur qui varie fuivant l'âge & le tempérament; dans la vigueur de l'âge, & dans les femmes qui font d'une complexion fort amoureufe, les ovaires pefent tout au plus une once & demie: dans les vieilles, ils font petits, fecs, pour ainfi dire ridez, à peine pefent-ils demie once.

IV. La membrane qui les revêt eft blanche & forte, ils font encore recouverts par le péritoine.

V. La fubftance qui eft membraneufe, fibreufe & entrelacée de plufieurs vaiffeaux; on remarque dans leurs interftices des veficules rondes plus ou moins nombreufes fuivant l'âge & le tempérament; elles font remplies d'une humeur femblable au blanc d'œuf dont elle prend la confiftence, la couleur, le goût, fi on la fait boüillir; on a nommé ces veficules œufs, à caufe du rapport qu'ils ont avec les œufs; la plus grande égale à peine un pois, on en compte dix, douze, quelquefois davantage, dans

un ovaire à peine y en remarque-t-on un ou deux
quelquefois.

VI. L'ufage qu'on donne ordinairement à l'ovaire,
c'eft d'être le principe materiel & les premiers rudimens du fœtus.

VII. Les hydatides qui s'y trouvent quelquefois, font
fouvent la caufe de l'hydropifie dans les femmes,
elles ne paroiffent jamais dans l'état naturel de l'o-
vaire.

REMARQUES.

A deux pouces de la matrice lateralement font
fituez deux ovaires, un de chaque côté; il y a deux
ligamens forts qui les y attachent : la membrane ou
la lame interne du péritoine les affermit par fes replis dans leur fituation; ils font raboteux, renfermez dans une membrane ferme, les arteres fpermatiques & les hypogaftriques leur fourniffent du fang
avec d'autres : ces vaiffeaux font tellement unis avant
d'entrer dans les ovaires, qu'ils femblent ne former
qu'un vaiffeau avec des plexus reticulaires; ces vaiffeaux font accompagnez de nerfs; ils s'entrelacent fi
fort pour compofer la ftructure de l'ovaire, qu'on ne
fçauroit les décrire. A la furface de l'ovaire, fous
la membrane qui l'environne, il y a de petits globules qui s'attachent à la fubftance de l'ovaire par
une efpece de calice; elles contiennent une humeur
limphatique qui fe coagule par la chaleur du feu,
elles font compofées de deux membranes concen-
triques qui font jointes étroitement. Les ovaires
fe trouvent dans toutes les femmes, ils font très-
petits dans les filles avant l'âge de douze ou treize
ans; mais dans les femmes ufées, ils diminuent : leur
grandeur la plus confidérable fe trouve dans le temps
où les corps font les plus propres à la génération.
C'eft aux extrémitez des vaiffeaux dont nous avons

...lé, que ces vesicules sont attachées ; elles ne paroissent presque qu'après les approches du mâle, elles deviennent alors plus transparentes, leurs membranes s'épaississent, leur gonflement éleve la membrane de l'ovaire en forme de mammellon, de telle maniere qu'elles paroissent pendantes, elles se séparent ensuite, & laissent une matrice concave dans la substance de l'ovaire ; la membrane s'ouvre par la force qui fait tomber l'œuf, la cicatrice se ferme ensuite peu-à-peu.

Ce n'est pas sans des preuves très-solides qu'on a avancé que le fœtus se forme de cet œuf que nous avons dit se détacher. 1°. Tous les animaux ont des ovaires. 2°. Riolan, Graaf, Eltsholtzius, rapportent qu'ils ont trouvé des fœtus dans les tuyaux par où passent ces œufs. 3°. Depuis peu nous avons un exemple mémorable d'un fœtus qui a été trouvé dans les trompes, on l'en a retiré âgé de vingt-un mois, la mere n'est pas morte dans l'opération. 4°. Mr Ruisch a fait voir un œuf détaché depuis peu, & la trompe tournée vers l'ovaire pour recevoir d'œuf. 5°. L'expérience de Nuk met ce sentiment hors de doute : cet Anatomiste prit une chienne, trois jours après l'avoir faite couvrir, il trouva deux œufs qui étoient fort grossis dans l'ovaire, il lia la corne de la matrice qui regardoit ces œufs, il referma la playe ; & vingt-un jour après ayant rouvert cette chienne, il vit deux fœtus dans la corne entre la ligature & l'ovaire.

M. Ruisch a remarqué que lorsque l'œuf est tombé, la place qu'il occupoit est spongieuse & environnée de petites fibrilles rouges ; ce corps spongieux n'est autre chose qu'une glande jaunâtre observée par Graaf, elle occupe pour l'ordinaire la plus grande partie de l'ovaire. Bohn a observé qu'elle paroissoit

mieux après l'acte venerien, dans d'autres temps elle
est moins sensible, parce qu'elle se retire. Malpighi
l'a observée dans les femmes enceintes & dans celles
qui ne le sont pas, cela fait voir qu'elle n'est pas un
effet de la conception, comme Bohn l'a avancé; elle
existe avant que l'œuf paroisse, il y a apparence
qu'elle le contient, & qu'elle se forme de ces vesicules qui paroissent en tout temps dans l'ovaire, au
commencem.nt elle est petite, ensuite elle occupe un
grand espace. Malpighi en effet a observé dans le même ovaire plusieurs corps comme cette glande; il
ajoûte que dans des ovaires qu'il a fait cuire il y a plusieurs vaisseaux gonflez par un suc jaune. Fallope avoit
fait la même remarque; » Tous les Anatomistes,
» dit-il, assurent que la semence se forme dans les
» testicules des femmes; je n'ai jamais pû découvrir
» cela: il est vrai que j'ai remarqué des vesicules dont
» les unes contenoient une humeur aqueuse, d'autres
» une liqueur jaune, &c. Malpighi a poussé cette
découverte plus loin; selon ses observations, ce corps
glanduleux vient enfin à la grosseur d'une cerise, il
est environné de fibres charnuës, & présente à la partie externe de l'ovaire une espece de mammellon, dans
sa cavité est renfermée une vesicule ou l'œuf de même qu'un noyau pendu à une appendice vasculeuse,
comme un fruit à sa queuë; cette cavité étant vuidée par la chûte de l'œuf paroît assez considérable,
on la trouve quelquefois retirée de même que le prépuce qui laisse paroître le gland, après cela elle s'efface.
Malpighi a observé ce corps glanduleux dans les
vaches qui étoient en chaleur ou qui venoient d'approcher du mâle; quand les parties de la génération
sont agitées par des convulsions, cette glande se gonfle, son mammellon paroît davantage; & par l'inflammation qui y arrive, la tunique qui enveloppe
l'ovaire

ovaire se rompt sous ce mammellon, les fibres charnues de la glande par leur contraction poussent la
vesicule ou l'œuf qui tombe dans les trompes dont
nous allons donner la description.

LES TROMPES DE FALLOPE.

Les trompes de Fallope sont deux canaux presque coniques, tortueux, attachez au fond de
l'uterus, un de chaque côté, c'est leur ressemblance
avec une trompe qui leur a fait donner ce nom par
Fallope, il faut y remarquer :

I. La connexion étroite avec la matrice dont elles
font une continuation, & leur attache flotante avec
les ovaires par la membrane des ligamens larges.

II. La longueur qui est de six à sept doigts, & quelquefois de huit ou environ.

III. La largeur qui égale presque le petit doigt
vers le milieu.

IV. Les extrémitez sont plus étroites ; celle qui est
jointe à l'uterus, est très-petite, elle s'ouvre dans la
cavité, & peut recevoir un stilet, l'autre flote dans
l'abdomen, & est plus ample, on peut y introduire
un tuyau d'une grandeur mediocre, elle est environnée de beaucoup de franges, pour ainsi dire, musculaires ; ces franges s'appliquent à l'ovaire, quand cela
est nécessaire, pour la conception.

V. La substance qui est membraneuse & caverneuse,
est composée de deux membranes, l'externe est une
production du péritoine, l'interne est continuë avec
la substance de l'uterus, elle est ridée en dedans, &
humectée par une liqueur qui s'y filtre, elle n'est pas
celluleuse comme dans les animaux.

VI. Les vaisseaux sont très-nombreux, &

font un corps caverneux entre les membranes des trompes, afin qu'elles puiffent fe roidir quand elles doivent être appliquées à l'ovaire, ces vaiffeaux fervent encore à humecter leur cavité.

VII. L'ufage des trompes eft de s'élever dans le temps du coït par l'influx du fang & des efprits; par un mouvement naturel l'orifice qui eft libre, s'applique à l'ovaire par le moyen des fibres mufculaires, & y envoye la femence du mâle, enfuite cet orifice reçoit l'œuf impregné de l'efprit feminal, & lui donne paffage pour aller dans l'uterus.

VIII. Les cornes de la matrice font les noms qu'on donne aux trompes des animaux à quatre pieds, on les appelle conduits ovaires dans les poules & les oifeaux.

REMARQUES.

Nous avons dit qu'à côté de la matrice il y avoit deux aîles ou deux plis qu'on nommoit ligamens larges, on voit auffi deux autres aîles qui font fous les trompes, elles tiennent à l'ovaire, & par conféquent peuvent être tirées vers lui; dans la cavité des trompes on trouve des rides qu'on peut appercevoir fur-tout à l'ouverture, & qui fe continuent dans toute l'étenduë, ces rides ou plis fe forment par la preffion de la tunique externe fur l'interne, & permettent aux trompes de s'élargir quand les œufs font tombez dans la capacité de la trompe.

Au bout des trompes fe trouvent des franges qui environnent l'ouverture, quelquefois elles regardent en bas, fouvent elles regardent en devant, il n'y a pas de doute qu'elles ne fe redreffent pour aller embraffer l'ovaire; Mr Ruifch les a trouvées fur le fait, c'eft alors que l'œuf fe détache & fe précipite dans les trompes.

.On ne sçauroit bien faire entendre la raison pour laquelle les trompes se redressent, on la démontre mieux qu'on ne l'écrit; la disposition en est telle, que lorsqu'on fait des injections dans les vaisseaux qui s'y jettent, elles se redressent d'abord: dans l'acte venerien tous les vaisseaux venant à se gonfler, produisent cet effet.

Les œufs étant détachez entrent dans la cavité des trompes pressées par la compression des franges; comme le canal est plus large à l'entrée, l'œuf y entre aisément, & ensuite la tension des vaisseaux, leur batement, leur gonflement, qui sont plus considérables à proportion que les trompes, s'éloignent de l'ovaire, chassent cet œuf vers la cavité de l'uterus, & les y précipitent: si par accident l'œuf demeure dans les trompes, il faudra que la mere périsse au troisiéme ou quatriéme mois, le fœtus en se dilatant rompra les trompes.

Lorsque l'œuf est tombé, ou il s'arrête dans la matrice s'il est fécond, ou il en est chassé par la compression. Il est assez difficile de donner une cause méchanique qui fasse voir que l'œuf fécond doit être retenu, & que celui qui ne l'est pas doit être chassé; toute la différence qu'on y trouve c'est que l'un a reçû les vapeurs qui sont sorties de la semence de l'homme, & l'autre n'en a pas reçû: cette vapeur ne peut que gonfler les œufs, & irriter peut-être la matrice; comment ce gonflement contribuë-t-il à retenir l'œuf? il n'est pas difficile de voir que si ce gonflement alloit jusqu'à un certain point, l'œuf ne pourroit plus sortir: il n'est pas non plus impossible que la semence fasse contracter la matrice, cette liqueur peut donner de la tension à ses fibres, comme cela arrive par des injections qu'on y fait; peut-être aussi que l'action de la semence exprime une liqueur gluante qu'on trouve à l'entrée du col de la matrice, selon l'observation de M. Morgagni, car la semence que Ruisch dit avoir trouvée dans la matrice & dans les trompes d'une femme qui avoit été tuée par son mari qui l'avoit surprise en adultere, étoit sans doute une matiere exprimée de la matrice.

Il n'y a pas de doute que l'homme ne vienne de ces œufs, mais comment y est-il formé? c'est ce qu'on ne sçauroit déterminer, peut-être que le petit animal d'où sort notre corps est formé dans l'homme; voici comment quelques-uns ont conçû cela : La semence animale, disent-ils, est remplie de petits animaux, elle est seringuée dans la matrice par l'orifice qui s'ouvre alors par les mouvemens convulsifs qui y arrivent, & par le relâchement des valvules qui étant arrosées par le suc qui s'exprime de la matrice, cedent aisément dans leur partie inférieure qui est libre ; ces valvules au reste sont formées par les rides du col de la matrice à la partie interne, elles viennent d'entre les fibres longitudinales, étant libres en bas, elles permettent l'entrée de la matrice aux matieres qui viennent de dehors, mais elles n'en permettent pas si aisément le retour ; de même que le vagin humecté par l'action dans le coït se relâche, l'orifice de l'uterus se relâche aussi : mais la chaleur de la semence qui y est injectée, y cause une sécheresse qui peut contribuer à fermer l'ouverture ; les petits animaux qui résistent à cette chaleur (car une chaleur très-modérée les fait mourir) vont s'insinuer dans l'œuf, en montant par les trompes, ou meurent en chemin, la chaleur ou l'esprit animal sorti de l'homme ébranle les houpes nerveuses, ces houpes ébranlées causent des convulsions qui en fermant l'orifice s'opposent à la sortie de l'œuf, des vesicules rondes posées à l'orifice versent une matiere tenace ou une espece de pâte qui s'oppose à l'entrée des corps étrangers qui pourroient incommoder le fœtus.

Voilà la méchanique suivant laquelle l'œuf tombe & est retenu dans la matrice; nous avons dit ailleurs ce qu'il falloit juger des animaux de la semence, il se peut faire que le fœtus s'y trouve, & que la semence ne fait que le développer, peut-être aussi que les natures plastiques le forment, ou que le Créateur par un acte de sa volonté toute-puissante le fait du mélange de la semence & de la substance de l'œuf; tout ce qu'on peut dire contre ce sentiment, c'est que si le Créateur, ou les natures plastiques formoient ainsi les fœtus, il n'eût pas été nécessaire de faire une machine si composée: la méchanique appuye le sentiment de ceux qui disent que l'animal se trouve tout entier dans l'œuf, & qu'il ne lui arrive qu'un dveloppement, mais d'un autre côté les difficultez sont fort grandes, comme nous l'avons déja fait remarquer.

M. Lami avoit prétendu donner une cause de la formation du fœtus; j'ose bien dire qu'il faut être fou pour la chercher autre part que dans la puissance infinie & dans l'action du Créateur: peut-on avancer, avec ce Medecin, que des parties qui ont de l'affinité avec la tête, vont former la tête? que celles qui ont de l'affinité avec la poitrine, s'arrangent par les loix du mouvement pour composer la poitrine? y a-t-il une seule idée qui puisse nous persuader la possibilité de tout cela? j'aimerois bien mieux dire que le Créateur a formé dès le commencement du monde tous les animaux, qu'il les a répandus dans tout l'univers, que ces petits êtres circulent par tout; que quand ils trouvent une matrice qui leur est propre, ils s'y arrêtent; dans les hommes, par exemple, les animaux humains s'arrêtent dans les testicules, d'où ils sortent par des loix méchaniques; dans la suite ils ne font que s'étendre, ce n'est pas que cette hypothèse ne souffre des difficultez, mais elle est plus raisonnable que l'autre: voyons les parties qui renferment ou qui nourrissent le fœtus.

ENUMERATION DES PARTIES
QUI SE TROUVENT JOINTES AU FŒTUS.

L'Usage de l'uterus, comme nous venons de voir, est de recevoir la semence de l'homme, de renfermer l'œuf fécond qui tombe de l'ovaire par les trompes de Fallope, de nourrir le fœtus pendant neuf mois, & enfin de le pousser en dehors par la contraction de ses fibres musculeuses; après qu'une femme est devenuë enceinte, il se fait une production de nouvelles parties qui sont renfermées dans l'uterus durant la grossesse, la principale est l'embrion ou le fœtus, les autres sont les membranes, le placenta, le cordon, les vaisseaux ombilicaux, l'humeur dans laquelle nage le fœtus.

Ruisch. Thes. anat. VI. 2 al. II. & III. Thes. X. Tab. III.

LES MEMBRANES.

I. LA membrane externe se nomme *chorion*, elle est épaisse, spongieuse, remplie de vaisseaux sanguins très-nombreux, contiguë à l'uterus, divisible en plusieurs lames.

II. La membrane interne qui est la seconde, se nomme *amnios*, elle est mince, transparente, contiguë à la précédente, on n'y voit presque pas de vaisseaux, ou bien il n'y en paroît qu'un petit nombre, elle contient une liqueur gelatineuse & transparente avec le fœtus.

III. La membrane nommée *allantoïde*, se trouve dans plusieurs animaux, & sur-tout dans les vaches; elle est continuë avec l'*urache* qui est un canal ou-

sert, au lieu que dans l'homme il est formé ; cette
membrane sert à ramasser l'urine dans les animaux, *Heist. Eph. N. C. cent. VI. obf. 24.*
sa longueur dans les vaches est de douze pieds, elle
a une figure qui répond à son nom, son diametre
est d'un pied, quand elle est gonflée ; quelques Auteurs soûtiennent qu'elle est aussi nécessaire dans
l'homme que dans les animaux, ils veulent prouver
par-là qu'elle doit s'y trouver : d'autres ont avancé
qu'elle étoit entre le chorion & l'amnios ; mais s'ils
ne la démontrent pas mieux qu'ils n'ont fait jusqu'ici, ils ne trouveront pas beaucoup de personnes
qui soient de leur sentiment : le conduit de l'urache est
fermé dans le fœtus humain ordinairement, c'est-là une
preuve contr'eux, d'ailleurs on peut très-bien expliquer pourquoi le Créateur a délivré les femmes d'un
tel fardeau : on a dit qu'il n'y avoit pas de vaisseaux
sanguins dans cette membrane, mais j'y en ai trouvé
un grand nombre que j'ai fait graver. *Heister ibid.*

REMARQUES.

On a fort disputé sur la membrane allantoïde ; les
uns ont soûtenu qu'elle étoit dans les hommes comme dans les animaux : il semble en effet que la raison
pour laquelle la nature l'a donnée à un animal, l'a
obligée de la donner à tous ; elle reçoit l'urine dans
les animaux, ne doit-il pas y avoir un pareil réservoir
dans l'homme ? Drelincourt qui n'épargnoit pas les
injures, n'a pas fait difficulté de dire que ceux qui
reconnoissoient la membrane allantoïde dans les
animaux, étoient plus semblables aux brutes qu'à des
Anatomistes raisonnables.

Needham, Graaf, Bidloo, disent qu'ils l'ont observée ; Munich a écrit qu'il l'a démontrée publique-
ment dans l'Hôpital d'Utrech ; Verheyen ne s'est pas
rendu à ces preuves, il n'a pas voulu croire ce qu'il
ne trouvoit pas : ces Messieurs qui ont été assez heu-

reux pour trouver cette membrane, auroient dû en donner une description éxacte, les Anatomistes n'auroient point eu tant de peine à s'accorder là-deffus.

Mais comment eft-ce que le fœtus fe décharge de l'urine ? Riolan, Veflingius, répondent que l'urine fe ramaffe dans la veffie du fœtus, & que c'eft pour cela que ce réfervoir eft plus ample dans les fœtus que dans l'adulte : mais la raifon pour laquelle les hommes piffent, n'a-t-elle pas lieu dans le fœtus? les fibres ne font-elles pas irritées par l'urine ? les mufcles de l'abdomen ne la preffent-ils pas? y a-t-il quelque obftacle qui s'oppofe à la fortie de l'urine? en tout cela on ne trouve rien qui puiffe faire foûtenir le fentiment de ces Anatomiftes, ou plûtôt qui ne le renverfe.

Drelincourt a avancé que le fœtus piffoit dans la cavité de l'amnios, & qu'il reprenoit cette urine par la bouche, mais cela eft difficile à croire: l'urine féparée du fang s'alkalife par la chaleur, elle pourroit par-là incommoder confidérablement le fœtus ; à cette difficulté, ceux qui foûtiennent le fentiment dont nous avons parlé, répondent que l'urine qui fe fépare dans le fœtus n'eft pas une urine âcre : en effet le fang qui entre dans le fœtus, ou le lait dont fe forme le fang, laiffe dans la mere l'urine ou du moins une partie; mais ne peut-on pas dire la même chofe du lait qui nourrit les enfans, cependant ne piffent-ils pas abondamment? & leur urine n'eft-elle pas âcre comme celle des adultes ? Voici une difficulté qu'on porte contre le fentiment de Riolan, on dit que le fphincter de la veffie réfifte toûjours, qu'il ne peut être furmonté que par la preffion du diaphragme, que le diaphragme ne peut pas agir, puifque le fœtus ne piffe pas ; voilà les raifons de part & d'autre, mais voici le fentiment de M. Boerrhave.

Les reins, dit-il, font dans le fœtus plus grands à proportion que dans les adultes, ils verſent continuellement l'urine qu'ils filtrent, mais ce n'eſt pas une urine âcre, elle eſt douce, le ſphincter ne lui permet pas de ſortir, parce que c'eſt l'inſpiration qui en preſſant la veſſie oblige le ſphincter à ceder ; quand l'urine eſt trop abondante, elle paſſe par un canal membraneux qui monte du fond de la veſſie, & qui ſort avec le cordon par l'ombilic, ce conduit va aboutir à la racine du placenta où il ſe termine à une veſſie ovale compoſée d'une membrane plus fine que les autres : on peut voir les Actes Philoſohiques d'Angleterre de 1700. & 1701. & la dixiéme Thèſe de M. Ruiſch, quoyque cet Anatomiſte ne ſoit pas de notre ſentiment ; voilà la plûpart des ſentimens qu'on a ſoûtenus au ſujet de l'urine dans le fœtus, toutes les diſputes doivent diſparoître à la vûë de l'allantoïde qui ſe trouve dans le fœtus humain de même que dans les animaux, mais elle n'eſt pas ſituée de même.

La ſeconde tunique eſt l'amnios, comme nous avons dit, elle eſt remplie d'une liqueur dans laquelle nage le fœtus ; on demande d'où vient cette liqueur ? on a fort diſputé là-deſſus : Bohn a avancé qu'elle ſe filtre des mammelles ; il n'eſt pas concevable que ces petits filtres en puiſſent fournir une ſi grande quantité, ce n'eſt que rarement qu'on eſt obligé d'exprimer le lait des mammelles des nouveaux nez, elles ne ſont pas toûjours gonflées par le lait ſereux qu'on y remarque quelquefois ; dans les femmes enceintes voit-on que leurs mammelles gonflées laiſſent couler le lait ? Drelincourt, comme nous l'avons dit, a cru que cette liqueur n'étoit que l'urine ; mais toutes les raiſons que nous venons de rapporter, ſont contraires à cette opinion ; il n'y a pas apparence que, puiſque la nature n'a pas voulu que les fœtus des animaux nageaſſent dans leur urine, elle y ait plongé le fœtus humain, ce n'eſt pas là les ſeules hypothèſes, auxquelles on a eu recours pour expliquer ce phenomene. Il y a des Auteurs qui ſe ſont imaginez que le fœtus rempliſſoit la cavité de l'amnios de ſes larmes, de ſa ſalive, de ſa ſueur, mais peut-on s'imaginer que ces ſecretions ſoient aſſez abondantes pour cela? il y a plus d'apparence que la liqueur·de l'amnios vient d'ailleurs; nous dirons comment elle ſe filtre, après que nous aurons décrit le placenta.

LE PLACENTA.

LE placenta appellé par les Anciens *hepar uterinum*, eſt cette maſſe qui eſt attachée à la matrice, & d'où vient le cordon, il faut remarquer :

I. Le nombre des placenta qui répond dans les femmes au nombre des fœtus, de telle ſorte cependant que dans les jumeaux ils ſont unis enſemble, mais dans les animaux & ſur-tout dans les vaches il s'en trouve pluſieurs, il y en a quelquefois cent pour un fœtus, alors on les appelle *cotyledones*.

II. La figure qui eſt orbiculaire & plate, le diametre qui eſt de huit pouces ou environ, & l'épaiſſeur qui eſt d'un pouce.

III. La connexion de la partie convexe & ſpongieuſe avec l'uterus, eſt faite par le moyen d'une membrane fort mince & veloutée qui eſt une continuation du chorion; la partie concave qui regarde le fœtus, eſt jointe au cordon ombilical, elle eſt entourée d'une membrane liſſe & polie qui eſt continuë au chorion & à l'amnios.

IV. Le lieu où le placenta s'attache dans l'uterus, n'eſt jamais fixe, tantôt il ſe trouve dans un endroit, tantôt dans un autre, le plus ſouvent il eſt à la partie poſtérieure.

V. La substance est glanduleuse, selon plusieurs Auteurs modernes ; une infinité de petites glandes qui ne sont pas visibles, la composent, selon eux ; Ruisch & d'autres qui suivent son sentiment, ont plus de raison de dire qu'elle est vasculeuse, c'est les arteres & la veine ombilicale divisée en une infinité de rameaux qui la forment, car de quel usage seront les glandes, puisque la secretion des matieres qui entrent de l'uterus dans le placenta, a été déja faite ?

Ruisch. Thes. anat. V. & Tab. I.

VI. L'usage du placenta est d'absorber le suc nourricier de même que les intestins absorbent le chile, & de le porter ensuite au fœtus par la veine ombilicale ; il y a encore apparence que le sang & l'urine passent du fœtus à la mere par les vaisseaux du placenta.

REMARQUES.

L'œuf étant tombé dans la cavité de la matrice, est échauffé, gonflé, nourri par l'esprit seminal, il se dilate toûjours davantage, dans les premiers jours de la grossesse il est encore flotant dans l'uterus ; mais dans le temps qu'il s'étend, les petits vaisseaux qui l'attachoient auparavant à l'ovaire, s'allongent aussi, & en devenant plus longs ils s'insinuent dans les petits tuyaux qui sont dans l'uterus, & qui ressemblent à ceux qui sont dans les mammelles ; ce qu'on voit arriver dans la semence des plantes, arrive ici : un grain de bled se gonfle, & se développe par l'humidité ; le germe jette de petites racines qui entrent dans la terre, par les petits conduits qui sont dans les racines, le suc nourricier monte toûjours. 1°. Le grain étant dans la terre, l'admosphere de l'air par son poids pousse le suc dans la substance de ce grain ; ce suc toûjours poussé par un autre, oblige le germe à pousser de tous côtez. 2°. L'œuf de la même maniere étant tombé dans l'uterus, s'étend par le suc

qui y eft pouffé ; comme il eft preffé par la contraction de la matrice, les petits vaiffeaux qui s'étendent
s'infinuent dans les lacunes par où fort le flux menftruel. 3ᵉ. Les premiers jours, comme on le voit par
ce que nous venons de dire, le placenta & le fœtus
ne croiffent pas par la même caufe qui les étend
dans la fuite ; car avant que les petis vaiffeaux fe
foient anaftomofez avec ceux de la matrice, il faut
qu'il y ait une caufe qui les étende ; or cette caufe ne
peut être que l'efprit feminal venu de l'homme, &
voilà la raifon pour laquelle les œufs qui tombent
par les mouvemens lubriques des femmes qui n'approchent point d'homme, ne s'attachent pas aux petites lacunes dont nous avons parlé, il leur manque
le premier principe d'accroiffement qui vient de la
femence de l'homme.

Quand ces vaiffeaux qui partent de l'œuf fe font
infinuez dans les lacunes de la matrice, ils ne font
pas d'abord affez ouverts pour recevoir beaucoup de
liqueur de la mere, de-là vient que les menftruës coulent quelquefois à certaines femmes durant les trois
premiers mois ; mais comme ces tuyaux fe dilatent
peu-à-peu, la matrice fe décharge dans leur cavité de
la matiere fuperfluë qui caufe la plénitude dans les
femmes.

Ces petits tuyaux qui aboutiffent à la matrice,
font fur la furface d'une membrane très-fine qui
vient du chorion ; fous cette tunique font une infinité de petits vaiffeaux qui viennent de ceux dont
nous venons de parler, & qui en reçoivent la liqueur qui vient de la mere, ils forment par leurs
divers entrelacemens le corps de ce qu'on appelle
placenta, on n'y remarque pas de glande, mais on
y trouve des conduits & des follecules limphatiques,
enfin ces vaiffeaux en fe raffemblant forment un
tronc qui entre dans la cavité formée par le cho-

...on & l'amnios, ces deux membranes leur donnent une enveloppe en chemin, voici la description de ce tronc de vaisseaux, on l'appelle le cordon ombilical.

LE CORDON OMBILICAL.

LE cordon ombilical est un paquet de vaisseaux entortillez de l'épaisseur d'un pouce, composé d'une veine & de deux arteres qu'on appelle ombilicales, enveloppé d'une membrane épaisse, molle, continuë à l'amnios, il faut y remarquer :

I. L'origine qui est dans le placenta, & l'extrémité à l'ombilic du fœtus.

II. La longueur qui est de quatre pieds ou environ, 1° afin que le fœtus puisse se mouvoir librement sans arracher le placenta de la matrice, 2° afin que le fœtus étant sorti il ne lui arrive pas quelque hemorrhagie mortelle, quoyque les vaisseaux ne soient pas liez, 3° afin que le placenta puisse être tiré commodément de la matrice après l'accouchement.

III. L'usage paroît par les vaisseaux ombilicaux qui se changent en ligamens dans la suite, en voici la description.

IV. Les deux arteres dans le fœtus sortent ordinairement des deux iliaques, il y en a une de chaque côté, elles viennent quelquefois de l'aorte, elles s'avancent vers l'ombilic à côté de la vessie qui est entre-deux, de-là elles continuent leur chemin en ligne spirale vers le placenta, où s'étant divisées en une infinité de rameaux, elles se terminent, & portent le sang du fœtus au placenta, & peut-être ensuite à la mere ; pourquoi dira-t-on, y a-t-il deux arteres, & n'y a-t-il qu'une veine ? c'est peut-être afin qu'il n'arrive pas si aisément une hemorrhagie mortelle, en cas que le cordon vienne à se rompre.

V. La veine est deux fois plus ample que les arteres, elle vient du placenta par une infinité de rameaux qui se réunissent ensuite pour former un gros canal qui avance par des circonvolutions spirales entre les arteres du cordon, il se rend ensuite par l'ombilic au foye du fœtus, & va se terminer au sinus de la veine-porte dans lequel il verse le sang, & le suc nourricier qu'il a reçû dans le placenta; de-là il part un canal particulier qui est cylindrique & qu'on appelle canal veineux, il sort de la parois opposée du canal veineux presque vis-à-vis de l'embouchure de la veine, il va se rendre après cela à la veine-cave pour transmettre le sang au cœur.

VI. L'urache dans le veau & le mouton, est un canal pyramidal qui s'étend du fond de la vessie jusqu'à l'ombilic par lequel il passe, il va ensuite se rendre à l'allantoïde dans laquelle il conduit l'urine de la vessie; dans le fœtus humain il n'est pas ouvert par tout, ou ne l'est que très-rarement, pour l'ordinaire il est comme un ligament solide, ainsi dans cet état il ne peut pas faire l'office de canal.

REMARQUES.

La premiere question qu'il faut éxaminer, c'est si le sang passe de la mere dans le fœtus; voici les raisons qui ont fait soûtenir ce sentiment à plusieurs. 1°. Il arrive une hemorrhagie dans l'accouchement; or si le sang ne passoit pas des vaisseaux secretoires de la matrice dans le fœtus, il ne se répandroit pas quand ces tuyaux se séparent de ceux du placenta. 2°. On prouve que le sang passe du fœtus à la mere par une observation rapportée dans les Mémoires de l'Academie Royale de l'année 1708. Une femme enceinte, dit-on, mourut d'une blessure, & on ne trouva pas de sang dans le fœtus; voici les raisons de ceux qui soûtiennent le contraire. 1°. On dit qu'on peut sé-

...rer les petits tuyaux qui font au chorion, de ceux
...le la matrice, fans violence, & fans répandre du
...ang. 2°. Que dans les animaux les vaiffeaux du
...chorion féparez de ceux de l'uterus, ne verfent pas
...le fang, mais une liqueur fereufe. 3°. Les liqueurs
...qu'on injecte par les arteres ombilicales, ne fortent
...pas du placenta, mais reviennent par la veine. 4°. Il
...y a une membrane qui revêt le placenta, & qui eft
...contiguë à la matrice..... de ces deux fentimens le
...dernier me paroît le plus vrai-femblable; l'hemorrha-
...gie qui arrive dans l'écoulement, ne prouve rien,
...les douleurs, le tiraillement des vaiffeaux, les efforts
...violens peuvent ouvrir un paffage au fang; le fait
...rapporté dans les Mémoires de l'Académie, ne fuffit
...pas pour faire embraffer cette opinion, il faudroit
...favoir éxactement tout ce qui eft arrivé à cette
...femme.

...La feconde queftion qu'il faut éxaminer, c'eft
...quelle matiere le fœtus reçoit de la mere. 1°. Les
...tuyaux de la matrice ne font pas plus preffez par le
...fang dans la groffeffe que dans un autre temps, il
...fembleroit même qu'ils devroient l'être moins, car
...le fœtus décharge continuellement la mere des li-
...queurs qui lui caufent la plénitude dont nous avons
...parlé. 2°. Les tuyaux de la matrice reffemblent par-
...faitement à ceux des mammelles. 3°. Dans les ani-
...maux les vaiffeaux qui étoient attachez à l'uterus,
...verfent une liqueur laiteufe..... de ces trois raifons
...on peut conclure que la mere fournit un lait qui
...entre dans les petits tuyaux du chorion, & qui étant
...porté dans le fang du fœtus par la veine ombilicale,
...fubit les mêmes changemens que dans les enfans qui
...vivent de lait.

...La troifiéme queftion qu'il faut éxaminer, c'eft d'où
...vient la liqueur qui fe trouve dans la cavité de l'am-
...nios. 1°. Il eft certain que la liqueur qu'on trouve

dans l'amnios eſt une liqueur gelatineuſe, ſemblable à celle qui dégoute des petits tuyaux de la matrice. 2°. Qu'on trouve même les fœtus les plus petits nageans dans cette liqueur. 3°. Que l'on trouve cette même liqueur dans la bouche, le ventricule & les inteſtins de ces petits fœtus. 4°. Mr Bergerus dit qu'il a conſervé durant plus d'un an un fœtus de la grandeur d'une abeille, ce fœtus étoit renfermé dans un œuf qui étoit de la groſſeur d'un œuf de poule, & qui étoit plein d'une liqueur, le fœtus nageoit dans cette liqueur, il avoit la tête inclinée ſur la poitrine, le reſte du corps courbé, les yeux étoient tracez par des demi cercles noirs, une double membrane compoſoit l'œuf, à la partie externe il y avoit des eſpeces de racine, on voyoit des ramifications des vaiſſeaux ombilicaux qui répondoient en dedans à cette partie. 5e. Par toutes ces raiſons il paroît que la liqueur qui environne le fœtus, ne vient pas des ſecretions du fœtus, il ne reſte donc que trois voyes. 1°. Le ſuc laiteux ayant été porté dans les vaiſſeaux du fœtus, ſe change en ſang en partie, & s'employe à l'accroiſſement des parties de ce petit corps, enſuite le ſang étant reporté dans le placenta, revient par la veine, dans ce paſſage il peut par des filtres ſe ſéparer de la limphe, laiſſer dans les couloirs le reſte du ſuc laiteux qui de ces filtres peut ſe rendre dans la cavité de l'amnios; il n'eſt pas extraordinaire qu'il reſte beaucoup de-ſuc laiteux dans le ſang qui revient au placenta, car il eſt porté d'abord dans le cœur, ſans ſubir preſque aucun changement dans les vaiſſeaux ombilicaux; du cœur il deſcend par l'aorte, & entre dans les arteres iliaques, par ce ſecond trajet il n'a pas été fort altéré, on peut même dire qu'il n'a preſque pas été changé, puiſque pour changer le ſang il faut qu'il paſſe par des filieres ou par des extrémitez ca-

pillaires,

illaires, ce qui n'est pas arrivé jusqu'ici. 2°. Il peut y avoir des conduits immédiats qui transportent de l'uterus dans l'amnios la liqueur qu'on y trouve, ce qu'on peut assurer c'est que le suc dont l'œuf est rempli les premiers jours, ne vient que de-là, les vaisseaux ne sont pas encore assez développez pour recevoir la liqueur, de même qu'il y a dans les adultes des tuyaux arteriels qui portent hors du corps la sueur, & des veineux qui portent dans le sang l'humidité du bain par éxemple ; il y a dans l'œuf des tuyaux qui pompent le suc nourricier de l'uterus. 3°. Il le peut faire que dans le temps que le sang circule de l'artere dans la veine ombilicale, il y ait des filtres de même qu'en diverses parties du corps, pour séparer la matiere où nage le fœtus......... de ces trois voyes celle que l'on peut dire fournir la liqueur, est la derniere, sur-tout quand le fœtus est devenu grand ; la raison en est que dans presque tous les endroits du corps les secretions se font dans l'embouchure des arteres & des veines, apparemment que cette liqueur se sépare de même que la limphe, or la limphe vient des arteres.

La quatriéme question qu'on peut faire, c'est si les vaisseaux ombilicaux nourrissent le fœtus. 1°. Il y a des observations qui font voir que le cordon n'est pas absolument nécessaire, on ne l'a pas trouvé dans des fœtus qui se portoient parfaitement bien, & qui n'avoient pas d'ombilic. 2°. Les premiers mois, comme nous avons dit, la nutrition ne sçauroit se faire de cette maniere.

Sur ces difficultez, on a eu recours à la bouche, par laquelle on a prétendu que s'insinuoit la liqueur de l'amnios pour nourrir le fœtus ; Hipocrate a été de ce sentiment, de même que Democrite, Epicure, & Plutarque : après ces Philosophes, Entius, Charleton, Bayle, Everhard ont soûtenu cette opinion ; enfin

T

Mr Heifter a apporté les preuves fuivantes: 1°. Dans un fœtus de vache il a trouvé dans le ventricule, l'œfophage & la bouche, une liqueur glacée, continuë avec celle de l'amnios & de la même nature. 2°. On trouve des matieres fœcales dans les inteftins. 3°. La liqueur de l'amnios eft en grande quantité dans les premiers mois de la grolleffe, mais on n'en trouve que peu dans les derniers, il ne paroît pas qu'il y ait autre chofe que le fœtus qui puiffe la confumer. 4°. Cette liqueur eft fi propre à la nourriture, qu'on ne fçauroit en fouhaiter qui convienne mieux. 5°. Il paroît que cette liqueur eft pouffée dans l'œfophage & le ventricule par l'action de l'uterus qui réfifte toûjours à la dilatation, par la preffion des mufcles de l'abdomen & de l'air qui environne le corps de la mere. 6°. Cela paroît néceffaire, afin que l'œfophage, les inteftins, les vaiffeaux lactées, le canal torachique s'ouvrent & s'accoûtument aux fonctions auxquelles ils font deftinez..... Mr Heifter, avant de donner ces raifons, avoit dit que la liqueur qu'on trouvoit dans l'œfophage étoit femblable à celle de l'amnios, & qu'on la voyoit changée dans les inteftins grêles; on a fait deux objections contre ce fentiment: 1°. Qu'on trouve quelquefois des fœtus qui ont la bouche fermée; on répond que cela n'arrive que rarement, que ces fœtus meurent bien-tôt, ou qu'il y a d'autres conduits qui reçoivent le fuc de l'amnios. 2°. On dit que le fœtus ne refpire pas, & qu'ainfi il ne fçauroit faire la déglutition de cette liqueur; quelques-uns répondent que l'on ne peut pas tirer de l'homme né des conféquences pour le fœtus, que l'un ne fçauroit faire fes fonctions fans la refpiration, mais qu'il n'en eft pas de même de l'autre, que vivant plongé dans fes eaux il n'a pas befoin de la preffion de l'air pour agir..... cette réponfe n'eft pas fatisfaifante; fi le concours de l'air est absolument nécessaire dans le nouveau né pour la déglutition, il ne l'est pas moins dans le fœtus, les organes sont les mêmes, ils ont besoin des mêmes secours..... Mr Heister répond mieux, de même que Bergerus, ils soûtiennent avec raison que les mouvemens de la mere, la respiration, la compression des muscles poussent avec force le suc de l'amnios dans l'œsophage, voilà une raison méchanique, au lieu que ce que nous venons de rapporter ne prouve rien; on peut donc établir que le fœtus se nourrit, 1° en partie par la liqueur de l'amnios, & par-là on trouve une raison qui fait voir que les canaux lactées doivent s'ouvrir, il est vrai cependant qu'on pourroit dire que les matieres qui coulent dans le ventricule & les intestins par les filtres glanduleux, sont repompées par les vaisseaux lactées; on voit encore que l'on doit trouver des matieres fœcales dans les gros intestins par la même raison que dans les enfans qui se nourrissent de lait, on peut dire aussi que la même chose pourroit arriver par le dépôt des matieres qui se filtrent des glandes intestinales. Il y a seulement une difficulté contre Heister, sçavoir comment le fœtus ne seroit pas incommodé par la grande quantité d'eau qui pourroit entrer dans son estomach. 2°. Le fœtus se nourrit par le suc laiteux qui lui vient par la veine ombilicale, c'est-là même le principal aliment qui l'entretient & lui donne de l'accroissement. 3°. Dans les premiers jours il est nourri par la liqueur dont nous avons parlé ailleurs, puisque les vaisseaux ne sont pas encore assez developpez pour recevoir le suc qui doit y circuler ensuite, & qui est trop grossier pour s'y insinuer alors. •

La cinquiéme question qu'on peut faire, c'est à quoi servent les arteres ombilicales? si elles ne rapportent pas le sang dans la mere, de quelle utilité sont-elles en se rendant au placenta? 1°. Les ar-

teres reportent le fang dans le placenta pour le nourrir, 2° pour y filtrer la liqueur qui entre dans l'amnios, 3° pour porter la limphe aux vaisseaux limphatiques, 4° pour décharger le fœtus de la trop grande
quantité de fang qui pourroit l'incommoder, 5° pour
faire croître les petits tuyaux qui s'insinuent dans
l'uterus ; le fuc qui vient de la matrice ne sçauroit
leur donner d'accroissement , tout ce qui est dans
notre corps est nourri par des arteres ; il en est de
même que des arbres, leurs racines font augmentées
& nourries par le fuc qui revient du corps de la
plante.

LE FOETUS.

L E fœtus dans fes commencemens & même dans
les derniers temps qu'il est dans le fein de la
mere, est fort différent du nouveau né & de l'adulte ;
voici les différences les plus remarquables qui s'y
trouvent avant ou peu de temps après l'accouchement, il faut remarquer dans l'abdomen :

I. Les arteres & les veines ombilicales & le canal
veineux dans le foye, qui font des canaux ouverts qui
deviennent folides dans les adultes.

II. Le foye qui est fort grand.

III. L'appendice vermiforme de l'inteftin cœcum,
qui est pour l'ordinaire plus ample que dans les
adultes.

IV. Les reins succenturiaux qui font plus grands
que dans les adultes.

V. Les reins qui ont une furface inégale comme
ceux du veau..... il faut remarquer dans le thorax :

VI. La glande qu'on nomme *thymus*, qui est plus
grande que dans les adultes.

VII. Les poulmons qui ne respirent pas, qui font

faiſſez, & qui ſe précipitent au fond de l'eau, au lieu que ceux de l'adulte ſurnagent..... il faut remarquer dans le cœur :

VIII. Le trou ovale entre l'orcillette droite & la gauche.

IX. Le canal arteriel entre l'artere pulmonaire & l'aorte qui eſt ouvert pour une circulation particuliere du ſang, parce que le fœtus ne peut pas reſpirer..... il faut remarquer à la tête :

X. Les os du crane qui ſont éloignez ſur-tout dans l'endroit qu'on nomme *la fontaine*, & qui n'ont pas encore de ſuture.

XI. Les dents qui ſont imparfaites encore, & qui ſont cachées ſous les gencives.

XII. Le conduit auditif qui n'eſt pas encore parfait, & qui eſt fermé par une membrane continuë à l'épiderme, cette membrane diſparoît enſuite après l'accouchement.

XIII. Les os de tout le corps, leſquels, ſi l'on excepte quelques-uns, ſont fort mols ou imparfaits, il y en a qui ſont encore entierement cartilagineux, les articulations ne ſont pas parfaites.

REMARQUES.

Lorſque l'œuf a été détaché de l'ovaire, il enfile les trompes qui le conduiſent enfin dans la matrice par leur contraction aidée de la preſſion des parties voiſines ; enfin quand il eſt parvenu dans la cavité de la matrice, il s'y attache : il paroît d'abord ſemblable à une bulle tranſparente comme du cryſtal, on trouve dans cette bulle une liqueur qui approche du blanc d'œuf, le fluide enfin préſente une eſpece de nuage qui forme enſuite les lineamens du fœtus ; la premiere choſe qu'on apperçoit prendre quelque figure, c'eſt la tête & les ventres inférieurs, ces deux maſſes ſont d'abord repréſentées par deux bulles, celle d'où sort la tête est beaucoup plus grosse que tout le reste, on y apperçoit des points à la place des yeux, une ligne qui va d'une oreille à l'autre à la place de la bouche, le nez se présente aussi quoyque fort obscurément par un filet perpendiculaire à la ligne dont nous venons de parler; l'épine & le col ne sont non plus dans cet état que des filets très-fins & très-souples, quoyque dans la suite ils doivent former des masses si considérables & si fermes. Dans les figures qu'on a donné des fœtus naissans, on représente les extrémitez supérieures & inférieures avec une longueur proportionnée à l'étenduë qu'on leur voit dans la suite, mais on n'apperçoit que de simples moignons qui sortent du corps, comme, par exemple, si le poignet étoit planté à l'insertion de l'humerus, peu-à-peu ces membres s'allongent, & prennent la figure que nous leur voyons dans l'homme formé, dans cet état tous les os sont seulement membraneux ou filamenteux, ils se durcissent, & s'accroissent, selon les degrez que nous leur avons marquez ailleurs; je ne donnerai pas ici le développement du poulet dans l'œuf, Malpighi l'a décrit, cela me jetteroit hors de mon sujet.

Cette maniere dont se forme le fœtus paroît, selon quelques-uns, détruire le sentiment de ceux qui ont avancé qu'il ne se faisoit qu'un développement; si les parties ne faisoient que s'étendre, on les verroit paroître autrement qu'en bulles, d'ailleurs elles ne viendroient pas successivement, cette difficulté est d'un grand poids, quoiqu'on ait répondu que les parties déja organisées peuvent se gonfler les unes avant les autres.

Autant qu'il tombe d'œufs dans la matriçe, autant y naît-il de fœtus, il peut se faire cependant qu'il vienne deux jumeaux d'un seul œuf; ceux qui viennent de deux œufs, ont chacun leurs tuniques séparées & leur placenta; ceux qui viennent d'un seul, ont

ſouvent du moins une tunique commune : le cas
que Stenon a obſervé, ſe rencontre rarement ; cet
Anatomiſte dit qu'il a trouvé trois fœtus enveloppez
d'une membrane commune, & renfermez chacun
dans un amnios particulier ; les jumeaux qui ſe trouvent ſous une enveloppe, ſont pour l'ordinaire ſujets
à l'avortement, ils s'uniſſent auſſi diverſement, &
forment des aſſemblages monſtrueux : de même que
les fœtus s'uniſſent, il ſe forme auſſi des maſſes de
pluſieurs placenta ; on en voit quelquefois qui ſont
compoſés d'un, deux, trois.

Comment les fœtus au nombre de deux, trois ou
quatre peuvent-ils avoir le même placenta, un cordon particulier, & une membrane particuliere ? La
raiſon en eſt, que pluſieurs œufs ſe trouvent réunis
ſous le même calice, par-là une partie de chaque œuf
eſt attachée à l'ovaire, toutes ces parties forment un
placenta commun d'où part un cordon vers chaque
œuf ; il peut arriver par un jeu de la nature, que
deux œufs ſe trouvent réunis enſemble, de ſorte que
leurs cavitez n'en forment qu'une, alors on voit que
les fœtus ſeront renfermez ſous la même membrane
immédiatement, de même par quelque accident il
peut ſe faire que les membranes externes de chaque
œuf s'uniſſent tandis que les membranes internes de-
meureront ſéparées, & voilà le cas de Stenon ; enfin
les varietez peuvent être infinies, ſuivant les accidens qui arriveront aux parties dans la conforma-
tion.

Les hommes ſont peut-être formez comme des
édifices qui commencent à s'élever par les fondemens, il paroît que toutes leurs parties n'éxiſtent pas
avant de ſe développer, c'eſt pour cela qu'on a diſputé
autrefois ſur la progeniture des parties ; les membres,
dit Hipocrate, croiſſent en même temps, mais ceux
qui ſont plus gros ſont ceux qui paroiſſent les pre-

miers. Il est inutile, dit Malpighi, de demander si
le cœur est formé avant le cerveau, ou le sang avant
le cœur ; tout, selon ce grand Anatomiste, éxiste en
même-temps, les vaisseaux ne font que se gonfler &
s'étendre, Harvée a prétendu le contraire avec quelque fondement ; on a fort disputé encore autrefois
pour sçavoir , s'il faut diviser les parties en spermatiques & en sanguines ; toutes les parties sont
faites absolument de la même matiere : dans le
fœtus on ne voit rien de rouge dans les premiers
temps de sa formation ; dans la suite les liqueurs circulantes en passant par des filieres , prennent une
couleur rouge, ces liqueurs ainsi rougies donnent leur
couleur aux parties qui ont des vaisseaux assez larges
pour les laisser passer, les autres qui sont trop étroites ne sont remplies que d'un fluide blanc & laiteux.
M. Bergerus rapporte que dans une mole remplie de
vaisseaux sanguins il avoit trouvé une vesicule grosse
comme un œuf de pigeon, & pleine d'une limphe
crystalline, l'embrion y nageoit, il étoit de la grandeur d'une grosse fourmi, & paroissoit formé d'une
matiere laiteuse, il étoit attaché à un petit cordon,
le corps paroissoit avoir une petite courbure, on
y voyoit clairement les lineamens de la tête , des
yeux & des membres, mais on n'y appercevoit pas
de trace de sang, il n'y avoit que la partie externe
attachée à la mole qui paroissoit rougie, on voyoit
parfaitement les fibres qui venoient du cordon ombilical, & les petites racines d'où devoit résulter le
placenta.

Les fœtus s'unissent quelquefois, & forment des
masses monstrueuses ; y a-t-il eu dans l'œuf des embrions monstrueux ? ou ces monstres se sont-ils formez dans la suite par une simple union ? il se pourroit faire que par un jeu de la nature les lineamens
d'un monstre se trouvassent tracez dans l'œuf, mais

4°. il est certain que l'imagination multiplie les parties du fœtus en certains cas, on a des éxemples qui prouvent que les femmes enceintes après avoir été frappées par des idées monstrueuses, ont mis au monde des monstres, 2°. On voit tous les jours des enfans qui portent les marques de ce que leurs meres ont souhaité de manger. 3°. De même que les chairs s'unissent, il peut arriver par divers accidens que deux embrions, dans le temps qu'ils ne paroissent qu'un suc laiteux, se joignent l'un à l'autre.

Il y a eu des Philosophes qui ont voulu expliquer les effets de l'imagination sur le fœtus ; il n'y a que des esprits superficiels ou entêtez d'imaginations qui puissent donner là-dessus des explications, ou s'en contenter : nous ne connoissons dans le corps humain que matiere & mouvement ; quand une mere est frappée de quelque objet, le mouvement s'augmente dans son corps à l'occasion du trouble qui s'éleve dans l'ame, ce mouvement ne peut se communiquer au fœtus que par ces deux manieres : 1°. Le sang & les nerfs de la mere agitent la matrice, cette agitation cause diverses oscillations dans les vaisseaux, ou dans les racines qui attachent le placenta à la matrice, ces oscillations ne peuvent que rétrécir ou dilater les vaisseaux ; cette dilatation ou ce rétrécissement que produiront-ils ? un mouvement plus ou moins rapide dans les liqueurs, mais cette rapidité & cette lenteur se répandront également par tout le corps , il n'y aura donc pas une partie qui soit plus ébranlée qu'une autre ; je veux même que le mouvement s'augmente dans une partie : cette vîtesse peut-elle seule aller former une partie organisée avec toutes les proportions, & semblable à ce qui frappe les yeux de la mere ? il faut être ou bien aveugle ou bien éclairé pour concevoir un tel phénoméne. 2°. Le mouvement de la mere peut se communiquer à l'enfant par

les humeurs qu'elle y envoye, mais 1° le sang ne
paſſe pas de l'un à l'autre, comme nous l'avons
prouvé; il n'y a qu'une eſpece de lait qui s'inſinuë
dans les racines du placenta: on ſçait combien les
ſecretions ſont lentes, de-là on peut conclure ſi l'augmentation du mouvement peut être conſidérable, s'il
n'y a que ce lait qui la produiſe. 2°. Quand même le
ſang paſſeroit de l'uterus dans le fœtus, ſon mouvement ne ſeroit que très-lent dans les ramifications
du placenta, il iroit un peu plus vîte dans la veine
ombilicale; mais en entrant dans les diverſes parties
du fœtus, il ſe rallentit prodigieuſement; pourquoi
porté avec égale vîteſſe aux deux côtez de la tête, par
exemple, ira-t-il former une excroiſſance d'un côté
& non pas de l'autre? pourquoi ira-t-il rompre les
jambes & les bras dans un embrion dont la mere
verra rompre un homme? pourquoi ira-t-il former
des figures d'animaux qui ſe préſenteront aux yeux
d'une femme enceinte?

Puiſque nous avons vû qu'il n'y avoit pas de loy
méchanique qui pût produire un tel effet, voyons s'il
n'y auroit pas quelque autre cauſe: 1° Si le Créateur
avoit établi qu'à l'occaſion des mouvemens & des
imaginations de la mere, il agiroit ſur le fœtus conformément à ces mouvemens & à l'imagination, on
trouveroit là une cauſe, mais elle n'eſt pas generale; il y a eu des femmes qui ont été extrêmement
frappées de pluſieurs objets, dont les impreſſions
n'ont pas paru dans le fœtus. 2°. Si le Créateur a
établi ces loix, c'eſt apparemment pour d'autres
choſes, & cet effet doit être regardé comme un des
inconveniens qui ſe trouvent dans la plûpart des loix
generales, & pour leſquels l'Etre ſuprême n'a pas jugé
à propos de faire des exceptions. 3°. Si l'on pouvoit
faire quelque conjecture dans des matieres ſi obſcu-
res, je ſoupçonnerois que tout cela ne vient que des

natures plastiques que le Créateur a choisies pour former les corps qui doivent recevoir les esprits ; ces
causes secondaires ou formatrices agiroient suivant
des loix nécessaires que le Créateur leur auroit im-
posées : comme leur action ne dépendroit pas de leur
choix, elles n'agiroient que suivant les circonstances
auxquelles une loy suprême attache leur action, alors
un violent mouvement seroit l'occasion suivant laquelle ce qui donne la forme à la matiere, modifie-
roit le fœtus ; ce qui m'empêche de rejetter cela sur
le Créateur immédiatement, c'est qu'on lui fait produire sans aucune raison un nouvel être organisé,
cet inconvenient n'est pas comme celui qui s'ensuit
des loix de la pesanteur par éxemple ; de là il ne
résulte dans certaines occasions qu'un mouvement
plus ou moins violent qui dérange le tissu des corps,
mais ici on fait mettre la main à l'œuvre à la Divi-
nité, pour former des êtres aussi difficiles à produire
que les corps les mieux organisez, & cela sans aucune
nécessité ; il vaut mieux rejetter cet ouvrage sur des
causes dépendantes qui ont reçû un ordre, pour modifier la matiere suivant diverses circonstances.

La ressemblance des enfans, & des meres ou des
peres pourroit arriver par ces natures plastiques qui
façonnent les visages suivant les idées vives de la mere, on croit que cette ressemblance est ordinairement
un fondement raisonnable pour faire attribuer un
enfant à un homme, mais il ne faut pas faire de cela
une regle ; la cause qui n'est autre chose que l'imagination qui regle les actions de la nature plastique,
fait voir qu'un enfant peut ressembler à un homme
qui n'est pas son pere ; ce qui surprend, c'est qu'il y
a quelquefois des enfans qui ressemblent à leurs
ayeuls que les meres n'ont jamais vûs, tandis que les
peres n'ont rien qui ait du rapport avec eux ; dans ce
cas on n'auroit d'autre raison à donner que les

idées des natures plastiques, mais on peut dire que
les enfans ont quelquefois des traits de leurs peres &
de leurs meres en même-temps, de telle maniere que
les traits de la mere sont plus marquez, alors les
traits des peres ne paroissent nullement, mais une
mere qui sera plus attentive à ces traits qu'aux autres, les transmettra à son enfant qui par-là ressem-
blera à ses ayeuls.

Il y a eu des Medecins qui ont avancé qu'il se
pouvoit former des hommes, sans que la semence fût
reçûë dans la femme; on n'a, disent-ils, qu'à la faire
échauffer à la chaleur du fumier, mais cela est faux:
ceux qui ont avancé ce sentiment, n'avoient pour
eux ni l'expérience ni la raison ; de même que l'œuf
n'est jamais fécond sans le secours de la semence de
l'homme, on ne fera jamais voir que la semence
puisse produire aucun effet, tandis qu'elle ne sera pas
dans le réservoir que la nature lui a préparé : si la
chaleur du fumier pouvoit développer l'embrion, la
chaleur naturelle ne le pourroit-elle pas mieux développer dans les hommes qui retiennent long-temps
la semence ? il s'ensuivroit de-là qu'un homme pourroit se trouver enfin dans la nécessité d'accoucher ;
je sçai bien qu'on nous a débité quelques histoires
là-dessus, mais ce n'est que des contes qu'un Anatomiste ne croira jamais s'il ne voit ce qu'on lui rapporte, à moins que des témoignages authentiques
n'appuyent de tels rapports. Ceux qui nous ont laissé
par écrit que l'on avoit vû des filles qui avoient
conçû sans avoir eu de commerce avec des hommes,
ne sont pas plus recevables. Il y en a qui ont avancé
que des femmes étant dans des bains, avoient pompé
la semence que quelque débauché avoit versée dans
l'eau ; mais ce qui fait la fécondité, n'est pas cette
matiere grossiere qui paroît gluante, c'est un esprit
qui s'évapore à l'instant ; quand même on soûtien-

roit que les fœtus se forment de petits animaux qui nagent dans la semence, cette opinion ne pourroit pas subsister ; l'expérience nous apprend que ces petits animaux meurent dès qu'ils sont exposez au froid, ainsi ils ne pourroient jamais vivre dans l'eau ; d'ailleurs pour qu'ils aillent s'insinuer dans l'ovaire, ne faut-il pas que l'inflammation qui n'est causée que par la semence, détache l'œuf, & qu'elle échauffe la matrice, afin que les rudimens du placenta puissent s'y insinuer ?..... il est inutile de s'arrêter plus long temps à réfuter une telle opinion. Je ne parle pas de ces visionaires qui nous ont dit gravement que les démons prenoient quelquefois la semence des hommes qui commettent le péché d'Onan, & qu'ils la portoient dans la matrice de quelque femme, cela est si absurde, que je n'en parlerai pas davantage.

2. Les Anciens ont cru que le fœtus se formoit par le mélange des deux semences, & que, quand la semence de la femme avoit plus de force que celle de l'homme, il en résultoit une fille ; que le contraire arrivoit, quand celle de l'homme étoit plus spiritueuse, ce n'est là qu'une imagination, on ne peut pas assurer cependant si la liqueur qui sort de la femme, & qui se mêle avec celle de l'homme dans le temps du coït, ne lui donne pas plus d'activité, & ne contribuë pas au développement du fœtus, & si ce n'est pas peut-être de ces deux matieres unies ensemble que la nature plastique forme le fœtus..... venons à l'examen des parties qui diffèrent dans le fœtus de celles des adultes.

1°. Les os du crane sont fort différens, dans les premiers mois ils sont seulement membraneux, leur milieu est la premiere partie qui commence à s'ossifier, cela vient de ce que les arteres s'avançant vers le centre de l'os, deviennent extrêmement petites ; à cause de leur petitesse elles se bouchent peu-à-peu

par la matiere blanche du fang qui s'y fige ; les cellules qui font dans la fubftance offeufe à côté des
vaiffeaux, fe rempliffent auffi de cette matiere blanche qui s'y dépofe par des filtres, en fe gonflant elles
diminuent peu-à-peu le diametre des vaiffeaux qui
par-là fe trouvant refferrez retiennent la partie fereufe, qui ne pouvant plus circuler dans les vaiffeaux rétrécis, s'y fige entierement, & forme une
fubftance dure ; enfin les dernieres parties qui s'offi-
fient, font les derniers vaiffeaux qui finiffent en
pointe, quand ils deviennent durs pour former les
futures ; voici comment cela fe fait, felon quelques-
uns : il vient des vaiffeaux du cerveau qui paffent
entre les os du crane ; quand ils font arrivez à la
furface externe, ils ne continuent pas leur chemin
en droite ligne, mais ils fe couchent fur la convexité de la tête ; quand ils font couchez, ils appuyent
contre des parties des os fur lefquels ils s'avancent,
ces parties qui font deffous, ne peuvent pas avancer
contre ces vaiffeaux, mais celles qui font entre-eux
ne trouvent aucun obftacle, ainfi elles pourront s'allonger en pointe ; voilà l'origine des futures . . . . . cette
explication eft méchanique, mais elle ne paroît pas
affez folide, il y a apparence que ces futures ont déja
été formées par la caufe qui a façonné les os autrement ; d'ailleurs par la même raifon les futures devroient fe trouver dans la partie inférieure de même
qu'à la fupérieure.

2°. Le conduit offeux de l'oreille n'a pas de profondeur dans le fœtus, ce n'eft qu'un petit cercle,
l'os avance dans la fuite en s'accroiffant, on ne voit
pas en cela de caufe particuliere qui foit différente
de celle qui donne aux os leur accroiffement.

3°. Les dents ne paroiffent pas, elles font cachées
pour l'ordinaire fous les gencives, elles font au nombre de cinquante-deux. 1°. On trouve d'abord celles

qui paroissent les premieres, & qui tombent dans la
suite. 2°. Sous celles-là on en trouve d'autres qui
sont les germes des secondes, & qui font tomber les
premieres en les poussant continuellement : les dents
ont leurs vaisseaux qui entrent par leurs racines ; &
quand le sang n'y circule plus, & qu'il s'arrête dans
le corps de la dent, alors la partie interne se carie.
3°. La dent en sortant doit causer une grande douleur à l'enfant, puisqu'il faut qu'elle perce la gencive,
& qu'elle élargisse l'alveole. *Voiez la page* 43.

4°. Le fœtus ne respire pas, quoyqu'en ait dit
quelques Auteurs. Hypocrate dit que le fœtus pompe
l'air par les narines & par la bouche. Boile a apporté
quelque preuve pour appuyer au moins une partie
de ce sentiment : le fœtus, à proprement parler, ne
respire pas, selon lui ; cependant, dit-il, comme il
paroît par nos expériences, que toutes les liqueurs
contiennent de l'air, ce ne sera pas une opinion absurde de croire que le fœtus étant devenu grand,
respire un peu, puisque la partie supérieure de l'amnios est alors vuide de sa liqueur, & est seulement
remplie d'une matiere vaporeuse ; il le prouve par
les cris de l'enfant qui sont encore renfermez dans la
matrice, & par le bruit des poulets dont la coque
n'est pas rompuë. M. Spon a été persuadé par ces
mêmes raisons que le fœtus respire dans les derniers
mois, mais sans un grand effort des muscles du thorax ; voici les raisons qui prouvent qu'il n'y a nulle
respiration dans le fœtus, avant qu'il soit sorti du
sein de la mere. 1°. Le diaphragme est extraordinairement vouté. 2°. Les lobes sont applatis & relevez
vers la partie externe. 3°. Dès que les poulmons ont
respiré, ils se soûtiennent dans l'eau, & prennent
une forme vesiculaire ; mais 4° quand ils n'ont pas
respiré, ils se précipitent au fond quand on les met
dans l'eau, & ils n'ont pas la couleur que leur donne

l'air quand il y eſt entré. 5°. S'il y avoit de l'air
dans les poulmons du fœtus, il y arriveroit un gonflement quand on les met dans la machine du vuide,
cependant cela n'arrive pas, quelque éxactitude qu'on
apporte à pomper l'air ; quand on les a retirez de
cette machine, ils ſe précipitent au fond de l'eau
comme auparavant. 6°. Enfin il eſt impoſſible que la
reſpiration ſe faſſe avec la petite quantité d'air qui
ſe trouve dans l'uterus. 7°. Ce qu'on a avancé ſur
les cris de l'enfant avant qu'il paroiſſe, eſt abſolument fabuleux, on n'a pû entendre tout au plus que
quelque gargoüillement cauſé par le mouvement des
eaux & de l'air du vagin ou des inteſtins ; ce qu'on
dit des poulets n'eſt pas moins faux, on ne les entend
jamais que lorſque la coque eſt fenduë ou rompuë.
8°. Quelques Auteurs ont avancé que le placenta faiſoit l'office des poulmons, & que par ſon moyen la
mere fourniſſoit au fœtus l'air qui lui étoit néceſſaire pour la vie : on ne ſçauroit nier qu'il ne paſſe
quelque peu d'air de la mere dans l'enfant ; mais cela
prouve-t-il la reſpiration en lui ? Bergerus dit que
le fœtus n'a pas beſoin d'air pour contrebalancer
la preſſion de celui dont la mere eſt environnée,
parce qu'il reçoit de la mere une portion de limphe
fort rarefiée qui eſt aſſez agitée par l'æther. 9°. Le
mouvement du ſang eſt fort lent ; dans les chiens qui
ſont encore renfermez dans les eaux, à peine ſent-on
le mouvement du cœur : mais quand les animaux
ont une fois reſpiré, les mouvemens réciproques du
thorax font couler le ſang avec rapidité.

5°. Le ſang circule dans le cœur du fœtus autrement que dans l'adulte ; il y a eu deux opinions là-
deſſus qui ont fait beaucoup de bruit : l'opinion generalement reçûë a été 1° que le ſang de la veine-
cave qui entroit dans l'oreillette droite, paſſoit en
partie dans le ventricule droit, que de ce ventricule
il

se jettoit durant la contraction du cœur dans l'artere pulmonaire : comme les vaiſſeaux des poulmons
rentrent en eux-mêmes dans le fœtus, & que le thorax & le diaphragme les compriment, le ſang n'y peut
paſſer qu'en très-petite quantité, il faudroit donc
que le ſang s'arrêtât s'il n'avoit pas d'autre paſſage,
mais la nature a pourvû à cet inconvenient, elle a
formé un tuyau qui va ſe rendre de l'artere pulmonaire à l'aorte, ainſi le ſang ne pouvant pas paſſer
librement dans les poulmons, ſe jette dans ce tuyau ;
on voit cependant que, comme le ſang de l'aorte réſiſte un peu à l'entrée du ſang qui eſt dans ce tuyau,
l'artere pulmonaire ſe gonflera néceſſairement, &
deviendra plus groſſe que la veine..... après avoir
conduit le ſang par le ventricule droit, revenons à
l'oreillette droite..... Les oreillettes ſont deux ſacs
poſez l'un contre l'autre ; dans la paroit qui ſépare
leur cavité, on voit un trou qui forme une communication entre ces deux ſacs, il faut remarquer dans
ce trou l'arc ſupérieur & l'arc inférieur, l'arc ſupérieur forme une eſpece de croiſſant dans l'oreillette
droite ; des lévres de l'arc inférieur s'élevent deux
membranes, une de chaque côté ; la membrane du
côté droit entre dans le ſac gauche, unie avec celle
du côté droit elle forme un croiſſant dont les pointes
s'attachent à côté du trou, ce croiſſant au commencement ne ferme qu'une partie du trou, enſuite il ſe
hauſſe & gliſſe, pour ainſi dire, comme un chaſſis ſur
la paroit mitoyenne des deux ſacs, enfin il ſe trouve
dans la ſuite à deux doigts au deſſus du trou, mais il
n'y a que ſes pointes qui ſoient attachées, ce qui eſt
dans l'entre-deux forme une eſpece de cul-ſac, il y a
même ſouvent une petite ouverture qui fait une
communication du ſac droit dans le gauche. 1°. Le
ſang qui arrive dans l'oreillette droite, ſe partage,
une partie entre, comme nous avons dit, dans le

V

ventricule droit, l'autre paſſe par le trou de communication dans l'oreillette gauche, de-là le ſang ſe rend dans le ventricule droit, & ſe jette dans l'aorte; il a fallu que ce trou éxiſtât pour deux raiſons: 1°. Tout le ſang auroit eu de la peine à paſſer par le canal arteriel, & auroit trop dilaté l'artere pulmonaire. 2°. Sans cela le ventricule gauche n'auroit preſque pas reçû de ſang, ainſi il n'auroit jamais pû ſe dilater aſſez, quand le ſang ſeroit paſſé par les poulmons; j'en dis de même du commencement de l'aorte.

On a voulu établir un ſentiment contraire à celui-là: on a prétendu que le ſang qui paſſe du ventricule droit dans l'artere pulmonaire, paſſoit par les poulmons, revenoit par l'oreillette gauche, entroit en partie dans la droite par le trou ovale, & en partie dans le ventricule gauche..... cette opinion n'eſt pas fondée. 1°. On voit que la membrane qui vient du bord droit du trou, entre dans l'oreillette gauche, & forme une eſpece de plan incliné pour recevoir le ſang de l'oreillette droite. 2°. Quand on ſouffle de l'oreillette droite dans la gauche, la membrane ferme le trou, & empêche l'air de revenir. 3°. On ne voit pas à quoi ſerviroit cette circulation.

Dès que l'air eſt entré dans les poulmons, les vaiſſeaux qui étoient rentrez en eux-mêmes, s'allongent; leur compreſſion eſt moindre, parce que les véſicules bronchiales étant gonflées, laiſſent de l'eſpace entre-elles: les conduits du ſang qui ſont dans ces interſtices, peuvent recevoir alors le ſang plus aiſément; l'expiration qui ſuit l'inſpiration, preſſe les vaiſſeaux, & en exprime les liqueurs dans l'oreillette gauche; le ſang qui gonfle cette oreillette, pouſſe la valvule contre le trou, de même que l'air qu'on y renferme en ſoufflant, cette valvule ſe hauſſe peu-à-peu, & ſe cole même à la circonference du trou.

Il se présente ici deux questions : 1°. Pourquoi la membrane ou la valvule glisse sur le trou ? 2°. Pourquoi la partie qui répond à la circonference du trou s'y cole ? à la premiere question je réponds que la membrane qui forme la valvule croît; & que par son accroissement elle acquiert assez d'étendue pour couvrir le trou ; on ne sçauroit donner d'autre explication à ce phenomene , car on ne voit pas que cette membrane soit tirée par quelque cause vers la partie supérieure du trou : pour ce qui est de la seconde question, la membrane ne se cole pas toûjours entierement à la circonference du trou , il y reste souvent un petit passage; pour le reste, on a dit que le sang en heurtant contre cette valvule, la coloit enfin autour du trou.

6°. Le foye est fort grand dans le fœtus, cela vient de ce que le diaphragme étant immobile, ne peut pas le comprimer ; mais dès que l'air a fait entrer cette cloison musculeuse en jeu, d'abord le foye se trouve comprimé, le sang ne peut donc plus gonfler ce viscere comme auparavant, c'est le défaut de respiration qui a obligé la nature à former le canal veineux pour abreger la circulation ; si tout le sang avoit été obligé de passer par le foye, il auroit eu de la peine à en sortir, parce qu'il n'y auroit pas eu de force suffisante pour le pousser, par-là ce viscere se seroit gonflé extraordinairement, & la nourriture n'auroit pas pû être portée assez-tôt au fœtus, d'ailleurs une partie du suc laiteux & nourricier se seroit filtrée dans le foye : pour toutes ces raisons, la nature a sagement mis un canal dans le sinus de la veine-porte, pour transporter le sang immédiatement dans la veine-cave ; quand la veine ombilicale ne reçoit plus rien, la veine-cave comprime le canal, & le ferme enfin.

7°. Les capsules atrabilaires ou les reins succentu-

riaux, font beaucoup plus gros dans le fœtus qu[e]
dans l'adulte; M. Valfalva a parlé d'une découvert[e]
qu'il prétend avoir faite là-deffus : cet Anatomift[e]
dit qu'il a trouvé quelque vaiffeau qui va fe terminer
à l'épididyme dans les hommes, & à l'ovaire d[ans]
les femmes, il faut attendre que cela ait été confirm[é]
par quelque grand Anatomifte, Valfalva ne pourroi[t]-
il pas s'être trompé, & avoir pris pour un vaiffe[au]
quelque filet de nerf qui fuit ce chemin ? pour la
raifon du gonflement de ces capfules, on n'a rien
découvert qui pût la faire entrevoir.

8°. Après avoir vû les principales différences qui
fe rencontrent dans le fœtus comparé à l'adulte, il
faut répondre à une objection qu'on peut faire fur
ce que nous avons dit, que le fang doit paffer dans les
poulmons dès que le fœtus refpire ; pourquoi, dira-t-on, ne fuit-il pas toûjours la même route ?
1°. Quand les veficules tracheales font gonflées, les
vaiffeaux qui étoient pliffez & rentrez en eux-mêmes,
s'étendent, or ils ne fçauroient s'étendre qu'il ne s'y
trouve des efpaces vuides, par conféquent le fang y
fera pouffé par la même raifon que le pifton rentre
dans la machine du vuide. 2°. Les vaiffeaux n'étant
plus bouchez, le fang qui eft pouffé directement, fui-
vra fa route fans fe détourner, par les côtez, comme
auparavant, car la force avec laquelle il entroit dan[s]
le tuyau lateral eft proportionnée à la réfiftance qu[i]
fe trouve à l'entrée du poulmon. 3°. A proportio[n]
qu'il paffe plus de fang dans les poulmons, il en entr[e]
davantage dans l'aorte, or l'aorte gonflée doit com[-]
primer l'ouverture oblique du canal arteriel, auf[fi]
voit-on que cette extrémité eft la premiere chof[e]
qui fe ferme.

9°. On peut encore demander pourquoi le fang
ne continuë pas dans le foye à paffer par le canal veineux ? on peut donner à-peu-près la même réponfe

diaphragme venant à comprimer le foye, en exprime le sang, & le fait rentrer dans la veine-cave;
les vaisseaux qui étoient extrêmement gonflez, se
trouveront donc vuides, ainsi dans l'expiration le
diaphragme venant à s'élever, le sang entrera dans
les vaisseaux par la même raison que l'air dans la
machine du vuide si l'on fait un trou dans le reci-
pient; ajoûtez à cela que le sang qui entre en plus
grande abondance dans la veine-cave, comprime le
tuyau veineux, & empêche que le sang n'y passe.

SITUATION DU FOETUS
DANS LA MATRICE.

I. **D**Urant les premier, deuxiéme, troisiéme, quatriéme & cinquiéme mois la situation varie
beaucoup.

II. Dans les derniers mois on le trouve ordinairement assis, pour ainsi dire, la tête & le col inclinez,
les genoux haussez vers les joües, les talons appliquez aux fesses, les mains pendantes embrassent en
quelque façon les pieds.

III. Peu de temps avant l'accouchemnnt le fœtus
se tourne de telle façon, que la tête prend la partie
inférieure, & tombe vers l'orifice de la matrice, les
fesses & les pieds s'élevent vers le fond.

R E M A R Q U E S.

Le fœtus est dans la matrice comme un peloton,
cette figure fait qu'il occupe moins d'espace, de même que la position de la tête vers le fond & du dos
contre les vertebres lombaires, on n'a qu'à considerer
la matrice dans sa cavité, & l'on verra que cela doit

être ainsi ; mais comme il a les talons appliquez aux
fesses, & les genoux aux jouës, le point fixe sur lequel appuye le corps est le bassin, car c'est celui
qui est le moins mobile ; suivant ce principe, la tête
qui avance plus que les genoux, doit emporter la balance quand il arrivera des mouvemens violens dans
le fœtus, ainsi elle regardera ordinairement en bas
dans l'accouchement.

L'ACCOUCHEMENT.

L'Accouchement est l'action de la nature qui fait
sortir le fœtus parfait de la matrice par le vagin, il faut y observer :

I. Les causes que les Auteurs en ont marqué, & qui
sont toutes douteuses & incertaines.

II. Le temps qui est ordinaire, prématuré, ou trop
avancé.

III. Le temps ordinaire, est le terme de neuf mois
solaires, ou de dix mois lunaires, ou de quarante se-
maines : le temps prématuré est le terme de sept ou
de huit mois après lesquels un fœtus peut vivre s'il
vient au monde ; le temps trop avancé est le terme
qui précede le septiéme mois, alors l'accouchement
est nommé avortement, & le fœtus ne sçauroit
vivre.

IV. La maniere ordinaire ou naturelle est que le
fœtus fasse effort pour sortir la tête tournée en bas,
les autres situations qu'il peut prendre sont appellées
non naturelles, & sont cause que l'accouchement est
difficile, & souvent même impossible, si l'art ne vient
au secours.

REMARQUES.

La premiere chofe qu'il faut rechercher, c'eft la caufe qui oblige le fœtus à faire des efforts pour fortir ; on a dit 1° que c'étoit le défaut d'alimens qui faifoit que le fœtus cherchoit à fortir, mais Hipocrate qui eft l'auteur ou le défenfeur de ce fentiment, n'a avancé cette opinion avec aucun fondement : la mere qui fournit fi fouvent de la nourriture à deux fœtus, pourroit-elle en manquer pour un feul au bout de neuf mois ? d'ailleurs quand elle a accouché, elle a plus de lait qu'il n'en faut pour nourrir un enfant, ce même lait ne fuffiroit-il pas avant l'accouchement ? 2°. On a dit que l'enfant fe détachoit de la matrice par la même raifon que les fruits mûrs fe détachent des arbres, mais il faudroit pour foûtenir cette comparaifon que les racines du placenta fe féchaffent de même que la queuë des fruits, cependant cela ne paroît pas ainfi, au contraire le placenta qui eft parfaitement nourri, eft attaché à la fin peutêtre mieux qu'auparavant. 3°. On a avancé que l'âcreté des eaux renfermées dans l'amnios, obligeoit l'enfant à fe mouvoir, & à chercher la fortie : mais ces eaux n'ont aucune âcreté, elles n'incommodent pas le fœtus plus que l'eau n'incommode le poiffon ; quand le fœtus eft né, on ne trouve rien que d'infipide dans ces eaux. 4°. La foibleffe de toutes ces raifons a fait chercher d'autres caufes qui donnaffent au fœtus lieu de fe mouvoir : Dès que l'urine & les excrémens, a dit un Auteur célèbre, forment une certaine maffe, leur âcreté qui incommode le fœtus de même que leur pefanteur, l'obligent à fe mouvoir ; par fes mouvemens la tête fe tourne du côté de l'orifice de la matrice, le vifage regarde ordinairement le coccyx, dans cette fituation les

V iiij

inteſtins & la veſſie qui font piquotez par l'urine &
par les excrémens, cauſent encore plus d'inquiétude
au fœtus, par-là il fait de plus grands efforts pour
ſe mettre en liberté, alors il deſcend, il cauſe un
teneſme à la mere, cette irritation fait agir en elle
les muſcles de l'abdomen qui pouſſent le fœtus dans
le baſſin, cette action de la mere augmente encore
le teneſme, & par conſéquent les efforts; la force de
tous ces mouvemens ouvre la matrice qui ſe relâche par la liqueur qui ſe répand & qui l'humecte,
l'eau de l'amnios & de l'allantoïde ſort par la rupture
des membranes comprimées; enfin la tête du fœtus
ſe préſente à l'orifice de la matrice, l'action de la
mere le pouſſe dans le vagin qui eſt rendu gliſſant
par l'humeur qui ſort des lacunes mucilagineuſes &
ſebacées, le cordon ombilical, les membranes, le
placenta ſuivent le fœtus, & pour l'ordinaire leur
ſortie eſt accompagnée d'une hemorrhagie..... ce
ſentiment avoit été avancé par Courvée, & ſoûtenu
par Drelincourt; ce dernier a dit que les inteſtins
étant remplis de meconium, & enſuite le ventricule, il ne ſe pouvoit pas qu'il n'arrivât des douleurs de colique au fœtus; c'eſt ces douleurs, ſelon
lui, qui l'agitent, & l'obligent à chercher la ſortie
de l'uterus, mais la quantité de meconium n'eſt jamais auſſi grande que le prétend cet Auteur, c'eſt ſur
tout le ventricule & l'inteſtin cœcum où ſe trouve
cette matiere fœcale, c'eſt peut-être de-là que dépend la groſſeur du cœcum; comme il n'y a pas de
reſpiration dans le fœtus, le colon qui n'eſt pas preſſé
ne ſçauroit ſe vuider, ainſi la matiere fœcale ſe raſ-
ſemblera à la ſortie de l'inteſtin ileon, ainſi le cœcum
ſera obligé de ſe gonfler. 5°. Pechlin & Bohn n'ont
pas été contens de cette opinion, ils ont cru mieux
expliquer le phénoméne dont il s'agit, en diſant que
c'étoit un effort du fœtus pour reſpirer qui le faiſoit

tourner vers l'orifice de la matrice, mais il faudroit
que ces Messieurs explicassent comment il se peut
faire que le fœtus s'efforce de respirer tandis qu'il
n'en a pas besoin. 6°. Mr Bergerus est plus porté à
croire que la situation gênante où se trouve le fœtus,
est la cause pour laquelle il se tourne & qu'il change
de place : le fœtus, dit-il, est, pour ainsi dire, assis
dans l'uterus, il est courbé, & forme un peloton pour
occuper moins d'espace; quand sa tête est à la partie
supérieure, & qu'il a le dos tourné contre les vertebres lombaires de la mere, & les coudes appliquez
aux aînes, il est si ramassé, que les genoux touchent
les yeux ; le nez se trouve entre les poings qui sont
placez sur les genoux, les jambes se trouvent flé-
chies, de telle maniere que les talons sont fort proches des fesses : dans cette forme, quand il est parvenu à une certaine grandeur, cette courbure le gêne,
& le fait tourner pour prendre une autre situation
moins gênante ; durant les mouvemens qu'il fait
pour cela, la tête se tourne vers l'orifice de la matrice..... on peut demander à M. Bergerus, d'où
vient, pour l'ordinaire, que le fœtus n'est bien sensible à cette situation gênante où il se trouve qu'au
bout de neuf mois éxactement, il ne peut répondre
à cela rien de solide ? 7°. Il y a eu un Medecin célébre qui a donné une cause encore plus méchanique : les regles, dit-il, ne coulent éxactement chaque mois que par rapport à la plénitude ; dès que la
femme est enceinte, le sang qui formoit la plénitude,
envôie un lait à l'enfant, cependant il y en a toûjours
un peu qui s'accumule & qui gonfle les vaisseaux,
mais qui ne peut pas vaincre leur résistance, enfin au
bout de neuf mois il s'en rencontre une assez grande
quantité pour se faire jour par les tuyaux membraneux de la matrice ; or ce sang ne sçauroit sortir
qu'il ne détache les racines du placenta qui lui bou-

chent le passage; par les divers mouvemens que souffre
alors la matrice ce fœtus est agité, cette agitation
fait qu'il se meut, dans ses mouvemens il se tourne
en bas, à ces mouvemens succede le tenesme, &c. la
mere dans ce temps-là sent des douleurs aux lombes,
l'intestin rectum & la vessie par la compression de la
matrice ne laissent échapper les excrémens ni l'urine
qu'avec difficulté ; le fœtus s'agitant toûjours rompt
les membranes qui l'enferment, l'orifice de l'uterus
qui étoit fermé & bouché assez éxactement par l'humeur glutineuse dont nous avons parlé, s'ouvre,
cette humeur vient la premiere, & après elle suivent
les eaux de l'amnios qui ramollissent l'orifice de
l'uterus, qui étant irrité se resserre, & pousse vers son
orifice ce qu'il contient ; les eaux venant à couler,
le fœtus se trouve plus serré, ce resserrement cause
divers mouvemens en lui ; alors par ses diverses
secousses il agite encore la matrice, ces agitations
réciproques, l'élargissement de l'orifice de l'uterus,
causent à la mere de grandes douleurs qui se font
sentir sur-tout à l'ombilic, aux aînes & aux lombes,
d'où elles viennent répondre aux parties de la génération, on voit par-là qu'il doit arriver de grands
changemens dans le poulx, la chaleur, la circulation
du sang, &c. enfin par les efforts de l'enfant que la
mere pousse par le diaphragme & les muscles de l'abdomen, la matrice se décharge de son fardeau.

Harvée a avancé que la liqueur ne devoit pas se
répandre dans les accouchemens, il ne regarde comme accouchemens naturels que deux dans lesquels
les enfans sortent enveloppez de leurs membranes,
ceux où l'enfant sort dépoüillé de tous les tégumens qui le renfermoient, lui paroissent contraires
aux routes ordinaires de la nature, mais il s'ensuivroit de-là qu'il n'y auroit presque pas d'accouchement naturel, il est peu de fœtus qui ne déchirent

eurs enveloppes, d'ailleurs on voit ici l'induſtrie de
la nature qui fait ſervir la même choſe à pluſieurs
effets, les eaux de l'amnios qui ſont néceſſaires au
fœtus, ſervent à relâcher le tiſſu de la matrice pour
qu'il ſorte plus aiſément.

Parée a dit que les os pubis s'écartoient l'un de
l'autre dans l'accouchement ; pluſieurs Anatomiſtes
ont avancé la même choſe, mais il faut avoüer que
c'eſt moins les obſervations qui leur ont fait avancer
ces faits que la crédulité ou le peu d'éxactitude :
comment pourroit-il ſe faire que les os pubis qui
ſont collez ſi fortement l'un à l'autre, s'écartaſſent ?
il n'y a qu'à éxaminer leur ſymphiſe pour voir que
cela ne ſçauroit être ainſi : mais, dira-t-on, on a
vû des femmes dans leſquelles on pourroit enfoncer
les doigts entre les os pubis ; ſi l'on avoit trouvé une
foſſe , & qu'on eût ſenti aux côtez une réſiſtance
oſſeuſe, cela feroit de quelque poids, mais ſi l'on n'a
trouvé préciſément qu'un enfoncement, on ne peut
rien conclure, cela peut ſe trouver ainſi par le gonflement des parties laterales, d'ailleurs la même cauſe
qui devroit ſéparer les os pubis, les retient en leur
place ; car un pilier de l'oblique externe du côté
droit va s'inſerer à l'os pubis du côté gauche, & le
pilier du côté gauche va s'inſerer à l'os pubis du
côté droit ; quand ces deux muſcles agiſſent, ils approchent les os pubis l'un de l'autre : je ne nierai
pas cependant qu'il n'y ait eu quelque cas où les os
pubis ſe ſont ſéparez, mais cela eſt extraordinaire.

Les membranes, le cordon ombilical viennent
après le fœtus, on les nomme ſecondines , parce
que c'eſt une eſpece de ſecond accouchement ; il
arrive quelquefois que le fœtus ſort enveloppé de
ſon amnios, cette enveloppe a donné lieu à pluſieurs
idées chimeriques ſur le bonheur dont on la regarde
comme le préſage parmi le peuple.

Quand la matrice s'est déchargée de son fardeau, il arrive une hemorrhagie mêlée d'une humeur sereuse, on ne doit pas être surpris que cela soit ainsi, les vaisseaux de la matrice s'étoient dilatez extraordinairement ; comme le placenta étoit attaché aux lacunes, il les a élargies en s'en séparant, & a rompu des vaisseaux, les arteres trop gonflées se déchargent par là d'une partie de leur sang, on appelle cet écoulement en latin *lochia*, & en françois *vuidanges*, enfin les fibres musculeuses de la matrice se resserrent, & ferment par leur contraction les ouvertures qui donnent passage au sang, cette contraction se fait en assez peu de temps. Deventer rapporte qu'ayant ouvert une femme qui avoit accouché neuf jours auparavant, il lui trouva la matrice aussi resserrée que si elle n'avoit pas accouché ; pour la quantité de sang, elle est plus ou moins grande, suivant que le placenta a été détaché avec plus ou moins de violence. Salmuth rapporte qu'il a vû une femme à qui les vuidanges n'avoient pas coulé, & que le sang qu'elle avoit répandu dans l'accouchement n'auroit pas suffi à teindre la main, cela ne pouvoit venir que de ce que le placenta s'étoit séparé sans blesser l'uterus par la divulsion, ce cas est fort rare ; on a donné une observation il n'y a pas long-temps, par laquelle on prouve que c'est la contraction qui ferme les vaisseaux ouverts, car si l'on chatoüille le dessus des os pubis, le sang s'arrête, or ce chatoüillement ne fait qu'aider la contraction.

Il y a eu des Auteurs qui ont prétendu que les paroits de la matrice devenoient beaucoup plus minces, en effet cela paroît d'abord devoir arriver, car les paroits en s'étendant semblent devoir perdre quelque chose de leur épaisseur, c'est sans doute ce qui avoit fait soûtenir ce sentiment à Galien, Vezale, Falcoburg, Moriceau, mais Bohn & Deventer ont démontré le contraire : quand on fait un peu d'attention, on voit que cela ne peut arriver autrement ; si la matrice s'étend beaucoup, le tissu spongieux se gonfle de même par les vaisseaux qui s'y trouvent répandus, & qui se distendent beaucoup.

Harvée a proposé un problême qui n'est pas aisé à résoudre ; il demande comment il peut se faire qu'un fœtus sorti avec ses enveloppes de la matrice, peut vivre assez long-temps renfermé dans ses eaux ? & d'où vient qu'il meurt, quand il a une fois respiré, dès que l'air vient a lui manquer ? 1°. Quelques-uns ont répondu que le sang ne circule plus par le trou ovale, dès que le fœtus a respiré ; si cela étoit ainsi, il est évident que dès que le fœtus auroit reçû l'air dans les poulmons, il ne pourroit plus avoir de vie quand il ne respireroit plus. Kerkering semble confirmer cette idée, quand il dit que le trou ovale est fermé dans le fœtus respirant par le moyen de la valvule, car le sang revenant des poulmons remplit l'oreillette gauche, & applique la valvule au trou..... mais si l'on examine cette réponse avec attention, on verra qu'elle ne peut nullement contenter un esprit éxact. 1°. L'expérience nous apprend que le trou ovale ne se ferme pas si tôt, l'ouverture paroît souvent trois ou quatre mois après, on a trouvé même des sujets d'un âge avancé en qui ce trou étoit encore ouvert. 2°. Dans l'inspiration le sang entre dans les poulmons, & il en sort dans l'expiration ; suivant cette idée, quand l'air manque à un enfant, le sang ne peut pas entrer dans les poulmons, puisque l'inspiration ne peut pas se faire ; ces poulmons vuidez ont transmis leur sang à l'oreillette gauche qui l'a poussé dans le ventricule gauche, de là il est revenu dans l'oreillette droite par la veine-cave : pourquoi ce sang ne peut-il pas passer par le trou ovale, comme dans le sein de la mere ? 3°. La feule différence qui fe trouve dans la circulation du fang du fœtus, c'eft qu'il eft obligé de paffer dans les parties inférieures en plus grande quantité, mais cette différence ne peut pas empêcher la circulation par le trou oval. 4°. Bergerus dit que le fœtus n'eft pas expofé à la preffion de l'air, quand il eft dans le fein de la mere & dans fes eaux ; mais fi l'air ne le touche pas immédiatement, il le preffe tout autant par le moyen des membranes & de l'eau, ainfi cette raifon n'eft pas fuffifante : d'ailleurs quand même l'air comprimeroit plus le fœtus hors de fes membranes, je ne vois pas que cela dût empêcher la circulation par le trou ovale ; au contraire l'air en preffant le thorax, réduiroit les poulmons à un petit volume de même qu'avant la refpiration, ainfi tout fe trouveroit dans la fituation qu'il faudroit pour que le fang circulât comme avant la naiffance. 5°. Je ne fçai comment Harvée a fait fon expérience, peut-être qu'il a mis un fœtus nouveau né dans la machine du vuide ; fi cela étoit ainfi, il ne feroit pas furprenant que la mort fuivît la privation de l'air ; car alors toute la machine fe dérange par le défaut d'équilibre qui fe trouve entre l'air externe & l'air interne. Si Harvée a arrêté la refpiration de quelque fœtus, ou il l'a fait dans l'infpiration ou dans l'expiration ; fi c'eft dans l'infpiration, on voit que l'air étant arrêté dans les poulmons, ne permettra pas au fang de circuler, puifqu'il entrera avec force dans les poulmons fans être chaffé ; s'il a intercepté l'air durant l'expiration, je ne vois pas comment on peut expliquer ce phénoméne : peut-être pourroit-on dire que l'air qui refte toûjours dans les poulmons le rarefie fi fort par la chaleur, qu'il fait mourir le fœtus ; un Auteur rapporte un exemple mémorable d'un foldat qui trouva dans l'eau une matrice, laquelle renfermoit un fœtus encore vivant.

LE THORAX.

LE thorax ou la poitrine, est cette grande partie qui est entre l'abdomen & le col, il faut y remarquer :

I. Ses parties qu'on divise en contenuës, qui sont communes ou propres, & en contenantes.

II. Les parties contenantes, ou qui forment la cavité, sont :

III. Les communes qui sont sur la pean, & la graisse qui est ici en assez grande quantité.

IV. Les parties propres qui sont les mammelles, les muscles pectoraux, les intercostaux, le diaphragme, la plevre, & enfin les os comme les côtes qui sont au nombre de vingt-quatre, le sternum, les douze vertebres du dos dont nous avons parlé dans l'osteologie.

V. Les contenuës dans la cavité, qui sont le mediastin, les poulmons, le cœur, le pericarde, avec les gros vaisseaux qui en sortent ; ces vaisseaux sont l'artere nommée aorte, l'artere pulmonaire, la veine-cave & la pulmonaire, le canal torachique, enfin la plus grande partie de l'œsophage.

VI. L'usage du thorax est de servir à la respiration & sur-tout à la circulation du sang, il faut ajoûter qu'il sert à la préparation du lait dans les femmes.

REMARQUES.

Le thorax est une quaisse dont les parties solides sont l'épine, le sternum, les côtes & les cartilages ; l'épine est un point fixe sur lequel tournent les extrémitez des côtes pour augmenter la cavité de la

poitrine ; nous expliquerons ailleurs comment se
fait cette dilatation : je ne veux donner ici qu'une
idée generale de la situation des parties qui sont
contenuës dans la poitrine ; de la bouche descend
un tuyau assez gros qui se divise d'abord en deux
rameaux qui se subdivisent en une infinité d'autres,
au bout de ces petits rameaux se trouvent des vesicules qui ressemblent à des grappes de raisins, l'assemblage de ces vesicules forme une aîle de chaque
côté, on appelle ces aîles *lobes*, elles occupent toute
la cavité du thorax ; entre ces deux aîles, à la partie antérieure & inférieure, on voit le cœur auquel
l'aîle gauche donne, pour ainsi dire, un passage par
une échancrure, afin que dans les batemens le poulmon ne soit pas offensé : le cœur qui est attaché
par les vaisseaux qu'il envoye au poulmon, est enfermé dans un sac nommé *pericarde*, ce sac est colé
au diaphragme qui est la cloison qui sépare le thorax du bas ventre ; derriere le tuyau d'où pendent
les poulmons, descend l'œsophage : nous donnerons la raison, ou plûtôt la nécessité de cette situation ; la cavité qui reçoit toutes ces parties, peut
s'élargir par le mouvement des côtes, elle est ta-
pissée par une membrane, laquelle étant parvenuë
au sternum, s'y attache ; après s'y être colée, elle
se continuë vers l'épine, par-là elle forme deux
loges, l'une pour le lobe droit, l'autre pour le gauche, cette cloison mitoyenne senomme *mediastin*,
dans l'entre-deux de ces membranes à la partie inférieure est posé le cœur.

LES MAMMELLES.

LEs mammelles sont la premiere chose qui se présente, on connoît assez leur situation, leur nombre, leur figure, elles ne sont pas considérables dans les hommes, il vaut mieux éxaminer celles des femmes ; pour que les mammelles soient belles, elles doivent être d'une grandeur médiocre, un peu éloignées, couvertes d'une peau tendre & blanche, composées d'une substance ferme, terminées par un mammelon rouge ; il faut y remarquer :

I. Leur grandeur qui varie beaucoup suivant les climats & l'âge, elle est médiocre dans les vierges, très-considérable dans les femmes enceintes & dans les nourrices ; les mammelles sont fort petites dans les filles avant l'âge de puberté, dans les vieilles femmes elles reviennent à un petit volume.

II. Le temps où elles se gonflent est l'âge de quatorze ans ou environ, ce gonflement s'exprime en latin par ces termes: *Mamma scroriantur.*

III. Le temps où elles diminuent varie, ordinairement cette diminution arrive vers l'âge de cinquante ans.

IV. Le mammellon qui est une éminence cylindrique située au milieu de la mammelle, & environnée d'un cercle nommé *areole* ; la couleur du mammellon, sa figure, sa grandeur, sont assez connuës.

V. La substance du mammellon qui est caverneuse comme celle du penis, & qui pour cette raison se releve quand on la manie ou quand les enfans tetent, elle est composée de fibres nerveuses qui sont fort

X

senfibles, de vaiffeaux fanguins qui font nombreux, & qui viennent des arteres & des veines mammaires, des extrémitez des tuyaux lactées, de l'épiderme qui couvre le refte de la fubftance.

VI. Les trous ou les orifices des petits tuyaux lac- tées qui paroiffent parfaitement dans les nourrices, ils font au nombre de fept, de huit, & même de dix.

VII. L'areole qui eft parfemée de glandes, eft d'un rouge vif dans les filles, mais dans les jeunes femmes elle eft d'une couleur plus obfcure ou pâle tirant fur le brun, dans les vieilles la couleur de l'areole eft livide.... l'ufage du mammelon eft de fervir à allaiter, ce qui ne fçauroit fe faire fans lui.

VIII. La fubftance des mammelles eft compofée de plufieurs chofes différentes. 1°. On trouve les tégumens communs qui font l'épiderme, une peau tendre, & une quantité confidérable de graiffe. 2°. On voit la matiere blanche & glanduleufe qui eft fort particuliere, & qui n'eft pas différente de la fubftan- ce des mammelles des animaux, elle occupe fur-tout le milieu de la mammelle, & elle eft environnée d'une grande quantité de graiffe qui forme une grande partie des mammelles..... On trouve 3° *Nuk Aden.* les corps globuleux qui ont été regardez & décrits *grap. fig.* 11. comme des glandes par Nuk, mais fur-tout par Verheyen, & par d'autres qui ont fuivi ces Anato- *Anatom. cor-* miftes ; ces corps ne font pas des glandes, ils ne font *poris humani* que de la graiffe..... On trouve 4° les tuyaux qui *Tab* 18. *fig.* portent le lait, qui marchent à travers la fubftan- *2. & 4.* ce glanduleufe, & qui fe joignent par des anaftomo- fes ; ils ramaffent & retiennent le lait qui eft féparé dans les filtres, ils communiquent avec les arteres & avec les veines : cette communication fe prouve dans les arteres par la fecretion, & dans les veines par la perte du lait... Tout ce que nous venons

de dire dans ces trois ou quatre articles, eft fort fenfible dans les mammelles gonflées & qui font grandes, cela fe trouve fur-tout dans les nourrices, mais à
peine peut-on le voir dans les filles qui n'ont pas
encore l'âge de puberté, dans les femmes vieilles,
dans celles qui font extrêmement maigres, ou qui
ont les mammelles defféchées.

IX. Les vaiffeaux, c'eft-à-dire, les arteres & les
veines qui viennent des fouclavieres & des mammaires, celles-là fe nomment *mammaires internes*, &
celles-ci *mammaires externes*.

X. Les nerfs qui viennent des dorfaux de la moële
de l'épine.

XI. Les vaiffeaux limphatiques dont parle War- *Adenograph.*
thon. *cap. 18.*

XII. L'ufage des mammelles eft 1° de féparer le
lait des arteres dans la fubftance glanduleufe, de le
ramaffer dans les tuyaux lactées, & de le tranfmettre
à l'enfant, 2° de donner de l'agrément aux femmes,
3° d'exciter à l'amour l'un & l'autre fexe.

REMARQUES.

Pour avoir une idée de l'arrangement de toutes
ces parties dont on vient de lire la defcription, il
faut fe repréfenter deux facs pofez fur la partie antérieure, laterale & moyenne du thorax, ces facs ont
des tégumens communs & des tégumens propres,
les tégumens communs font ceux qui les couvrent
intérieurement, & qui font une continuation des
tégumens communs du corps ; fous ces tégumens
font les deux facs dont nous venons de parler ; un
auteur dit qu'ils font couverts de deux membranes,
une externe & l'autre interne ; l'interne, dit-il,
communique de telle forte avec les glandes & avec
les fibres, qu'on ne fçauroit l'en féparer fans déchirer la fubftance des mammelles : je n'ai point remar-

qué cette duplicature dans les tégumens propres des
facs mammillaires. Après ces tégumens vient la
graiffe qui couvre la fubftance des mammelles, laquelle doit fon origine aux vaiffeaux fuivans dont
nous allons décrire le cours : Les arteres viennent
des axillaires & des fouclavieres qui communiquent
avec les épigaftriques ; après avoir formé plufieurs
circonvolutions, elles envoyent des petits tuyaux laiteux qui font cette matiere blanche qu'on trouve
quand on coupe la mammelle ; il y a des veines qui
rapportent le fang qui refte, après que le lait eft entré dans les tuyaux fecretoires ; nous en avons parlé
ailleurs : voilà les vaiffeaux qui portent le fang dans
le corps de la mammelle ; pour les nerfs on a
vû dans la Table d'Heifter d'où ils tirent leur origine. Warthon s'imagine qu'il y en a encore d'autres qui viennent d'ailleurs, il rapporte l'hiftoire
d'une fille de quatorze ans qui étoit fort defféchée :
La partie charnuë des mammelles, dit-il, étoit con-
fumée, mais les nerfs étoient fi nombreux, qu'on
auroit dit qu'il n'y avoit autre chofe, ils réfiftoient
au fcalpel comme une veffie ou comme du cuir,
mais les tuyaux laiteux qui font d'une fubftance
membraneufe, pouvoient caufer cette réfiftance ;
enfin pour fuivre la route des vaiffeaux, leurs extrémitez tranfmettent le lait dans des couloirs d'où partent des tuyaux qui communiquent entre-eux d'efpace en efpace, ces conduits marchent en groffif-
fant, pour contenir plus de lait ; enfin en approchant
du mammelon autour duquel on voit un cercle qui
eft couvert de lacunes febacées dont on a quelquefoi
exprimé du lait, ils forment des tuyaux plus étroit
accompagnez de fibres charnues & nerveufes, qui fo
ment les mammelons, ces conduits n'ont pas de nom
bre déterminé, & communiquent par plufieurs anafto
mofes avant de fortir, leurs extrémitez font mêlée
de beaucoup de houpes nerveufes.

Voilà la ftructure des mammelles ; la nature n'a pas exempté ces parties de fes jeux : ordinairement les femmes n'ont que deux tetons, mais Blafius en a remarqué trois dans une femme; Walœrus & Borrichius ont fait la même obfervation. Thomas Bartholin parle d'une femme qui en avoit quatre. Un autre a fait la même remarque : pour ce qui regarde la grandeur elle eft monftrueufe dans certains pays ; au Cap de Bonne-Efpérance les femmes les ont fi longues, qu'elles les jettent par deffus l'épaule.

Après avoir vû la ftructure des mammelles, il faut parler de leur ufage qui eft de féparer le lait de la maffe du fang.

La premiere queftion qu'il faut éxaminer, c'eft la nature du lait qui fort des mammelles. 1°. Voici ce que découvre le microfcope : J'ai voulu éxaminer, dit Lewenhoeck, quelle étoit la matiere du fang, & j'ai obfervé qu'il eft compofé de petits globules rouges qui nagent dans une liqueur claire ; j'ai découvert de même que le lait n'étoit qu'un affemblage de petits globules qui étoient répandus dans une liqueur diaphane, mais les globules du fang différent des globules du lait en ce qu'ils font tous de la même grandeur, tandis que ceux du lait font les uns plus petits, les autres plus gros, & que leur figure eft irréguliere & approchante de la ronde.

L'analyfe eft une des voyes dont on s'eft fervi pour découvrir la nature du lait, mais ce n'eft pas par-là qu'on en viendra à bout, le feu change les matieres, puifqu'il les décompofe, il ne peut donc pas nous donner les véritables principes des corps ; ceux qui raifonnent fur la nature du lait, fuivant l'analyfe, n'ont pas plus de raifon que ceux qui voudroient connoître l'état naturel des cailloux par la chaux.

Mais, demandera-t-on, le lait eft-il acide ou alkali ? il n'eft ni l'un ni l'autre ; les fels acides qui

viennent des alimens, s'infinuent dans les terres animales & végétales, ou bien dans leurs alkalis ; dans
ce mélange il ne fçauroit y avoir un fel acide ou
un alkali, il n'en réfultera qu'un fel moyen, ajoûtez
à tout cela que l'huile apporte de grands changemens à ces fels.

Le lait n'eft qu'un véritable chile, mais il a moins
de ferofité, il a été un peu plus trituré par la chaleur du fang, par le mouvement du cœur, par le
reffort des vaiffeaux, on en peut faire du fromage,
de la crême, du beurre, il ne fe coagule pas fur le
feu comme la ferofité du fang, il arrive feulement
que ce qui s'en exhale laiffe au fond ce qu'il y a de
plus groffier. 1°. Il a moins de ferofité, parce que
la ferofité qui fe trouve dans le chile fe partage à
toute la maffe du fang ; il ne doit donc y en avoir
qu'une partie dans le lait. 2°. Le lait a été plus trituré, puifqu'il a paffé par le cœur & par plus de
vaiffeaux. 3°. On en peut faire du fromage, ce qui
n'arrive pas au chile, parce que l'huile n'eft pas affez
féparée du phlegme & mêlee avec la matiere qui fait
la bafe du fel du fang. 4°. Il ne fe coagule pas comme
la ferofité du fang, parce que la ferofité du fang a
paffé dans beaucoup de filieres ; quand il paffe par
ces filieres, la partie la plus aqueufe coule dans les
filtres & dans les vaiffeaux limphatiques, alors la partie huileufe fe ramaffe davantage, enfuite elle ne fe
mêle plus fi bien avec l'eau : fi l'on vient à l'expofer fur le feu, qu'arrive-t-il ? les parties du feu
agiffent fur ces parties huileufes concentrées, leur
action en exprime l'eau qui y reftoit, ainfi les parties huileufes doivent fe ramaffer & former un tout
plus folide ; la même chofe n'arrive pas au chile,
parce que l'huile n'a pas été affez concentrée en paffant par les filieres, & par la chaleur naturelle. 5°. Le
lait s'alkalife dans les fiévres, il change de couleur,

on l'a vû quelquefois devenir jaune du soir au lendemain, on donne cette couleur au lait en le faisant boüillir avec des alkalis ; la chaleur qui s'excite dans le sang par les fiévres, produit le même effet, par-là on voit que les matieres animales sont moins propres à donner de bon lait que les matieres végétales, car les parties des animaux sont plus alkalisées & plus disposées à la pourriture.

La seconde question qui se présente, c'est si le lait vient du sang immédiatement, ou si ce n'est qu'un chile porté aux mammelles par des voyes particulieres. Les Anciens ont dit qu'il se formoit du sang menstruel en partie. Coringius a avancé qu'il étoit produit par le sang le plus imparfait qui ne devenoit pas parfaitement rouge. Barbatus a cru qu'il sortoit de la serosité du sang. Malpighi a avancé que la graisse pouvoit donner du lait. Entius, Deusingius, Everard le font venir du chile ; Warthon a donné dans ce sentiment, mais il y ajoûte le suc nerveux.

Les Anciens ne connoissoient que les arteres & les veines, ainsi ils ne cherchoient pas d'autres vaisseaux pour porter le lait aux mammelles ; les connoissances qui leur manquoient, dit Needham, les ont empêchez de s'égarer, mais après qu'Asellius eut découvert les veines lactées, on commença à chercher des canaux qui portassent le chile dans les mammelles immédiatement ; Everard dit qu'ayant dissequé une chienne qui étoit pleine & qui allaitoit, il observa des canaux chileux qui rampoient par les muscles de l'abdomen sur la graisse, & qui s'alloient insinuer dans le tissu glanduleux de la mammelle, mais cette découverte d'Everard n'a été confirmée par aucun Anatomiste : il y a donc plus d'apparence qu'il n'y a pas des canaux laiteux, & que le chile vient du sang dans les mammelles ; les conduits ne font pas néceſſaires, car le chile peut être porté par les vaiſſeaux ſanguins. 1°. On a vû des éxemples qui prouvent que le lait peut ſortir par une infinité d'endroits, comme par la cuiſſe, &c. or dans ces parties il n'y a pas lieu de douter que ce ne ſoit le ſang qui y porte le ſuc laiteux. 2°. Les injections prouvent qu'il y a un chemin continu des arteres aux tuyaux laiteux, or cette continuation de canaux ne peut être que pour décharger les arteres. 3°. Ce qu'on pourroit objecter, c'eſt que le ſang devroit changer le chile; mais voici une réponſe ſolide tirée de Lower: Le chile, dit-il, mêlé au ſang ne quitte pas d'abord ſa blancheur, il circule au contraire durant aſſez long-temps avec le ſang ſans ſe dépoüiller de ſa couleur; on n'a qu'à ouvrir la veine d'un animal quatre ou cinq heures après qu'il a mangé beaucoup, on verra une grande quantité de chile qui nage dans le ſang coagulé, ce chile eſt ſemblable au lait: j'ai fait la même expérience dans des hommes que l'on ſeignoit après un long dîner ou déjeuner, les vaiſſeaux paroiſſoient plûtôt remplis de lait que de ſang; Manget a obſervé qu'un homme qui avoit perdu beaucoup de ſang par une longue hemorrhagie, rendoit le chile tout pur par le nez.

La troiſiéme queſtion qu'il faut éxaminer, c'eſt comment le lait ſe filtre & eſt ſuccé par l'enfant: le ſang rempli de chile eſt porté dans les arteres mammaires; par la méchanique des ſecretions que nous avons expliquées ailleurs, le ſang ſe trouve trop groſſier pour paſſer par les filtres, mais le lait dont les molecules ne ſont pas ſi groſſieres, ſelon l'obſervation de Lewenhoek, s'y inſinuent d'abord, de ces filtres ſortent des vaiſſeaux limphatiques, par la preſſion du ſang & des membranes la partie aqueuſe s'inſinuë, afin que le lait ait moins de phlegme: ce lait porté dans les follecules & dans les tuyaux, eſt

pouſſé par le ſang qui ſe trouve dans le tiſſu ſpongieux dont les canaux laiteux ſont environnez, &
dont le mammelon eſt formé. Les tuyaux qui reçoivent le lait filtré, ſont fort nombreux, & s'élargiſſent vers leur partie moyenne, ils pourront donc
contenir une grande quantité de liqueur; lorſque la
diſtenſion de ces vaiſſeaux ſurmontera le reſſerrement du mammelon, le lait coulera de lui-même:
pour ce qui regarde l'action de l'enfant qui ſuce,
voici la méchanique ſuivant laquelle il fait venir
le lait à lui. Stenon dans ſon Traité ſur les Glandes,
dit que la nature a donné des nerfs aux glandes
parotides (qui reſſemblent beaucoup aux corps glanduleux des mammelles) afin que ſuivant l'action de
l'imagination & de la volonté, la ſalive pût couler de
ſes réſervoirs; les nerfs venant à agir, dit-il, rétréciſſent les vaiſſeaux par où la ſalive peut couler, &
l'obligent à ſortir..... Ce que Stenon dit des parotides au ſujet des nerfs, on peut le dire des mammelles; elles ſont parſemées d'une infinité de fibres
nerveuſes qui forment aux mammelons des houpes
ou papilles obſervées par Ruiſch; ces papilles étant
irritées par le ſucement, rétréciſſent les vaiſſeaux
capillaires qui reprennent le ſang du tiſſu ſpongieux,
par-là le ſang qui eſt toûjours pouſſé par les arteres,
s'y accumule, & preſſe les tuyaux laiteux qui par cette
preſſion verſent le lait. Il y a encore une autre cauſe
qui oblige le lait à ſortir: l'enfant pompe l'air en
ſuçant, par-là le lait doit ſortir avec une impétuoſité proportionnée à la rapidité avec laquelle l'air
ſe trouve pompé ; ſi par une inſpiration ſubite
tout l'eſpace de la bouche ſe trouvoit vuide d'air, de
telle maniere que ce fluide ne pût pas y entrer d'ailleurs, le lait couleroit avec beaucoup de force, comme on le voit quand on ſuce quelque liqueur avec
un tuyau ; alors les vaiſſeaux lactées qui ſe trou-

voient extrêmement preffez par leur nombre aux
endroits où fe trouvent leurs anaftomofes avec les
conduits externes , & qui par cette preffion bouchoient le paffage du lait ; ces vaiffeaux, dis-je, comprimez par la force de l'air extérieur, verfent le lait
dans la bouche de l'enfant.

La quatriéme queftion qu'on peut faire , c'eft
pourquoi les hommes ont des mammelles ? on peut
répondre à cela qu'elles n'ont pas d'ufage en eux ; la
nature a d'abord formé les parties qui étoient néceffaires à la confervation de l'efpece ; fi ces parties
font inutiles dans un fexe, elle ne les retranche
point, à moins que ce retranchement ne foit une
fuite néceffaire de la ftructure qui différencie les
fexes. Si ce qu'ont rapporté quelques voyageurs ,
qu'il y a des hommes qui nourriffent leurs enfans
en certains pays, étoit vrai, on ne pourroit pas dire
alors que les mammelles fuffent entierement inutiles. Venete rapporte l'éxemple d'un homme dont
les mammelles contenoient beaucoup de lait qu'on
pouvoit exprimer. Theophile Bonet, à la page 163
de fon *Sepulchretum Anatomicum* , rapporte plufieurs
hiftoires femblables. Les hommes, dont parlent ces
Auteurs, auroient pû fans doute nourrir un enfant,
fi on leur avoit fait fucçer les mammelles : mais,
dira-t-on, pourquoi les hommes n'ont-ils pas de lait
comme les femmes ? Nathanaël Higmor répond que
les corps glanduleux qui fe trouvent dans les mammelles des femmes, ne fe rencontrent pas dans celles
des hommes , ou qu'ils y paroiffent defféchez ; les
mammelles, dit-il, font fort éminentes dans les
hommes gras & dans les effeminez, mais leur figure
& leur fubftance les diftinguent de celles des femmes. Ariftote a dit avec raifon que la fubftance des
mammelles des femmes étoit fongueufe, & qu'elle
étoit preffée & féche dans celles des hommes....

ces raisons que portent Ariftote & Higmor, ne vont pas jusqu'à la premiere caufe, il faudroit qu'ils nous expliquaffent pourquoi les mammelles font plus féches dans les hommes que dans les femmes. 1ᵛ. Dans les enfans de l'un & de l'autre fexe les mammelles font fort gonflées, & contiennent ordinairement du lait, cela doit être ainfi, puifque les organes font les mêmes, & qu'il n'y a pas plus de tranfpiration d'un côté que d'autre durant que le fœtus eft dans le fein de la mere & durant l'enfance. 2ᵛ. Dès que les filles font venues à un certain âge, & que la plénitude arrive dans l'uterus, alors les vaiffeaux des mammelles qui font fort fléxibles, fe dilatent, de ces vaiffeaux il paffe toûjours une liqueur dans les folleculcs lactées, les feules arteres gonflées ne fçauroient produire la tumeur qui y arrive, cette liqueur repaffe dans les veines ou dans les arteres, peut-être pourroit-on foûtenir que c'eft dans les arteres qu'elle refluë, car ces canaux étant comprimez par le tiffu des mammelles qui eft très-ferme, & par le reffort des petits vaiffeaux, la liqueur peut retourner dans les arteres, mais il fe peut auffi qu'il y a des canaux pour la ramener dans les veines..... le gonflement dont nous venons de parler arrive à proportion que les filles approchent de l'âge de treize ou de quatorze ans, alors il fe fait fur-tout fentir quelques jours avant que les menftruës coulent ; le fang qui remplit extraordinairement les vaiffeaux uterins, empêche celui qui vient après d'y entrer, ce fang qui vient après entre en plus grande quantité dans les arteres, qui de l'abdomen vont communiquer avec les mammaires, par-là les mammelles fe gonflent ; dès que les tuyaux fecretoires de l'uterus viennent à s'ouvrir, le fang ne paffe plus en auffi grande quantité par les arteres communiquantes avec les mammaires : le fang qui gonfloit les mammelles s'écoule peu-à-peu, & la liqueur qui s'en étoit féparée, preffée par le tiffu mammillaire, rentre dans les routes de la circulation peu-à-peu, alors les mammelles doivent fe défemplir, comme nous l'avons dit. 3°. On voit par-là que la raifon qui prouve qu'il ne doit pas y avoir un écoulement reglé dans les hommes, prouve que le lait ne doit pas fe filtrer dans leurs mammelles ; comme ils n'éprouvent pas de plénitude, les vaiffeaux mammaires qui ne font jamais gonflez ne fe dilatent pas ; au contraire, comme ils fe fortifient & fe durciffent, les follecules & les tuyaux laiteux acquierent fur-tout de la dureté, parce qu'ils font membraneux, ainfi le fang ne fçauroit y féparer le lait, quand même il arriveroit dans la fuite quelque plénitude, comme on le voit fouvent par les écoulemens periodiques qui fe font par les vaiffeaux hemorrhoïdaux. 4°. Il peut fe trouver cependant des hommes en qui la plénitude, les canaux élargis dans les mammelles, la preffion ou le fucement, produiront du lait ; tout cela dépend de la dilatation des canaux.

La cinquiéme queftion qu'on peut former , c'eft pourquoi le lait vient aux femmes après qu'elles ont accouché ? la feule méchanique des mouvemens des parties dans l'accouchement peut répondre à cette queftion ; ceux qui n'ont pas fuivi cette route, n'ont dit que des abfurditez. Deufingius croit que le fang menftruel a contracté une certaine qualité qui rarefie le fang, & qui y forme une difpofition à fe changer en lait ; il ajoûte que le fœtus comprimant le pancreas & le ventricule, détermine le chile vers les mammelles, mais cette derniere raifon prouveroit que le lait devroit fe former durant la groffeffe, & finir après l'accouchement. Diamerbroëk peu fatisfait de cette explication, dit que ce n'eft que l'imagination qui détermine le lait vers les mammelles.

Il apporte plusieurs éxemples pour prouver cette opinion, mais il y a plus d'imagination dans le sentiment de cet Anatomiste que dans la cause qui donne aux femmes accouchées leur lait ; apparemment, selon lui, que les chévres qui ont du lait, quoyqu'elles n'ayent pas porté encore, ont une force d'imagination fort grande, puisqu'elles préviennent le temps ordinaire aux femmes. Bayle Professeur de Philosophie à Toulouse, a jetté des fermens par tout, il a attribué l'origine du lait à un ferment ; je n'entrerai pas dans le détail de son explication qui est indigne d'un si grand homme, on peut demander à ceux qui le suivent, 1° d'où vient ce ferment ? 2° comment il se développe dans les mammelles ? 3° quelle est sa nature ? s'ils n'ont que des possibilitez ou des imaginations, ils ne méritent pas d'être écoutez.

Pour bien comprendre la cause qui pousse le lait dans les mammelles après l'accouchement, il faut rappeller 1° que le lait vient du chile, 2° que les vaisseaux de l'uterus sont extrêmement dilatez durant la grossesse, 3° que l'uterus se rétrécit d'abord après l'accouchement, 4° qu'il passoit une grande quantité de chile ou de matiere laiteuse dans le fœtus..... De la troisiéme proposition 1° il s'ensuit que le sang ne pouvant plus entrer en si grande quantité dans l'aorte descendante, montera en plus grande quantité dans les arteres ascendantes, par conséquent les arteres qui viennent des souclavieres & des axillaires dans les mammelles, seront plus gonflées. 2°. Il s'ensuit de cette même proposition que le sang qui entre dans l'aorte descendante ne pouvant plus s'insinuer en si grande quantité dans l'uterus, remplira davantage les arteres épigastriques qui communiquent avec les mammaires ; voilà donc les mammelles plus gonflées de deux côtez après l'accouchement. 3°. De la quatriéme proposition il s'ensuit que le

chile fuperflu à la nourriture de la mere, lequel paſ-
foit dans le fœtus, doit ſe partager aux autres vaiſſeaux, & ſe porter par conſequent aux mammelles ;
à la premiere circulation qui ſe fera, il y en viendra
une partie, à la ſeconde il y en viendra une autre,
&c. & comme cinq ou ſix heures après le repas le
chile n'eſt pas encore changé en ſang, les circulations nombreuſes qui ſe feront durant tout ce temps,
y porteront la plus grande partie de ce chile qui auroit paſſé dans le fœtus, s'il eût été encore dans le
ſein de la mere..... dans le temps que le chile eſt
ainſi porté aux mammelles, les follecules ſe rempliſſent extraordinairement, les tuyaux gonflez ſe pref-
ſent beaucoup ; & à l'endroit où ils s'anaſtomoſent,
cette preſſion empêche que le lait ne s'écoule, les
tuyaux qui n'ont pas encore été ouverts, contribuent auſſi par leur cavité étroite à empêcher cet
écoulement : mais dès que l'on a ſucçé les mammelles une fois, 1° les tuyaux externes ſe dilatent,
2° les cylindres de lait qui ſont dans les tuyaux internes ſont continus avec les cylindres qui ſont entrez dans les externes, alors le lait qui ne couloit
point auparavant, réjaillira après qu'on aura ſucçé
une fois ces tuyaux qui étoient fermez au lait par la
même raiſon que l'urethre eſt quelquefois fermée à
l'urine par la trop grande dilatation de la veſſie, laquelle étant trop gonflée fait rentrer ſon col dans ſa
cavité, comme nous l'avons expliqué ailleurs. 3°. Par
la même raiſon que le lait ſe filtre dans les mammelles des femmes accouchées, il peut ſe filtrer dans les
filles dont les regles ſont ſupprimées, car le ſang ne
pouvant ni circuler librement, ni ſe faire jour par
la matrice, ſe jettera dans les mammelles, comme
cela arrive ſouvent ; on voit auſſi par-là que cela
peut arriver aux femmes âgées qui n'ont plus le flux
menſtruel, cependant comme les fibres ſe ſéchent

ar l'âge, cela ne se rencontrera pas dans les femmes âgées dont les parties seront séches. 4°. Les
filles qui sont fort lascives, pourront avoir du lait
par une raison fort approchante de celle que je viens
de donner, car les convulsions qui s'exciteront dans
leurs parties genitales, feront monter en plus grande
quantité le sang dans les arteres épigastriques, parce
que les convulsions rétrécissent la cavité des vaisseaux
dans la matrice, le vagin, &c. cet effet arrivera sur-
tout dans les filles qui ont les regles supprimées; &
le sang étant arrêté dans l'uterus, ira toûjours remplir les arteres épigastriques, jusqu'à ce que les mouvemens convulsifs ayant cessé, le sang trouve un passage plus libre. 5°. Le même effet pourra arriver, si
les femmes manient fort souvent leurs tetons. 1°. Les
houpes nerveuses qui se trouvent au mammellon,
étant chatoüillées, tiraillent le tissu spongieux & les
vaisseaux sanguins; ce tiraillement joint à l'action
du sang de ce tissu, exprime le lait des vaisseaux sanguins, & le fait couler. 2°. Durant ce chatoüillement il s'excite des sentimens lascifs qui produisent
ce que nous avons marqué dans l'article quatriéme..... on a vû des hommes qui en se maniant les
mammelles, se sont fait venir du lait par la raison
marquée au nombre premier article cinquiéme. 6°. Il
ne sera pas difficile d'expliquer pourquoi les vuidanges diminuent par l'écoulement du lait, & *vice versâ*
pourquoi elles augmentent par la suppression du lait;
le sang qui se décharge par une ouverture, doit se
décharger moins par une autre. 7°. De tout ce que
nous venons de dire, il s'ensuit encore que le soir
durant la grossesse la douleur, la tension, la dureté
de la mammélle doivent augmenter. 1°. Les mouvemens que les femmes se donnent durant le jour,
font que le sang se porte en plus grande quantité vers
les mammelles. 2°. La chaleur diminuë le soir, la

pefanteur de l'air augmente, les pores fe trouvent moins ouverts, la furface externe du corps fe trouve plus comprimée, tout cela peut faire que le fang regorge vers les mammelles ; on ne doit pas être furpris fi alors il découle une liqueur fereufe des mammelles, dans les Pays Septentrionaux cela eft plus fréquent que dans nos climats.

La fixiéme queftion qu'on peut faire, c'eft d'où viennent diverfes proprietez qu'on remarque dans le lait ? 1°. Le lait s'aigrit, ce qui n'arrive pas aux autres liqueurs qui fortent du fang ; cette aigreur ne peut venir que de ce que les acides fe féparent de leur terre alkaline & de leur huile, ce qui n'arrive pas aux autres liqueurs, parce que la chaleur a uni plus fortement leurs principes, & les a plûtôt difpofez à l'alkali qu'à l'acide. 2°. Le lait a la vertu, le goût, l'odeur des alimens, parce que les parties des matieres dont nous nous nourriffons paffent dans le fang fans fe décompofer, & entrent dans les mammelles fans avoir fouffert prefque aucun changement, comme il paroît par l'expérience de Lower; ainfi, fi l'aliment eft bon, le lait fera bon ; s'il eft mauvais, le lait le fera auffi, fur-tout fi on a jeûné, car alors il ne pourra pas être mêlé avec celui de quelque autre matiere qui pourroit lui donner quelque changement : dans quelques heures après le repas, comme il a circulé, il fera très-propre à former de bon lait; s'il étoit trop acide, la chaleur l'aura alors changé, & fera plus difpofé à devenir alkali ; s'il étoit trop alkalifé, la partie alkaline ou trop cuite fe précipitera par les urines, parce qu'elle devient plus vifqueufe, comme on le peut voir par les matieres urineufes : fi la nourrice vient à jeûner vingt-quatre heures, le chile s'alkalifera, par-là il formera un lait jaune, falé, difpofé à la putrefaction.

LES

LES PARTIES, QUI SONT SOUS
LES MAMMELLES.

Près qu'on a enlevé les mammelles, il faut
éxaminer :

I. Les deux muscles nommez *les grands pectoraux*,
qui sont situez sous les mammelles , un à chaque
côté, & qui vont se rendre aux bras :

II. Les muscles intercostaux externes qui sont au
nombre de vingt-deux, & les intercostaux internes
qui sont en même nombre , ils servent à la respiration ; nous en parlerons dans la Myologie plus
au long.

III. Après qu'on a éxaminé ces parties, on ouvre
le thorax, pour cela on coupe les cartilages des côtes
à leur jonction avec les côtes, on leve ensuite le
sternum, & on le courbe sur le visage.

REMARQUES.

Quand on a levé les mammelles, on découvre les
grands pectoraux ; quoiqu'on en dise ils ne servent pas à la respiration, parce qu'afin que les côtes
soient mûës par ces muscles, il faut qu'ils soient attachez à un point fixe ; cependant les côtes sont le
point le plus fixe, elles ne pourront donc pas être
levées par ces muscles : pour le grand pectoral on
peut se convaincre aisément qu'il n'est d'aucun usage
pour la respiration, on n'a qu'à approcher fortement
l'humerus sur le devant des mammelles , alors le
grand pectoral sera en contraction, & on verra que
la respiration sera beaucoup plus difficile ; la raison
confirme cette difficulté : les deux muscles pectoraux
doivent être considerez à-peu-près comme une corde

Y

qui prendroit sous les deux aisselles, il est évident que cette corde empêcheroit la respiration, puisqu'elle resserreroit le thorax étant tirée par derriere.

Les muscles intercostaux sont, à proprement parler, les muscles de la respiration, mais leur action a été fort embroüillée par les diverses imaginations qu'on a débité là-dessus; ce qui rend difficile l'explication de leur usage, c'est 1° qu'ils sont distinguez en deux plans, l'un interne, l'autre externe: 2° que les deux plans sont obliques; 3° que le plan interne y est incliné de devant en arriere, & le plan externe de derriere en avant, 4° que le plan externe ne vient pas jusqu'au sternum, & le plan interne ne va pas jusqu'à l'épine; avant de déterminer leur usage, il faut parler du mouvement des côtes auxquelles ils sont attachez.

Borelli a consideré les côtes comme des cerceaux posez obliquement, appuyez derriere à l'épine, & devant au sternum; ces cerceaux, dit-il, s'ils viennent à s'elever, augmenteront le diametre transverse de la poitrine; mais comme les côtes ont du ressort, il est impossible qu'elles soient pressées sur leur convexité, & sur-tout vers le milieu, qu'elles ne poussent l'épine & le sternum; or l'épine ne sçauroit reculer, il n'y aura donc que le sternum qui puisse ceder; par l'action des côtes, il s'elevera en devant, & par conséquent la poitrine s'augmentera lateralement & antérieurement, car les côtes d'un côté s'éloigneront de celles de l'autre, & le sternum s'éloignera en même temps de l'épine; on peut se faire une idée de cela, en s'imaginant que les côtes sont un demi cercle bandé & incliné sur une muraille, de telle sorte qu'un des points sur lesquels il appuye soit mobile: si l'on vient à relever le cercle, & qu'on presse sa circonference par la partie convexe, il est évident que l'espace

qui est entre la muraille & la circonference s'augmentera, & que le point mobile reculera ; on n'a
qu'à appliquer cela à la poitrine, le plan qui partage
la poitrine est la muraille, le sternum est le point mobile, & l'épine le point immobile, les côtes sont des
demi cercles inclinez en bas, elles doivent donc se
mouvoir de même que le demi cercle dont nous
venons de parler.

Bellini a considéré la poitrine comme une vessie,
dont les plis qui forment la circonference se baissent
& s'inclinent sur l'axe, dès que la vessie vient à se
désemplir ; cela se réduit à l'explication de Borelli.

Tout nous persuade que les muscles intercostaux internes servent à rabaisser les côtes, & les externes à les
relever, & que par conséquent les uns servent à l'inspiration, & les autres à l'expiration ; voici les raisons
qui ont porté Bayle à avancer ce sentiment : 1°. Leur
contraction doit mouvoir la partie la plus facile à
mouvoir ; or un levier plus long est mû plus facilement, *cæteris paribus*, qu'un levier plus court, par
conséquent la partie d'une côte supérieure à laquelle
est attaché le bout du muscle intercostal interne,
étant plus éloignée du point d'appui, doit se mouvoir, ainsi une côte inférieure ne montera pas par la
contraction du plan interne, mais la côte supérieure
descendra, on n'a qu'à examiner cela dans les dernieres fausses côtes, & on verra que cela est très-
bien fondé. 2°. Dans l'inspiration, dit M. Bayle, les
muscles externes sont contractez, & les internes sont
relâchez, puisqu'ils sont plus longs, donc les muscles
internes n'agissent pas dans l'inspiration..... *vice
versâ*, les muscles internes sont plus courts dans l'inspiration, donc ils sont contractez, & par conséquent
ils abbaissent les côtes, & servent à l'expiration ; on
ne sçauroit douter, comme dit M. Bayle, que les
muscles internes ne soient plus longs dans l'inspiration,

on n'a pour s'en convaincre qu'à confiderer leur pofition oblique, il eft impoffible qu'une corde oblique qui eft attachée à deux plans parallèles obliques,
comme les mufcles internes, ne s'allonge, quand on
rendra ces plans horifontaux.

LE MEDIASTIN.

LE mediaftin eft une membrane double continuë avec la plevre, fituée fous le fternum auquel
elle eft fortement attachée, il divife éxactement le
thorax felon fa longueur en deux parties égales, de
telle forte que d'un côté il n'entre rien dans l'autre,
il faut y confiderer encore :

I. L'interftice celluleux qui eft affez remarquable
entre la duplicature de la membrane, il y arrive des
inflammations & des abfcez.

II. La connexion avec la plevre, le fternum, le
pericarde, & les autres parties qui font fous lui.

III. Les vaiffeaux arteriels & veineux viennent
des arteres & des veines mammaires & diaphragmatiques, il y a encore des vaiffeaux qui lui font propres & qui viennent de l'aorte & de la veine-cave,
on nomme ces arteres & ces veines *mediaftines*.

IV. Les nerfs font fort petits, & viennent des
diaphragmatiques & de la paire-vague.

V. Les vaiffeaux limphatiques fe rendent au canal
torachique.

VI. L'ufage du mediaftin eft 1° de divifer le thorax
en deux felon fa longueur, & cela pour plufieurs
commoditez, mais fur-tout afin qu'un côté de poulmon étant lézé ou ulceré, l'autre ne s'en reffente
pas : 2° afin que le pus ou l'eau qui feront contenus
dans un côté, n'offenfent pas les deux lobes pulmo-

...aires ; 3° afin qu'un côté du thorax ayant été blessé, la respiration soit libre dans l'autre, & qu'ainsi il n'arrive pas de suffocation ; 4° de soûtenir le cœur, afin que les mouvemens en soient plus libres, sur-tout quand nous sommes couchez sur le dos.

REMARQUES.

Le mediastin n'est que l'assemblage de deux lames qui s'attachent sous le sternum, & qui vont se rendre à l'épine, elles sont une continuation de la plevre ; après avoir détaché du sternum le mediastin, on écarte les deux membranes : on voit dans cet espace le thymus qui par l'écartement des membranes a deux pointes qui paroissent assez éloignées l'une de l'autre, mais qui se colent quand les membranes sont rapprochées ; les membranes du mediastin après avoir donné une loge au pericarde, s'unissent, elles se séparent ensuite pour renfermer l'œsophage & les vaisseaux qui passent par la duplicature. Rudbek a remarqué des vaisseaux limphatiques dans le mediastin, il les a fait représenter dans les planches qu'il nous a données ; selon lui, ils vont se rendre au réservoir, mais il s'est trompé ; ces vaisseaux appartiennent à d'autres parties. Comme le mediastin n'est qu'une continuation de la plevre, les mêmes maladies qui arrivent à l'une de ces membranes, peuvent arriver à l'autre, il peut s'y former des inflammations, des tumeurs, des abscez, la limphe peut se répandre dans la substance cellulaire mitoyenne, & par conséquent y causer une hydropisie, comme dans d'autres parties ; pour l'usage du mediastin il montre l'industrie de la nature qui sçait prévenir tous les inconveniens, & faire servir les moyens dont elle se sert pour cela à plusieurs choses en même temps : les lobes des poulmons sont fort gros ; s'ils n'avoient pas été séparez, ils seroient tombez

l'un fur l'autre quand nous aurions été couchez
la refpiration & la circulation euffent fouffert de
cette compreffion ; il étoit à propos que l'œfophage
ne fût pas flotant, & qu'il ne pût pas être comprimé
par le poids des poulmons ; la nature lui a formé
une loge dans l'entre-deux des membranes, les vaiffeaux du fang, le canal torachique n'euffent pû
qu'être incommodez du mouvement ou de la tranf-
pofition des lobes, c'eft pour prévenir cet inconvenient qu'ils font renfermez par une efpece de guaine
que leur donne la duplicature du mediaftin : mais le
cœur fur-tout n'avoit-il pas befoin d'un lieu qui
l'affermît dans fa fituation, & qui lui formât, pour
ainfi dire, une quaiffe qui foûtînt un peu l'effort des
poulmons ? c'eft ce qu'on voit dans cet élargiffement
du mediaftin qui reçoit le pericarde.

LES PARTIES QUI PAROISSENT
APRE'S QU'ON A COUPE' LE MEDIASTIN,
ET LEVE' LE STERNUM.

LE mediaftin étant coupé, & le fternum levé,
on voit dans le thorax la fituation
Du diaphragme dans la partie inférieure.
Du thymus à la partie fupérieure.
Du poulmon à chaque côté.
Du cœur au milieu & inférieurement.
De l'œfophage au milieu le long de l'épine.
Des gros vaiffeaux, c'eft-à-dire, de la veine-cave,
de l'azygos, & de l'aorte poftérieurement.

LA PLEVRE.

Vant d'éxaminer les parties dont nous venons de parler, il faut éxaminer la plevre qui est une membrane polie, forte, tenduë, qui environne la cavité du thorax, il faut y observer :

I. Les deux petits sacs qui la composent, qui revêtent chacun un côté du thorax, & qui renferment chacun un lobe des poulmons ; ce qui résulte de leur union au milieu, se nomme *mediastin*.

II. La double lame qui la compose, & qui a beaucoup de vaisseau.

III. Les arteres nombreuses qui viennent des intercostales, des mammaires, & des diaphragmatiques.

IV. Les veines qui viennent de veines de même nom que les arteres, & qui vont se décharger dans la veine-cave & dans l'azygos au tronc supérieur.

V. Les nerfs qui viennent des diaphragmatiques & des vertebres du thorax.

VI. Les vaisseaux limphatiques qui se rendent au canal torachique.

VII. L'usage de la plevre est de revêtir le thorax, & d'en affermir les parties.

REMARQUES.

La plevre est composée de deux lames minces qu'on ne sépare pas aisément dans les nouveaux nez, comme le remarque Ruisch : la surface de la lame interne qui regarde les poulmons, est lisse & polie ; la surface de la lame qui regarde les côtes, est raboteuse, il en part des fibres qui vont s'attacher à la quaisse du thorax ; si l'on comprime ces deux lames entre les doigts, il en sort une liqueur ; selon l'observa-

Y iiij

Ruisch epist.
I I. Tab. 2.
fig. 1.

tion de Malpighi, cela étoit néceſſaire pour humecter
les parties & les entretenir dans leur flexibilité : dès
qu'on trouve des membranes doubles, on peut toûjours s'aſſurer qu'il en ſort une humeur par la compreſſion, elle vient du tiſſu celluleux qui eſt entre-
deux, & qui reçoit des vaiſſeaux ; il n'eſt pas beſoin
pour l'expreſſion de ce fluide qu'il y ait des glandes,
la ſeule tranſudation par les ouvertures qui ſont pour
cela dans les arteres, ſuffit ; les grains glanduleux
qu'on trouve quelquefois dans la plevre après certaines maladies, ne ſont pas une preuve qu'il y ait
des glandes, ce n'eſt que des concrétions qui ſe forment par le dérangement qui arrive aux vaiſſeaux.....
pour bien concevoir la forme que prend la plevre
dans le thorax, on n'a qu'à ſe repréſenter une membrane qu'on étend ſur la partie poſtérieure du thorax, & qu'on amene de deux côtez vers le ſternum,
là elle ſe continuë avec le mediaſtin & avec les enveloppes qui embraſſent les viſceres de la poitrine,
elles en ſont toutes une production : les vaiſſeaux
qui ſont dans la plevre, ſont fort conſidérables, de-
là vient qu'elle eſt ſujette à des inflammations ; &
que quand le ſang s'y arrête, elle peut devenir fort
épaiſſe, comme on le remarque dans ceux qui ſont
morts de pleureſie.

LE THYMUS.

LE thymus eſt une glande fort conſidérable dans
les enfans à la partie ſupérieure du thorax, il eſt
placé ſous le ſternum immédiatement, & eſt poſé
au-deſſus du tronc de l'aorte & de la veine-cave ſupérieure, il faut y remarquer :

I. L'étenduë depuis le pericarde, ſuivant la direction

tronc de l'aorte, jufqu'au commencement des carotides auxquelles il s'attache.

II. La figure qui varie, & qui eft fort irréguliere.

III. La couleur qui dans les enfans eft d'une couleur de chair pâle qui devient plus foncée dans les
adultes.

IV. La grandeur dans les enfans qui viennent de
naître, eft très-confidérable, la longueur eft de trois
doigts ou environ, la largeur eft de deux, & l'épaiffeur de quatre ou cinq lignes, il diminuë peu-à-peu
dans les enfans, & enfin dans les adultes & les vieillards il difparoît prefque entierement.

V. La fubftance eft glanduleufe, les glandes font
du nombre des conglomerées, elle eft environnée
d'une membrane.

VI. Les vaiffeaux fanguins viennent tantôt des arteres, & des veines mammaires, ou des mediaftines,
tantôt des carotides, & des jugulaires.

VII. Les vaiffeaux limphatiques fe rendent tantôt
au canal torachique, tantôt à la veine fouclaviere,
mais on n'y trouve pas de valvules, ordinairement.

VIII. Les nerfs viennent de la paire-vague ou de
l'intercoftal.

IX. L'humeur laiteufe ou chileufe qu'on y trouve
quelquefois dans les nouveaux nez.

X. Le conduit fecretoire eft encore inconnu, c'eft
pourquoi

XI. L'ufage eft encore incertain, peut-être s'en fé-
pare-t-il une limphe qui par les vaiffeaux limphatiques eft verfée dans le canal torachique pour dilayer le fang & le chile, c'eft ainfi que les glandes
mefenteriques fervent à dilayer la matiere chileufe,
dans le fœtus il eft d'un plus grand ufage que dans
les enfans nez, parce que la refpiration leur manque,
& ne peut pas par conféquent attenuer leur fang ;

 Bellinger veut que le thymus prépare une liqueur
pour nourrir le fœtus, & qu'il la lui envoye à la
bouche par des canaux particuliers.

REMARQUES.

Le thymus est une des parties du fœtus dont l'usage n'est pas encore assez développé ; Verheyen croit
qu'il filtre l'humeur qui se trouve dans le pericarde,
mais je ne sçai sur quel fondement : il n'y a pas de
raison qui puisse faire soûtenir ce sentiment ; voici
l'opinion de Vercelloni : le sang du fœtus, dit-il,
qui est fort sereux, ne peut pas passer aisément dans
les extrémitez des arteres bronchiales qui sont très-
petites, de-là vient que le thymus pompe la serosité
dans le fœtus, & l'envoye & dans la trachée-artere
& dans les poulmons, mais la même chose n'arrive
pas dans les jeunes gens & dans les vieillards, leur
sang a assez de force pour pénétrer les arteres bronchiques, ainsi le thymus ne pompe plus de serosité ;
l'artere bronchique dont on ne voit, pour ainsi dire,
que des lineamens dans les fœtus, est une preuve de
ce que j'avance ..... voilà l'idée de Vercelloni, mais
ce n'est véritablement qu'une idée que rien n'appuye .....

Bellinger a plus de raison de croire que le thymus
sert à la nourriture du fœtus. 1°. On a trouvé une
matiere chileuse dans ses vaisseaux. 2°. On a trouvé
un conduit dans les veaux qui va communiquer aux
glandes salivaires, il se peut que la matiere chileuse
se filtre là dedans, & qu'elle se rende dans les endroits qu'il faut pour la nourriture ; enfin comme les
poulmons viennent à agir, les fluides n'entrent plus
si aisément dans le thymus, par-là il est obligé de
diminuer peu-à-peu.

LE DIAPHRAGME.

LE diaphragme est une partie ample, musculeuse, convexe, qui sépare la cavité du thorax de celle de l'abdomen, il faut y remarquer :

I. La situation oblique & transverse entre l'abdomen & le thorax, de telle maniere que la partie antérieure est plus élevée, & la postérieure plus basse & plus inclinée.

II. La connexion avec le sternum, les fausses côtes & les vertebres des lombes.

III. La figure qui approche de celle d'une raquette, ou de celle de la raye qui est une espece de poisson, elle est convexe du côté du thorax, concave du côté de l'abdomen.

IV. Les trous sont au nombre de trois.

V. La premier est au côté gauche, & laisse passer l'œsophage.

VI. Le second est au côté droit, & donne passage à la veine-cave inférieure.

VII. Le troisiéme est entre les deux têtes du muscle inférieur, il donne passage à la veine azygos, à l'aorte, au canal torachique.

VIII. Les vaisseaux qu'on nomme *phreniques*, parce que les Grecs ont nommé le diaphragme φρένες.

IX. Les arteres qui viennent 1° de l'aorte ou de la cœliaque : 2° de la souclaviere, ou de la mammaire ; 3° des intercostales, & des lombaires.

X. Les nerfs qui sont 1° les deux diaphragmatiques qui sont fort considérables, ils viennent de chaque côté, des nerfs vertebraux du col, & s'inserent presqu'entierement au diaphragme, 2° des rameaux de l'intercostal & de la paire-vague.

Ruisch. epist.
IX. pag. 13.

XI. Les vaisseaux limphatiques qui se jettent dans la jugulaire.

XII. La membrane qui environne le diaphragme, vient supérieurement de la plevre, inférieurement du peritoine.

XIII. La substance qui est musculeuse, & composé de deux muscles; le supérieur est orbiculaire, amplé & mince, il vient des fausses côtes & du sternum, par son tendon ou par son aponevrose il forme le centre nerveux du diaphragme..... l'inférieur a une double origine, il part de chaque côté des vertebres des lombes, & s'insere presqu'au centre du précédent.

XIV. L'usage du diaphragme est 1º de servir à la respiration, il se meut vers l'abdomen dans l'inspiration, & vers le thorax dans l'expiration; 2º d'aider le mouvement des parties contenuës dans l'abdomen, par éxemple, du ventricule, des intestins, du foye, de la rate, & par conséquent de la bile, du chile, &c. 3º d'aider à chasser les matieres fœcales, l'urine, le fœtus dans l'accouchement, & l'arriere-faix, &c.

REMARQUES.

Le diaphragme a reçû divers noms qu'il est inutile de rapporter, on l'a regardé comme un muscle seul avant Gaspard Bartholin, & les figures n'en sont pas moins défectueuses que les descriptions; le muscle est double, le muscle supérieur est attaché aux côtes circulairement, & son centre qui est le milieu du diaphragme, est aponevrotique, cette aponevrose s'attache au muscle inférieur; suivant Stenon, on peut par-là regarder le diaphragme comme un muscle digastrique: le muscle inférieur vient des vertebres lombaires, il ne tient au supérieur que par l'aponevrose,

Il semble que les fibres se mêlent à la partie inférieure, mais cela ne se fait que par le moyen des tendons; les appendices ne sont pas de la même longueur, comme on le dit ordinairement, dans l'homme le pilier droit surpasse le gauche, & par sa longueur, & par le nombre de ses fibres, c'est la même chose dans le bœuf, mais le contraire se voit dans les chiens : quand on parle des tendons de ce muscle, on ne doit pas dire qu'il y en a deux, puisque chaque appendice en a plusieurs.

On dit ordinairement que le diaphragme a deux trous, un à droite dans la partie nerveuse pour le passage de la veine-cave, un autre à gauche qui est plus grand & plus en arriere pour laisser passer l'œsophage, avec deux nerfs qui vont au ventricule, il n'y a pas de trou pour l'œsophage dans la partie nerveuse ou tendineuse, le trou qui lui donne passage, est dans la partie charnuë supérieure du muscle inférieur, c'est les fibres de ce muscle qui se séparent pour recevoir l'œsophage ; après s'être séparées, elles s'unissent pour se diviser de rechef, afin de former un passage aux vaisseaux.

Gaspard Bartholin a observé dans les bœufs, que de la partie laterale du muscle supérieur du diaphragme il y a un allongement tendineux qui se continuë avec la partie supérieure du muscle transverse, cela a fait soupçonner à cet Anatomiste que les mouvemens de ces muscles étoient fort sympatiques ; de même, ajoûte-t-il, que le diaphragme est revêtu du peritoine, le muscle transverse l'est aussi, là-dessus il explique l'action de ce muscle trigastrique.

Les oiseaux n'ont pas de diaphragme, mais ils ont des muscles qui produisent le même effet, il part de leurs côtes des fibres musculaires qui vont s'inserer à la membrane des poulmons ; ces muscles servent, selon Gaspard Bartholin, à exprimer l'air des vesicules pulmonaires.

L'action du diaphragme est assez difficile à expliquer, on peut en juger par le nombre d'opinions différentes qui ont partagé les Anatomistes ; voici un exemple qui fera voir ce que fait cette cloison dans la respiration :

Prenez un vaisseau de verre qui n'ait pas de fond, & dont l'ouverture soit étroite, insinuez un tuyau à l'orifice d'une vessie que vous y attacherez étroitement, mettez cette vessie dans le vaisseau de verre, de telle maniere que le tuyau passe par l'orifice ; fermez éxactement l'espace qui se trouvera entre le tuyau & les paroits de l'orifice du vaisseau, alors prenez une membrane dont vous fermerez le fond du vaisseau, de telle maniere qu'elle soit lâche, & qu'elle soit enfoncée en dedans : quand vous l'aurez attachée aux bords, tirez le fond avec un fil en dehors, & vous verrez que la vesicule se gonflera ; voilà la véritable action du diaphragme qui, lorsqu'il est tiré vers l'abdomen, donne lieu à l'air de gonfler les vesicules pulmonaires.

Je ne sçai ce que Wolferd Senguerd a prétendu, quand il a avancé que le diaphragme n'étoit pas nécessaire pour la respiration, qui, selon lui, peut se faire par l'expansion ou par la dépression de l'abdomen. 1°. Il est vrai qu'une compression subite des muscles abdominaux pourra pousser le diaphragme vers les poulmons, & on exprimer l'air. 2°. S'il pouvoit arriver que ces mêmes muscles s'élevassent tout-à-coup, de telle sorte qu'il restât un vuide dans l'abdomen, il est certain que les poulmons pourroient être gonflez ; mais par quelle méchanique les muscles pourront-ils être ainsi soulevez ? 3°. La machine qu'il a faite pour prouver son sentiment, n'a pas de ressemblance avec ce qu'il prétend exprimer, il prend un second vaisseau cylindrique qu'il joint à celui que nous avons décrit, & par les divers gonémens qu'il cauſe dans la veſſie qui repréſente les poulmons par le moyen de la veſſie qu'il a miſe dans le ſecond vaiſſeau, il s'imagine démontrer ce qu'il avance, il faut que deux machines ſe reſſemblent entierement, pour que de l'une on puiſſe conclure pour l'autre ; je ne m'arrêterai pas à faire voir la différence, elle ſe préſente d'abord à l'eſprit. 4°. Tout ce qui peut arriver par l'action des muſcles de l'abdomen, ſe réduit à ce que je vais dire : quand il arrive une contraction ſubite dans les muſcles de l'abdomen, le diaphragme peut être pouſſé en haut, de telle maniere que l'air s'exprime par là des veſicules des poulmons ; quand les muſcles contractez ſe relâcheront, alors le diaphragme les ſuivra dans leur relâchement, parce qu'autrement il ſe trouveroit du vuide dans l'abdomen ; mais cet effet eſt très-peu conſidérable, parce que l'air externe qui comprime l'abdomen, ne permet pas qu'ils laiſſent de vuide ; d'ailleurs les muſcles en ſe relâchant ſe rempliſſent de ſang, ainſi ils ne laiſſeront pas à l'air qui vient dans les poulmons un grand eſpace à occuper. 5°. La reſpiration ou le mouvement du diaphragme qui peut ſe faire de cette maniere, n'eſt pas ordinaire, une telle action du diaphragme ne peut arriver que lorſque les organes ordinaires de la reſpiration ſe trouvent lézez, alors par une action violente des muſcles de l'abdomen on pouſſe le diaphragme ; comme ces muſcles ſont dans un état violent durant cette contraction, le relâchement qui ſurvient mettra l'abdomen un peu plus au large, & fera entrer un peu d'air dans les poulmons. 6°. Pour renverſer entierement l'opinion de Wolferd Senguerd, on n'a qu'à rapporter l'expérience qui fait voir que ſi l'on enleve l'abdomen à un chien, & qu'on lui laiſſe ſeulement les muſcles intercoſtaux & le diaphragme, la reſpiration ſe fait parfaitement ; mais ſi l'on vient à couper les nerfs diaphragmatiques, l'animal paroît d'abord essoufflé, d'ailleurs les blessûres de la partie nerveuse ou charnuë du diaphragme sont toutes mortelles.

Ortolobius prétend que les mouvemens du diaphragme dépendent du cœur, il dit que les ventricules venant à se gonfler, tirent le pericarde en haut, & par conséquent le diaphragme, mais il est certain que les mouvemens du cœur & du diaphragme ne se font pas en même temps. Velthusius a remarqué judicieusement que les intervalles qui se trouvent entre les batemens du cœur, n'étoient pas plus longs ou plus courts, soit qu'on arrêtât la respiration, ou qu'on la continuë selon sa vîtesse naturelle, Lower a parlé plus éxactement qu'Ortolobius, en disant que comme l'homme est élevé sur les pieds, il a fallu qu'il y eût une connexion entre le pericarde & le diaphragme, afin que le foye & les autres visceres pendus au diaphragme ne l'entraînassent pas, & ne fussent pas par-là un obstacle à la respiration, c'est pourquoi dans les animaux à quatre pieds, dont le diaphragme est poussé dans le thorax par le seul poids des visceres de l'abdomen, cette attache n'auroit servi de rien dans l'inspiration, & auroit été un obstacle dans l'expiration. Je ne parlerai pas ici du sentiment de l'Auteur qui a fait des Notes sur le Traité de Thruston au sujet de la respiration; je crois, dit-il, que le diaphragme tient seulement lieu de cloison, & qu'il sert à empêcher que les visceres de l'abdomen n'incommodent les poulmons : l'expérience dont nous avons parlé fait voir le contraire, il est certain que la respiration cesse, quand le diaphragme est blessé.

Le diaphragme a un mouvement de haut en bas, c'est-à-dire, que dans l'inspiration il se baisse vers l'abdomen, & dans l'expiration il se meut vers les poulmons,

poulmons, ainsi de concave qu'il étoit du côté des
inteſtins, il s'applatit ; les diſſections des animaux
vivans & les bleſſûres de l'abdomen dans les hommes en ſont une preuve convaincante.

Le diaphragme fait ce mouvement ou par la preſſion des poulmons, ou par la contraction propre ;
les poulmons ne ſont pas la cauſe de ſon abbaiſſement, puiſque cela arriveroit de même, quand on a
lié les nerfs diaphragmatiques, cependant il y a bien
de la différence, comme on peut le voir en faiſant
l'expérience.

Si l'action du diaphragme dépend de lui-même,
ou qu'il le fait par les fibres muſculaires qui ſont vers
les côtes, ou par le muſcle inférieur ; les fibres muſculeuſes qui ſont vers les côtes, ne ſçauroient devenir plus courtes, que le centre nerveux ne s'approche des côtes : or il ne peut pas s'en approcher,
qu'il ne ſoit tiré, & par conſéquent qu'il n'approche
davantage de la ligne droite, mais l'action du muſcle
inférieur eſt le principal inſtrument du mouvement
du diaphragme, il ne ſçauroit ſe contracter, comme
on le voit en jettant ſeulement les yeux ſur ſes fibres,
qu'il n'abbaiſſe le centre nerveux.

Mais quelle eſt la cauſe qui donne le mouvement au
diaphragme ? c'eſt celle qui contribuë à mettre en jeu
les muſcles intercoſtaux ; nous en parlerons ailleurs,
en donnant la méchanique de la reſpiration.

Le diaphragme étoit abſolument néceſſaire pour la
reſpiration. 1°. Comme les côtes d'un côté s'éloignent de celles de l'autre, dans l'inſpiration il a fallu
une force qui empêchât les fauſſes côtes de ſe trop
écarter, car comme elles n'ont pas un point d'appuy
ferme, les muſcles qui les élevent les auroient portées
trop en dehors. 2°. Il falloit que l'eſpace du thorax
pût ſe dilater, pour que les veſicules pulmonaires ſe
gonflaſſent bien, or le diaphragme facilite cette di-

latation. 3°. Il falloit un muscle qui pouffât les excrémens en bas, la nature a employé le diaphragme,
qui en augmentant la cavité du thorax, preffe les inteftins. 4°. Comme le diaphragme tire les côtes de
tous côtez, on voit qu'il doit pouffer vers les vertebres les cartilages antérieurs des fauffes côtes.
5°. Quand le muscle inférieur se contracte, les deux
dernieres fauffes côtes doivent être tirées en bas.

On voit par ce que nous venons de dire, que le
diaphragme seul peut augmenter la cavité du thorax,
ainfi il peut y avoir des cas où l'on ne respire que par
son abbaiffement & son élévation, & c'est-ce qui arrive quand quelque incommodité empêche les côtes
de se mouvoir.

Le hoquet est un des phœnomenes qui dépendent
du diaphragme, car ce n'est qu'une infpiration fubite
qui se fait par quelque irritation qui arrive à l'orifice
fupérieur du ventricule, quand on avale quelque chose
qui ne peut pas couler affez facilement dans l'eftomach.

LE POULMON.

LE poulmon est un viscere fort gros placé dans
le thorax, il faut y remarquer :

I. La fituation à chaque côté du thorax, & le cœur
qui est renfermé au milieu.

II. La connexion 1° avec le fternum & les vertebres par le moyen du mediaftin, 2° avec le cœur par
les vaiffeaux pulmonaires, 3° avec la trachée-artere.

III. La couleur qui est dans les enfans d'un rouge
agréable, livide ou mêlée de rouge & de blanc dans
les adultes & dans les vieillards.

IV. La figure qui approche des ongles de bœuf en
quelque maniere, quand on gonfle les veficules;

...mon est concave inferieurement, & convexe su-
...rieurement.

...Sa division en deux grands lobes, un à droit, &
...autre à gauche, chacun de ces lobes est ensuite
...visé en deux ou trois plus petits, & ceux-ci en une
...finité d'autres.

...I. La membrane dont le poulmon est environné,
...continuë avec la plevre.

...II. La substance spongieuse est composée seule-
...ent de vesicules très-petites qui peuvent se con-
...ber, & de divers conduits qui sont

...III. Les bronches qui sont composées d'anneaux
...ilagineux, & de membranes qui peuvent se con-
...ter, elles sont divisées en rameaux assez gros, &
...suite en de petites ramifications innombrables qui
...erminent en de petites vesicules, qui font la prin-
...ale substance des poulmons, & qui sont attachées
...extrémitez de leurs rameaux comme des grains de
...in à leurs grapes.

...L'artere & la veine pulmonaire qui se divisent
...de même maniere que les bronches, & qui les ac-
...mpagnent par tout, elles forment enfin autour des
...icules le raiseau de Malpighi, & elles servent à la
...culation du sang par les poulmons.

...L'artere bronchiale de Ruisch laquelle sert à nour-
...le poulmon, elle vient de l'aorte ou des intercosta-
...elle est unique ou double, quelquefois même elle
...triple, & elle est fort adhérante aux bronches.

...La veine bronchiale qui vient des intercostales
...de l'azygos.

...I. Les nerfs qui viennent du plexus torachique,
...paire-vague & de l'intercostal.

...II. Les vaisseaux limphatiques qui vont se rendre
...anal torachique.

...III. Les glandes bronchiques qui sont des glandes
...tres, qui s'attachent aux divisions des bron-

ches extérieurement, leur usage est encore incertai

XV. L'usage des poulmons est 1° de servir à la re
piration qui aide le mouvement du sang, & qui l
divise, 2° de former la voix, 3° de fournir des cou
loirs au sang pour le purifier.

REMARQUES.

Après que la trachée-artere est venuë à la quatri
me vertebre dorsale, elle se divise en deux grosse
branches qui se partagent ensuite en une infinie
d'autres ; enfin chaque petite ramification se termin
à un sac membraneux qui ressemble à un grain d
raisin attaché à sa queuë : les deux gros lobes n
sont composez que d'un amas de ces petits grains, qu
comme dit Ruisch, forment deux lobes dans le côt
gauche, & trois dans le droit, mais ils sont partag
en une infinité de petits lobules ; qu'une branch
un peu considérable soit divisée en dix ou douz
par éxemple, ces dix ou douze petits rameaux qui so
terminez par autant de petits sacs, forment un bo
quet qui fait un petit lobe, ils ne communique
point ensemble par des trous qui soient dans les ve
cules, mais seulement l'air qui y est contenu peut
monter par les queuës de ces vesicules, & entrer da
les autres par les rameaux de la trachée-artere à
quelle sont attachez les petits sacs ; ces interstices
lobes reçoivent les ramifications les plus grosses
serpentent dans les poulmons : voyons comment
petits vaisseaux s'introduisent entre les vesicules
célébre M. Malpighi dont j'ai pris ce que je viens
dire, a fait beaucoup de remarques là-dess
il se trouve des espaces entre les vesicules, m
ces espaces ne sont pas des interstices qui ne c
tiennent rien, voici ce qu'on y remarque, d
les paroits de ces petits interstices sont les vaiss
sanguins, dont les ramifications tapissent les pa

des vesicules ; M. Malpighi avoit douté durant quelque temps s'il y avoit de véritables añastomoses
entre les arteres & les veines pulmonaires, mais dans
la seconde lettre qu'il a écrite à Borelli, il se détermine pour les anastomoses ; il est vrai, dit-il, que
dans les animaux parfaits il paroît que les vaisseaux
finissent & sont ouverts, il y a cependant apparence
que ces vaisseaux, de même que dans les grenoüilles,
se répandent plus loin en forme de réseau ; comme
les vaisseaux arteriels sont continus, puisqu'ils viennent du même tronc, & que les vesicules qui les contiennent sont faites de la même membrane, on voit
que ces vesicules auront communication les unes avec
les autres, c'est aussi ce que l'expérience confirme :
mais les vesicules de la trachée-artere qui font une
expansion de la matiere des bronches, ne communiquent pas avec les interstices vésiculaires qu'elles
laissent entr'elles ; voilà une idée generale des poulmons, voyons leur action, la principale est la respiration, il faut examiner comment elle se fait ; avant
d'entrer dans le détail, je vais donner un exemple qui
mettra devant les yeux la méchanique suivant laquelle
la nature a produit ce mouvement alternatif.

Prenez un soufflet, mettez dans sa cavité une vessie
dont le col soit attaché aux parois de l'orifice du
soufflet, de telle maniere que l'air puisse entrer dans
la vessie, & non pas dans la cavité qui l'environne ;
cela étant fait, on n'a qu'à lever les parois du soufflet, l'air entrera dans la vessie & la gonflera, & voilà
l'inspiration : qu'on laisse ensuite retomber ces parois par leur pesanteur, l'air qui étoit dans la vessie,
sera exprimé, & voilà l'expiration ; l'image seroit
parfaite, si on avoit tiré les parois du soufflet avec
des cordes attachées tout au long.

Par ce que je viens de dire on voit que pour que
l'air s'insinue dans les poulmons, il faut que le tho-

rax s'élargisse; alors comme il se trouveroit un vuide
entre les parois du thorax & les poulmons, c'est une
nécessité que l'air par sa pesanteur se jette dans les
vesicules de la trachée-artere, & les gonfle de même
qu'il dilate la vessie mise dans le soufflet, on peut
décider par-là toutes ces questions proposées par des
Medecins peu Philosophes, sçavoir, 1° si les poulmons tirent ou sucent l'air pour ainsi dire, 2°
l'air n'entre dans les poulmons que par l'impulsion
qu'il reçoit du thorax; on ne sçauroit dire que l'air
soit tiré par le poulmon, ce seroit une chose aussi
impertinente que si l'on disoit que l'eau qui monte
par les pompes est attirée par les parois des tuyaux;
pour la seconde question, il faut ignorer les premiers
principes de la pesanteur des fluides, pour s'y arrêter
comme à une difficulté; il est vrai que le thorax
pousse l'air qui l'environne, mais cet air par sa seule
pesanteur entre avec force dans les poulmons. Il y a
un Auteur qui, pour faire voir que l'air n'entre pas
dans les poulmons, parce qu'il est poussé, dit qu'on
peut respirer si l'on prend un tuyau fort long qui
soit fermé par un bout de telle maniere que l'air n'y
puisse pas entrer, quand on aura l'autre extrémité à
la bouche; par-là, dit-il, il est évident que l'air
n'entre pas dans les poulmons, parce qu'il est poussé
par le thorax, cela est une preuve sans doute, mais
il faut remarquer que quand l'air entre de ce tuyau
dans les poulmons, ce n'est que par son ressort; le
thorax venant à s'élargir, le ressort de l'air du tuyau
qui est égal à la pesanteur de l'air externe, pousse les
poulmons contre les parois de la poitrine, & les
dilate, mais cette dilatation n'est pas si forte que celle
qui se fait par la pesanteur, car la pesanteur de l'air
ne diminuë pas dans les poulmons, au lieu que l'air
étant plus rare quand il est sorti du tuyau a moins
de force que quand il y est ramassé, de même qu'un

bâton un peu courbé a moins de force que quand il
est fort fléchi.

Après avoir vû la méchanique suivant laquelle se
fait la respiration, il faut venir aux instrumens que
la nature employe pour cela ; nous avons déja parlé
du diaphragme, il faut venir aux autres muscles : les
uns servent à l'inspiration, les autres à l'expiration. Les
premiers à qui l'on attribuë la dilatation du thorax,
c'est les scalenes : le premier prend son origine par
un principe charnu de la partie antérieure des apophises transverses, de la seconde, troisiéme, quatriéme vertebre du col ; il descend obliquement en devant, & va s'inserer par un tendon à la premiere côte ;
le second commence par un principe charnu à la
partie laterale des apophises transverses des mêmes
vertebres, il passe par dessus la premiere côte, & s'insere à la seconde ou aussi à la troisiéme, il est tendineux à son insertion : le troisiéme vient par un
principe charnu de la partie laterale antérieure des
apophises transverses de ces mêmes vertebres, & outre
cela de la cinquiéme & sixiéme il s'insere ordinairement à la premiere côte..... ces muscles ne servent
pas à l'inspiration, quoiqu'on en dise 1°, le col n'est pas
un point fixe à l'égard de tous ces muscles, qui par
conséquent ne sçauroient tous avoir le même usage,
2° le col étant courbé, l'inspiration se fait également-
ment, 3° dans l'inspiration on ne sent pas qu'il arrive de tension à ces muscles, 4° la premiere côte
n'a presque pas de mouvement, 5° ces muscles quoiqu'ils soient dans une direction propre à lever les
côtes, ont cependant une action bien differente de celle des muscles intercostaux externes ; malgré tout cela,
un Auteur a cru que quand les muscles qui servent
aux mouvemens du col venoit à l'affermir, & à en faire
par-là un point fixe, c'étoit une nécessité que l'action
des muscles scalenes élevât les côtes, mais on peut dire

Z iiij

qu'alors auffi ils affermiffent davantage le col en agiffant.

Le fecond mufcle qu'on donne à l'infpiration, c'eft le petit dentelé antérieur qui prend fon origine par un principe charnu de l'apophife caracoïde, il defcend obliquement en devant, & il s'attache à la partie offeufe antérieure de la feconde, troifiéme, quatriéme, cinquiéme côte ; celui-ci ne fert pas plus que les autres à l'infpiration, il faudroit pour cela que l'omoplate fût un point fixe, ce qui n'eft pas.

Le troifiéme mufcle. qu'on a cru fervir à l'infpiration, c'eft le grand dentelé antérieur qui vient par un pricipe charnu de la bafe de l'omoplate, il defcend obliquement, & va s'attacher aux huit côtes fupérieures par des digitations dont les trois ou les quatre dernieres s'engrainent avec de femblables avances qui viennent de l'oblique externe...... ce mufcle n'eft pas non plus un mufcle infpirateur. 1°. On ne fçauroit nier que les deux portions fupérieures de ce mufcle ne tirent les côtes en bas, refte donc la feule portion inférieure. 2°. Cette portion inférieure n'a pas de point fixe. 3°. On doit regarder la portion inférieure des deux mufcles comme une bande qui environneroit le thorax antérieurement, & qui feroit tirée poftérieurement par quelque force, or une telle bande ne feroit que comprimer le thorax. 4°. La direction des fibres de cette partie du grand dentelé n'eft pas la même que la direction fuivant laquelles les côtes doivent être levées. 5°. Quand on refpire, on ne fent aucune action à ce mufcle. 6°. Quand les mufcles rhomboïde, le releveur, le trapefé fe contractent, le grand dentelé eft tiré auffi, mais cela ne leve pas les difficultez dont nous venons de parler, par conféquent la traction de ce mufcle ne contribue pas à élever les côtes. 7°. Quand ces mufcles dont je viens de parler font relâchez, l'infpiration fe fait très-librement, il faut donc dire que le mufcle grand dentelé n'agit pas, car alors il n'a pas de point d'appuy.

Le quatriéme muscle est le dentelé postérieur, il prend son origine par un tendon des apophises épineuses, des deux vertebres inférieures du col, & aussi des trois supérieures du thorax il va s'inserer obliquement à la deuxiéme, troisiéme, quatriéme côte obliquement; on n'a qu'à jetter les yeux sur la direction de ses fibres, on verra que leur action ne sçauroit élever les côtes, ce muscle est plûtôt un de ceux qui agissent sur le col.

Le cinquiéme muscle auquel on a voulu attribuer l'inspiration, est le dentelé inférieur postérieur qui vient par un tendon large des trois vertebres inférieures du dos, & des deux supérieures des lombes; il se termine aux quatre fausses côtes inférieures: on a dit que par la direction de ces fibres qui d'un plan horisontal en envoyent quelques-unes en haut, il étoit nécessaire que les côtes fussent tirées en bas & en dehors, afin que le diaphragme dans l'inspiration ne tire pas ces mêmes côtes en dedans; par-là a-t-on dit, la cavité du thorax s'augmente, mais 1º s'il servoit à quelque chose dans la respiration, il abbaisseroit les côtes, ainsi il contribueroit plûtôt à l'expiration qu'à l'inspiration; il y a apparence qu'il sert d'antagoniste aux muscles de l'abdomen, pour affermir le thorax, & sur-tout les fausses côtes, je ne parlerai pas du souclavier, puisque n'aiant pas de point fixe il ne peut pas tirer les côtes en haut.

Voilà les muscles qu'on a nommé les muscles de l'inspiration; pour ce qui regarde l'expiration on lui donne pour agents les muscles de l'abdomen, il est certain qu'ils ne sçauroient se contracter, qu'ils ne resserrent la poitrine en tirant les côtes en bas: je ne crois pas cependant qu'ils ayent beaucoup de part à l'expiration; comme ils sont tiraillez dans l'inspiration, ils se remettent dans leur premier état, lorsque la contraction des muscles inspirateurs cesse; mais ni ces muscles ni d'autres, dont on a parlé, ne servent gueres à rabbaisser les côtes dans l'expiration, comme je le ferai voir ailleurs, je ne veux en donner ici qu'une raison qui combat en même-temps tous les usages qu'on a donné dans la respiration aux muscles dont nous venons de parler..... c'est que si l'on vient à enlever les muscles de l'abdomen à un chien avec ceux que nous venons d'éxaminer, l'inspiration & l'expiration se font de même qu'auparavant.

Après avoir éxaminé les muscles qui n'agissent pas dans la respiration, il faut voir ceux qui agissent, il n'y en a presque pas d'autres que les muscles intercostaux & le diaphragme ; comme nous avons déja expliqué leur action, il n'est pas nécessaire que nous nous y arrêtions, mais ces muscles ne contribuent qu'à élever le thorax, il faut voir la cause qui le resserre en rabbaissant les côtes..... 1°. Les côtes ne sçauroient s'élever, sans que les cartilages qui les attachent au sternum, ne se fléchissent. 2°. Ces cartilages fléchis étant élastiques, doivent faire effort pour se rétablir. 3°. Les côtes en se relevant poussent le sternum par sa partie inférieure ; le sternum étant plus poussé en dehors vers la partie inférieure, doit 1° se fléchir un peu ; 2°. Les ligamens qui l'attachent aux côtes doivent être tiraillez, ces deux causes cessantes il se rabbaisse, & les côtes avec lui ..... 3°. On a dit que le muscle sacrolombaire pouvoit rétrécir le thorax en rabbaissant les côtes ; mais comme les côtes roulent de haut en bas sur leur articulation qui est double, & que le grand mouvement des côtes est à la partie laterale antérieure, je ne vois pas que ce muscle puisse être d'un grand usage pour l'expiration..... cherchons à présent la cause qui produit réciproquement dans les muscles intercostaux la contraction & le relâchement.

Rien de plus embarassant que la cause qui oblige les muscles intercostaux à dilater le thorax & à l laisser resserrer..... 1°. M. Pidcarn, après Bellini, a regardé les muscles inspirateurs comme n'ayant pas d'antagoniste. 2°. Il a supposé que tout muscle tendoit à se contracter ; en effet un muscle qu'on partage transversalement, rapproche d'abord de ses attaches ses parties coupées, d'ailleurs l'action violente des muscles dans les luxations en sont une preuve. 3°. De-là ces grands Philosophes ont conclu que les muscles inspirateurs devoient se contracter & élever les côtes, puisqu'ils n'ont pas d'antagoniste qui leur soit un obstacle ; alors le thorax se dilate, mais dans cette dilatation il arrive, selon eux ou leurs sectateurs, deux choses qui sont ensuite cause de l'expiration. 1°. Les fibres musculaires par leur tiraillement réïteré par plusieurs impulsions, élevent les côtes au de-là du point où elles seroient en équilibre par leur résistance avec l'action des muscles. 2°. L'air qui entre avec rapidité, acquiert plus de force en descendant, & par ses diverses impulsions pousse les côtes au de-là de ce point où seroit l'équilibre dont nous venons de parler ; ils portent pour éxemple les vibrations des pendules ou des corps élastiques fléchis qui se débandent tout-à-coup. 3°. Après que les côtes ont été poussées au de-là de leur point d'équilibre, le mouvement des causes qui les poussent venant à diminuer, elles se trouvent avoir plus de force, alors elles retombent & rétrécissent le thorax ; mais de même qu'elles étoient montées au de-là du point où elles devoient s'arrêter pour être en équilibre, elles vont aussi en descendant plus loin qu'il ne faut, alors les muscles intercostaux agissent de nouveau comme auparavant, ainsi la respiration ayant une fois commencé, ne doit jamais cesser..... pour renverser ce sentiment on n'a qu'à demander pourquoi les côtes & les muscles intercostaux ne se mettent pas enfin en équilibre ; quelque chose qu'on puisse dire, cela doit arriver, on n'a 1° qu'à attacher des cordes fines fort élastiques au soufflet dont nous avons parlé, de telle maniere qu'elles puissent élever les parois pour que la vessie se gonfle. 2°. A joindre de telle maniere les deux parois du soufflet, qu'il y ait quelque machine à ressort qui résiste un peu à leur séparation, on verra si les mouvemens alternatifs de ces corps se continueront long-temps...... si l'on proposoit cette question au plus petit Méchaniste, il diroit d'abord que ces mouvemens ne sçauroient continuer; n'est-il pas surprenant que d'habiles gens puissent soûtenir que cela suffit pour expliquer les mouvemens de la respiration ? je ne parlerai pas des cadavres récens dans lesquels les muscles peuvent encore avoir quelque contraction, comme on le voit dans les dissections; selon Pidcarn & Bellini, la respiration devroit se continuer quelque temps après la mort.

Baglivi peu content de ce qu'on avoit écrit avant lui, nous a cherché une autre cause de la respiration, il nous a dit qu'on s'étoit trompé, parce que l'on avoit toûjours pris la cause pour l'effet; on a, dit-il, cru que l'air entroit, parce que le thorax se dilate, & au contraire le thorax ne se dilate que par l'action de l'air; il en est de même, selon lui, que des soufflets perpétuels, quand on place un tuyau de telle maniere qu'une extrémité répond au foyer d'une cheminée, & l'autre hors la maison, l'air qui est dehors est plus condensé, & par conséquent plus pesant que l'air qui est autour du feu du foyer, il doit donc entrer & chasser l'autre; mais comme il se rarefie à son tour, il est obligé de ceder la place à celui qui le suit, c'est de cette maniere que Baglivi veut que la respiration se fasse: l'air extérieur entre dans la cavité des poulmons par sa pesanteur, alors la chaleur le rarefie, & cette rarefaction éleve les côtes en aggrandisfant la capacité du thorax, ensuite l'air extérieur qui se trouve plus pesant que l'air intérieur qui est rarefié, fait retomber les côtes ; ces mouvemens , selon cet Auteur , se continuent de la même maniere jusqu'à la destruction de la machine..... on pourroit réfuter cette opinion en demandant seulement d'où vient que dans ceux qui viennent de mourir la respiration ne se continuë pas durant quelque temps, puisque la chaleur est encore assez considérable, mais il y a une autre raison qui la renverse entierement, car si la respiration se fait de cette maniere, d'où vient que si l'on vient à ouvrir le thorax, les poulmons s'affaissent, & la respiration ne se fait plus; la chaleur interne est cependant assez considérable , puisque l'animal est encore en vie..... pour faire voir qu'il arrive souvent que des Auteurs qui ont beaucoup de réputation, se font illusion, & donnent dans des opinions ridicules, éxaminons ce qui doit arriver par la rarefaction de l'air. 1°. L'air extérieur comment entrera-t-il dans les poulmons d'un nouveau né ? il ne peut pas le faire par sa pesanteur, toute la pesanteur de l'admosphere presse la poitrine, ainsi cette même pesanteur ne dilatera pas les poulmons; Baglivi a raisonné là-dessus, comme s'il avoit dit que l'air par sa pesanteur peut écarter les deux parois d'un soufflet qui seroient éxactement colées l'une à l'autre , ce qui est ridicule. 2°. Quand même l'air entreroit dans les poulmons, qu'arriveroit-il ? s'il venoit à se rarefier tout-à-coup , il s'étendroit dans les endroits où il trouveroit moins de résistance, or l'air qui est à l'entrée de la bouche lui résisteroit moins , car s'il éleve les côtes, il faut vaincre & leur résistance, & celle de l'air qui les presse, il est donc évident qu'il s'étendra par la trachée-artere , d'autant plus que l'air extérieur, l'aidera par sa pression sur tout le corps ? comment se fera par-là l'élevation des côtes ? & de plus comment se pourra-t-il faire que cet air qui sera sorti, rentre ? les difficultez que j'ai détaillées dans le premier article, ne prouvent-elles pas le contraire ? 3°. Baglivi dit que la pression de l'air externe doit faire sortir l'air qui a gonflé la poitrine, mais cela ne doit-il pas arriver, dès que cet air commence à se raréfier ? je ne vois pas pourquoi l'air externe attendroit que celui qui est en dedans eût élevé le thorax, il doit agir dès le premier effort que fait cet air intérieur pour se dilater. 4°. On n'a qu'à faire une machine dans laquelle l'air s'échauffe extraordinairement, & l'on verra si les mouvemens alternatifs commenceront & se continueront ; on se rendroit ridicule, si l'on vouloit soûtenir que cela arriveroit.

Bergerus a cru trouver la cause des mouvemens alternatifs de la respiration dans l'air qui reste toûjours dans les poulmons après la premiere expiration ; cet air échauffé peu-à-peu oblige les poulmons à se dilater, & leur sert, pour ainsi dire, d'aiguillon ; il est vrai qu'il reste toûjours un peu d'air qui est échauffé continuellement par la chaleur, mais 1° cet air ne sçauroit causer la premiere inspiration, puisqu'il n'y a pas d'air dans les poulmons des nouveaux nez. 2°. Cet air s'il étoit capable de gonfler les poulmons, pourroit empêcher l'air externe d'entrer, car il auroit plus de force. 3°. L'animal ne respire plus, dès qu'on a enlevé le sternum, cependant l'air renfermé devroit produire le même effet qu'auparavant. 4°. L'air ne peut pas servir de *stimulus*, il s'ensuivroit de-là que l'inspiration se feroit toûjours par l'ordre de la volonté, ce qui est faux.

Il y a des Philosophes qui ont expliqué la respiration de la maniere suivante. 1°. Dès qu'il se trouve dans le corps humain quelque partie blessée, d'abord la puissance qui meut notre machine, s'y transporte, pour ainsi dire ; ou, pour parler plus exactement, elle

agit dans cette partie avec plus de force, par éxemple,
quand on se sent brûler la main, on la retire d'abord;
quand on dort même, si l'on passe par les lévres
quelque matiere qui chatoüille les houpes nerveuses,
d'abord le muscle orbiculaire se met en jeu : on voit
encore que ceux qui dorment portent la main sur les
endroits où ils sentent quelque démangeaison, enfin
les muscles qui sont blessez entrent en contraction.
2°. Ce principe étant posé, que doit-il arriver, quand
le sang ne pouvant plus circuler librement dilatera
l'artere pulmonaire? alors le sentiment d'inquiétude
qui succede à cet arrêt du sang, avertit, pour ainsi
dire, la puissance motrice de tirer les rénes, & d'a-
gir sur les muscles intercostaux qui venant à se contracter, dilatent le thorax; après que la cavité de la
poitrine sera devenuë plus ample, les vesicules pulmonaires se gonfleront, les vaisseaux se déployeront,
les interstices qui sont entre les vesicules trachéales,
deviendront plus spacieux, le sang pourra s'insinuer
sans peine dans les arteres; mais comme le sang gonflera beaucoup les vaisseaux; tandis que les poulmons
seront gonflez d'air, on sentira une nouvelle inquiétude,
cette inquiétude avertit la puissance motrice de lâcher
les rénes, pour que les côtes retombent par leur poids,
& de faire agir les muscles qui peuvent resserrer la
poitrine..... ce sentiment ne sçauroit se soûtenir,
il seroit impossible que la main, par éxemple, se re-
müât toûjours alternativement pour nous délivrer
d'une incommodité, sans remarquer que cela vient
de notre volonté, & que ce n'est qu'un sentiment
désagréable qui nous porte à ce mouvement, nous
nous appercevrions de cela parfaitement en veillant,
mais jamais nous ne sentons aucune inquiétude ou
stimulus, pour me servir des termes de ceux qui soûtiennent ce sentiment, la respiration marche sans que
nous y pensions ; dans l'apoplexie où les sens sont

presque entierement éteints, la respiration n'est pas
interrompuë, cependant alors est-on sensible à ce
stimulus, durant le sommeil où une partie du sentiment s'émousse, la respiration est plus forte que lorsque nous veillons, cependant le contraire devroit
arriver.

Il y a eu divers autres sentimens que je ne rapporterai
pas ; Aristote, & après lui Cœsalpin, & Hofman se
sont imaginez que le cœur. faisoit dilater les poulmons, mais il faudroit pour cela que l'inspiration &
l'expiration répondissent aux battemens du cœur.

Averrhoës a cru que les poulmons ne devoient leurs
mouvemens qu'à une force qui leur étoit particuliere, Platerus & Sennert ont suivi cette idée, & ont
dit que sans cela il y auroit toûjours un mouvement
violent ; comme ces Auteurs ne portent pas de raison
pour appuyer leur sentiment, on n'en donnera pas
pour les réfuter : Thomas Bartholin qui leur a répondu, a dit seulement que les poulmons avoient de
la disposition à se mouvoir, mais qu'ils ne contenoient pas la cause du mouvement ; il n'avance pas
plus qu'eux, puisqu'il ne donne aucune raison ; il
auroit pû dire que le thorax ayant été ouvert, on ne
voit plus de mouvement dans les poulmons : pour
Willis je ne sçai ce qu'il a prétendu là-dessus, quand il
avancé qu'il y avoit dans toutes les fibres un mouvement naturel de *systole* & de *diastole*, c'est ne rien
expliquer..... après avoir réfuté tous ces sentimens, il faut donner celui qui nous paroît le plus
vraisemblable.

Dès qu'un enfant est né, 1° l'air qui entre dans la
bouche & dans le nez, le fait d'abord éternüer, met
en jeu par cet éternüement le diaphragme & les nerfs
intercostaux. 2°. Le sang qui passe abondamment
dans l'aorte, agit avec force sur les muscles intercostaux qui étant destituez d'antagoniste, se contractent

davan-

davantage..... ces deux caufes contribuent à dilater
la capacité du thorax, & par conféquent à faire entrer l'air qui gonfle alors les poulmons ; mais quand
l'air eft entré, le fang qui diftend les vaiffeaux, ne
coule pas aifément dans les veines, parce qu'il n'eft
pas preffé dans les poulmons ; il arrive donc 1º que
les mufcles intercoftaux ne reçoivent plus tant de
fang, car il en paffe moins dans le ventricule gauche,
quand les poulmons font gonflez. 2º. Il ne coule
plus tant de fang dans le cerveau, par conféquent les
nerfs ne font plus fi tendus ; les caufes qui contractent
les mufcles intercoftaux venant donc à diminüer, ces
mufcles fe relâchent ; par leur relâchement les côtes
tombent, fuivant la méchanique que nous avons ex-
pliquée plus haut : les côtes étant abbaiffées, le fang
eft exprimé des poulmons dans le ventricule gauche,
alors les caufes qui donnoient aux mufcles intercoftaux la contraction, recommencent, car le fang fe
jette en grande quantité dans le cerveau & dans les
mufcles intercoftaux..... Cette explication me paroît préférable aux autres, parce qu'elle eft plus
méchanique & plus naturelle ; les difficultez qu'elle
peut fouffrir s'expliquent beaucoup plus aifément que
celles qui combattent les autres hypothèfes.

On peut objecter 1º que cette contraction alterna-
tive arrivera par tout où il y aura des mufcles, mais
cette objection difparoîtra, dès qu'on fera réfléxion
que tous les mufcles, excepté les intercoftaux, ont des
antagoniftes ; dans ceux-là il n'arrivera aucun changement qui faffe mouvoir les parties auxquelles ils font
attachez, puifque la force diminuera ou augmentera
également dans les deux antagoniftes : pour les inteftins qui font un mufcle creux de même que le ventricule, les mouvemens alternatifs pourront s'y faire
fentir, & ce mouvement dans le tuyau inteftinal
produira un efpece de *mouvement periftaltique*, mais

A a

ce movement fera bien différent de celui dont nous
avons parlé ailleurs , puifqu'il arrivera également
& en même-temps dans tout le tuyau , il n'y aura
qu'un relâchement infenfible , parce qu'il n'y a pas de
force qui agiffe contre les inteftins , comme les côtes
agiffent contre les mufcles intercoftaux.

On objecte 2° que fi ce relâchement étoit vrai , on
devroit fentir quelque différence dans le poulx , car
le fang ne venant plus en fi grande quantité devroit
caufer des battemens moins forts dans les arteres.....
à cela on peut répondre qu'on ne fçauroit douter
que , quand on eft accablé de fommeil, les parties du
corps ne foient plus relâchées qu'auparavant; cependant , quand on dort , le poulx devient plus fort , ainfi
on ne fçauroit conclure que le poulx doive s'affoiblir
dans le cas dont il s'agit..... venons à préfent à quelques phénoménes qui fe préfentent dans la refpiration.

Les poulmons tendent toûjours à fe refferrer. 1°.
Dans les animaux qui meurent dans la machine du
vuide , on trouve les poulmons entierement affaif-
fez. 2°. Il en eft de même dans ceux qui meurent fubi-
tement environnez du feu de la foudre. 3°. Si on
gonfle les poulmons d'un cadavre, l'air en eft chaffé
par le poids des poulmons..... tout cela n'offre aucune difficulté: les rameaux des bronches fortent les
uns des autres à angles aigus ; & comme ils font
compofez d'une matiere forte, ils réfifteront, quand
on les écartera: or on ne fçauroit gonfler les poulmons, fans écarter les rameaux, puifque les veficules
qui font au bout auront leurs centres qui répondent
à l'axe des rameaux beaucoup plus éloignez que dans
le refferrement ; pour les poulmons des cadavres, il
faut remarquer que les interftices qui font entre les
veficules trachéales ne font plus remplis par le fang,
ainfi il fe formera des vuides entre ces veficules, &
ces vuides ne fçauroient arriver, fans qu'on trouve

une grande réſiſtance du côté de l'air quand on gonfle les veſicules pulmonaires ; on peut encore dire que les bronches, ſi la trachée-artere ne regarde pas le centre de la terre par ſon ouverture, peſent les unes ſur les autres, ainſi elles doivent s'approcher......
il s'enſuit de-là 1° qu'il faut à l'air une certaine force pour élever les poulmons. 2°. Que ſi l'air devient fort leger, il ne ſçauroit les élever, ni par conſéquent les dilater ; or c'eſt ce qui arrive, quand les animaux meurent dans la machine du vuide, & quand on eſt ſuffoqué par les feux de la foudre, car alors l'air n'a pas de force ; dans le premier cas, parce qu'il manque ; & dans le ſecond, parce qu'il eſt rarefié extraordinairement, les veſicules & les bronches doivent donc tomber les unes ſur les autres par leur peſanteur : on peut dire la même choſe de la difficulté qu'on trouve à reſpirer l'air ſur les montagnes élevées ; l'air qui y eſt beaucoup plus leger, ne peut pas ſi bien ſoulever des rameaux des bronches : la facilité que trouvent les aſthmatiques à reſpirer dans les campagnes voiſines de Londres plûtôt que dans la Ville, ne vient que de la peſanteur qui varie par les fumées dont cette Ville eſt couverte continuellement, & qui viennent du charbon de pierre qu'on brûle au lieu de bois ; il ne faut pas s'imaginer qu'il y ait de l'air entre la plevre & les poulmons pour y produire l'affaiſſement qu'on trouve ; quand un animal eſt mort dans le vuide, le poulmon remplit éxactement la cavité du thorax ; d'ailleurs les bleſſûres des poulmons qui ſont accompagnées d'un affaiſſement des trachées & des veſicules, font voir que s'il y avoit de l'air entre la plevre & les poulmons, la reſpiration ne ſçauroit ſe faire. J'ai fait entrer de l'air entre les poulmons d'un chien & la plevre, dès lors l'animal ne put plus reſpirer, il y a cependant une différence entre l'air qui ſeroit renfermé dans la cavité du thorax & celui qui

A a ij

y entreroit par des blessûres qui demeureroient ouvertes ; quand il y a de l'air renfermé dans le thorax,
il se dilate, quand la cavité vient à s'élargir ; ainsi l'air
extérieur qui est plus fort, parce qu'il est moins condensé, pourra entrer en partie dans les poulmons ;
mais quand les blessûres sont ouvertes, l'air externe
ne doit pas plus entrer dans les bronches que dans
une vessie qu'on ne gonfle pas.

2°. On a demandé si la respiration étoit volontaire ou non ; il n'y a pas de doute que la volonté
ne puisse l'accelerer ou la retarder, mais on demande
si la respiration ordinaire ne se fait pas par un acte
de la volonté : il semble d'abord que cette question
est sans fondement, puisque nous respirons l'air sans
y penser, cependant ce n'est pas peut-être sans quelque raison qu'on demande cela, car quand on se pro-
mene, on marche sans y penser, on s'occupe d'af-
faires importantes qui fixent tellement l'attention,
qu'on ne fait aucune réfléxion au mouvement des
pieds ; il semble alors qu'il suffise que la puissance motrice ait donné aux pieds un mouvement qui se
continuë sans qu'il soit besoin d'en revenir à un nouvel acte de la volonté ; ne se pourroit-il pas que
dans la nécessité où nous sommes de respirer, nous
nous fussions fait une habitude de lever & d'abbaisser
le thorax ? cette action ne pourroit-elle pas se continuer durant le sommeil, de telle maniere que la
puissance qui meut notre corps, se portât dans les
muscles de la respiration par la même raison qu'elle
nous fait porter la main sur quelque partie où l'on
sent quelque démangeaison durant le sommeil ?
Malgré toutes ces raisons on peut dire que la respiration n'est pas un effet de la volonté, puisqu'elle subsiste dans l'apoplexie où le sentiment est éteint ; on a
voulu prouver qu'elle n'étoit pas volontaire, parce
que nous ne sçaurions l'arrêter long-temps, mais i

Galien remarque qu'un esclave se donna la mort en s'empêchant de respirer. 2°. On ne sçauroit s'obstiner long-temps à se faire souffrir des douleurs extraordinaires, cependant c'est une chose qui dépend de nous.

3°. On croiroit peut-être qu'il faut une action réciproque dans des muscles opposez pour faire la respiration, & qu'il seroit besoin 1°. de muscles qui élevassent le thorax pour y faire entrer l'air, 2°. de muscles qui se contractassent ensuite pour le rabaisser, & qui par conséquent eussent une action contraire à celle des autres ; mais par ce que nous avons établi, on voit que cela n'est pas nécessaire, car il suffit qu'il y ait d'abord une cause qui agisse sur les muscles intercostaux, & qui ensuite cesse d'agir, alors les mouvemens alternatifs d'inspiration & d'expiration se feront nécessairement : pour les muscles qui couvrent le thorax, & qui servent à mouvoir le bras, l'omoplate, le col, ils peuvent porter quelque différence dans la respiration, mais c'est plûtôt en l'empêchant qu'en l'aidant, car on n'a qu'à tendre avec force les muscles de l'omoplate & de l'humerus qui sont attachez autour de la poitrine, & on verra que la respiration sera plus difficile, cependant c'est alors seulement qu'ils pourront être de quelque usage, parce que l'omoplate est fixée. On voit par l'action des muscles intercostaux ou des autres qui ont quelque attache au thorax, qu'il n'est pas possible que les vaisseaux pulmonaires ayent le même diametre durant deux momens de suite, car les muscles dilatent toûjours la cavité de la poitrine, ou la resserrent, & le sang coule toûjours dans les poulmons, ou en sort.

4°. La volonté peut arrêter durant quelque temps le mouvement de la respiration, mais elle ne sçauroit arrêter le mouvement du cœur, c'est parce qu'outre

les muscles intercostaux qui sont destituez d'antagonistes, & qu'ils agissent avec le diaphragme par une
nécessité méchanique, il y a des muscles qui peuvent
s'opposer à leurs mouvemens, quand la volonté les
fera agir; tels sont les muscles de l'abdomen, & ceux
dont nous avons parlé, mais pour le cœur il n'y a
pas de muscle qui puisse le contre-balancer, ainsi la
volonté ne sçauroit arrêter son action : malgré cette
différence qui se trouve entre l'action du cœur & des
muscles intercostaux, il y a une certaine harmonie
entre la respiration & les mouvemens du cœur; après
un certain nombre de battemens il arrive un certain
nombre d'inspirations : suivant l'explication que
nous avons donnée, cela doit arriver ainsi, car un
certain nombre de battemens de cœur doivent pousser une certaine quantité de sang dans les muscles
intercostaux & dans le cerveau; or de-là il doit s'ensuivre une certaine action dans ces muscles & dans
les nerfs; mais si les poulmons ont besoin du cœur,
le cœur à son tour a besoin des poulmons, car ou
ils sont pleins de sang, ou vuides; s'ils en sont pleins,
il faut qu'ils le versent dans le ventricule gauche, autrement le cœur ne sçauroit se mouvoir; s'ils sont
vuides de sang, & qu'ils ne puissent pas en recevoir,
le sang qui viendra de tout le reste du corps, sera
obligé de s'arrêter à l'oreillette droite & au ventricule droit, ainsi la circulation sera supprimée, & la
vie avec elle; dans ceux qui sont étranglez, ou l'air
est arrêté dans l'inspiration, ou dans l'expiration; si
c'est dans l'inspiration, le poulmon qui est rempli de
sang, ne peut pas se vuider, parce que le ressort de
son tissu n'est pas assez fort pour faire passer le sang
par un nombre prodigieux de ramifications entrelacées, si c'est dans l'expiration, le sang ne pourra pas
s'introduire entre les vesicules affaissées : il semblera
peut-être, par ce que je viens de dire, qu'il faudroit

qu'il y eût toûjours une expiration qui répondît à chaque contraction pour faire couler le sang dans l'oreillette gauche, mais une expiration ramasse toûjours dans les gros vaisseaux veineux du poulmon une assez grande quantité de sang pour remplir plusieurs fois le ventricule gauche ; d'ailleurs l'inspiration qui gonfle les vésicules, presse en même-temps les gros troncs veineux, & les oblige à se décharger dans le ventricule gauche: tandis que les liqueurs du corps humain sont dans un parfait équilibre, les mouvemens du cœur & du thorax sont fort doux, sur-tout quand le corps est en repos ; mais dès qu'il arrive quelque dérangement dans ces liqueurs circulantes, le cœur s'en ressent d'abord ; & s'il est fort irrité par les obstacles qu'il trouve, il pousse le sang avec force dans les instrumens qui relevent le thorax, tout cela dérange la respiration ; que si la respiration est troublée par la toux, ou par quelque maladie pulmonaire, le cœur à son tour doit s'en ressentir, par conséquent ce dérangement pourra s'étendre dans tous les vaisseaux : cette sympathie qui se trouve entre les mouvemens du cœur & des poulmons, ne prouve pas que l'action de l'un doive cesser en même-temps que celle de l'autre ; dans les mourans, par exemple, le cœur & les oreillettes palpitent long-temps après que la respiration a cessé, le cœur peut se mouvoir long-temps par le seul ressort de ses fibres, comme on le peut voir par plusieurs expériences faites sur le cœur d'anguille, &c. ainsi il n'est pas surprenant que le mouvement du cœur survive, si je puis ainsi parler, à la respiration.

5°. Il peut arriver divers dérangemens à la respiration. 1°. Le sang peut n'être poussé qu'avec peu de force dans les organes qui élevent le thorax, alors la respiration sera difficile ; mais s'il y entre avec violence, & que les nerfs soient fort agitez, le mouve-

A a iiij

ment s'augmentera extraordinairement, les contractions feront fortes, & pourront devenir convulfi-
ves. 2°. Si la plevre vient à être enflammée, les
côtes ne pourront fe mouvoir, fans qu'elle foit di-
ftenduë, par conféquent la refpiration ne pourra fe
faire qu'avec le diaphragme; ou, fi les côtes s'élevent,
ce ne fera que très-peu: quand les mufcles intercoftaux font bleffez, on voit qu'il doit s'enfuivre de
grands dérangemens, de même que fi les poulmons
font attaquez; car outre ce qui arrivera par la fympa-
thie des nerfs pulmonaires avec les autres, le poulmon
ne fçauroit être preffé fans un fentiment de douleur,
ainfi la refpiration fera très-difficile : on remarque
dans la peripneumonie, dans l'afthme, dans l'agonie, que les mufcles qui revêtent la poitrine, agiffent
beaucoup , alors le col, l'omoplate, les côtes inférieures, le dos, ont un mouvement vifible. cela vient
de ce que le malade, pour faire ceffer les douleurs
qu'il fent, & pour faciliter la refpiration, met en
mouvement tous les mufcles qui peuvent donner au
thorax une fituation différente. 3°. Un air fec & fort
chaud dérange la refpiration, parce qu'il diffipe l'humidité des poulmons, & y laiffe feulement la matiere vifqueufe, alors la chaleur s'augmente avec l'embaras des vaiffeaux , ainfi les mouvemens de la poitrine ne doivent pas être fi aifez, puifque le fang s'y
ramaffe en plus grande quantité, qu'il n'y peut pas
couler fi aifément, & que les parties font irritées par
la chaleur. 4°. L'air froid racourcit le diametre des
vaiffeaux, empêche qu'ils ne tranfpirent, coagule le
fang, enflamme par-là les poulmons. 5°. L'air qui
eft trop humide, relâche les fibres des poulmons,
permet aux vaiffeaux de fe dilater, puifque leur réfiftance diminuë, & que l'air humide eft plus leger
que l'air fec, de-là vient que le fang & la limphe
s'accumulent dans les poulmons. 6°. L'air qui eft

trop pefant dilate trop les veficules pulmonaires, ces veficules étant trop dilatées fe preffent trop les unes contre les autres ; & au lieu de donner paffage au fang, ils le lui ferment, car qu'on prenne des veffies qui ne foient pas renfermées, & qui ayent un grand efpace pour s'étendre ; elles s'arrondiront parfaitement quand on les gonflera, & ne fe toucheront que par quelques points ; mais fi elles font refferrées dans quelque lieu étroit, alors elles fe replieront, & rempliront par leur figure irréguliere l'efpace qu'elles laifferoient vuide, fi elles pouvoient s'étendre librement ; s'il y avoit des canaux entre ces interftices, ils fe trouveroient fort comprimez. 7°. Si l'air eft fort léger, il n'aura pas affez de force pour lever les poulmons, & leur faire fuivre la dilatation du thorax, ainfi le fang ne pourra pas entrer dans les poulmons. Il arrivera de grands défordres, quand le fang ne peut pas entrer dans les poulmons ; mais quand il y eft en trop grande quantité, 1° il doit exprimer beaucoup de ferofité dans la cavité des bronches. 2°. Le cœur qui en reçoit beaucoup, doit en pouffer une grande quantité dans les mufcles infpirateurs. 3°. Comme la quantité du fang qui gonfle les poulmons incommode, on refpire plus fréquemment pour le faire fortir..... Après avoir vû les dérangemens qui peuvent arriver à la refpiration, expliquons deux phénoménes dont le premier a paru fort embaraffant.

Quand un animal eft renfermé dans un lieu refferré qui n'a pas commerce avec l'air extérieur, d'où vient qu'il meurt bien-tôt ? 1°. Dans un lieu où il fe trouve affez d'air pour remplir les poulmons de l'animal, quel obftacle peut enfin déranger la refpiration ? 2°. La pefanteur de cet air ne diminuë pas, car nous fuppofons le lieu tellement fermé, que l'air n'en puiffe pas fortir, ainfi il fe trouvera toûjours

affez de force pour dilater les poulmons. 3°. La rarefaction ne fçauroit rendre cet air plus leger, ou
lui faire produire les effets d'un air leger, car il
femble d'abord qu'il ne lui arrive autre chofe qu'une
dilatation par laquelle les poulmons doivent être
gonflez avec plus de force, & que c'eft cette nouvelle force qui fait que les veficules étant trop tenduës ne peuvent donner paffage au fang; il faudroit
dans ce cas là, que la circulation ceffât, & par
conféquent que l'animal pérît, mais en cela il n'y
a rien de vraifemblable, car par le Barometre on
a trouvé que cet air ne changeoit prefqu'en rien par
rapport à fa pefanteur ; il ne refte donc à dire
autre chofe, fi ce n'eft que comme la quantité des
matieres qui fortent du corps par la tranfpiration, eft
fort confidérable, l'animal fe trouve, pour ainfi dire,
nageant dans l'eau; cela peut être un obftacle à la
refpiration, d'ailleurs la chaleur qui s'augmente toûjours dans l'air, peut irriter le tiffu pulmonaire. Il
y a un Philofophe qui a cru que la tranfpiration qui
mêloit l'eau avec l'air, lui enlevoit fon élafticité dans
un lieu étroit; fi cela étoit ainfi, il eft certain que
l'air renfermé n'auroit pas affez de force pour gonfler
les poulmons : il eft vrai qu'il y a des liqueurs qui
diminuent le reffort de l'air, mais je n'ai pas trouvé
que l'eau le diminuât: lorfqu'on a monté un degré fort long, on eft effoufflé lorfqu'on eft arrivé
au haut ; cela ne vient que de ce qu'en montant
on fait de grandes infpirations, comme on peut le
remarquer; par ces grandes infpirations qui font fu-
bites, tandis que les expirations font beaucoup plus
lentes, le fang fe ramaffe en grande quantité dans les
poulmons, ainfi il faut des expirations fréquentes
pour l'en faire fortir, les mouvemens des mufcles
contribuent auffi beaucoup à ramaffer le fang dans
les poulmons..... voilà les principaux phénoménes

de la respiration, voyons-en l'usage; pour cela voyons tout ce qui peut arriver aux fluides qui sont poussez par le cœur dans les vaisseaux pulmonaires.

1°. Si un fluide entre de l'artere pulmonaire dans une infinité de ramifications dont les diametres deviennent toûjours plus petits, il faut qu'il soit plus pressé dans ces filieres. 2°. Que ses parties étant chacune exposées les unes après les autres aux battemens des arteres, changent de figure & se resserrent. 3°. Que les parties se détachent les unes des autres, au moins les molecules qui passent dans les filieres les unes après les autres, car auparavant comme elles étoient dans de gros vaisseaux, rien ne les séparoit. 4°. Dans l'inspiration cette liqueur passera à chaque moment du contact des vesicules dans des endroits où elles ne se touchent pas, par conséquent l'air & la chaleur qui se trouvent dans les poulmons doivent la rarefier avec les vaisseaux dans ces endroits, ainsi il y aura dans les humeurs qui sont sorties du ventricule droit un mouvement réciproque continuel. 5°. De tout cela il s'ensuit que les parties chileuses qui entrent du ventricule droit dans les poulmons, étant pressées par celles qui les suivent, & par les vaisseaux dans les filieres, doivent devenir plus solides; & suivant la grosseur dés extrémitez capillaires, trois, quatre ou cinq parties s'uniront & s'arrondiront, alors le chile se change en sang. Lewenhoek n'a remarqué d'autre différence entre le chile & le sang, si ce n'est que les parties du sang étoient composées de plus de globules, voilà donc une union qui se fait: j'ai dit qu'il se faisoit encore une séparation, car ces globes composez de plusieurs globules se séparent les uns des autres, puisqu'il faut qu'ils passent les uns après les autres; si le sang ne se forme qu'en partie à la premiere circulation par les poulmons, il se forme dans les suivantes peu-à-peu. 6°. Le sang étant passé dans les veines, les parties dont nous venons de parler se replongent dans une grande quantité de phlegme & dans la limphe qui a reçû de grands changemens de même que le sang ; d'ailleurs l'air qui a été comprimé dans les filieres, éloigne les parties du sang par son ressort qui se met en liberté dans les veines. 7°. C'est tous ces changemens qui donnent au chile la disposition nécessaire qu'il lui faut pour nourrir les parties ; car 1° nous remarquons que lorsque les poulmons sont mauvais, la nourriture des parties ne se prépare pas comme il faut. 2°. Quand le chile a circulé quelque temps dans tout le corps, il est plus propre à former de bon lait....... On peut juger par-là de tout ce qu'on a dit sur le nitre aérien qui s'introduisoit dans les poulmons ; examinons les raisons qu'on a porté pour prouver ce sentiment.

Les Auteurs ont eu diverses vûës, quand ils ont voulu prouver que l'air entroit dans le sang par les poulmons ; Borelli a cru que l'air étoit absolument nécessaire pour donner une oscillation au sang : Sylvius s'est imaginé qu'il étoit besoin que l'air entrât dans les vaisseaux pulmonaires pour y porter un nitre rafraîchissant, dont le sang échauffé dans le cœur ne pouvoit pas se passer. Lower a dit que ce nitre étoit nécessaire pour donner la couleur rouge au sang ; d'autres enfin ont avancé que l'air rafraîchissoit le sang, & enlevoit ses fuliginositez.

Ces Auteurs, pour prouver que l'air entroit dans les poulmons, ont dit, 1° que le sang est plus rouge en sortant des poulmons qu'en y entrant, cela doit arriver sans le secours d'un nouvel air, comme nous l'avons remarqué ; d'ailleurs on ne dira pas que l'air entre dans la rate, cependant le sang en sort plus fluide & plus rouge. 2°. Sylvius & Swammerdam disent que si l'on souffle dans une trachée-artere encore chaude, l'air passe dans le cœur ; Harvée, Hig-

mor, Bohn, répondent que cela n'arrivera jamais,
à moins qu'on ne force le tissu pulmonaire. 3°. Thruston ayant injecté une liqueur noire dans l'artere
pulmonaire d'une brebis, dit que cette liqueur reflua
dans les bronches ; cette expérience est combattuë
par les mêmes preuves que la précédente : d'ailleurs,
si cela étoit ainsi, comment dans l'état naturel le
phlegme du sang ne sort-il pas de ses vaisseaux, de
même que cette liqueur qui n'est pas plus subtile ?
cette objection paroîtra très-forte, si l'on fait réfléxion que, lorsqu'on pompe l'air de la machine du
vuide, le sang ne sort pas du poulmon des animaux.
4°. D'autres Auteurs qui ont été frappez de ces difficultez, en ont ajoûté d'autres ; ils ont dit que, de
même que l'air qu'on soufle dans la jugalaire d'un
chien, fait mourir cet animal, il pourroit aussi produire le même effet, s'il entroit dans le sang des
poulmons ; mais cette expérience ne devoit pas les
arrêter : l'air qu'on souffle peu-à-peu dans le sang, ne
produit pas cet effet ; si par la veine-cave on envoye
de nouvel air dans le sang d'un animal suffoqué, le
cœur qui n'avoit nul mouvement, se réveille d'a-
bord ; mais si l'air entroit en trop grande quantité
dans le sang, alors les vaisseaux seroient trop distendus, & ne pourroient plus se contracter, par conséquent la circulation ne pourroit plus se faire. 5°. L'air,
dit-on, est absolument nécessaire dans le sang pour
contre-balancer l'air extérieur, & pour diviser les
matieres visqueuses qui pourroient trop épaissir les
humeurs qui circulent dans notre corps, s'il n'y avoit
de petites parties d'air qui en se contractant & se
débandant continuellement, obligent les matieres
du sang à se diviser, cette division est une suite nécessaire du ressort de l'air & du mouvement du cœur ;
car le cœur ne sçauroit pousser le sang, qu'il ne
comprime l'air qui y est mêlé : cet air, dès que le

cœur ceſſera de battre, ſe débandera par ſon reſſort, & écartera les parties de ſang qui le preſſoit; d'ailleurs échauffé par la chaleur du corps, il fait effort continuellement pour ſe rarefier, ce qui ne ſçauroit être, ſans que les matieres qui l'environnent, ſe diviſent: la nature qui a vû la néceſſité de l'air dans le ſang, y en a fait entrer une aſſez grande quantité, comme on le peut voir dans la machine du vuide, car ſi l'on y met un animal, il ſe gonfle d'abord, & les poulmons n'ayant rien qui les ſoûtienne, s'affaiſſent; pour le ſang, il boüillonne, & il ſe forme de l'écume à ſa ſurface quand l'air a été pompé, les parties ſolides même ſe gonflent, & laiſſent échapper de petites bulles d'air; Boile & d'autres Philoſophes ont fait ces expériences. Il eſt ſurprenant que Lewenhoek ait avancé qu'il n'y avoit pas d'air dans le ſang ou dans l'urine, ou que s'il y en avoit, ce ne pouvoit être qu'un air fort ſubtil & bien différent de l'air ordinaire. De tout ce que je viens de rapporter, on a voulu conclure que l'air devoit entrer par les poulmons dans le ſang, on a cherché pour cela des paſſages; Bergerus croit qu'il ne faut pas à l'air des ouvertures particulieres pour s'inſinuer dans le tiſſu des poulmons, il s'imagine que l'air peut entrer par les pores des veſicules; il dit, après Borelli, que les parties d'air mêlées avec la limphe, ſe concentrent, & deviennent propres à pénétrer les pores des veſicules: l'air, quand il entre dans les liqueurs, ſe diſſout en quelque maniere, comme les expériences de M. Mariote le prouvent; les molecules d'air peuvent pénétrer dans nos poulmons, ſelon Bergerus, comme elles peuvent ſortir de notre corps par la tranſpiration de même que des arbres; pour prouver cela, il dit que quand on ſouffle dans les bronches, l'air paſſe avec l'humidité: la même choſe arrive, quand on y pouſſe quelque liqueur colorée, car on

la voit revenir avec de l'écume par la veine pulmonaire; pour cela, dit-il, il n'eſt pas néceſſaire qu'on force
les poulmons: l'air répandu dans les œufs ſe ramaſſe à
l'extrémité à travers leurs membranes, ne pourra-t-il
pas pénétrer de même notre corps en venant dans les
poulmons? Toutes ces raiſons ne prouvent pas qu'il
entre plus d'air par les poulmons que par les pores
de la peau. 1°. Si l'air entre dans les vaiſſeaux pulmonaires, il faut qu'il pénétre les veſicules bronchiques. 2°. Il doit s'inſinuer dans les veſicules qui ſont
entre les bronchiques. 3°. Il doit enſuite pénétrer
toutes les membranes des vaiſſeaux. 4°. L'air n'entre
jamais dans les veſicules vaſculaires, ou qui renferment
les vaiſſeaux, s'il n'eſt pouſſé avec force. 5°. Quand
on ſouffle les veſicules vaſculaires, on ne peut pas ſans
violence faire entrer l'air dans les bronches. 6°. Les
veſicules bronchiques s'applatiſſent, dès que les vaſculaires ſont gonflées: il s'enſuit de-là qu'on ne
peut pas ſoûtenir que l'air entre dans les vaiſſeaux par
les poulmons.

Borelli a eu raiſon de dire qu'il falloit à un animal
une certaine quantité d'air pour donner l'oſcillation
aux parties, mais il pouvoit dire que cet air entroit avec le chile par les vaiſſeaux lactées. Sylvius,
qui a voulu que l'air portât dans le ſang un nitre
rafraîchiſſant, n'a eu d'autre raiſon que ſon imagination; on peut dire la même choſe de Lower, qui a
avancé que la rougeur du ſang ne venoit que du nitre
de l'air; il n'eſt pas extraordinaire de voir des opinions mal fondées ſe répandre par tout comme des
véritez: celle-ci a eu une vogue qu'elle ne mérite
pas. Il eſt peu de gens qui, lorſque vous demandez
d'où vient que le ſang eſt rouge, ne vous répondent,
c'eſt le nitre de l'air qui lui donne cette couleur, mais
1°. il faudroit prouver auparavant que l'air s'inſinuë
dans le ſang. 2°. Qu'il contient un eſprit nitreux;

nous avons vû si la premiere opinion est fondée; pour la seconde, on ne peut pas douter qu'il ne se répande dans l'air quelques exhalaisons nitreuses, mais 1° elles n'y sont qu'en très-petite quantité. 2°. Elles sont mêlées d'autres matieres salines & huileuses. 3°. Elles n'ont pas un esprit nitreux bien développé. 4°. On a beau exposer à l'air les terres qui s'unissent intimement à l'esprit nitreux, il n'y a que certains endroits où elles s'en impreignent. 5°. Quoyqu'on expose le lait, ou une matiere chileuse à l'air, la couleur rouge n'y vient pas.

Il est surprenant que des hommes si habiles ayent été chercher des usages imaginaires; tous les animaux ont des poulmons, ou quelque chose d'équivalent: les papillons, selon Malpighi, ont quelquefois-jusqu'à dix-huit poulmons oblongs qui envoyent leurs trachées-arteres à la circonference du corps; si l'on vient à boucher leurs orifices par quelque matiere huileuse, ces insectes meurent d'abord avec des convulsions; les vers ont à côté de l'anus deux trous qui sont les ouvertures des trachées-arteres, qui se continuent lateralement vers la tête, & envoyent des rameaux vers les visceres d'un côté & d'autre: les lézards & les serpens ont des poulmons membraneux composez de petites vesicules, ou de petites cellules, dans lesquelles l'air entre; toute la différence qui se trouve entre les animaux au sujet des poulmons, se réduit à la situation ou à la forme: les tortuës ont les poulmons dans le ventre inférieur; la trachée-artere perce le diaphragme, & se rend à une masse où l'on voit des vesicules & des cellules qui approchent des rayons de miel: il y a des bandes musculeuses pour faire l'expiration. Les grenoüilles ont des poulmons composez de deux lobes en forme de cone; ces lobes sont remplis de cellules qui approchent aussi des rayons de miel:

les

les poiſſons qui, excepté le dauphin, les baleines, &c.
n'ont pas de poulmons, ont cependant des organes
qui ſont équivalens, on y remarque des eſpeces de
bronches compoſées de cartilages oblongs, ſemblables à des feüilles poſées les unes ſur les autres, &
attachées à une baſſe oſſeuſe; la nature a donné aux
poiſſons cette eſpece de poulmons, pour qu'ils puiſſent attirer & rejetter l'eau & l'air, mais on ne
ſçauroit dire que les poiſſons euſſent beſoin de la
reſpiration, pour que le nitre aërien entrât dans
leur ſang, ainſi il faut chercher un autre uſage à la
reſpiration.

Le principal uſage de la reſpiration eſt de former
le ſang; le chile vient d'abord du cœur aux poulmons, il n'a reçû juſques-là preſqu'aucun changement; mais quand il s'inſinuë dans les vaiſſeaux pulmonaires, il paſſe par les filieres: les globules d'huile
qui ſont dans le chile, ſont preſſez l'un contre l'autre, par cette preſſion ils s'attachent & forment les
globules de ſang tels que Lewenhoek les a remar-
qués; enfin la limphe y devient plus tenace, & plus
propre à s'arrêter dans les parties qu'elle doit nourrir, les autres uſages ſe réduiſent aux ſuivans : Les
poulmons ſervent 1° à la déglutition, 2° à former
la voix, 3° à pouſſer les matieres fœcales hors du
corps, 4° à faire avancer le chile dans les vaiſſeaux
lactées, 5° à porter les corps odoriferens aux nerfs
du nez. Il y en a qui ont donné pour uſage à la
reſpiration de rafraîchir les poulmons, mais il ne paroît pas que cet uſage ait lieu dans pluſieurs animaux,
dans les poiſſons, par exemple, cela ne peut pas avoir
lieu, puiſque leur ſang eſt froid.

B b

LA TRACHE'E-ARTERE.

LA trachée-artere est un canal qui s'étend depuis la gorge jusqu'aux poulmons, il faut y remarquer :

I. La situation à la partie moyenne & antérieure du col.

II. La connexion avec le fonds de la bouche, avec les poulmons, & avec l'œsophage.

III. La division en larynx & en trachée-artere, proprement dite ,

IV. Le larynx qui est la partie supérieure la plus épaisse & la plus grosse, ou la tête, il faut y observer

V. L'ouverture qu'on appelle *glotte*, elle peut se dilater ou se rétrécir pour varier les sons.

VI. Les cinq cartilages qui ont une figure & une connexion particuliere : le premier se nomme *tyroïde*, parce qu'il a la forme d'un bouclier, il forme ce qu'on appelle *la pomme d'Adam* ; le second est le cartilage *cricoide* ou *annulaire* : le troisiéme & le quatriéme se nomment *les cartilages arythænoïdes* ; le cinquiéme est l'*épiglotte*, où l'on doit remarquer ses ligamens & ses petites glandes, ce cartilage couvre la glotte.

VII. Les sinus ou les ventricules du larynx qui sont sous l'épiglotte.

VIII. La membrane qui revêt la partie interne, & qui est glanduleuse.

IX. Les muscles qui sont au nombre de quatorze, *voyez* la myologie.

X. La trachée-artere, proprement dite, est le canal qui commence où finit le larynx, il faut y remarquer :

XI. Le commencement où elle se trouve ronde, & où elle est assez large pour donner entrée à un doigt.

XII. L'extrémité qui est plus étroite, & qui se divise en rameaux nommez *bronches* qui se distribuent dans le poulmon, comme nous l'avons dit.

XIII. La substance qui est formée de seize ou vingt anneaux cartilagineux, & de tuniques.

XIV. Les anneaux sont imparfaits, car ils sont membraneux à l'endroit où ils sont adhérens à l'œsophage, afin qu'ils ne soient pas un obstacle à la déglutition.

XV. Les tuniques joignent les anneaux, l'extérieure a des fibres annulaires, l'interne est faite de fibres longitudinales & musculeuses, il y a dessous beaucoup de glandes.

XVI. Les vaisseaux arteriels viennent des carotides, les veines viennent des jugulaires.

XVII. Les nerfs viennent des recurrens & du plexus cervical.

XVIII. L'usage de la trachée-artere est de servir à la respiration, à la voix, & à la déglutition.

XIX. La glande tyroïde, est une glande considérable qui est la partie inférieure du larynx antérieurement & lateralement. *Voyez* le Traité des Glandes.

REMARQUES.

La partie supérieure de la trachée-artere est la plus grosse & la plus considérable, on la nomme *larynx*, elle est composée de plusieurs cartilages : le premier est le cartilage tiroïde, c'est une espece de bouclier qui a quatre angles, les deux supérieurs sont longs, & vont s'attacher aux cornes de l'os hyoïde, les deux angles inférieurs sont plus courts ; le cartilage cricoïde est un anneau coupé obliquement, la partie la plus courte est la face antérieure du larynx sous le cartilage tiroïde, la partie la plus longue est poſtérieure : les cartilages arythænoïdes ſont une eſpece de triangle, ils appuyent par leur baſe qui eſt plus groſſe que le reſte ſur la partie ſupérieure de la portion poſtérieure du cartilage cricoïde ; l'épiglote qui eſt pointuë dans les chiens, ne l'eſt pas dans l'homme, elle reſſemble à une langue dont l'extrémité ſeroit fort obtuſe, & qui ſeroit voûtée en dedans ſelon la direction de ſon axe : ces piéces ainſi poſées ſont unies par des muſcles, par des ligamens, & par des membranes, le tuyau qu'elles forment eſt mobile & peut ſe reſſerrer ; voyons les muſcles qui ſervent à leur donner du mouvement. 1°. Il y a deux muſcles qui viennent du ſternum & de la clavicule, & vont s'attacher au cartilage tiroïde, leur contraction tire le larynx en bas, & s'éloigne de l'épiglote. 2°. Il y en a deux qui viennent de l'os hyoïde, & vont s'attacher au cartilage tyroïde, ils tirent le larynx en haut. 3°. Il s'éleve deux muſcles de la partie inférieure poſtérieure du cartilage cricoïde, & qui vont t'attacher à l'angle externe de la baſe de chaque cartilage arytenoïde. 4°. Il en part deux autres de la partie laterale du cartilage cricoïde ſous l'aîle du tyroïde, ils s'attachent aux côtez des cartilages arythænoïdes, c'eſt les antagoniſtes des précédens. 5°. De l'échancrure du cartilage tyroïde à côté il part deux plans muſculeux couverts d'une membrane, ils vont s'attacher aux cartilages arythænoïdes. Ces muſcles ſont comme des cordes dans le tuyau du larynx, revêtus de la membrane qui tapiſſe le larynx, ils forment une fente qui modifie l'air qui ſort, peut-être que les ſinüoſitez qui ſont à côté de cette fente, y contribuent auſſi ; à ces muſcles qui ſervent à mouvoir le larynx, on peut y ajoûter le plan muſculeux qui va du cartilage tyroïde au pharynx. 6°. De la partie laterale du haut de la portion ſupérieure & poſtérieure du cartilage cricoïde

part un plan musculeux de chaque côté, il va s'attacher à la pointe du cartilage arytenoïde, l'un croise
l'autre. 7°. Enfin il y a des muscles arytenoïdiens
simples, transvenaux, qui prennent d'un cartilage à
l'autre, on y remarque quelques fibres obliques. 8°. A
côté de l'épiglote il y a des fibres charnuës qui font
ses muscles.

L'usage de tous ces muscles est assez clair, dès qu'on
connoît leur situation; ils font destinez à élargir, à
rétrécir, ou à élever le larynx: je ne m'étendrai pas
davantage là-dessus; ceux qui liroient l'usage de ces
muscles, n'y entendroient rien, s'ils ne sçavoient leur
situation auparavant; & ceux qui sçavent la situation
& la direction des fibres, n'ont pas besoin d'un plus
long détail: d'ailleurs l'usage des muscles ne peut
mieux être marqué, qu'en décrivant leurs attaches,
& la direction de leurs fibres; on peut voir la myologie là-dessus.

Le son n'est produit que par une compression subite des parties de l'air, cette compression se fait par
des corps dont les parties venant à être comprimées
tout-à-coup, se rétablissent d'abord, & obligent l'air
à se resserrer; cela arrive, par éxemple, quand on
frappe sur une cloche, les parties venant à s'écarter,
leur ressort pousse les parties de l'air qui sont obligées de se fléchir, & qui en faisant effort pour se re-
mettre en l'état où elles étoient, viennent frapper le
tympan: dans la formation de la voix ce n'est pas par
la collision de deux corps que l'air est mû, c'est l'air
même qui allant heurter contre les bords de la glote,
se brise, & fait plusieurs vibrations qui forment le
son de la voix.

Dans le violon, à proportion que les cordes sont
plus grosses, plus longues, plus courtes, ou plus lâches, le son doit varier, car les vibrations se font alors
avec plus ou moins de force & de vîtesse; il en est

de même, selon quelques Auteurs, de l'organe de la voix : lorsque les paroits de la glote sont plus ou moins longues tenduës, écartées, les vibrations qu'elles communiquent à l'air, sont, selon eux, tout-à-fait différentes ; mais le seul resserrement de la glote bien tendue varie les tons, l'air qui vient d'un lieu fort large, passe rapidement dans le larynx, cette rapidité avec laquelle il va heurter contre la glote, y cause des vibrations : plus l'ouverture de la glote est étroite, plus l'air y passe avec rapidité, & plus le son est aigu ; on voit par-là que ceux qui s'efforcent à donner à leur voix un son fort aigu, seroient suffoquez enfin, s'ils continuoient long-temps, car, comme ils rétrécissent la glote presqu'entierement, il ne peut sortir que peu d'air, il leur arrive donc la même chose qu'à ceux à qui on arrête la respiration ; mais si l'on vient à trop élargir l'ouverture de la glote, l'air qui passera sans peine & sans beaucoup de vîtesse, ne se brisera point, ainsi il n'y aura pas des frémissemens, de-là vient que ceux qui veulent donner à leur voix un ton trop grave, ne peuvent former aucun son : éxaminons la méchanique suivant laquelle se forme la voix.

La trachée-artere a été comparée à une flute, on a cru qu'elle contribuoit au son de même que les tuyaux des instrumens à vent, mais on ne parle qu'en rendant l'air ; il faudroit pour qu'il se trouvât quelque rapport entre la flute & la trachée-artere, qu'on parlât quand l'air se jette dans les poulmons : une autre différence considérable qu'il y a entre le canal d'une flute & celui des poulmons, c'est que l'air passe dans la flute avec une rapidité extraordinaire, au lieu que l'air sort très-lentement quand on chante, & ne souffre aucune violence jusqu'à ce qu'il soit parvenu à la glote.

L'air qui revient lentement des poulmons, passe avec violence par la fente de la glote, parce qu'il marche d'un efpace large dans un lieu fort étroit, c'eft donc là le véritable endroit où fe forme le fon ; l'efpace de la bouche & des narines ne contribuë en rien à le produire, mais il lui donne divers affaifonnemens : on peut le voir par l'altération de la voix dans les rhumes, ou lorfque le nez eft bouché.

Le fon dont nous venons de parler, forme la parole & les tons dont la variété offre tant d'agrémens à l'oreille ; voyons premierement en quoy confifte la parole, & pourquoy l'homme eft prefque le feul animal qui ait le don de parler.

Un Philofophe célébre me difoit un jour en parlant de la voix, qu'il ne pouvoit comprendre quelle étoit la différence de la lettre *A* & de la lettre *B* prononcées fur le même ton ; car, me difoit-il, les tons ne différent entre-eux que par la célérité des vibrations de l'air, or *A* & *B* font par la fuppofition fur le même ton, comment pourront-elles donc frapper l'oreille diverfement ?

Il eft certain qu'on ne peut fuppofer que la différence de ces deux lettres prononcées fur le même ton, vienne du plus ou du moins de mouvement, puifqu'on peut les prononcer avec la même force fur *fol* ou *fa*, mais il eft évident que l'air diverfement réfléchi doit varier les mêmes tons ; c'eft les modifications que la bouche donne à l'air qui font toutes les différences qui fe trouvent dans la prononciation des voyelles.

Il y a plufieurs inftrumens qui fervent à la parole, la langue eft le principal, comme tout le monde fçait ; les lévres & les dents y contribuent auffi beaucoup, l'expérience le fait voir dans ceux qui perdent les dents, ou qui ont des lévres mal configurées : la luette eft encore d'un grand ufage pour articuler ; ceux à qui elle manque, ne parlent pas diftinctement.

Venons à la feconde queftion, fçavoir, d'où vient

que la plûpart des animaux ne peuvent pas avoir
l'ufage de la parole ? on croiroit d'abord qu'il leur
manque pour parler quelque inftrument abfolument
neceffaire; mais on fe tromperoit, fi on avoit une telle
idée : à l'exception de la luette, ils ont tout ce qu'il
faut pour pouvoir parler ; il eft vrai qu'en quelques-
uns la langue n'eft pas figurée comme il faut pour
cela, fa figure pointuë y eft un obftacle dans les pies
qui prononcent affez bien, fi on leur coupe la pointe
de la langue.

Ce que je dis au fujet des animaux eft fi vrai, qu'on
fait parler les chiens & les chats, en donnant à leur
gofier une certaine configuration dans le temps qu'ils
crient ; cela ne doit pas paroître furprenant, après
qu'on eft venu à bout de faire prononcer une fen-
tence affez longue à une machine dont les refforts
étoient certainement moins déliez que ceux des animaux dont nous parlons.

Qu'eft-ce donc qui empêche que les animaux ne
parlent ? c'eft qu'il n'y a pas en eux un être qui fçache
fe fervir de leurs organes ; il y en a quelques-uns qui,
à force de répétitions, fe font une habitude de prononcer quelques mots, mais ils n'en retiennent
qu'un très-petit nombre : les perroquets ont une langue ronde, & c'eft pour cela qu'ils prononcent mieux
que les autres oifeaux ; on voit par-là pourquoi on
eft obligé de couper la pointe de la langue aux pies,
afin qu'elles puiffent prononcer quelques mots.

Comme la prononciation de chaque lettre demande une configuration différente dans les lévres, on
peut fe faire entendre à des fourds & à des müets par
le feul mouvement des lévres ; j'en ai vû plufieurs
éxemples : fi la langue d'un homme fourd depuis la
naiffance n'eft pas mal difpofée, on pourroit le faire
parler ; Conrad Aman en a donné un éxemple fameux dans une fille Hollandoife qui étoit müette &

fourde de naiſſance ; il la fit parler, lui apprit le latin & le hollandois, & la rendit capable de ſoûtenir une converſation en voyant le mouvement des lévres dans ceux qui lui parloient.

Après avoir traité de la parole, venons au chant, & voyons en premier lieu à quoy ſert la cavité de la bouche : nous avons déja dit qu'elle conſiſtoit au réſonnement, mais ce réſonnement ne conſiſte pas dans une réfléxion ſimple , c'eſt un réſonnement toûjours proportionné aux tons qui ſe forment dans la glote, car dans les tons élevez cette cavité ſe racourcit, & elle s'allonge dans les tons bas; cet allongement & ce racourciſſement arrivent par l'éleva- tion & par l'abbaiſſement du larynx qui ne reſte ja- mais dans la même ſituation dans les inflexions de la voix, quelque inſenſibles qu'elles puiſſent être.

Mais l'allongement & le racourciſſement de la bouche ſervent-ils à former les tons de même que dans certains inſtrumens dont les tons dépendent de la longueur du tuyau ? Non, le peu d'étenduë de la bouche qui n'a tout au plus que ſix pouces, ne ſçau- roit mettre une voix à l'uniſſon d'un tuyau d'une certaine étenduë , cependant nous voyons que les voix de baſſe bien creuſes peuvent aller juſqu'à l'u- niſſon d'un tuyau de huit pieds de long, tous les tons viennent de la glote qu'on ne peut comparer qu'avec les inſtrumens dont les tons ne dépendent pas des dimenſions de leurs tuyaux, mais ſeulement de l'anche.

On a comparé la glote à l'anche du haut-bois, mais ce que nous venons de dire fait voir ſur quel fonde- ment cela eſt appuyé ; l'anche du haut-bois produit le ſon, mais c'eſt les dimenſions de l'inſtrument qui en forment les tons ; je ne parcourerai pas les autres inſtrumens pour faire voir en quoi ils différent de la glote, je me contenterai de dire qu'il n'y a rien

qui ait plus de rapport avec cette fente du larynx
que cet intervale qui se trouve dans un chassis mal
colé avec la baye d'une fenêtre, le vent qui enfile
cet interstice y produit un son par la même méchanique qui produit la voix: mais quelle différence entre ces deux instrumens pour ce qui regarde leurs
effets? toute l'industrie humaine ne sçauroit tirer
un son agréable d'un chassis, & la glote est une
source de modulations qui charment nos sens; voici
les causes qui différencient leurs effets: 1°. L'air qui
pousse les chassis, ne peut être moderé dans ses mouvemens, au lieu que celui qui est poussé dans la glote,
trouve des instrumens tout prêts à lui donner la vîtesse ou la lenteur que demandent les tons. 2°. Il y
a sur la glote une languette nommée *épiglote*, qui par
ses vibrations différentes peut donner à l'air beaucoup de modifications ; les cartilages arytenoïdes
qui sont renversez sur la glote, peuvent produire un
effet semblable par les divers mouvemens dont ils
sont capables: on voit par tout cela qu'il y a quelque
différence entre la structure du chassis bruyant & la
glote qu'on peut regarder comme un instrument à
languette. 3°. La bouche modifie, augmente, tempere le son, selon des proportions qu'elle observe
toûjours en se racourcissant ; il ne se trouve pas de
pareil instrument dans le chassis, ainsi l'effet en doit
être bien différent.

La glote est formée par deux muscles qui viennent
du cartilage tiroïde parallelement, & vont se joindre
chacun au cartilage arythænoïde qui lui répond ; ces
muscles qui sont revêtus d'une membrane, laissent
entr'eux un intervale qu'on nomme *la glote*, cet intervale peut s'élargir & se resserrer postérieurement
par les seuls mouvemens des cartilages arythænoïdes,
c'est ce resserrement ou cet élargissement qui produit la différence des tons, cela se sent dans le chant,

ſe voit dans les inſtrumens , & ſe confirme par la
Phyſique.

Ce rétréciſſement & cet élargiſſement de la glote
nous offrent un phénoméne merveilleux ; l'ouverture
d'une anche de baſſe de haut-bois embouchée n'eſt au
plus que d'une ligne , & celle d'un deſſus embouchée n'eſt que de demie ligne : là-deſſus nous pouvons ſuppoſer que l'ouverture d'une glote de deſſus
n'eſt que de demie ligne , & celle d'une baſſe , d'une
ligne ; or ce petit eſpace combien de ſubdiviſions ne
ſouffre-t-il pas en formant toutes les differences des
tons ? ſelon le calcul qu'on a fait pour la glote de
deſſus à laquelle même on a donné l'étenduë d'une
ligne quoyqu'elle ſe réduiſe peut-être à un quart
de ligne , il ſe forme plus de 9632 ſubdiviſions : la
glote , ſelon l'ordre de la volonté , va choiſir éxactement laquelle on veut de ces ſubdiviſions dans l'eſpace d'une ligne ; pour voir un éxemple de la promp-
titude & de l'éxactitude de la glote on n'a qu'à mettre
deux cordes à l'uniſſon parfait ſur une monochorde ,
car ſi l'on racourcit l'une de ces cordes d'une 2000
partie , l'oreille s'apperçoit d'abord de la diſſonance ,
& la voix qui étoit à l'uniſſon des deux cordes , en-
tonnera d'abord le ſon de celle qui eſt racourcie , or
cette différence ſe réduit à $\frac{1}{196}$ de ton : voilà une
partie des merveilles de la voix ; éxaminons quelques
particularitez de la glote.

S'il arrivoit que l'anche d'un inſtrument ſe trouvât
fort lâche , il ne pourroit s'y former aucun ſon ; la
raiſon en eſt que le ſon ne vient que des vibrations : or
un corps lâche ne peut cauſer des vibrations dans l'air ;
ce relâchement peut venir de l'humidité qui enleve
leur reſſort aux parties du tuyau : on voit par-là que ,
ſi la glote vient à ſe relâcher par les fluides qui l'humectent , la voix ſe perdra de même que ſi elle venoit à s'ouvrir extraordinairement par quelque acci-

dent ; si elle se desséchoit de telle maniere qu'elle ne fût plus fléxible, on voit qu'il arriveroit des dérangemens à la voix : dès que les lévres ne sont pas moüillées par la salive, on ne peut pas sifler si aisément, parce que les lévres étant séches ne peuvent pas s'ajuster si bien ; il en est de même de la glote : d'ailleurs quand les surfaces d'un corps sont séches, l'air qui va les heurter, glisse trop aisément, ainsi il faut un peu d'humidité pour l'arrêter, afin qu'il se puisse briser sur les parties qu'il rencontre.

Pour que la voix se forme aisément, il faut 1° de la souplesse dans les muscles qui ouvrent & resserrent la glote; s'ils devenoient paralytiques, on ne pourroit plus former de son. 2°. Il faut que les ligamens qui unissent les piéces du larynx, obéissent facilement. 3°. Il faut une liqueur qui humecte continuellement le larynx ; peut-être que le suc huileux de la glande tyroïde exprimé par les muscles qu'on nomme *sternotyroidiens*, contribuë à rendre la surface interne du larynx glissante, & par conséquent plus propre à former la voix. 4°. Il faut que le nez ne soit pas bouché, autrement l'air qui se réfléchit & se modifie diversement dans le fonds de la bouche qui conduit au nez, forme un son désagréable ; on appelle cela *parler du nez*, mais mal-à-propos, car alors tout l'air passe par la bouche, & le nez bouché n'en reçoit que peu ou point. 4°. Il faut que le thorax puisse avoir une dilatation considérable, car si les poulmons ne peuvent pas bien s'étendre, il faudra reprendre haleine à chaque moment, ainsi la voix tombera ou s'interrompra désagréablement.

Quand il se passe dans l'ame quelque sentiment de joye, aussi-tôt cela paroît sur le visage ; & quand nous sommes surpris agréablement par quelque chose, nous le témoignons par le *ris :* on ne sçauroit expliquer comment à l'occasion d'une idée ce mouve-

ment se produit aux lévres & au reste du visage, on
ne doit pas même esperer d'y parvenir jamais; il y a
quelques phénoménes qu'on peut expliquer plus aisément. 1°. Lorsqu'on est fort frappé de quelque idée
plaisante ou ridicule, on rit avec bruit, la poitrine
se resserre & devient immobile, le larynx en même-
temps est comprimé, le diaphragme agit par de petites secousses, & fait sortir l'air impétueusement à
diverses reprises. 2°. Comme il y a une liaison entre
le diaphragme, les muscles du visage & du larynx
par le moyen des nerfs, on ne doit pas être surpris si
les mouvemens du diaphragme se font sentir au visage & au larynx. 3°. Puisque les poulmons sont
comprimez dans l'expiration, on voit que dans le
temps qu'on rit, le sang ne doit pas passer librement
dans les vaisseaux du poulmon, ainsi la circulation
ne se fait pas alors avec facilité. 4°. Le ris dégénére
quelquefois en convulsion, cela n'est pas surprenant,
puisqu'il n'est lui-même qu'une espece de convulsion; le diaphragme étant violemment agité, peut par
le moyen de l'intercostal, de la huitiéme paire, & des
nerfs diaphragmatiques, causer des convulsions dans
les muscles avec lesquels ces nerfs communiquent ou
médiatement ou immédiatement. 5°. Quand on rit,
les veines jugulaires se gonflent de même que la tête,
cela vient de ce que les nerfs qui ont liaison avec le
diaphragme environnent ces vaisseaux; pour la tête,
c'est une nécessité qu'elle devienne enflée, puisque le
sang ne peut alors se décharger dans les veines non
plus que la serosité. 6°. Il arrive souvent qu'en riant
on vient à ne pouvoir pas respirer, cela doit arriver
ainsi, quand les secousses continuent long-temps &
avec violence dans le diaphragme. 7°. Quand on
rit long-temps & avec beaucoup de force, il peut se
faire que les vaisseaux pulmonaires se rompent par la
violente compression du diaphragme; aussi a-t-on

vû succeder à ces violentes secousses des crachemens de sang. 8°. L'apoplexie ne vient que d'un arrêt du sang ; or dans l'article deuxiéme nous avons dit que le sang ne passoit pas librement dans les vaisseaux pulmonaires ; il se pourra donc faire que l'apoplexie succedera quelquefois aux mouvemens violens qui agitent le diaphragme, quand on rit. 9°. Si, lorsqu'on rit avec excès, on peut être incommodé, le contraire arrive, quand on rit modérément ; par tous les mouvemens qui arrivent alors en divers endroits, le sang se divise, les vaisseaux qui n'avoient pas assez de force pour chasser les humeurs, sont pressez, plusieurs parties qui étoient sans vigueur, sont agitées & reçoivent plus de sang, les humeurs sont poussées dans les pores secretoires, la transpiration s'augmente, &c.

Si quelque matiere incommode les poulmons, il s'excite un mouvement qu'on nomme *toux*, il se fait par le moyen des organes de la respiration. 1°. L'air étant entré par l'inspiration, est retenu quelque temps ; c'est l'irritation qu'on sent dans les poulmons, qui est cause qu'on retarde pour un moment l'expiration pour tâcher de faire sortir ce qui incommode ce viscere, alors les muscles de l'abdomen entrent en contraction, leur mouvement pousse le diaphragme avec force, les poulmons pressez violemment par diverses secousses, se vuident de l'air qu'ils contiennent par ces secousses, l'air poussé à diverses reprises contre le larynx, y forme un son chaque fois qu'il va y heurter avec force : quand j'ai dit qu'on retarde pour un moment l'expiration, pour faire sortir ce qui incommode les poulmons, je n'ai pas prétendu que cela fût toûjours volontaire, je n'ai voulu expliquer que la toux qui est libre ; lorsqu'il y a quelque violente irritation dans les poulmons, il survient dans le diaphragme des convulsions qui forment une toux qu'on n'est pas maître d'arrêter.

2°. Quand l'air fort avec violence, les matieres qui incommodent les poulmons font enlevées, quand elles fe trouvent à fon paffage, & qu'elles peuvent fuivre fes mouvemens ; il arrive auffi que les diverfes fecouffes que reçoivent alors les poulmons, font fortir les liqueurs arrêtées dans quelques couleirs où elles caufoient de l'irritation, il fe peut faire encore que le fang ou la limphe arrêtée qui peuvent irriter les nerfs par leur âcreté, viennent à reprendre leur mouvement par l'agitation du tiffu des poulmons ; cependant fi la toux continuë long-temps, bien loin qu'elle faffe couler les liqueurs, elle contribuë à les arrêter, car dans ces violens mouvemens dont elle agite les poulmons, les vaiffeaux & les couloirs fe dilatent beaucoup, le fang qui ne peut pas fortir librement, non plus que quand on rit, forme enfin ces veficules qu'on trouve dans les poulmons des phthyfiques. 3°. On remarque que, quand on rit beaucoup, on touffe, c'eft une fuite méchanique des mouvemens qui s'excitent alors dans les poulmons ; dans le temps qu'on rit, le fang ne coule pas librement, comme nous l'avons remarqué ; il eft extrêmement preffé dans fes vaiffeaux par les diverfes fecouffes dont nous avons parlé, or cela ne fçauroit fe faire, que les nerfs qui font dans la fubftance des poulmons ne foient irritez ; on ne doit donc pas être furpris s'il furvient une toux : d'ailleurs il n'y a pas grande différence entre l'action par laquelle nous rions, & celle par laquelle nous touffons ; l'une & l'autre ne dépendent que de l'air qui fort par diverfes fecouffes réiterées, elles ne différent 1° qu'en ce que les mouvemens font plus violens dans la toux, 2° en ce qu'ils ne font prefque pas interrompus dans les ris, au lieu qu'ils le font beaucoup dans la toux, 3° en ce qu'on ouvre plus le larynx quand on touffe, le le cartilage tiroïde fe baiffe, & par-là l'épiglote par sa pointe s'éloigne des cartilages arytenoïdes ; enfin on met le larynx dans la situation où il est, quand on fait une grande expiration : on voit par-là que le bruit de la toux doit être sourd quelquefois ; mais si la toux est violente, alors l'air qui passera par la glote, y excitera un son qui sera fort, & alors le cartilage tiroïde ne descendra point : le bruit sourd dont nous venons de parler, est celui que font les asthmatiques qui ne respirent qu'avec peine, & qui alors retirent un peu en arriere les angles de la bouche, comme quand on veut rire..... par la même raison qu'on tousse après avoir ri, on peut tousser après avoir chanté, crié, parlé long-temps, le sang qui ne coule pas bien irrite les poulmons. 4°. Les mouvemens déréglez qui arrivent au ventricule, produisent souvent la toux, on voit d'abord que cela doit être ainsi, parce que la paire-vague donne des rameaux au poulmon & à l'œsophage ; quand il arrivera donc une irritation dans l'un, elle se fera sentir dans l'autre, aussi a-t-on remarqué qu'une toux opiniâtre a produit souvent des vomissemens.

L'éternument se fait aussi par les organes de la respiration. 1°. Il y a un rameau de nerfs de la cinquiéme paire, qui part de l'union avec la sixiéme paire, ce rameau vient se rendre à la membrane pituitaire du nez. 2°. Quand ce nerf vient à être irrité, l'intercostal, le vague, & par conséquent les nerfs des muscles qui servent à la respiration, doivent sentir cette irritation. 3°. Les nerfs des muscles qui servent à l'inspiration, ayant été irritez, c'est une nécessité que ces muscles entrent en contraction. 4°. Comme les nerfs du nez sont fort sensibles, ils produisent de grands mouvemens dans les nerfs qui vont aux muscles inspirateurs, c'est ce qui fait que le thorax se dilate tout-à-coup extraordinairement. 5°. Cette dilatation subite pourroit être suivie d'un resserrement

lent ;

ges, elle le seroit même, si les muscles qui servent à l'expiration, n'avoient pas des nerfs qui fussent irri-tez, de même que ceux des muscles inspirateurs ; comme ces muscles inspirateurs sont plus forts que les expirateurs, leur action a d'abord prévalu, mais durant le temps qu'ils agissent, la résistance augmente, & les nerfs des muscles expirateurs étant toûjours irritez, y causent une contraction qui l'emporte en-fin sur les muscles inspirateurs. 6°. La violence avec laquelle les muscles expirateurs se contractent, com-prime extraordinairement les poumons, l'air par-là est obligé de sortir avec violence. 7°. Par la commu-nication des nerfs, les muscles qui servent à élever la racine de la langue, entrent aussi en contraction, par là l'air ne sçauroit sortir par la bouche, mais il est jetté impétueusement dans la cavité des narines ; & si là la matiere muqueuse qui se filtre dans la membrane pituitaire s'est ramassée dans ses réservoirs, les se-coussés de l'air s'enlevent, & la font sortir. 8°. Les muscles qui poussent l'air des poulmons dans la tra-chée-artere, sont les muscles de l'abdomen, le dia-phragme, puisqu'il se relâche dans l'expiration, n'y est pas de grand usage, c'est sur-tout le muscle trans-verse de l'abdomen qui agit, aussi voit-on que l'épi-gastre est considérablement enfoncé.

Le baaillement est encore un phénoméne de la res-piration qu'on ne sçauroit expliquer d'une maniere qui satisfasse. 1°. Quand on baaille il se fait une contra-ction presque de tous les muscles sur lesquels la vo-lonté agit. 2°. Durant le baaillement la cavité du thorax s'augmente, & l'air entre peu-à-peu. 3°. Quand les muscles ont été tirez durant quelque temps, il y sur-vient enfin un tiraillement violent. 4°. A ce tiraille-ment se joint une inspiration forte qui finit tous ces mouvemens. 5°. Le baaillement est volontaire, puis-que l'on peut occasionner l'inspiration forte en tirant les muscles du visage, & les autres qui concourent au baaillement. 6°. Il est aussi involontaire, puisqu'il y a des cas où nous ne sçaurions nous empêcher de baailler. Duncan a dit que le baaillement étoit occcasionné par l'œsophage, mais il n'a donné que des conjectures qui ne paroissent pas trop bien appuyées ; d'autres ont dit que le baaillement se faisoit, quand le sang ne circuloit pas assez, cela est vrai : lorsqu'on est pressé par le sommeil, ou qu'un accès de fiévre approche, on baaille beaucoup ; il est certain qu'alors la circulation n'est pas libre : le sommeil ne vient que de ce que les nerfs ne sont pas assez tendus, alors les vaisseaux s'affaissent, & ne permettent plus au sang un passage si libre ; dans la fiévre ses extrémitez capillaires sont obstruées par une matiere visqueuse, cette obstruction est un obstacle à la circulation, mais il s'agit de faire voir pourquoi le baaillement doit arriver, quand la circulation trouve quelque chose qui l'arrête. Il y a un Philosophe qui a prétendu expliquer cela de la maniere qui suit : quand la circulation n'est pas libre, dit-il, on sent une inquiétude qui ne finit que lorsque le sang trouve un passage sans obstacle ; alors nous cherchons ce qui peut faire couler les liqueurs de notre corps, de même que lorsque l'estomach est vuide, nous cherchons à faire finir le sentiment de la faim qui nous presse ; or un des moyens de faire couler le sang, c'est 1° de contracter les muscles, 2° de vuider les veines ; nous contractons donc aussi-tôt les muscles du visage, & du larynx ; cette extension comprime les vaisseaux, mais les muscles du visage & du larynx ne sçauroient être en action violente, que les nerfs du larynx qui communiquent avec ceux qui vont se rendre aux muscles inspirateurs, ne soient agitez ; cette agitation cause enfin une forte inspiration, qui, en faisant entrer beaucoup de sang dans les poulmons

les veines, & par-là rend la circulation plus
Cette opinion n'explique pas comment on
trouve souvent obligé de baailler malgré soi-
me.

Après avoir parlé du larynx, il faut venir à sa con-
nation qui est la trachée-artere, c'est un tuyau
composé de segmens cartilagineux qui sont interrompus vers la partie postérieure par une membrane
membraneuse qui est forte, ces segmens sont joints
un à l'autre par un lien musculeux, comme Morgagni l'a observé ; ce tuyau se divise en deux vers
quatriéme vertebre du dos, l'interruption des cerceaux cartilagineux se trouve dans ces deux divisions
même que dans le tronc, mais enfin dans les
ramifications qui sont dans les poulmons, le tuyau
est plus interrompu, comme Gaspard Bartholin l'a
observé ; ce n'est pas à dire cependant que les cerceaux soient complets, mais plusieurs segmens forment
un cercle. Diamerbroek paroît être le premier qui
en fait mention ; enfin ces petits tuyaux deviennent membraneux, & forment de petits sacs qui
sont les vesicules bronchiques ; les tuniques, à l'endroit où le grand tronc est interrompu, sont forti-
fiées par des plans de fibres musculaires qui rétrécissent les cerceaux par leur contraction, ainsi que
Gaspard Bartholin l'a remarqué : les glandes qui sont
situées sur la membrane externe, vont s'ouvrir
dans la cavité de la trachée-artere ; Morgagni a
fait une belle figure où les ouvertures de ces
glandes sont bien marquées.

L E　C OE U R.

NOus éxaminerons premierement le cœur, &
enfuite le pericarde, ou le fac dans lequel le
cœur eft renfermé.

Le cœur eft une partie mufculeufe renfermée dans
le pericarde, fituée au milieu du thorax, c'eft le principal organe d'où dépendent la circulation du fang
& la vie, il faut y remarquer:

I. La figure qui approche d'un cone..... la partie
la plus groffe fe nomme *bafe*, on appelle *pointe* la partie la plus mince.

II. La connexion 1° avec le mediaftin & le milieu
du diaphragme par le moyen du pericarde..... le
cœur a été attaché à ces parties, afin que dans les divers mouvemens il ne pût pas fortir de fa place, fe
renverfer, ou fe tourner, ce qui ne pourroit fe faire
fans que la vie fût dans un danger évident. 2°. il
faut remarquer la connexion de la bafe du cœur avec
les vaiffeaux communs..... la pointe eft libre, & eft
inclinée vers le côté gauche où l'on fent le battement, elle eft placée fous une efpece de cavité du
lobe gauche des poulmons où elle eft doucement
échauffée.

III. La longueur qui eft de fix doigts, la largeur
qui eft de quatre, & la circonference qui eft de treize.

IV. La fubftance qui eft mufculeufe, & qui a des
cavitez, elle eft revêtuë en dehors & en dedans d'une
membrane.

V. La graiffe qui environne la bafe & la pointe,
peut-être pour rendre leur furface plus gliffante.

VI. Les vaiffeaux fanguins, dont les uns font propres
comme les arteres ou les veines coronaires, ou

Ruifch a donné de fort belles figures. Les autres font communs, 1° comme les veines qui font au nombre de deux, la veine-cave & la pulmonaire ; 2° comme les arteres qui font auffi au nombre de deux, fçavoir l'artere pulmonaire & l'aorte.

VII. Les nerfs qui viennent de la paire-vague & de l'intercoftal, & qui ne font pas fort gros.

VIII. Les deux oreillettes qui font des appendices du cœur, & dont la droite eft beaucoup plus grande que la gauche.

Ce font deux réfervoirs où le fang fe ramaffe, tandis que le cœur eft en contraction, leur fubftance eft mufculeufe, afin que le fang puiffe être pouffé dans le cœur dans le temps qu'il fe dilate, de-là vient que leur mouvement ne fe fait pas en même-temps que celui du cœur.

IX. Les deux cavitez qu'on nomme *ventricules*, il faut remarquer 1° que le droit eft plus mince que le gauche, & qu'il reçoit le fang de la veine-cave & de l'oreillette droite pour l'envoyer dans l'artere pulmonaire & aux poulmons. 2°. Que le gauche a des paroits beaucoup plus fortes que le droit, qu'il reçoit le fang de la veine pulmonaire & de l'oreillette gauche, & qu'il l'envoye avec force dans l'aorte.

X. La cloifon forte qui eft entre les deux ventricules, & qui n'eft pas percée.

XI. Les orifices des veines de Thebefius & de Verheyen que Vieuffens a regardés fans raifon comme des arteres qui féparent & verfent un ferment dans le cœur.

XII. Les petites colones charnuës avec des fillons entre-mêlez, elles fe trouvent en grand nombre dans les ventricules & dans les oreillettes, c'eft comme autant de mufcles du concours defquels réfultent des valvules placées à l'orifice des oreillettes du cœur.

XIII. Les valvules qui font de trois efpeces. Les

premieres se nomment *tricuspidales*, & sont au nombre de trois, elles se trouvent à l'entrée de la veine-cave au ventricule droit : les secondes sont nommées *mitrales*, elles sont au nombre de deux, & sont situées à l'entrée de la veine pulmonaire au ventricule gauche, pour empêcher le retour du sang quand le cœur se resserre ; les troisiémes sont appellées *semi-lunaires*, elles sont trois au commencement de l'artere pulmonaire, & autant au commencement de l'aorte, elles empêchent que le sang ne revienne des arteres dans le cœur.

XIV. Les fibres de la substance musculaire dont l'arrangement est merveilleux, & dont le tissu a été parfaitement développé par Lower. 1°. On en trouve qui sont droites. 2°. On en voit de spirales qui sont communes aux deux ventricules, il y en a un double rang, les externes descendent de droit à gauche depuis la base & le tendon du cœur, les internes se jettent au côté droit, & croisent les précédentes, elles resserrent éxactement les cavitez du cœur par leur contraction, & poussent le sang dans les arteres.

XV. L'usage du cœur est de servir à la circulation du sang, car il reçoit le sang de toutes les parties, & l'y renvoye par les arteres, c'est de-là que dépendent les fonctions de toutes les autres parties.

REMARQUES.

Le cœur est un muscle creux, renfermé dans un sac posé sur le diaphragme, situé dans la cavité du mediastin, ayant à côté les deux lobes pulmonaires ; il faut considerer sa base, son corps & sa pointe : à la base se trouvent deux sacs colez l'un contre l'autre, ils ont chacun une appendice qu'on nomme *oreillette*, ils sont revêtus en dehors d'une membrane très-mince qui couvre aussi le cœur, on trouve ensuite des

colonnes charnuës qui font les mufcles qui font paffer le fang dans le cœur, enfin vient une membrane
interne très-mince, les appendices ont la même ftru-
&ture, ces facs fortent de deux cercles tendineux iné-
gaux qui font à l'ouverture des ventricules, le gauche eft moins ample que le droit, de fes angles fortent les veines qui rapportent le fang des poulmons,
le droit reçoit la veine-cave dont le tronc eft un
peu charnu; dans l'endroit où fe colent ces deux facs
on voit une ouverture dans le fœtus, ce trou permet
au fang de paffer du fac droit au fac gauche, mais les
liqueurs qui viennent du fac gauche, ne peuvent pas
refluer dans le droit, des lévres de l'arc inférieur de
ce tronc s'éleve une double membrane qui dans le
fac gauche forme un croiffant, les pointes de croiffant s'élevent peu-à-peu fi bien, que la cloifon peut
fermer entierement le trou, cette membrane cede au
fang qui vient du fac droit, mais en s'appliquant fur
le trou elle arrête le fang qui vient du côté gauche de
même qu'une valvule; voilà la bafe du cœur, venons
au corps qui eft compofé de fibres mufculeufes;
Lower les a décrites, mais la defcription eft défe-
ctueufe; avant de la donner il faut remarquer que le
corps du cœur dont la figure eft conique, contient
deux cavitez, une qui répond à la veine-cave, &
l'autre aux veines pulmonaires: celle qui répond à la
veine-cave, eft fort ample dans le fœtus, tandis que
la cavité gauche eft fort étroite, elle conferve même
dans l'adulte plus de capacité que l'autre; dans les
animaux ces deux ventricules ou cavitez ne font pas
fi bas l'un que l'autre, mais dans l'homme cela n'eft
pas ainfi : chaque cavité eft tenduë par des colonnes
mufculeufes qui font des fuites des fibres qui forment
le corps du cœur, le fang y entre par une ouverture
qui répond au fac, à l'ouverture du côté gauche il
y a deux valvules nommées *mitrales*, à l'entrée du

ventricule droit il y en a trois nommées *tricuspi-*
dales, elles s'ouvrent en dedans du cœur, mais elles
ne sçauroient ceder, quand les ventricules contractez
pouffent le fang contre elles; il y a des cordages qui
viennent des paroits des veficules, & qui vont s'attacher aux valvules à la furface qui regarde le fond
du ventricule, ainfi elles ne peuvent s'élever qu'autant qu'il faut pour empêcher que le fang ne refluë:
à l'ouverture des arteres il y a des valvules auffi
mais leur ftructure eft fort différente, elles reffemblent à des nids de pigeons; elles ont deux échancrures, une à chaque côté, avec un bouton au milieu; Morgagni nous a donné une figure où cela eft
bien repréfenté. Quand ces nids de pigeons font
pouffez par le fang qui vient des ventricules, ils
s'élevent, & lui donnent paffage; mais quand ce fang
a paffé dans l'artere, il ne peut reculer, parce que ces
paniers fe rempliffent, & s'appliquent les uns aux autres; voilà la defcription des parties internes du cœur,
voyons la defcription que donne Lower de la direction des fibres, ces fibres, dit-il, partent de quatre
tendons orbiculaires qui environnent les ouvertures
des ventricules, & y reviennent pour la plûpart. 1°. Il
y en a quelques-unes qui font droites, & qui viennent
de la bafe à la pointe fur le ventricule droit, pour
l'affermir dans la contraction. 2°. Il y en a fous celles-là qui montent obliquement de gauche à droit,
& fe terminent à la bafe, elles imitent les circonvolutions de la viz. 3°. Sous les précédentes il s'en
trouve d'autres, qui allant de droit à gauche, vont
embraffer les deux ventricules, & s'élevent vers la
bafe du côté gauche, ces fibres compriment l'un &
l'autre ventricule, & approchent la pointe de la bafe;
celles de l'article fecond qui font auffi communes aux
deux ventricules, concourent avec l'action de celles-
ci. 4°. Il y a un autre plan de fibres qui s'attachent

deux rangs précédens dans leurs divers contours, qui les affermissent. 5°. Le ventricule gauche a deux rangs de fibres qui lui sont particulieres ; le plan externe qui se trouve sous les fibres dont nous venons de parler, forme une spirale qui monte de gauche à droit, & qui fait en partie la cloison, il va se terminer à la base, il y d'autres fibres semblables à celles du nombre 4ᵉ qui s'y joignent. 6°. Enfin le dernier plan descend obliquement de la base de gauche à droit, & forme la partie interne du ventricule, & acheve la cloison..... c'est-là la direction des fibres du cœur, suivant la description de Lower, mais il faut y corriger beaucoup de choses ; je ne m'étendrai pas beaucoup là-dessus, parce qu'il est impossible de donner une idée de ces fibres sans la démontrer ; je me contenterai de dire que les fibres communes 1° vont de droit à gauche, & ensuite de gauche à droit. 2°. Les fibres qui composent les deux ventricules extérieurement, couvrent d'autres fibres, dont les plans, à proportion qu'ils sont intérieurs, perdent leur obliquité.

Les fibres qui composent le cœur, viennent des nerfs de la huitiéme paire, qui viennent en grande quantité par l'entre-deux de l'artere pulmonaire & de l'aorte, pour se répandre ensuite dans l'étenduë qu'oc-cupent la substance du cœur & les oreillettes ; dans cet espace elles forment les quatre cavitez, & font la base des fibres musculeuses qui font la substance du cœur.

Il y a dans le cœur des vaisseaux propres, de même que dans les autres parties du corps ; l'aorte étant ar-rivée au dessus des deux valvules antérieures, envoye ordinairement deux rameaux, qui, par un chemin opposé, forment un canal attaché au contour de la base du cœur, de-là descendent des ramifications qui se répandent dans toute la substance du cœur avec

les veines qui leur répondent ; il faut cependant remarquer que les veines font plus externes, & s'ana-
ftomofent plus fenfiblement. Après avoir parlé de
la ftructure du cœur, il faut parler de la ftructure des
vaiffeaux qui en fortent, cela eft néceffaire pour expliquer la circulation du fang.

Les arteres font des tuyaux coniques qui marchent
fuivant toutes fortes de directions, les ramifications
fortent de leur tronc à angles aigus, ordinairement
on n'en trouve pas qui forment des angles droits
comme les intercoftales ; les arteres font compofées
de cinq tuniques, l'externe eft fort mince, elle eft
nerveufe dans fa furface extérieure, mais dans l'interne elle n'eft qu'un refeau d'arteres qui viennent
des coronaires, il y a des veines qui leur répondent :
la feconde tunique eft celluleufe & mince, capable de
dilatation, parce que ces cellules peuvent fe gonfler,
c'eft Ruifch qui a découvert cette enveloppe ; la troifiéme eft glanduleufe, & la quatriéme n'eft qu'un
tiffu de fibres mufculeufes, annulaires, très-ferrées,
divifibles en plufieurs lames : la cinquiéme enfin qui
eft celle qui forme immédiatement la cavité, eft
membraneufe, mince, compofée de fibres longitudinales qui peuvent fe contracter. Les vaiffeaux
compofez de ces tuniques, deviennent toûjours plus
petits, à proportion qu'ils s'éloignent de leur origine ;
dans les divers éloignemens leurs ouvertures, leurs
divifions, leur entrelaffement, l'épaiffeur de leurs
membranes, varient beaucoup, enfin leurs ramifications deviennent invifibles, on a fort difputé fur
leur continuité avec les veines, là-deffus on a fait des
injections qui femblent la prouver, mais il eft toûjours certain que dans la rate, le membre viril, le
tiffu fpongieux de l'urethre, les finus qui font à côté
de la felle, elles ne font pas continuës avec les veines ;
il fe peut faire que la même chofe fe rencontre dans

autres parties du corps: pour ce qui regarde les vaisseaux secretoires, il est assuré qu'il y en a qui ne sont qu'une division des dernieres ramifications qui forme une espece de pinceau par un assemblage des nouveaux rameaux faits par cette division; comme ces derniers tuyaux sont fort étroits, il n'y a que la partie sereuse qui puisse s'exhaler, peut-être aussi que les arteres sont terminées par une pulpe glanduleuse, comme M. Boerrhave l'insinuë; il ne faut pas appréhender, comme Pidcarn, que cette structure soit un obstacle à la circulation, pour toute raison on n'a qu'à dire que le sang circule dans la rate. S'il est difficile de trouver les dernieres ramifications des arteres, il n'y a pas de difficulté à les conduire du côté du cœur, toutes vont se réunir à l'aorte ou à l'artere pulmonaire: celles qui sont répanduës par tout le corps, vont à l'aorte; celles qui composent la substance des poulmons, se jettent dans l'artere pulmonaire, excepté l'artere bronchique..... Après avoir vû la structure de l'artere, éxaminons son action, cela est nécessaire pour expliquer la circulation. 1°. Les arteres ayant été gonflées, agissent sur la matiere qui les remplit, elles pressent fortement le doigt, quand on l'introduit dans leur cavité, & elles se resserrent, quand on l'a retiré; elles sont toûjours pleines dans un animal vivant, mais dans les cadavres elle se trouvent vuides; il faut donc que par leur action elles ayent poussé le sang dans les veines; elles font sortir avec violence l'air qu'on y souffle: & si dans un chien on lie l'aorte près du cœur, le sang continuë à passer dans les veines, de telle sorte que les arteres se vuident entierement; quand elles se sont resserrées, elles sont en repos: la force qui fait que les arteres se contractent, dépend de la nature des fibres élastiques, des plans musculeux, & des vaisseaux remplis qui forment les membranes arterielles. 2°. Le sang qui est pouſſé par le cœur, doit vaincre 1° la force dont nous venons de parler, 2° la réſiſtance qu'il trouve dans les courbures, car plus l'angle que fait une artere eſt petit ; plus il faut de force pour y pouſſer une liqueur, comme on le verra clairement, ſi l'on a quelque idée du mouvement & de ſes regles. 3°. Il faut que le ſang ſurmonte la preſſion des corps externes, de l'air, par exemple ; ce qui lui reſte de mouvement, après avoir écarté ces obſtacles, eſt préciſément la force avec laquelle il coule, on voit par-là qu'il doit entrer dans les poulmons avec moins de réſiſtance. 4°. Il faut que le ſang qui ſort du cœur, ſurmonte la réſiſtance de celui qui le devance ; de tout cela il s'enſuit que la force du cœur doit être très-grande, comme nous le dirons ailleurs. 5°. Quand le ſang pouſſé par le cœur remplit les arteres, leur diametre devient néceſſairement plus long, cette dilatation a été nommée par les Grecs *diaſtole*, elle ſe fait, comme on voit, dans le temps que le cœur entre en contraction, puiſqu'elle arrive dans le temps que le ſang eſt pouſſé dans leur cavité : s'il falloit que le ſang qui ſort du cœur parcourût les arteres pour les gonfler, le diaſtole n'arriveroit pas en même-temps par tout le corps ; mais parce qu'il ſe trouve du ſang dans les arteres, toute léur étenduë doit ſe dilater en même-temps, du moins la différence ne ſera pas ſenſible : la dilatation ne ſe fera pas ſentir beaucoup dans les endroits charnus, parce que les chairs cedent aiſément de tous côtez, mais ſi l'artere rampe ſur un os, alors tout l'effort ſe fera ſentir à la partie oppoſée, parce que l'os ne peut pas ceder, 6°. Dès que le cœur ceſſera de pouſſer le ſang dans les arteres, elles agiront néceſſairement ſur le ſang par leur force élaſtique & muſculeuſe ; & aidées par la preſſion externe de l'air, elles ſe rétréciront, ce reſſerrement a été nommé *ſyſtole* par les Grecs, ces deux mouvemens oppoſez qui arrivent

l'un durant la contraction, & l'autre durant la dilatation du cœur, font ce qu'on appelle *poulx*, éxami-
nons-en les phénoménes.

La premiere chofe qui fe préfente, c'eft les différences infinies que les Anciens ont remarquées dans
le poulx ; Galien & Paul Æginete les ont tellement
multipliées, qu'il paroît que leur imagination y a
plus de part que l'expérience ; pour s'en convaincre,
il n'y a qu'à voir ce que peuvent produire dans les
arteres les impreffions du fang gonflé par le cœur.

1°. Si les arteres ont beaucoup de reffort, de telle
maniere qu'elles pouffent d'abord avec facilité le
fang dans le cœur. 2°. Si le cœur à chaque contraction y pouffe beaucoup de fang, il arrivera néceffairement de ces deux chofes que les parois des arteres
s'écarteront beaucoup de leur centre, c'eft-à-dire,
qu'elles fe gonfleront beaucoup ; on dit alors que
le poulx eft grand : on voit clairement que ce poulx
marque l'abondance du fang, puifque l'artere fe remplit beaucoup, la force du cœur s'augmente, car il
pouffe beaucoup de fang, & fait reculer confidérablement les parois arterielles, l'action libre de l'artere qui peut fe contracter & fe dilater aifément, le
défaut d'obftruction qui empêche que le fang ne
paffe dans les veines, & qui tient toûjours les arteres
gonflées, la liberté des tuyaux qui féparent les humeurs fuperfluës, qui autrement gonfleroient les arteres, de telle maniere qu'elles ne pourroient fe contracter ni fe dilater beaucoup, mais fi le poulx eft
petit, tout cela doit être différent.

3°. Si le cœur a beaucoup de force, les parois des
arteres feront pouffées impétueufement ; on appelle
ce poulx *un poulx fort*, on voit qu'il peut être en
même-temps grand, car les parois arterielles peuvent faire beaucoup de chemin avec force : ce poulx
marque une grande action dans les nerfs, & par con-

féquent dans le cœur qui en reçoit les impreſſions, l'abondance du ſang, puiſqu'une petite quantité ne ſçauroit donner un grand branle aux arteres, la liberté de la circulation & des ſecretions, pourvû qu'il ne ſoit pas trop fréquent ; de-là il s'enſuit que ce poulx eſt un bon ſigne, quand il ſe trouve par tout le corps ; il trompe dans les maladies apoplectiques & dans d'autres où la circulation eſt libre par le cervelet, embaraſſée ailleurs, & ſur-tout dans les viſ-ceres : le poulx foible marque le contraire, mais il trompe auſſi dans les ſujets gras, car les arteres étant fort enfoncées, la réſiſtance eſt beaucoup plus grande, ainſi la force du cœur peut moins ſe faire ſentir.

3°. Si les paroits du cœur employent peu de temps à s'éloigner de leur centre, on dit alors que le poulx eſt vîte ; il eſt impoſſible de diſtinguer cette eſpèce de poul, car dans l'état naturel les paroits n'employent qu'un temps infiniment petit à s'éloigner du centre, ainſi dans l'état non naturel la différence ne pourra pas être ſenſible. S'il arrive une obſtruction univer-ſelle dans les extrémitez capillaires, alors ſe ſang qui ne pourra pas ſortir des arteres, tiendra les paroits en dilatation beaucoup plus long-temps, ainſi les arteres ſeront plus long-temps à ſe reſſerrer, ce poulx ſera un poulx lent ; au contraire, s'il n'y avoit preſque pas de ſang dans les arteres, ce ſang pouſſé ne preſſeroit pas long-temps les paroits, il ne feroit, pour ainſi dire, que les toucher : ce poulx peut s'appeller *un poulx vîte* ; la lenteur du poulx pourroit être cauſée par la matiere viſqueuſe du ſang qui pour lors ne pourroit pas couler, & preſſe-roit plus long-temps l'artere.

4°. Le poulx dur eſt celui qui fait ſentir une gran-de réſiſtance dans l'artere, il peut être cauſé par ſéchereſſe des arteres, qui ne recevant pas aſſez de nourriture, ſe rétréciſſent & deviennent dures ; par la

tinude des arteres dans lesquelles le sang, s'il se
trouve fort pressé, ne cede pas ; par les inflammations qui arrivent aux extrémitez capillaires, car
les liqueurs qui ne peuvent pas bien circuler
dans les paroîts des arteres, les rendent dures. 2°. Les
arteres se gonflent par-là, on peut voir par la même
raison que, si les sécretions ne se font pas comme il
faut, les arteres se gonfleront, & résisteront au doigt
qui les pressera.

5°. Le poulx est fréquent, quand il y a peu d'intervalle entre les deux batemens ; pour bien expliquer
comment il se forme, il faut supposer deux ou trois
principes. 1°. Quand un corps agit sur les fibres du
corps humain, les vibrations de ces fibres deviennent
plus fortes, parce que la réaction est égale à l'action.
2°. Quand le sang est poussé avec force dans les arteres qui sont fort petites, leur diametre augmente,
ainsi la pulsation qui n'y étoit pas sensible, s'y fera
sentir alors. 3°. De même que le cœur agit sur les arteres, les arteres agissent réciproquement sur le cœur,
car leur sang est poussé par leur contraction vers le
cœur de même que vers les extrémitez capillaires, un
mouvement latéral ne pousse pas une liqueur plûtôt
vers un côté que vers un autre ; mais comme le sang
ne sçauroit rentrer dans le cœur, il est déterminé à
couler par les extrémitez capillaires : cela posé, supposons qu'une matiere épaisse bouche les extrémitez
arterielles. 1°. Comme le mouvement du sang sera
fort lent dans ces extrémitez, on y sentira du froid.
2°. Les vaisseaux arteriels se gonfleront, & on sentira
battre les arteres qui ne battoient pas auparavant.
3°. Les arteres plus tenduës agiront contre le cœur,
qui par-là sera obligé de battre plus souvent, puisque les vibrations de ses fibres deviendront plus fortes. 4°. Les obstructions pourront donner un poulx
plus fréquent encore d'une autre maniere ; car suppo-

fons que le cœur ait fix degrez de mouvement , &
qu'il ne puiſſe pas ſe vuider entierement à cauſe de
l'obſtruction des arteres , alors les vibrations n'étant
pas ſi grandes , deviendront néceſſairement plus fréquentes , & c'eſt qu'on peut remarquer dans les palpitations ; il s'enſuit de tout cela 1° que la plénitude
doit augmenter le nombre des battemens du cœur ,
car la grande plénitude produit le même effet que
l'obſtruction , puiſque le ſang ne ſçauroit paſſer librement dans l'un ni l'autre cas. 2°. Que s'il y a une
inflammation conſidérable , le poulx doit être plus
fréquent par tout , car l'inflammation ne vient que
des obſtructions. 3°. Que les arteres qui ſont dans
l'endroit enflammé , doivent battre plus fort , puiſqu'elles ſont plus remplies. 4°. Que la chaleur & la
fatigue qui donnent du mouvement au ſang & des
vibrations aux parties ſolides , doivent produire un
poulx plus fréquent.

6°. Preſque toutes les autres différences qui ſe
trouvent dans le poulx , peuvent ſe réduire à celles-là ;
il y en a quelques-unes dont Bellini fait voir le ridicule. 1°. Le poulx *onduleux* eſt celui qui , lorſque pluſieurs doigts ſont appliquez à l'artere , frappe le premier plus fortement , le ſecond plus foiblement , &c.
Bellini a eu raiſon de dire que les doigts produi-
ſoient cette différence : le ſang qui eſt arrêté par le
premier doigt , doit le frapper plus fortement que le
ſecond , &c. mais il peut arriver que le cœur ſe contractant lentement , pouſſe , pour ainſi dire , à ondées
le ſang. 2°. Le poulx vermiculaire n'eſt qu'une imagination , car le mouvement des vers ſe fait par une
de leurs parties qui s'enfle , tandis que l'autre qui devient moins groſſe , eſt pouſſée en avant ; s'il y a quelque choſe d'approchant dans les vibrations des arteres , cela ne vient que des doigts qu'on y poſe deſſus.
3°. Les poulx qu'on a nommés *formicans* , *caprizans* ,
myurus ,

tuyrtus, *dicrotus*, *inæqualiter inæqualis*, *impar citatus*, *serratus*, ne méritent pas qu'on s'y arrête ; si ceux qui ont imaginé tous ces noms, avoient eu un esprit géométrique, ils se seroient épargnez la peine de chercher toutes ces différences qu'on ne sçauroit remarquer en aucune maniere.

7°. Le poulx intermittent est celui qui ayant battu deux fois dans un certain espace de temps, bat plus ou moins de fois durant le même temps ; ce qui le produit n'est autre chose qu'une cause qui interrompt l'action des fibres du cœur, voyons où nous pourrons la trouver. 1°. S'il arrivoit aux nerfs une pression dans le cerveau, & que cette pression fût surmontée ou finie dans le temps qu'il faut au cœur pour se contracter deux ou trois fois, il est certain qu'alors il y auroit une intermission dans le poulx. 2°. Il est certain qu'il y a dans les nerfs une matiere qui leur donne leur tension ; mais s'il arrivoit que cette tension vînt à cesser par le défaut de cette matiere durant quelques momens, il arriveroit encore une intermission dans les mouvemens du cœur. 3°. Il peut se former des excroissances à la base du cœur, la graisse s'augmente souvent, il y arrive quelquefois des concretions pierreuses, des tumeurs ; toutes ces causes peuvent empêcher pour quelques temps que le sang n'entre dans les arteres coronaiies, & le cœur interrompra ses mouvemens jusqu'à ce que cette résistance ait été surmontée. 4°. Ces mêmes causes peuvent comprimer l'artere-aorte & la pulmonaire ; si ces résistances sont plus considérables que la force du cœur, le battement ne pourra pas se faire, jusqu'à ce que le sang etant poussé dans les ventricules en grande quantité, le cœur par ses efforts réiterez surmonte un obstacle qui arrête le sang, un polype, une pierre, une tumeur, qui arriveront dans l'artere, produiront le même effet. 5°. Si ce qui s'oppose à la contraction

D d

du cœur, peut produire un poulx intermittent, cê
qui s'opposera à sa dilation le fera aussi : supposon
qu'il y ait une tumeur dans le pericarde, ou que ce
sac soit trop rempli d'eau, ou enfin que quelque autre
cause que ce puisse être qui presse beaucoup le cœur ;
si cette pression surpasse la force ordinaire avec laquelle le cœur se dilate, il arrivera une intermission
au poulx jusqu'à ce que par plusieurs secousses réiterées la pression soit surmontée. 6°. S'il arrivoit
que le sang ne coulât pas dans les ventricules, le
cœur en se rétablissant ne pourroit pas dilater les
arteres, par conséquent le poulx ne se feroit pas sentir jusqu'à ce que cet obstacle eût été enlevé ; or cela
peut arriver par plusieurs causes. 1°. Il peut survenir une tumeur dans la cavité des oreillettes. 2°. Il
peut s'y former quelque excroissance. 3°. La même
chose peut arriver aux veines, soit à la veine-cave,
soit aux veines pulmonaires. 4°. Si le sang manquoit,
on verroit arriver le même inconvenient ; quand il
se rencontre quelqu'un de ces empêchemens, il faut
attendre que le sang soit ramassé en grande quantité,
alors comme il a plus de mouvement à cause de
l'augmentation de sa masse, il peut forcer l'obstacle
qui empêche qu'il ne coule dans le cœur. 7°. S'il se
ramassoit quelque matiere dans la capacité de la poitrine, & qu'elle pressât les oreillettes & les vaisseaux,
on voit qu'alors le cours du sang étant interrompu,
le poulx le doit être aussi, or cela peut se trouver
dans l'hydropisie & dans l'empyeme. 8°. Supposons
qu'il y ait un corps dans les arteres qui empêche que
le sang ne sorte du ventricule droit ou gauche, le
poulx ne battra pas, un polype & une tumeur peuvent produire cet effet. 9°. Supposons que les nerfs
du cœur entrassent en convulsion, le resserrement
qui arriveroit pour lors à ce muscle l'empêcheroit de
se dilater comme auparavant, la contraction seroit

plus forte & plus longue, il y auroit donc un intervalle
plus long durant lequel le poulx ne se feroit pas
sentir, c'est ce qui arrive dans les grandes douleurs,
par-là on peut expliquer l'intermission qui arrive au poulx par la violence des passions, par une
odeur forte, par les dérangemens qui arrivent au
ventricule à cause de ses nerfs qui communiquent avec
ceux du cœur, par les convulsions hysteriques,
par les convulsions des nerfs qui lient les jugulaires
& les arteres carotides. 10. Une grande évacuation
peut produire aussi un poulx intermittent, car les
vaisseaux venant à avoir plus de force que le cœur, se
trouvent en équilibre, ainsi le cœur ne sçauroit y
pousser le sang..... Bellini prétend expliquer comment une saignée peut causer un poulx intermittent,
quand le sang commence à couler; l'ouverture étant
faite, dit-il, tout le sang s'y porte d'abord, parce que
c'est-là qu'il trouve moins de résistance, ainsi la pression du cerveau sera beaucoup moindre, l'esprit animal ne s'y formera pas comme auparavant, ce défaut d'esprits fera qu'il y aura moins de force dans le
cœur, ainsi le poulx pourra devenir intermittent,
cette explication ne sçauroit se soûtenir, on tire une
très-grande quantité de sang la plûpart du temps sans
qu'il arrive d'intermission dans le poulx. 11°. La
plénitude peut produire un poulx intermittent, car
si le sang étoit en si grande quantité dans le cœur
ou dans l'artere, que le cœur ne pût pas se vuider, ou
que l'artere ne donnât pas un passage au sang qui est
poussé par le cœur, on voit que le battement pourroit manquer. 12°. Dans un homme d'un tempérament cacochyme, le poulx pourra devenir intermittent par quelqu'une des causes dont nous venons de
parler; s'il a trop d'humeurs, voilà la plénitude; s'il
n'a que peu de sang, voilà la force des vaisseaux qui
l'emportera sur le cœur; si les vaisseaux se desséchent,

voilà des obſtructions qui arrêteront le ſang, car
à cauſe de la ſéchereſſe il ne pourra pas paſſer des arteres dans les veines.

Après avoir parlé du poulx, il faut parler de la circulation du ſang dans les vaiſſeaux : les Anciens n'ont
pas cru que les liqueurs qui donnent l'ame à notre
corps fuſſent immobiles, ils y reconnoiſſoient quelque progreſſion, mais ils n'ont jamais penſé que le
ſang ſortant par les arteres revînt dans les veines, &
enſuite au cœur, cela ne paroît pas au moins dans
leurs ouvrages, cette découverte appartient aux derniers temps, communément on aſſure que c'eſt Harvée qui en eſt l'auteur, il eſt vrai que c'eſt lui qui l'a
publiée, mais on ne ſçauroit diſconvenir qu'à l'occaſion des valvules ſur leſquelles Aquapendente n'avoit
fait que des obſervations vagues, Frapaolo n'ait conclu qu'il falloit qu'elles ſerviſſent à une circulation
de liqueurs, c'eſt donc ce grand genie qu'on doit reconnoître pour le premier auteur qui a avancé que le
ſang circule des arteres dans les veines; d'ailleurs il
eſt conſtant que le R. P. Fabri fit imprimer une Thèſe
deux ans avant qu'Harvée publiât cette découverte,
ce Jeſuîte François y avance que le ſang circule des
arteres dans les veines pour revenir au cœur; avant
d'éxaminer ce mouvement de circulation qui donne
l'ame à notre corps, nous rapporterons quelques
obſervations curieuſes de Lewenhoek ſur la progreſſion du ſang dans les arteres, mais auparavant nous
éxaminerons les veines, afin que nous puiſſions expliquer plus clairement la circulation.

La figure, la diſtribution des veines répond à-peu-
près à la figure & à la diſtribution des arteres; il y a
trois tuniques dans les veines, une membraneuſe,
une valvuleuſe, & une muſculeuſe, mais ces tuniques
ſont plus minces que celles des arteres; voici les autres différences qui ſe rencontrent entre ces deux ſor-

tes de vaiſſeaux : 1°. La capacité eſt plus grande dans les veines, peut-être auſſi que les ramifications ſont plus nombreuſes. 2°. Il y a dans les veines des valvules, les unes ſont ſolitaires, & ont la forme d'un doigtier à l'inſertion des petits troncs dans les gros ; les autres ſont doubles, & ſituées dans des endroits oppoſez dans les gros troncs droits éloignez du cœur, & où le ſang monte perpendiculairement, ces valvules ſe nomment *ſigmoïdes* ou *ſemi-lunaires*, elles ſont tellement diſpoſées, qu'elles ne permettent pas au ſang de revenir ſur ſes pas ; Bergerus prétend qu'elles agiſſent comme autant de petits muſcles qui par leur contraction pouſſent le ſang, mais cela n'eſt nullement fondé, il ne s'en trouve pas dans la veine - porte, ni dans la veine pulmonaire. 3°. L'inſertion de la veine-cave & de la veine pulmonaire dans les ſacs veineux, ſe trouve charnuë. 4°. Il ſe trouve un petit tubercule entre la veine-cave aſcendante & deſcendante, c'eſt, ſelon Bergerus, afin que le ſang qui monte n'empêche pas celui qui deſcend d'entrer dans l'oreillette, mais il ne prouve pas ce qu'il avance. 5°. Non-ſeulement les vaiſſeaux veineux marchent en droiture, mais, il ſe détache de tous côtez des rameaux, de telle maniere que les antérieurs communiquent avec les poſtérieurs, les gauches avec ceux qui ſe trouvent à droit ; ces anaſtomoſes forment une eſpece de réſeau ſemblable à celui que forment les vaiſſeaux des feüilles des arbres, tout cela ſe voit ſur-tout dans la peau. 6°. Les veines ne battent pas, en voicy les raiſons : 1°. Les arteres ſont des cones, où le ſang pouſſé vers la pointe trouve toûjours plus de réſiſtance, mais dans les veines le ſang eſt pouſſé de la pointe vers la baſe, ainſi il y trouve toûjours moins de réſiſtance, par conſéquent il ne force pas tant les paroits des veines. 2°. Comme le ſang ne paſſe dans les extrémitez veineuſes que partic

par partie, de telle forte qu’il ne fe trouve fouvent
qu’un globule à la fois qui paffe, on voit que cela ne
peut pas caufer de mouvement fenfible au commencement des veines ; or fi le mouvement ne fe fait pas fentir dans le commencement des vaiffeaux veineux où
li ya peu de matiere, on ne l’appercevra pas dans les
gros troncs où il faut qu’il fe partage à plus de matiere. 3°. Le fang paffe des arteres dans les veines,
foit durant la contraction du cœur, foit après ; car
les arteres en fe contractant chaffent la liqueur qu’elles contiennent, ainfi l’on n’appercevra pas dans les
veines de mouvement alternatif. 4°. Il n’y a que
l’origine des veines près du cœur où l’on trouve des
mouvemens alternatifs, c’eft fur-tout à la veine-cave
qu’on les remarque, la dilatation eft caufée par la contraction de l’oreillette qui reçoit la veine, on voit
clairement que l’oreillette ne fçauroit fe contracter,
fans que cette veine fe gonfle par le fang qu’elle reçoit, elle fe contracte enfuite par fon action ; voilà la
ftructure des veines, & leur différence d’avec les
arteres, faifons quelques recherches fur leur origine ;
nous en avons déja dit quelque chofe en parlant des
extrémitez arterielles, mais cela ne fuffit pas, éxaminons les raifons de ceux qui ont foûtenu la continuation, & de ceux qui l’ont niée.

Voici à préfent les raifons dont on s’eft fervi pour
établir l’interruption des vaiffeaux. 1°. Quand on
fait une injection dans quelque partie, dans l’artere
crurale, par éxemple, la liqueur ne revient par la veine
qu’après que les parties ont été fort gonflées, cela
fait voir que les liqueurs forties des arteres, entrent
d’abord dans les porofitez des parties, & qu’elles ne
s’infinuent dans la veine que lorfqu’elles ne trouvent
plus d’efpace qu’elles puiffent occuper ; on a répondu
à cela qu’on faifoit fouvent des injections qui paffoient d’abord dans les veines, fans qu’il arrivât de

tumeur aux parties, mais il faut avoüer que le contraire arrive dans plusieurs injections. 2°. On a dit que l'eau qu'on injectoit dans un muscle, lui rendoit le mouvement, & que les fibres devenoient blanches ; mais supposons que tous les vaisseaux soit limphatiques, soit sanguins, n'ayent pas d'interruption, la même chose arrivera, ainsi cette expérience ne prouve rien contre ceux qui soûtiennent la continuation des vaisseaux. 3°. On a objecté que la nourriture des parties ne pourroit pas se faire, si les vaisseaux étoient continus ; mais 1° il faut prouver que la matiere qui nourrit le corps, ne sçauroit s'échapper par les porositez des extrémitez arterielles ; 2° que la nourriture ne se fait pas simplement par le gonflement des vaisseaux, or on n'a pas prouvé encore que ces deux choses ne pussent pas se faire. 4°. Lower a fait voir que si on lie les veines jugulaires ou la veine-cave à un chien, l'animal devient d'abord hydropique, il faut donc que les vaisseaux soient interrompus, car autrement la limphe ne sçauroit se répandre hors des vaisseaux ; il est constant qu'il peut sortir quelque peu de limphe par les pores, mais il faut avoüer aussi qu'il paroît difficile qu'une si grande quantité s'extravase, sans qu'il ait quelque interruption, ainsi cette expérience prouve mieux que celles dont nous venons de parler, l'interruption des vaisseaux. 5°. C'est sans raison que Bohn avance pour prouver l'interruption, que les liqueurs n'entrent jamais dans des tuyaux fort petits, tandis qu'elles en trouvent de plus gros. 1°. Si les parties de la liqueur ont un diametre plus petit que ces petits tuyaux, elles s'y introduiront, si elles sont comprimées. 2°. On n'a qu'à porter pour exemple la secretion du chile, & l'entrée du sang dans les vaisseaux coronaires, enfin il faut ignorer les premieres idées de la méchanique hydraulique pour faire cette objection. 6°. On a porté plufieurs autres raifons pour prouver qu'il falloit qu'il y eût une interruption entre les vaiffeaux arteriels & veineux ; je n'en dirai rien, parce qu'elles n'ont aucune force : je vais donner les raifons de ceux qui ont foûtenu que les vaiffeaux ne font pas interrompus.

1°. Les yeux nous prouvent, dit Bergerus, que dans les poulmons, dans l'uterus après l'accouchement, dans le plexus coroïde, les arteres forment un réfeau avec les veines, & il eft très-vraifemblable par-là que les veines font une continuation des arteres, on ne fçauroit prouver par le témoignage des fens qu'il y ait un intervalle qui ne foit pas vafculeux entre les arteres & les veines ; Swammerdam, au rapport de Craanen, n'avoit pû découvrir dans toutes fes expériences que des arteres & des veines. 2°. On voit clairement, dit le même Auteur, cette continuité dans les vaiffeaux des reins : fi l'on injecte une liqueur par l'artere renale, elle revient par la veine ; & quand on les remplit de quelque matiere, on ne voit pas d'interruption ; mais auffi ne voit-on pas clairement la continuité. 3°. Dans les vaiffeaux fpermatiques, ajoûte le même Auteur, les yeux ne fçauroient diftinguer les arteres des veines à leur jonction ; fi on lie la veine fpermatique près de la veine-cave, & la bafe du corps pyramidal, les liqueurs qu'on injecte par l'artere reviennent par la veine à l'inftant & la gonflent, mais Bergerus n'a pas fait attention à la communication du corps pyramidal avec les vaiffeaux voifins, c'eft par cette communication que la veine fpermatique fe gonfle. 4°. La continuité des veines & des arteres fe prouve encore par les os, dit Bergerus, puifqu'on voit que les arteres qui entrent par une extrémité & fe portent vers l'autre, fe continuent avec les conduits veineux, & qu'il fe trouve des ramifications nombreufes des uns & des autres de ces vaisseaux qui s'entrelacent , & vont se rendre à la membrane qui revêt la cavité des os..... Mais je ne sçai d'où cet Auteur conclut qu'on voit une véritable continuation ; on ne sçauroit la démontrer : de tout cela il s'ensuit que dans l'homme on n'a pas de preuve certaine qui démontre que les arteres se continuent avec les veines. 1°. Comme nous l'avons déja dit, il y a des parties où les vaisseaux sont veritablement interrompus. 2°. Dans toutes les injections qu'on peut faire dans les autres parties, l'entre-deux des veines & des arteres devient si confus, qu'on ne sçauroit dire s'il y a une véritable continuation ; il faut cependant avoüer qu'on n'y remarque aucun épanchement, comme à la rate, aux sinus qui sont à côté de la selle & dans les corps caverneux, mais il n'y a pas de doute que les vaisseaux veineux & arteriels ne se continuent dans les vessies des grenoüilles ; Malpighi a remarqué que, quand elles sont remplies d'urine, on y voit le sang circuler par des vaisseaux diaphanes qui se joignent de même que les fibres des feüilles des arbres ; ces anastomoses, ajoûte Malpighi, ne sont pas extraordinaires : il se trouve dans les intestins & dans d'autres parties, que les extrémitez vasculaires se confondent en formant des réseaux ; Lewenhoek a encore démontré plus clairement la continuation des vaisseaux arteriels & veineux : dans les grenoüilles, les anguilles, les turbots, & dans divers autres poissons, il a découvert par le microscope que le sang passoit des arteres dans les veines, sans qu'il y eût aucune interruption dans les vaisseaux ; les veines ne paroissent que des arteres repliées qui prennent la route du cœur ; il a même observé trois rameaux arteriels qui se fléchissoient obliquement, & s'alloient réunir dans un plus gros tronc veineux qu'elles formoient par leur concours : c'est sur-tout dans les grenoüilles qu'on observe aisément

la circulation du fang, j'en parlerai ailleurs..... De
ces obfervations faites dans les animaux, plufieurs Philofophes ont conclu que les arteres dans l'homme
étoient continués avec les veines ; Pidcarn fur-tout
a voulu prouver que la circulation ne permettoit pas
qu'il y eût d'interruption. 1º. Il prétend que, fi le
fang fe répandoit dans des efpaces moyens entre la
veine & l'artere, le fang ne circuleroit pas ; mais je
ne vois pas pourquoi : ce qui arriveroit c'eft que le
fang venant d'un efpace étroit dans un plus large, fon
mouvement fe rallentiroit ; cependant par la force
des fibres qui environneroient ces efpaces, & par la
pulfion du fang qui viendroit par l'artere, le fang
qui s'y trouveroit feroit pouffé dans la veine, & feroit même pompé, car la cavité de la veine commençante fe trouvant vuide, il faudroit que les liqueurs
qui fe rencontreroient à fon orifice y entraffent avec
force, par la même raifon que le pifton eft pouffé
dans la machine du vuide : fi l'on demande pourquoi
les extrémitez veineufes fe vuident, c'eft que le fang
eft pouffé par les arteres voifines ; & comme les orifices des veines naiffantes font fort petits, les parois ne
s'affaiffent pas aifément, ainfi il doit y avoir un efpace
vuide.

2º. Pidcarn prétend que fi l'entre-deux des veines
& des arteres s'élargiffoit, le fang ne fçauroit circuler librement, mais il ne prouve point cela folide-
ment ; j'avoüe que s'il arrivoit dans ces endroits une
diftenfion contre nature qui fût confidérable, il
pourroit arriver un étranglement dans cet endroit ;
mais pourvû que le finus fût fort élaftique, & qu'il
n'eût pas été formé par une extenfion violente, le
fang circulera parfaitement ; pour prouver cela, on
n'a qu'à prendre pour éxemple une des cellules de la
rate, le fang qui y eft épanché s'écoule des cellules par
les veines, cependant les efpaces celluleux qui font

ces efperes de facs, devroient, felon Pidcarn, étran-
gler les orifices des veines, mais les raifonnemens ne
prouvent rien contre l'expérience..... Nous venons
de voir les vaiffeaux arteriels & veineux qui contiennent le fang, voyons les vaiffeaux où fe fait la circulation de la limphe.

1º. De même qu'il y a des veines & des arteres qui
contiennent le fang, il y a des veines & des arteres
limphatiques, cela fe démontre 1º par les yeux, il
eft conftant que les humeurs des yeux font contenuës
dans des vaiffeaux qui fortent des arteres, car les injections y paffent. 2º. Ces vaiffeaux tranfmettent
aux veines la limphe qu'ils contiennent. 3º. Les
chairs ne doivent leur blancheur qu'aux vaiffeaux
remplis de limphe qui rampent entre la peau & l'épiderme, ces vaiffeaux reviennent aux veines, puifqu'il
faut néceffairement que l'humeur qu'ils contiennent
y foit reportée.

2º. Il y a une autre efpece de vaiffeaux limphatiques dont nous avons déja parlé, ils font par tout
entre-coupez par des valvules, ils différent des précédens, 1º par leurs nœuds qui font formez par les
valvules figmoïdes, 2º en ce que le fang ne paffe jamais dans ceux-ci, au lieu qu'il paffe fouvent dans
ceux dont nous venons de parler ; on peut prouver
que le fang paffe dans ces vaiffeaux, 1º par l'inflammation des yeux, car il n'y arrive autre chofe fi ce
n'eft que les vaiffeaux qui recevoient ordinairemeut
une humeur aqueufe, reçoivent alors du fang, 2º par la
rougeur qui paroît au vifage & aux autres parties du
corps, quand on les frotte ou quand on eft en action;
il ne faut pas s'imaginer que le fang paffe feulement
en plus grande quantité dans les arteres, il eft évident qu'il fe fait paffage dans les vaiffeaux limphatiques qui partent des arteres, & qui font trop petits
pour lui permettre de paffer quand il n'eft pas pouffé

violemment ; les Mores n'ont le teint noir que parce
que ces vaiſſeaux limphatiques qui en nous ſont remplis de limphe, ſont remplis de ſang dans leur corps.

3°. Les vaiſſeaux limphatiques noüez ſont compoſez, comme nous l'avons dit, d'une membrane
très-fine & tranſparente, qui forme une cavité interrompuë par des valvules très-nombreuſes pour empêcher que la limphe ne refluë.

3°. Il y a eu pluſieurs ſentimens ſur leur origine ;
pluſieurs ont cru qu'ils ſortoient des fibres ou de
leurs interſtices, d'autres ont avancé qu'ils venoient
des arteres. 1°. Si l'on fait quelque injection dans
les arteres, elle paſſe dans les veines & les vaiſſeaux
limphatiques. 2°. Quand on ſouffle dans les arteres,
l'air gonfle les vaiſſeaux de la limphe. Borrichius rapporte qu'ayant ſoufflé dans l'artere cœliaque, le canal
torachique ſe gonfla d'abord. Bartholin a fait la
même expérience ; il n'eſt pas néceſſaire de rapporter d'autres autoritez, il n'y a perſonne qui ait tra-
vaillé à l'Anatomie ſans avoir vû cela : l'eau tiede
ſur-tout ſe fait facilement un paſſage dans les vaiſſeaux limphatiques ; il y a un Auteur qui rapporte
qu'ayant ſoufflé dans une veine renale, il vit les vaiſſeaux limphatiques ſe gonfler, cela pourroit prouver que ces vaiſſeaux ne viennent pas des arteres.
2°. Le ſang qui vient par les arteres, a deux fois plus
de ſeroſité que celui qui vient par les veines, il faut
donc, ſelon quelques Auteurs, que les vaiſſeaux limphatiques viennent des arteres & non pas des veines ;
du moins, ſuivant leur idée, peut-on prouver par-là
que la ſeroſité ne ſçauroit venir d'autre part que du
cœur, d'ailleurs ſoit qu'on prenne celle qui eſt dans les
arteres, les veines, le réſervoir commun, ou dans les
vaiſſeaux limphatiques, elle ſe trouve toûjours la
même ; quand on l'expoſe à une chaleur lente, la
partie aqueuſe s'exhale, il ſe forme des bulles, & il

reste au fond du vaisseau une matiere gelatineuse semblable par son tissu aux rayons de miel, elle en différe seulement en ce que les alveoles des rayons sont
à six faces, au lieu que celles de cette masse gelatineuse sont cylindriques, ce sont les bulles qui se sont
élevées durant l'évaporation qui les ont formées.
mais la serosité contenuë en plus grande quantité
dans les arteres que dans les veines, prouve seulement que les vaisseaux limphatiques ne viennent pas
des veines, mais on ne sçauroit prouver par-là qu'ils
sortent des arteres, ils peuvent prendre leur origine
dans l'entre-deux. Cela ne prouve pas non plus
que la limphe ne puisse venir au moins en partie
d'autre part que du cœur ; il se pourroit faire que
la limphe fût la même dans tous les réservoirs arteriels veineux & limphatiques, quoyqu'elle vînt des
nerfs ou d'ailleurs.

4°. Il y a des Auteurs qui ont prétendu que les vaisseaux limphatiques n'étoient que des veines qui s'a-
bouchoient avec les nerfs, mais ils n'ont porté aucune
preuve solide, ces vaisseaux reçoivent ce qui sort des
arteres, ainsi ils sont des veines par rapport aux arteres ; tout ce qu'on pourroit dire c'est que le suc qui
est dans les nerfs, doit revenir en partie par ces vaisseaux je dis en partie, car il en doit passer également
par les veines sanguines: mais quelle preuve a-t-on pour
faire voir cette circulation ? les nerfs, dit-on, contiennent un suc qui doit circuler comme le sang &
la limphe ; cela seroit vrai, si l'on faisoit voir que le
suc nerveux ne s'évapore point, peut-être que ce
suc ne fait que transuder, & qu'il s'insinuë ainsi
dans les vaisseaux sanguins & limphatiques ; je ne
parle pas du sentiment de Bilsius, on ne sçait sur
quoi il a appuyé ce qu'il a avancé sur cette matiere.

5°. Pour déterminer l'origine des vaisseaux limphatiques, il faudroit sçavoir l'origine des veines,

ils peuvent fortir comme elles de quelques cellules
pulpeufes ; nous avons dit ailleurs qu'en foufflant
dans des veines, il arrive quelquefois qu'on gonfle
les vaiffeaux limphatiques, cela prouve qu'ils viennent de l'entre-deux des veines & des arteres.

6°. Après avoir parlé de l'origine des vaiffeaux
limphatiques, il faut venir à leur fubftance ; on a dit
qu'ils étoient compofez d'une tunique fort mince &
tranfparente ; il faut ajoûter que plus ils font gros,
& qu'ils approchent du canal thorachique, de la veine
fouclaviere ou axillaire, plus leurs membranes font
fortes, cette membrane qui paroît tranfparente &
mince, n'offre rien d'extraordinaire aux yeux, mais
quand on l'éxamine par le microfcope, on y trouve
une ftructure merveilleufe, elle eft compofée de petits globules joints les uns aux autres, ces globules
ainfi joints font les lignes qui par leurs interfections
forment des aires comme des lignes qui fe croifent
fur la peau de la main, la membrane qui compofe
le canal torachique a la même ftructure, elle n'en
différe qu'en ce que les globules font plus gros, &
qu'en plufieurs endroits ils font plus preffez, qu'ils
font une efpece de grape de raifin, & paroiffent plus
diftinctement, on peut y diftinguer deux lames, l'externe paroît compofée de corpufcules ronds ou ovales qui font plus gros que ceux de l'interne qui ne différe de l'externe en autre chofe, la ftructure des vaiffeaux lactées eft la même.

7°. Les vaiffeaux limphatiques font entrecoupez
par des valvules femi-lunaires, elles fe trouvent quelquefois dans les veines au nombre de 3 ou 4 enfemble, mais ici elles ne paffent pas le nombre de
deux, auffi cette multiplication de valvules ne paroît pas néceffaire dans les canaux de la limphe, ils
font fort étroits, & par-là ils peuvent être fermez
par deux valvules femi-lunaires à chaque nœud, ces

valvules paroissent avoir la même structure que les membranes des vaisseaux, mais quand on les éxamine par le microscope, on découvre dans la membrane qui les compose des fibres qui paroissent être destinées à la contraction & à la relaxation des valvules, on remarque de petits corpuscules orbiculaires attachez d'un côté & d'autre à ces fibres; dans les valvules du canal torachique, entre les fibres dont nous venons de parler, on en trouve d'autres aux bords, elles se croisent diversement, & sont peut-être comme autant de petits muscles.

3°. Ces vaisseaux, après avoir fait quelque chemin, entrent dans des corps glanduleux dont voici la structure. 1°. On trouve une membrane assez forte qui revêt la glande, & qui a des vaisseaux qui y entrent, & d'autres qui en sortent. 2°. Sous cette membrane il y en a une autre plus forte composée de fibres charnuës, qui de la circonference se portent ensuite dans l'interieur de la glande. 3°. Ces fibres, en entrant dans la glande, se croisent diversement, & forment plusieurs aires par leurs intersections. 4°. Dans ces aires sont contenus des follecules, quelquefois ils sont au nombre de deux, souvent on y en voit trois. 5°. Ces follecules sont formez par une membrane autour de laquelle on voit quelquefois des réseaux de vaisseaux sanguins. 6°. Les follecules sont pendus aux vaisseaux sanguins qui rampent par les fibres qui forment les aires, ces vaisseaux étant remplis de cire ou d'autre maniere par les injections, affaissent les follecules, & les font disparoître; ainsi s'ils paroissent alors remplis dans toute l'étenduë de la glande, on n'en peut pas conclure que les glandes ne sont que des pelotons de vaisseaux; ces arteres sont coniques, courbes, élastiques, forment diverses circonvolutions, se divisent en divers rameaux, mais leurs extremitez n'ont pas de ramifications, elles sont cylindriques, &

changées pour lors en veines ; avant ce changement
elles se communiquent par une infinité d'anastomoses , forment divers angles, prennent des positions
qui varient beaucoup ; les veines qui répondent à ces
arteres, ont le même cours, & paroissent dans la
même distribution. 7°. Les nerfs jettent des ramifications à proportion plus nombreuses dans les glandes qu'ailleurs, mais il faut prendre garde de ne pas
prendre pour des nerfs des filamens qui ne sont
qu'un détachement des fibres qui forment les aires.
8°. Dans ces glandes entrent les vaisseaux limphatiques qui se ramifient à leur entrée, & se partagent
à toute la glande , de sorte que les injections se répandent par toute sa substance, & sortent par le vaisseau opposé qui vient de la glande par des ramifications, & répond en tout à celui qui y entre ; on n'est
pas venu encore à bout de découvrir les extrémités
de ces vaisseaux dans les glandes, il y a apparence
qu'ils ne sont pas continus, & que les déférens versent leur liqueur dans les cellules des glandes , & que
ceux qui en sortent la repompent. 9°. Malpighi demande s'il n'y a pas un petit follecule joint à l'extrémité de chaque vaisseau limphatique à son origine,
dans la matrice de la vache, dit-il, on voit de petits
sacs attachez à l'extrémité des vaisseaux, il suinte une
humeur glutineuse de ces sacs ; on remarque après
certaines maladies que le foye , la rate, & d'autres
visceres sont remplis de petits grains, cela pourroit
faire soupçonner que ces petits sacs sont à la racine
des vaisseaux..... mais on ne peut rien conclure d'un
état contre nature, les maladies dérangent le tissu
naturel des parties. 10. La couleur varie dans la
substance de ces glandes, elle est cendrée, rouge ,
brune, jaunâtre, la solidité n'est pas toûjours la même, on en trouve dont le tissu est lâche, d'autres
ont une substance très-ferme, cela dépend de la gran-

deur

fleur des aires. 11°. L'ufage de ces glandes eft fort obfcur ; on a dit qu'elles fervent à affermir les divifions des vaiffeaux, à imbiber comme des éponges les humeurs fuperfluës, à humecter les parties, à donner aux nerfs un fuc nourriffant, à fournir la graiffe....... tout cela n'eft qu'imaginaire ; M. Malpighi voyant leur ftructure mufculeufe, les a regardées comme autant de petits cœurs qui donnoient à la limphe fon mouvement progreffif, cela paroît d'abord vraifemblable, mais quand on confidere que le tiffu de ces glandes eft fort refferré ordinairement, que les vaiffeaux qui y entrent fe divifent en une infinité de ramifications, que par-là l'entrée de ces glandes devient fort étroite, que les arteres qui s'y infinuent s'oppofent par leur battement à l'entrée des liqueurs, ne feroit-on pas tenté de dire que cet ufage n'a guére plus de fondement que les autres ? 12°. L'ufage des vaiffeaux limphatiques n'eft pas moins obfcur ; il y a eu quelques Auteurs qui ont avancé qu'ils étoient deftinez à rafraîchir les parties, mais ne feroient-elles pas également rafraîchies, fi la limphe revenoit par les veines ? Pour ceux qui ont dit que ces vaiffeaux fervoient à rapporter la limphe qui refte après la nutrition, qu'ont-ils prétendu ? Eft-ce que cette même limphe fuperfluë ne pouvoit pas revenir par les veines ? 13°. On ne peut déterminer l'ufage des parties que par les phénoménes qu'elles préfentent, dans les vaiffeaux limphatiques on ne voit autre chofe fi ce n'eft 1° qu'ils portent la limphe dans les réfervoirs du chile, 2° que cette limphe eft divifée néceffairement en paffant par les glandes ; fi l'on étoit affuré que la limphe nourrît les parties, que pour cela cette limphe quittât le cours ordinaire du fang, on pourroit croire que ce qu'il y auroit de fuperflu, reviendroit par ces vaiffeaux, quoyque cependant la nature auroit pû trouver une voye plus courte en les inferant d'abord dans les veines. Pour ce qui regarde les glandes, on peut dire 1° que, comme les ramifications des vaiffeaux limphatiques font fort longues, il a fallu quelque attache pour les affermir. 2°. Que la limphe qui fe coagule aifément par la chaleur, fe conferve dans une plus grande fluïdité, en paffant par les vaiffeaux limphatiques qui font fort étroits, & interrompus par une infinité de valvules divifées en plufieurs ramifications en entrant dans les glandes. 3°. Que les glandes fourniffent peut-être une nouvelle matiere qui fe fépare des arteres qui y aboutiffent. 4°. Que les nerfs verfent peut-être leur fuc dans les cellules des glandes.

La limphe eft la fource d'une infinité de maladies, il n'eft pas difficile de comprendre que dès qu'il arrivera quelque affoibliffement dans les glandes, ou qu'elles feront obftruées, il furviendra beaucoup de dérangemens. La goutte eft véritablement une maladie limphatique, les glandes fynoviales font attaquées, elles font diftenduës, & forcées par la limphe qui s'y jette en grande quantité, & qui s'épaiffit enfin jufqu'à former une matiere plâtreufe qui fort fouvent par les articulations, & qu'on trouve dans les ligamens capfulaires quand on ouvre les jointures des cadavres qui ont été fujets à la goutte. L'inflammation des yeux donne une idée de cette maladie; que le fang s'arrête dans les veines qui reportent le fang de l'œil, celui qui vient après forcera les arteres, augmentera leur diametre, s'infinuera dans les vaiffeaux limphatiques qui reçoivent les humeurs, & voilà l'inflammation qui n'eft autre chofe que l'entrée du fang dans les vaiffeaux de la limphe, qui étant trop étroits pour le recevoir, fe diftendent, & caufent un fentiment de douleur; que le fang foit arrêté dans les veines qui fe répandent dans les articulations & dans les glandes, le fang arteriel qui n'envoyoit qu'une humeur douce pour humecter les jointures, y envoyera une matiere grossiere qui forcera les vaisseaux de la synovie & des glandes, de-là s'ensuivront tous les symptômes de la goutte; il n'est pas nécessaire que je vienne au détail.

L'hydropisie n'est qu'un épanchement de la limphe dans quelque cavité naturelle ou non naturelle, elle se formera 1°, si les vaisseaux limphatiques viennent à se rompre, 2° si la limphe ne peut pas entrer dans les vaisseaux limphatiques, après qu'elle s'est séparée du sang, c'est de cette maniere qu'arrive l'hydropisie, entre la duplicature des membranes du peritoine & dans tous les lieux où se trouve la substance cellulaire de Ruisch, la limphe est répanduë dans cette substance comme dans un marais; s'il y arrive un relâchement, elle ne pourra plus être pompée par les vaisseaux limphatiques, ou par les vaisseaux absorbans qui aboutissent aux veines, il faudra donc qu'elle se ramasse dans les cellules de cette substance: comme la chaleur coagule la limphe, on pourra trouver dans des hydropiques des concretions plâtreuses, comme le remarque Forestus dans ses observations.

LA CIRCULATION
DU SANG.

Vant d'expliquer la caufe de la circulation, je vais rapporter quelques obfervations curieu-fes faites fur cette matiere par deux Auteurs cele-bres , 1º dans la queüe du teftard , Lewenhoek a découvert par le microfcope plus de cinquante endroits, où le fang venoit des parties externes vers les internes. 2º. Il a vû enfuite que les vaif-feaux qui portoient le fang , fe tournoient, & le rapportoient vers le cœur, ainfi il n'y a pas à douter que dans ces petits animaux il n'y ait à la queüe des vaiffeaux arteriels continus avec les veineux. 3º. Dans ces endroits où les arteres paroiffoient fe courber, elles étoient fi étroites, qu'elles ne pou-voient donner paffage qu'à un globule de fang. 4º. Quelquefois les parties globuleufes du fang de-venoient oblongues. 5º. Les parties du fang font fi petites, que cent mille n'égalent pas un grain de fable un peu gros. 6º. Dans la grenoüille le fang arteriel qui entre dans un rameau de quelque artere, revient quelquefois fur fes pas, cela vient de quel-que obftacle qui s'oppofe au paffage du fang dans ce rameau. 7º. Dans les poiffons Lewenhoek a vû de même la circulation très-rapide dans des vaiffeaux veineux & arteriels , dont les extrémites capillaires ne donnoient paffage qu'à un feul glo-bule de fang, mais il n'a pas pû pourfuivre les petites arteres jufqu'à leur fin. 8º. Après que le fang a été pouffé avec force dans une artere à fon extrémité on voit quelquefois qu'il recule , & qu'enfuite il pourfuit fon chemin par un autre endroit, mais il paroît fe former un vaiffeau. 9º. Dans l'anguille on

voit clairement la circulation du sang , & Lewenhoek
dit dans ses observations, qu'il a remarqué que des
extrémitez arterielles par lesquelles il pouvoit passer
deux ou trois parties de sang, se courboient & devenoient des veines. 10. Dans d'autres animaux Lewenhoek a observé de même la circulation, il a vû
quelquefois un grumeau de sang qui bouchoit une
artere, tandis que le sang passoit par le diametre de
ce grumeau qui étoit ouvert ; voilà les observations
de Lewenhoek : en voici quelques-unes de Baglivi
qui ne sont pas moins curieuses. 1°. Quand on éxamine le sang dans la grenoüille par le moyen du microscope, on voit qu'il marche dans le vaisseau par
des lignes droites, ces lignes ont plus de vîtesse au
centre du vaisseau qu'à la circonference ; quand la
grenoüille est sur le point de mourir, le mouvement
progressif de ces lignes cesse peu-à-peu, & le sang
se réflechit vers les paroits. 2°. Dans les veines Baglivi a observé que le sang revient sur ses
pas ; le sang, dit-il, qui devoit se porter par une veine
vers quelque partie supérieure, descendoit par ce
même vaisseau, & se déchargeoit dans le tronc le
plus proche : pour se mieux convaincre de l'éxistence
de ce mouvement qui paroît contraire aux loix de
la circulation & à la position des valvules, Baglivi
frotta une des veines du mesentere avec de l'huile de
vitriol, d'abord le mouvement progressif du sang fut
supprimé dans ce vaisseau, & il se fit un reflux comme celui dont nous venons de parler. 3°. Quand la
grenoüille meurt, le mouvement du sang diminuë
peu-à-peu ; mais si alors il survient des convulsions,
la circulation se rétablit d'abord, & dure autant que
les convulsions : dès que les mouvemens vitaux ont
cessé, le sang passe entierement des arteres dans les
veines ; s'il y en reste quelque chose, ce sont quelques
globules adipeux qui sont plus nombreux, quand la

E e iij

grenoüille meurt quelque temps après qu'on l'a prise; si on la conserve long-temps, on n'en voit que très-peu, sur-tout si elle n'a rien mangé. 4°. Si l'on met le cœur d'une grenoüille sur une table exposée à l'ardeur du Soleil, il battra durant demie heure, quoyque séparé de tous les visceres; si on le coupe en morceaux, les mouvemens alternatifs de systole & de dioftole y paroîtront également; & quand ils viennent à cesser, on n'a qu'à piquer ces morceaux de cœur avec une épingle, le mouvement reparoîtra aussi-tôt. 5°. Si on arrache le cœur à une grenoüille, elle sautera, remüera la tête & les yeux, aura des convulsions, nagera, tous ces mouvemens subsisteront quelquefois une heure après que le cœur aura été enlevé; mais quand on arrache le cerveau de la grenoüille, ou qu'on lui coupe la tête, elle meurt d'abord: le contraire arrive dans des animaux fort chauds, le cœur palpite long-temps dans un coq, par éxemple, après qu'on lui a enlevé le cerveau; voilà les principaux phénoménes que présente la circulation du sang dans les animaux, voyons avant de l'expliquer l'action du cœur, qui donne à nos humeurs leurs mouvemens: voici quelques observations qui font necessaires pour bien comprendre la circulation.

Les ventricules du cœur ne font que deux sacs musculeux qui ont une capacité qui contient à-peu-près une once de sang, les oreillettes de même font deux sacs musculeux qui doivent être regardez comme les antagonistes des ventricules, car nous voyons que dans les animaux qui n'ont plus de vie, les ventricules & les oreillettes se contractent & se relâchent alternativement, quand on injecte de l'eau par les veines.

Le ventricule droit est un peu plus ample que le ventricule gauche dans les adultes, de même l'oreillette droite a plus de capacité que le sac pulmonaire, mais dans le fœtus le ventricule droit est deux fois plus grand, de-là vient que l'artere pulmonaire est plus grande ; il s'ensuit de cette observation que, si les ventricules étoient composez d'un égal nombre de fibres également fortes, le ventricule gauche auroit plus de force à l'égard de la matiere fluide qui y entreroit, puisqu'elle seroit en moindre quantité.

Comme les colonnes charnuës du cœur sont une continuation des fibres musculeuses qui composent les ventricules, elles doivent avoir la même action.

La contraction du cœur, c'est à-dire, le retrecissement de ses cavitez, se fait 1° par le racourcissement des fibres transversales. 2°. Par la contraction des fibres longitudinales ; on peut demander, quelles fibres ont plus de force ? cela peut se déterminer aisément, si l'on fait attention que les fibres transversales sont plus nombreuses que celles qui vont de la pointe à la base, ainsi elles agiront plus fortement : les fibres longitudinales ne feront donc que contrebalancer leur action, peut-être ne se racourciront-elles pas à cause de la force de leurs antagonistes ; on peut voir par-là que le cœur doit s'allonger durant la contraction.

Il y a beaucoup de différence entre la force du ventricule droit & celle du ventricule gauche, le ventricule droit est plus lâche, & a des fibres moins nombreuses, la raison de cela est qu'il faut que le ventricule droit pousse seulement le sang dans les poulmons, au lieu que l'autre l'envoye dans toute l'étenduë du corps, il n'étoit donc pas nécessaire que le ventricule droit fût si fort, à cause de l'espace que le sang qui en sort doit parcourir ; d'ailleurs l'air venant à gonfler les vesicules pulmonaires, le sang peut entrer dans les poulmons sans beaucoup de peine.

Quand le mouvement du cœur a cessé dans un

animal, & qu'on vient à le réveiller par le souffle ou autrement, les oreillettes commencent d'abord leurs battemens, & ensuite viennent les mouvemens du cœur dont le corps devient d'abord plus dur, & dont la pointe se porte en avant, de telle sorte que les arteres se gonflent quelquefois par le sang qui y est envoyé.

Si les animaux sont sur le point de mourir, le mouvement des oreillettes subsiste quelque temps après que les battemens du cœur ont cessé, cela se remarque sur-tout dans l'oreillette droite ; & quand le mouvement cesse dans cette même oreillette, il subsiste encore durant quelque temps dans l'un & l'autre tronc de la veine-cave : on remarque aussi que, quand on lie cette veine, d'abord le mouvement cesse dans l'oreillette, & qu'il y revient dès qu'on enleve la ligature ; de ces observations il s'enfuit 1° que la force ou l'action du cœur dépend en partie du sang, 2° que cette force des oreillettes est indépendante de celle du cœur, de même que la force ou l'action de la racine des veines, puisqu'elle subsiste quand elle est détruite dans le cœur, & qu'elle y commence avant que le cœur se mette en mouvement.

Si on lie ou si l'on coupe à un chien de chaque côté du col les nerfs de la paire-vague, le mouvement languit dans le cœur, & l'animal meurt enfin, comme Wilis & Lower l'ont observé ; mais d'autres ont remarqué que la mort survenoit d'abord, cela fait voir 1° que le mouvement du cœur vient des nerfs, 2° que le cœur a d'autres nerfs avec ceux de la paire-vague pour faire ses mouvemens, puisque son action dure quelquefois après que l'action est éteinte dans la paire-vague ; ces nerfs viennent de l'intercostal.

Voilà les principaux phénoménes qu'on trouve dans l'action du cœur, il faut à présent prouver que le sang circule, c'est-à-dire, que du cœur il est porté continuellement dans toutes les parties du corps, & qu'il revient par les veines; plusieurs observations dont nous avons déja parlé, sont une preuve de la circulation, mais il faut détailler les autres raisons qui la démontrent.

Si l'on ouvre une artere, tout le sang s'écoule, il faut donc que le sang qui étoit dans les autres vaisseaux passe dans cette artere ouverte, or cela ne sçauroit se faire s'il ne revenoit au cœur par les veines; le sang, par exemple, qui est dans les veines inférieures, ne sçauroit rentrer dans le cœur par les arteres, les valvules s'opposent à son retour, il faut donc qu'il y revienne par ces veines quand il est obligé d'y rentrer, ensuite il est de toute nécessité que du cœur il entre tout dans l'artere souclaviere si l'écoulement se fait par une artere du bras; & c'est ce qu'on ne sçauroit concevoir sans une circulation, or la même cause qui fait couler tout le sang par une artere ouverte, le fait revenir par les veines dans le cœur : si l'on veut que le sang se vuide avec force, on n'a qu'à lier les arteres qui ne sont pas ouvertes, & qui partagent le sang, cela prouve encore la circulation.

Lorsqu'on lie une artere, elle se gonfle entre le cœur & la ligature, son battement devient beaucoup plus fort, de même que dans les arteres voisines; le sang en coule avec force, si l'on vient à y faire une ouverture : au contraire la partie de l'artere qui se trouve entre les extrémitez & la ligature, se vuide, devient lâche, ne donne presqué point de sang quand on l'ouvre; pour que cette expérience réussisse, il faut choisir une artere solitaire, car si elle s'anastomosoit avec quelque grosse artere voisine au-dessus de la ligature, on ne trouveroit pas dans l'expérience tous les phénoménes dont je viens de parler, de-là il s'ensuit évidemment

que le fang eft pouffé continuellement vers les extrémitez des arteres dans toutes les parties du corps, &
qu'il ne revient pas des veines dans les arteres, ni des
extrémitez arterielles dans les parties voifines du cœur.

Au contraire, fi on lie une veine, la partie qui eft
entre les extrémitez & la ligature, fe gonfle; & fi l'on
vient à l'ouvrir, le fang qui eft dans le corps, fe vuide
par-là s'il n'eft arrèté par quelque défaillance; mais la
partie qui eft entre la ligature & le cœur, fe défem-
plit, devient lâche, ne donne plus de fang quand on
l'ouvre, de-là il s'enfuit évidemment que le fang vient
des extrémitez veineufes dans les gros troncs pour revenir au cœur, il n'y a que la veine-porte qui ne fe
gonfleroit pas entre la ligature & les extrémitez capillaires, le fang eft porté par cette veine dans le foye, &
il y coule d'un lit large dans un étroit, il femble par-là
qu'elle devroit être fujette aux battemens comme les
arteres: mais comment pourroit-elle battre, tandis que
les vaiffeaux dont elle reçoit le fang, ne battent point?
le fang y eft pouffé par un mouvement toûjours uniforme, ainfi il n'y paroîtra ni fyftole ni diaftole dans
aucun endroit.

L'oreillette droite, de même que la gauche, eft un
fac mufculeux compofé de deux rangs de fibres fortes,
qui ont une direction contraire, d'un côté elle eft
attachée à l'ouverture du cœur par un tendon, de
l'autre elle tient à la veine-cave, on voit par-là que
le fang qui viendra de cette veine & qui remplira ce
fac, pourra être pouffé par le reffort des fibres dans
le ventricule droit, rien ne s'oppofe à fon entrée, les
valvules tricufpidales qui font tirées dans la cavité du
cœur par les piliers auxquels elles font attachées, permettent au fang une entrée libre; on peut fe convaincre de tout cela par l'ouverture des animaux vivans & par les injections : mais quand le fang eft
entré dans le ventricule droit, alors fes fibres par

leur reſſort 1° expriment de leur ſubſtance le ſang contenu dans les arteres, & les veines qui y ſont répanduës, & dont pluſieurs s'ouvrent dans la cavité du cœur. 2°. Le ſang qui remplit le ventricule droit, étant pouſſé par les paroits muſculeuſes de ce ventricule, va heurter contre les valvules tricuſpidales; mais comme ces valvules ſont attachées aux paroits du ventricule par des fibres, elles ne ſçauroient s'élever que juſqu'à un certain point, ainſi ne pouvant pas ceder, elles arrêteront le ſang, mais les valvules ſemi-lunaires qui ſont à l'entrée de l'artere pulmonaire, ne réſiſtent pas comme celles dont nous venons de parler : au contraire, comme elles ſont ſemblables à des nids de pigeon, dont la convexité regarde la cavité du ventricule, elles cedent au ſang qui vient de ce ventricule, il faut donc que, lorſque le ventricule droit ſe reſſerre, le ſang paſſe dans l'artere pulmonaire; mais quand il ſera entré dans cette artere, il ne pourra pas revenir ſur ſes pas, car les nids de pigeon étant gonflez, fermeront exactement l'orifice du ventricule droit. Tout ce que je viens de dire s'enſuit néceſſairement de la ſtructure des parties, & eſt confirmé par les injections faites dans les animaux vivans & dans les cadavres; tout ſe paſſe dans le ventricule gauche de même que dans le droit, le ſang eſt reçû dans le ſac veineux gauche des poulmons par quatre orifices qui ſe trouvent à ſes angles, de-là il eſt pouſſé dans le ventricule gauche : les valvules mitrales qui ont la même action que les tricuſpidales, lui permettent d'entrer; mais quand le ventricule vient à ſe reſſerrer, elles ferment le paſſage, alors le ſang pouſſé contre les trois valvules ſemilunaires poſées à l'ouverture de l'aorte, ſort du cœur pour s'aller répandre dans tout le corps : voilà la maniere dont ſe fait la circulation, il faut éxaminer la cauſe du mouvement du cœur qui eſt l'organe qui pouſſe le ſang dans toute l'étenduë du corps.

Les opinions ont été fort partagées au ſujet du mouvement du cœur, comme cela arrive toûjours dans les phénoménes dont la nature nous a voilé la cauſe. Les Anciens & quelques Modernes ont cru qu'il y avoit un feu concentré qui donnoit au cœur un mouvement continuel ; enfin Deſcartes nous a donné une opinion qui ne différe pas fort de celle-là; Il y a, dit-il, un ferment dans le cœur qui donne aux humeurs une grande expanſion ; dès qu'une goute de ſang tombe dans le cœur, elle ſe rarefie, éleve les paroits du cœur par ſon expanſion, ouvre au ſang qui ſuit un paſſage : les ventricules ſe trouvant ainſi remplis, le ſang par ſa rarefaction s'élance dans les arteres, & alors les paroits du cœur retombent ſur elles-mêmes. 1°. Le thermoſcope ne nous montre pas qu'il y ait plus de chaleur dans le cœur que dans les autres parties. 2°. Si l'on coupe la pointe du cœur à un animal vivant, le ſang qui ſort avec force, ne paroît pas boüillonner. 3°. Dans cette opinion le ſang devroit ſortir durant la dilatation du cœur, puiſque c'eſt la rarefaction qui le pouſſe dans les arteres ; cependant ſi l'on met le doigt dans une inciſion faite au cœur d'un animal vivant, on ſent une grande preſſion dans la contraction , & durant la dilatation on ne ſent pas ce reſſerrement, c'eſt par cette compreſſion que le ſang eſt pouſſé comme on le voit ſi on coupe la pointe du cœur, ou une artere près du cœur dans un animal vivant, car dans le temps qu'elle arrive le ſang ſort impétueuſement par ces ouvertures:ce qui avoit engagéM.Deſcartes à dire que c'eſt durant la dilatation que le ſang eſt pouſſé hors du cœur,c'eſt que le battement du cœur & des arteres ſe fait ſentir en même-temps; comme il croioit que le cœur ne pouvoit battre qu'en ſe rempliſſant,il ſe perſuada que le ſang ne ſortoit que durant l'expansion du cœur, or dans ce temps-là le sang ne sçauroit sortir par sa rarefaction, puisque les parois du cœur comme nous venons de voir sont les seules causes qui le chassent ; la tension, la dureté, la pâleur des fibres qu'on remarque durant la contraction, auroit dû d'abord faire rebuter ce sentiment, car contre ce que nous apprend l'experience, le cœur étant forcé par l'expansion du sang, ses parois devroient se trouver moins tenduës, moins vuides, moins blanches durant la contraction, on n'avoit encore qu'à considerer la violence & le siflement avec lequel le sang s'élance sans interruption des arteres de ceux qu'on décole, on auroit vû qu'il falloit dans le cœur une force plus considérable pour pousser le sang : mais, sans éxaminer les expériences qui renversent l'opinion de Descartes, ne pouvoit-on pas trouver par la raison seule des difficultez auxquelles il est impossible de répondre ? une goute de sang qui entre dans le cœur, se rarefie, & ouvre les ventricules au sang qui suit ; ce sang qui suit, ne doit-il pas de même tenir le passage ouvert à celui qu'il précéde ? par-là il seroit impossible que le cœur entrât jamais en contraction. Pour ce qui regarde la cause qui forme ce ferment, un Philosophe méchanique aura toûjours de la peine à faire intervenir le Principe Créateur, immédiatement pour lui faire pétrir un ferment dont on ne voit pas d'ailleurs la continuation selon les principes d'une Physique éxacte ; pour rajuster cette opinion, quelques Philosophes ont avancé que le sang s'étant fort rarefié, la force du cœur pressoit le sang à son tour, & le faisoit sortir jusqu'à ce qu'une nouvelle goute fermentée lui redonnât un plus grand diametre, mais les premieres raisons que nous avons rapportées suffisent pour détruire ce sentiment.

Cette opinion qui a eu d'abord du succès, ayant été rejettée, on a cherché dans d'autres causes le mouvement du cœur; voici une explication de ce phénoméne qui paroît d'abord fort vraisemblable. 1°. Tous les muscles tendent à se contracter, on le voit par les muscles qu'on coupe transversalement dans les animaux vivans, les parties coupées se retirent toûjours vers leurs insertions. 2°. Tout muscle qui n'a pas d'antagoniste, se contracte toûjours, car si l'on vient à couper, par exemple, les muscles extenseurs de la jambe d'un chien, alors les fléchisseurs l'emportent, & tiennent toûjours la jambe fléchie. 3°. Les arteres sont des muscles, & chassent le sang par leur force dans les veines; si on lie l'aorte à un chien à la sortie du cœur, tout le sang passe dans les vaisseaux veineux, de-là vient aussi qu'on trouve dans les morts le sang dans les veines. 4°. Les veines chassent le sang vers les oreillettes du cœur, 1° par la pression de leurs paroits, 2° par la pression du sang qui sort des arteres continuellement; les oreillettes par leur ressort pressent le sang qu'elles contiennent, ce sang pressé force la résistance du cœur, enfin le cœur par sa réaction presse le sang qu'il vient de recevoir, & l'envoye dans les arteres.

Cette maniere d'expliquer la circulation est toute méchanique, voilà le sang qui circule par l'action des arteres sur les veines, des veines sur les oreillettes, des oreillettes sur le cœur, du cœur sur les arteres, on conçoit que le cœur forcé d'abord par l'impétuosité du sang qu'envoyent les oreillettes dans ses ventricules, doit être poussé au-delà du point où il seroit en équilibre avec le sang par la même raison qu'un bâton fléchi abandonné à son ressort se fléchit du côté opposé au lieu de s'arrêter au point où il est en ligne droite, il doit ensuite revenir sur ses pas par la force de son ressort, & voilà la raison pour laquelle le cœur se contracte.

Il paroît d'abord qu'il n'y a rien de plus raisonna-

ble que cette hypothèse, mais qu'on dise à un Méchanicien, voilà des tuyaux élastiques tendus aux
quatre coins d'une chambre avec un cœur d'un grand
ressort au milieu, tous ces tuyaux sont tellement disposez, qu'ils ressemblent parfaitement aux vaisseaux du
corps, que doit-il s'ensuivre si on y injecte une liqueur ?
pourroit-on se promettre d'avoir trouvé le mouvement perpétuel; certainement un Méchanicien, quand
même ses lumieres ne seroient pas fort étenduës, ré-
pondroit hardiment que toutes ces forces tendroient
toûjours à l'équilibre, & que par conséquent le mouvement cesseroit bien-tôt, voilà ce qu'on peut dire contre cette opinion : qu'on ne dise pas que la respiration
& le mouvement des parties ôte toûjours l'équilibre;
car la respiration & le mouvement des parties ne
doivent-ils pas leur origine au mouvement du cœur ?
Il y a eu un Philosophe qui a avancé que c'étoit l'ame
qui agissoit toûjours dans la tête qui rompoit l'équilibre, mais c'est avoir recours à une puissance que nous
ne conpoissons pas.

Pour trouver la cause du mouvement du cœur, il
faut trouver une force qui agisse alternativement,
cette cause est dans les nerfs, & ce ne peut être qu'une
matiere qui parcourt avec violence les petits tuyaux
nerveux : s'imaginer que la seule tension des nerfs suffit
pour expliquer les mouvemens des parties animales,
c'est n'avoir aucune idée des conditions que demandent de tels mouvemens, par la seule tension on
n'expliquera jamais les convulsions qui arrivent à
un nerf qui est piqué : qu'on pique doucement une
corde de violon, il n'y surviendra que quelques vibrations; d'ailleurs si tout dépend de la tension, je
ne vois pas pourquoi quand on lie un nerf, son action
cesse au de-là de la ligature, il faut donc supposer
dans les nerfs un principe agissant contre leurs paroits
& contre leurs extrémitez de même que le sang agit

dans les tuyaux arteriels, c'eſt cette force intrinſeque aux nerfs qui donne le mouvement à toutes les parties, mais il faut trouver une cauſe qui faſſe agir alternativement cette force dans le cœur.

Quoyqu'il en ſoit de cette force qui agit dans les nerfs, il eſt conſtant que lorſqu'on vient à comprimer les nerfs, par éxemple, qui vont à la cuiſſe, cette partie devient paralytique; ſi nous pouvions donc trouver une cauſe qui rendît paralytiques les nerfs du cœur dans le temps que les oreillettes agiſſent, nous trouverions dans le cœur un relâchement qui feroit que le ſang pourroit y entrer : voyons ſi l'on ne pourroit pas découvrir cette cauſe, prenons le cœur dans ſon état naturel, c'eſt-à-dire, dans ſa contraction.

La matiere qui fait la tenſion des nerfs venant à diſtendre les fibres du cœur, c'eſt une néceſſité qu'elles ſe preſſent les unes contre les autres, & qu'elles reſſerrent le cœur, durant ce temps-là le ſang ſe ramaſſe dans les oreillettes & comme il les diſtend, leurs fibres muſculeuſes le pouſſent vers les orifices du cœur; or elles ne ſçauroient pouſſer avec violence le ſang contre ces orifices, que les nerfs cardiaques ne ſoient fortement comprimez; cette preſſion cauſera une paralyſie dans ces nerfs, par conſéquent les paroits du cœur n'auront plus d'action, elles ne réſiſteront donc pas à l'action des oreillettes qui pouſſent le ſang, ainſi la dilatation arrivera; mais dès que le ſang ſera entré dans les ventricules, la matiere qui tend les nerfs, & qui s'étoit accumulée à l'entrée du cœur, entrera avec violence, alors les fibres du cœur reſſerreront ſes cavitez, preſſeront le ſang, le feront ſortir par les veines coronaires, ainſi le cœur deviendra pâle : durant cette contraction les nerfs des oreillettes qui ſe ſont vuidez, permettent au ſang veineux d'entrer, peu-à-peu le cœur commence à être comprimé,

primé, la matiere nerveufe s'accumule dans les nerfs des oreillettes, elles fe contractent, & rendent le cœur paralytique par leur contraction, ainfi le cœur doit fe remplir de rechef; voilà ce qu'on peut dire de plus raifonnable fur la caufe du mouvement du cœur, on voit par-là ce que l'on doit juger du ferment que Vieuffens plaçoit dans les orifices des veines qui s'ouvrent dans les ventricules.

Après avoir vû la caufe du mouvement du cœur, il faut examiner fes battemens. 1°. Dans la dilatation les paroits du ventricule s'éloignent, & la pointe s'approche de la bafe. 2°. Durant la contraction la pointe s'éloigne de la bafe, & les paroits reviennent à la diftance où elles fe trouvoient auparavant; de tout cela il s'enfuit évidemment, que ce n'eft pas durant la dilatation que nous devons fentir les battement du cœur, & qu'ils ne doivent arriver que lorfque la contraction furvient : je ne fçai ce que prétend Bergerus, quand il dit que la pointe du cœur qui eft pendant fe redreffe, le cœur n'eft nullement pendant, il eft pofé fur le diaphragme qui le foutient.

Il y a quelques Anatomiftes qui fe font imaginez que la pointe du cœur étoit torduë par la pofition des lignes fpirales qu'ils ont arrangées fuivant leur fantaifie : quand le cœur s'ouvre, ont-ils dit, ces fpirales étant tiraillées doivent le racourcir; mais quand il fe contracte, la pointe s'allonge, parce que les fpirales reprennent leur premiere fituation : cette action de la pointe qui avance, fait le battement, felon eux; mais ni la ftructure, ni l'experience ne favorifent cette opinion, la pointe s'éloigne de la bafe durant la contraction; il n'y a qu'à examiner l'action du cœur, on verra que comme il trouve de la réfiftance en pouffant le fang, il recule vers les côtes de même qu'un canon recule fur fon affut, quand on a mis le

F f

feu à la poudre : c'eſt donc en s'alongeant & en reculant que le cœur bat contre les côtes; voyons à préſent la rapidité avec laquelle le ſang eſt pouſſé par le cœur, mais comme cela dépend de la quantité du ſang qui ſe trouve dans notre corps , éxaminons à quoi elle ſe réduit.

LA QUANTITE' DU SANG.

ON a fort varié ſur la quantité de ſang qui eſt renfermé dans notre corps , communément on dit qu'elle monte à vingt-cinq livres, Rolfink la fait monter à trente, Harvée n'en veut que dix , Moulin n'en reconnoît que huit , le raiſonnement qu'il fait pour prouver cela eſt tel ; dans une brebis, dit-il , je n'ai trouvé que cinq livres un quart de ſang, dans un agneau je n'en ai trouvé qu'une livre & demie : or le ſang de la brebis étoit $\frac{2}{22}$ de ſon poids , & le ſang de l'agneau $\frac{1}{21}$; or ſi la même proportion ſe trouve entre le ſang de l'homme & de l'agneau, il s'enſuivra qu'un corps qui peſera 160 livres, n'aura que huit livres de ſang : voyons ce qui peut avoir occaſionné tant de différens ſentimens.

Ceux qui ont voulu déterminer la quantité du ſang qui eſt dans notre corps, n'ont preſque eu égard qu'au ſang qui ſort de ſes vaiſſeaux par les hemorrhagies ; mais pour que l'on y pût trouver une regle certaine, il faudroit que tout le ſang ſortît du corps par ces hemorrhagies, voyons ſi cela peut arriver.

Qu'on ouvre l'artere iliaque droite, que doit-il arriver après cette ouverture? 1°. Le ſang qui viendra du cœur, ſortira par cette ouverture. 2°. Il en entrera très-peu dans les rameaux qui ſont à côté du gros tronc de l'aorte inférieure, car comme le ſang trouvera moins de réſiſtance à l'ouverture, il s'y rendra presque tout. 3ᵛ. Le sang qui se trouvera dans ces arteres laterales, n'aura que peu de mouvement. 4ᵛ. Celui qui sera dans les veines, ne sera poussé que foiblement. 5°. Il ne montera que peu de sang dans le cerveau, & de-là il s'ensuit que les nerfs ne recevront plus comme auparavant la matiere qui faisoit leur tension. 6ᵛ. Il montera moins de sang dans les bras, car la résistance qui se rencontre dans les extrémitez supérieures, est plus grande que celle qui se trouve dans l'aorte inférieure. 7°. De tout cela il s'ensuit que le sang ne sera poussé que très-foiblement vers le cœur, ainsi le mouvement vital cessera avant que tout le sang soit vuidé.

M. Keil dit que, comme les canaux qui sont dans le corps humain, ne sçauroient être dilatez tout-à-coup sans être rompus, ils ne sçauroient non plus revenir subitement à leur premier état & à leur forme, on ne voit pas ce qu'il veut dire : nous voyons que les arteres dilatées par le cœur se rétablissent subitement dans les maladies où le poulx est extrêmement fréquent, cependant c'est par cette explication que ce Philosophe prétend faire voir que par les grosses arteres ouvertes il doit sortir moins de sang que durant les hemorrhagies qui arrivent aux narines, aux vaisseaux hemorrhoïdaux, &c. La raison de cela c'est qu'il n'entre presque plus de sang dans les autres arteres, lorsqu'une grosse artere est ouverte ainsi toutes les parties doivent être dans l'inaction, de même que lorsqu'on les lie ; toutes ces réflexions font voir que l'on ne sçauroit juger de la quantité du sang qui se trouve dans un corps par les hemorrhagies.

Si les Auteurs qui ont avancé qu'il y avoit si peu de sang dans le corps humain, avoient consulté les lumieres de la Physique & de la Méchanique, ils auroient poussé un peu plus loin la masse de notre sang, mais pour cela il n'eût pas été besoin même de raisonnement, il n'auroit fallu que consulter les livres d'observations. Schenkius nous apprend qu'un homme rendit deux livres de sang chaque jour durant un mois & demi par les vaisseaux hemorrhoïdaux, & qu'ensuite il fut guéri. Argolus dit qu'il a vû couler des narines à un malade quarante-huit livres de sang dans l'espace de trois jours; dans les Actes de Leipsic il est dit que dans dix jours un jeune homme rendit par les narines 75 livres de sang.

Pour voir le ridicule de ceux qui ont reconnu une si petite quantité de sang dans le corps humain, il n'y a qu'à faire attention à la transpiration, elle monte pour l'ordinaire à $\frac{5}{8}$ des alimens que nous prenons; or supposons que ce dont un homme se nourrit monte à huit livres, & que son sang monte à vingt livres: par ce que nous venons de dire, la matiere qui transpirera ira à cinq livres; & comme il sort du sang autant d'exhalaisons à proportion que de ces alimens, il arrivera que l'évaporation du sang montera chaque jour à quatre livres: suivant ce calcul, la masse de sang changera entierement dans cinq jours, & dans huit mois on aura perdu tout son sang quarante-huit fois; mais y a-t-il apparence que cela soit ainsi? Il faut qu'il y ait plus de sang dans le corps de l'homme, & qu'il ne soit pas sujet à de si considérables changemens. On a cru autrefois que le corps humain changeoit de sept en sept ans, mais cela est sans fondement, les parties solides ne changent presque pas, les cicatrices faites durant l'enfance subsistent dans la vieillesse, les marques que laisse la poudre à canon brûlée sur la peau, durent toute la vie; si les parties qui reçoivent ces marques s'exhaloient, on ne verroit enfin point de tache.

Pour déterminer la quantité de sang contenu dans le corps, M. Keil a cherché la raison qui se trouve entre les parois de l'aorte & le sang, il a cru que tout

le reste des parties solides pouvoit être à l'égard des
fluides comme la matiere solide de l'aorte à l'égard du
sang qu'elle contient, & qu'il n'y avoit qu'à peser tout
le corps humain, & à diviser la somme de sa pesanteur
en deux nombres qui fussent l'un à l'autre comme le
sang de l'aorte aux paroits, mais ce calcul est erroné ;
car supposons un tuyau cylindrique qui soit rempli
d'eau, & dont le diametre soit 8, & prenons-en ensuite quatre dont le diametre soit 2, si je disois que
le tuyau dont le diametre est 8, est à l'égard de l'eau
dont il est rempli comme un des petits tuiaux à l'égard
de celle qu'il contient, il y auroit de l'erreur dans cette
supposition, car il faut moins d'eau pour remplir ces
quatre tuyaux que pour remplir l'autre, cela est évident par la doctrine des proportions ; or on peut
dire la même chose de tout cet amas de vaisseaux
qui se trouvent dans le corps humain, & plus les
vaisseaux sont subdivisez, moins il y a de fluide dans
leur cavité. M. Keil s'est encore servi d'une autre
methode pour déterminer la quantité de sang, il a
fait secher diverses parties du corps humain, &
après avoir comparé la pesanteur des parties séchées
avec la pesanteur qui étoit dans ces mêmes parties
lorsqu'elles étoient accompagnées de leurs fluides,
il a cru avoir trouvé la proportion des parties solides & des parties fluides du corps humain, mais ce
calcul n'est pas juste, les parties varient beaucoup,
leurs vaisseaux ne sont pas également gros, les unes
ont beaucoup de membranes, les autres beaucoup
de vaisseaux sanguins, tout cela empêche qu'on ne
puisse trouver une juste proportion entre les parties
solides & les fluides, d'ailleurs les fluides de notre corps
deviennent solides par la chaleur, il faut seulement
remarquer que les fluides composent la plus grande
partie de notre corps, car les parties solides se ré-

duisent presqu'à rien quand on a fait évaporer les fluides ; voyons la vélocité avec laquelle le sang parcourt notre corps.

LA RAPIDITE' DU SANG.

LEs arteres se divisent en une infinité de ramifications, de telle sorte que le total de ces ramifications forment un cone dont la pointe est vers le cœur, les veines en forment un semblable, de-là il s'ensuit que le mouvement du sang diminüera beaucoup dans les extrémitez arterielles, car les canaux de ces ramifications pris ensemble font un espace plus considérable que celui qui fait la cavité de l'aorte, ainsi le sang passe d'un lieu plus étroit dans un plus large, par conséquent la rapidité diminüera beaucoup.

Les extrémitez des ramifications diminüent toûjours en largeur, ainsi si l'on n'a égard qu'à un seul canal arteriel, il faudra dire que le sang y acquiert quelque vélocité ; pour déterminer cette rapidité, il faut donc avoir égard 1° à la diminution de la vélocité qui arrive à raison de la division des vaisseaux arteriels, 2° à la vélocité que le sang peut acquerir en coulant dans le même tuyau d'un canal large dans un étroit.

Dans ces liqueurs qui coulent dans des tuyaux poussés par la même force & en égale quantité, la vélocité est proportionnée à la grosseur des tuyaux ; ainsi parce que la cavité des arteres est à la cavité des veines, comme 100 à 200, la vélocité sera dans les arteres une fois plus grande que dans les veines.

Lorsqu'une liqueur se partage à plusieurs tuyaux, la vélocité qu'elle a diminuë en raison des canaux où elle entre ; or les cavitez des ramifications de l’aorte prises enfemble font à la cavité de l’aorte, comme 1000 à 1 , ainſi la vélocité du ſang ſera mille fois plus grande dans l’aorte, mais il faudra en retrancher l’augmentation de la rapidité qui arrive à raiſon de la diminution de chaque ramification ; on peut dire la même choſe ſur les extrémitez capillaires des veines, ſi ce n’eſt peut-être qu’elles fuſſent plus nombreuſes que celles des arteres, ou que leur groſſeur ne fût pas à celle des extrémitez arterielles comme les gros troncs veineux à l’égard des troncs arteriels, alors le ſang n’y couleroit pas dans la proportion que nous venons de parler, comme on peut le voir par ce que nous avons dit ailleurs.

La vélocité du ſang dans l’aorte peut être déterminée de la maniere qui ſuit. 1°. La rapidité avec laquelle un fluide ſort d’un orifice par un mouvement uniforme, eſt égale à la vîteſſe d’un corps qui parcourt un eſpace égal à la longueur d’un cylindre dont la baſe eſt comme cet orifice, & la grandeur comme la quantité du fluide qui ſort en même-temps: 2°. On peut ſuppoſer que dans une minute le cœur bat quatre-vingt fois, & qu’à chaque battement il envoye une once de ſang dans l’aorte. 3°. Une once de ſang eſt égale à 1. 659 d’un doigt, par conſéquent quatre-vingt onces donneront 132 doigts, & ſoixante-douze parties decimales. 4°. Dans un homme d’une grandeur mediocre j’ai trouvé le diametre de l’aorte égal à 0. 73 parties d’un doigt , ainſi ſon orifice étoit égal à 0. 4187. 5°. Si l’on diviſe par ce dernier nombre la ſomme des onces du ſang qui ſort dans une minute, c’eſt-à-dire, le nombre 132. 72 qui exprime l’étenduë de ce ſang meſurée par des doigts, on trouvera que le cylindre ſera de la longueur de vingt-ſix pieds ; mais comme la diaſtole du cœur emporte les deux tiers du temps à chaque pulſation, la vîteſſe du sang se trouvera triple, ainsi il parcourera dans une minute 78 pieds.

Voilà la vitesse du sang dans l'aorte, il faudroit à présent la déterminer dans les autres arteres, cela est aisé, quand on connoît la somme des ramifications; mais comme il est difficile de la déterminer éxactement, on ne peut pas faire de calcul juste : cependant on a prouvé que les ramifications de l'aorte étoient à l'égard du tronc qui sort du cœur comme mille à un, ainsi si dans une minute le sang parcourt dans l'aorte 78 pieds, il ne parcourera dans ces ramifications qu'un millieme de cet espace, par-là on voit la lenteur extraordinaire du sang dans les dernieres ramifications; pour ce qui regarde chaque rameau en particulier, la rapidité y sera plus ou moins grande selon le diametre qui varie beaucoup.

Il n'est pas nécessaire d'entrer dans un plus long détail sur la vitesse du sang, ces regles generales peuvent suffire, mais il est nécessaire de connoître les changemens de vélocité que peut produire dans tous les vaisseaux l'écoulement du sang par une artere ou par une veine ouverte; nous allons donner en peu de mots quelques regles là dessus.

Qu'on ouvre une veine continuë à l'aorte descendante, je dis que le sang qui coulera par l'artere descendante, aura plus de mouvement par rapport à celui qui coulera dans les arteres supérieures que lorsque la veine n'étoit pas ouverte, car un corps communique moins du mouvement qu'il a reçû, s'il trouve moins de résistance; or le sang qui coule par l'aorte inférieure, trouve moins de résistance, puisque l'ouverture faite à la veine donne au sang poussé par celui de l'aorte un passage plus libre : Bellini démontre cette proposition, en disant que le sang qui vient du cœur trouve un obstacle dans celui qui le précéde; or celui qui précéde le sang de l'aorte inférieure,

quand on ouvre la veine, eſt en moindre quantité,
par conſéquent il réſiſte moins, &c.

Si l'on ouvre un rameau veineux qui vient de l'iliaque droite, je dis que le ſang qui coulera par l'artere
iliaque droite, aura plus de force que celui qui coule
par l'iliaque gauche, car il communiquera moins de
mouvement à celui qui précéde, cela ſe prouve ici
de même que dans la propoſition précédente.

Tandis que le ſang coule par quelque veine inférieure, je dis que le mouvement du ſang qui va dans
l'artere axillaire droite, eſt à l'égard de celui de l'axillaire gauche comme auparavant, car il n'y a rien qui
dérange la proportion de ces deux quantitez de ſang,
il trouve les mêmes obſtacles dans l'une & dans l'autre
artere.

Une veine inférieure étant ouverte, je dis qu'il
coule beaucoup moins de ſang qu'auparavant par
les arteres aſcendantes, car le ſang en ſortant du cœur
ſe jette en plus grande quantité dans les vaiſſeaux inférieurs, s'il y trouve moins de réſiſtance; or il trouve
moins de réſiſtance dans l'aorte deſcendante, ſi la veine eſt ouverte.

Lorſqu'une veine eſt ouverte, le ſang des veines qui
aboutiſſent dans cette veine depuis l'ouverture juſqu'au cœur, coule avec plus de vélocité, car le ſang
qui coule dans une veine réſiſte à celui qui s'y jette par
les veines laterales; plus ce ſang eſt abondant, plus
il réſiſte, or il eſt moins abondant qu'auparavant
dans l'eſpace qui eſt dans cette veine depuis l'ouverture juſqu'au cœur, celui qui viendra donc par les
veines laterales, trouvera moins de réſiſtance, & par
conſéquent marchera plus vîte.

Le ſang qui coule depuis l'ouverture de cette veine
dont nous venons de parler juſqu'au cœur, eſt en
moindre quantité, par conſéquent dans les veines
qui rapportent le ſang de la tête, le ſang deſcendra

plus rapidement, car celui qui vient d'en-bas lui résiste moins ; pour bien entendre cette proposition, il
faut se souvenir que la veine-cave inférieure & la
supérieure sont continuës, & qu'elles sont ouvertes
dans l'oreillette droite par une échancrure, ainsi le
sang qui vient d'en-bas, se jette contre celui qui
vient d'en-haut : Bellini dit que si le mouvement
du sang qui vient d'en-haut étoit extrêmement fort,
il pourroit arrêter celui qui vient d'en-bas, mais la
structure fait voir que cela ne sçauroit arriver.

Qu'on ouvre une veine, je dis que la vélocité du
sang qui coule dans cette veine & dans l'artere qui
lui répond, est plus grande par rapport à celle du
sang qui couloit auparavant dans les mêmes vaisseaux que celle du sang des autres veines & des autres
arteres par rapport à la rapidité du sang qui y couloit avant qu'on eût ouvert la veine dont nous parlons ; on peut prouver cela en general par la raison
que l'augmentation de la rapidité du sang est plus
grande dans les endroits où la résistance est moindre,
or elle est moindre dans la veine ouverte & dans son
artere que par tout ailleurs.

Les vaisseaux se désemplissent quand la veine est
ouverte, alors ils ne sont plus aussi tendus qu'auparavant, par conséquent ils ne résistent pas autant à la
force qui les dilate, le cœur trouvera donc moins de
résistance dans les vaisseaux.

Si l'on ferme la veine, le sang s'y ramassera jusqu'à
ce que ce tronc soit aussi distendu que les autres, &
alors l'inégalité des vîtesses cessera, mais comme le
cœur trouve moins de résistance, ainsi que nous l'a-
vons vû dans la proposition précédente, le sang coulera plus vîte après la saignée qu'avant que la veine
eût été ouverte , mais il coulera moins rapidement que durant la saignée, car la résistance est plus
grande.

SI l'ouverture de la veine est grande, il en sortira plus de sang que si elle étoit petite, par conséquent le sang qui vient après trouvant moins de résistance, y marche avec plus de vîtesse ; mais s'il y avoit ailleurs une veine égale à celle dont nous parlons, & qu'une pression étrangere y augmentât la vîtesse du sang autant que la diminution de résistance l'augmente dans celle-ci, alors tout seroit égal.

Le poulx devient moins fort durant la saignée, la raison est évidente, ce n'est que de la quantité du sang & de la force du cœur que dépend la force du poulx, or la quantité de sang diminuë par la saignée.

Par toutes ces propositions on voit la raison de ce qu'on appelle *revulsion* & *dérivation* dans la pratique de la Medecine ; veut-on décharger la partie supérieure du corps, on doit ouvrir les veines de l'extrémité inférieure ; veut-on décharger l'extrémité inférieure, on doit ouvrir les veines du bras.

Après avoir parlé de la rapidité du sang, il faut parler de la force du cœur qui en est le principe ; Borelli qui l'a calculée, l'a fait monter plus haut que la force d'un poids de 135000 livres, mais tout son calcul est appuyé de fausses suppositions que je ne rapporterai pas, parce que cela me conduiroit trop loin. M. Keil qui a voulu réformer cet Auteur, ne fait pas monter à plus de cinq onces par la premiere methode qu'il employe, mais dans cette methode il prend pour principe une regle dont M. Bernoulli a démontré la fausseté ; pour la seconde methode elle est plus éxacte, il y a cependant bien des choses à redire : comme je ne pourrois entrer dans le détail sans le secours d'un long calcul, je ne ferai pas voir ce qui manque dans cette seconde methode qui ne s'accorde pas même avec la premiere, car elle fait monter à huit onces la force du cœur ; on ne sçau-

roit éxactement déterminer des choses de cette nature, car pour cela il faut toûjours faire des suppositions qu'on peut contester: les raisonnemens géometriques qu'on fait là-dessus ne prouveront jamais
rien, tandis que l'on n'aura pas des points fixes sur
lesquels on puisse s'appuyer ; on peut néanmoins
en general faire voir que la force du cœur est fort
grande. 1º. Toutes les arteres résistent au cœur par
toute leur masse qui est pour le moins comme 1000
à 1 à l'égard de l'aorte. 2º. La quantité du sang qui
est dans les arteres est fort grande, or le cœur doit
pousser tout ce sang qui monte pour le moins à
quatre-vingt livres dans ceux qui pesent cent livres ; je comprends dans ce calcul toutes les liqueurs
qui sont dans le corps, & qui sont poussées par la
force du cœur. 3º. Les muscles qui compriment
les vaisseaux, sont en grand nombre, & ont une
grande force..... De tout cela il s'ensuit que le
cœur qui surmonte toutes ces résistances, doit avoir
une force très-considérable qui paroîtra encore plus
grande, si l'on fait réfléxion qu'à travers tous ces
obstacles le cœur pousse le sang dans une infinité
de détours qui multiplient les résistances à chaque
instant dans toute l'étenduë du corps.

LA NATURE DU SANG.

IL nous reste à parler de la nature du sang ; on
remarque dans ce fluide 1º des globules rouges,
2º des parties fibreuses, 3º des globules blancs,
4º beaucoup d'eau claire qui sert de véhicule à toutes ces matieres.

Les globules rouges ne différent de ceux qu'on
trouve dans le chile qu'en ce qu'ils sont composez de

plusieurs, leur couleur ne dépend que de cet assemblage, car quand on les sépare, ils reprennent leur
blancheur, de-là vient que tout ce qui paroît rouge
dans un sang qu'on expose à l'air, se convertit enfin
en serosité, car les petits globules qui se séparent les uns des autres, & reviennent à leur blancheur, la même chose arrive dans les abscez, les globules du sang qui s'extravasent sont fouettez continuellement par les vaisseaux qui étant aidez de la
grande chaleur qui survient divisent les parties du
sang.

La cause de cette rougeur a fait former bien des
systêmes, la plus generalement reçûë ç'a été le mélange du nitre de l'air avec le sang dans les poulmons; quelques expériences chymiques paroissent
confirmer cette idée, mais 1° avec des sels alkalis
on donne de la rougeur au lait; quelle raison aura-
t-on donc d'attribuer la couleur du sang au nitre
plûtôt qu'à des sels alkalis? L'on peut dire avec autant de vraisemblance qu'un sel lixivieux sorti de la
terre, ou mêlé avec les alimens, produit la couleur
rouge, quand il vient à s'alkaliser par la chaleur du
corps; d'ailleurs ne pourra-t-on pas trouver dans
l'air quelque miniere de sel alkali de même qu'on y
trouve du nitre? 2°. On ne sçauroit prouver qu'il y
ait du nitre dans l'air, les matieres nitreuses qui se
forment sur les murailles, ne prouvent rien, au contraire on peut en tirer une preuve contre ce sentiment, car il n'est pas concevable qu'il se trouve
dans l'air une si grande quantité de nitre; d'ailleurs
on prend une terre qui est la base du nitre, on l'expose dans un endroit où se forme ce sel, d'abord
cette matiere se remplit d'acides nitreux, mais à quelques pas de-là la même terre demeurera inutilement
exposée à l'air, on ne verra pas qu'elle se change en
nitre; d'où vient cette différence, si le nitre est ré-

pandu dans l'air ? On dit que les terres dont on a
retiré du nitre, & qui ont été épuisées, redonnent
de nouveau ce sel, quand elles ont été exposées à
l'air, cela est vrai ; mais je dis qu'il s'y fait un développement, & que l'air n'y fournit que son action ;
cela est si vrai, qu'après qu'on a continué durant
quelque temps à exposer cette terre à l'air, on n'en
retire plus de nitre : outre ces raisons on en a une
considérable qui ne permet pas qu'on fasse beaucoup
de fonds sur une telle opinion, c'est que tout ce
qu'on dit là-dessus est une pure supposition que nulle
expérience n'a jamais confirmé.

Je ne parlerai pas ici de ceux qui ont autrefois
attribué au foye la rougeur du sang, on sçait que
Bartholin a fait l'épitaphe de ce viscere, mais je croi
qu'on peut lui rendre en partie les fonctions qu'on
lui a refusées ; il n'est pas prouvé que le chile ne
passe pas par des veines meseraïques dans le foye, au
contraire nous sçavons que cela arrive dans les oiseaux ; des expériences même, comme nous l'avons
fait voir, semblent prouver que la même chose se
trouve dans l'homme ; or si cela est ainsi, on ne sçauroit nier que le sang ne devienne rouge dans le foye,
car il passe par les filieres des vaisseaux de la veine-
porte ; dans ces tuyaux infiniment petits les globules
du chile peuvent être pressez, & s'attacher les uns
aux autres par le mouvement & la pression qui les
pousse d'un lieu plus large dans des passages plus
étroits, du moins peut-on soûtenir que dans les extrémitez des vaisseaux de la veine-porte les globules
chileux se disposent à prendre la couleur rouge ; mais
quoyqu'il en soit, on ne sçauroit douter que dans les
extrémitez de l'artere hepatique le chile ne reçoive le
même changement que dans les autres visceres, puisqu'il passe par les mêmes filieres qui le pressent avec
force.

Suivant ce que nous venons d'établir, toutes les parties du corps donnent au chile la couleur rouge, car par tout il se trouve des extrémitez capillaires; dans ces extrémitez les parties les plus fluides passent les premieres, parce qu'elles coulent plus aisément; les globules qui se trouvent alors plus près les uns des autres, parce qu'ils forment les parties les plus grosses du chile avec les filamens, sont poussez d'un contre l'autre par les mouvemens du cœur & des arteres; de cette pression s'ensuit l'adhérence qui se trouve entre-eux, car l'union des parties des corps ne dépend que de la grandeur des surfaces par lesquelles elles se touchent; or par la pression dont nous venons de parler, les globules s'applatissent du côté qu'ils se rencontrent, ainsi les plans qui se touchent peuvent être larges, par conséquent leur union peut être assez forte.

Mais comment est-ce que les globules unis peuvent prendre la couleur rouge par cette union précisément? On a dit que les couleurs consistoient dans la modification de la lumiere; mais par des expériences réiterées, on s'est enfin convaincu que les couleurs étoient particulieres à certains rayons de lumiere, ainsi les objets ne paroissent colorez que suivant qu'ils renvoyent certains rayons & qu'ils en éloignent d'autres, cette action des corps sur la lumiere dépend de la disposition des parties de ces corps qu'on ne sçauroit déterminer.

Les globules dans les gros vaisseaux teignent en rouge toutes les liqueurs qui s'y trouvent, il ne faut pas pour cela qu'ils soient en une quantité extraordinaire, on voit qu'il ne faut que peu de vin rouge pour teindre un grand verre d'eau; cela paroîtra encore plus solide, si l'on fait réfléxion que la plus grande partie du vin est aqueuse: pour ce qui regarde le sang, l'expérience fait voir que l'eau & la limphe font plus abondantes que le fluide rouge, car dès qu'on a exposé le sang à l'air, les globules se ramassent dans un espace qui est assez petit par rapport à celui qu'occupe la sérosité ; d'ailleurs si l'on fait évaporer l'eau de la partie rouge séparée du reste, on verra qu'il n'y a que peu de matiere rouge.

La petite quantité de globules rouges fait que les extrémitez capillaires des arteres ne font pas colorées, car comme ces globules ne peuvent passer que l'un après l'autre dans les filieres, il s'enfuit que pour un globule rouge il y aura une grande quantité d'eau & de limphe, & par-là la couleur rouge doit se trouver absorbée ; de plus ces petits globules se trouvant comprimez, leur figure doit changer, ainsi la couleur doit souffrir quelque changement, aussi a-t-on remarqué que les globules en passant par les extrémitez arterielles s'applatissent & prennent une couleur jaunâtre, on apperçoit de petits globules blancs & diaphanes qui ne font autre chose que les parties huileuses de la limphe qui n'ont encore ni assez de mouvement, ni assez de pression pour changer de couleur.

La rougeur du sang est-elle absolument nécessaire ? On trouve des insectes qui n'ont dans leurs vaisseaux qu'une liqueur blanchâtre & diaphane, avec ce fluide ils vivent, ils font tous les mouvemens dont leurs petits muscles font capables ; on peut donc conclure que la rougeur de sang n'est pas nécessaire dans tous les animaux : dans l'homme & dans les autres animaux dont la masse n'est pas insensible, cette couleur n'est pas nécessaire, mais la cause qui la produit l'est absolument, cette cause est un mouvement violent dans les fibres, sans ce mouvement la circulation & la nutrition ne sçauroient se faire ; dans les insectes insensibles où le mycroscope ne nous découvre que des liqueurs blanches & transparentes, les membra-

nes

nes qui font d'une fineffe infinie, n'ont pas befoin d'un mouvement violent qui leur diftribuë le fuc nourricier, & qui l'applique à leurs fibres pour réparer les pertes de la tranfpiration.

Le fang n'a pas la même couleur dans tous fes vaiffeaux; fi l'on ouvre un chien d'abord après qu'il a mangé, on verra qu'il fe trouve dans les arteres pulmonaires une matiere blanchâtre mêlée avec le fang, mais dans les veines le fang eft plus rouge, cela s'enfuit évidemment de ce que nous avons dit ; la rougeur du fang dépend de la cohæfion des globules du chile, ces globules par la preffion qu'ils ont foufferte ont été unis dans les arteres capillaires, il eft donc néceffaire que le fang foit plus rouge dans la veine pulmonaire que dans l'artere.

Il y a encore une autre différence de couleur dans le fang qui fe trouve en divers vaiffeaux, le fang arteriel eft fort rouge, mais le fang veineux eft noirâtre, cela s'enfuit de même de ce que nous avons établi; la rougeur du fang dépend du mouvement qui fe trouvant moins fort dans les veines, doit auffi produire moins d'effet, mais il y a une raifon qui prouve mieux que cette différence doit arriver, c'eft que le fang arteriel eft rempli de limphe, au lieu que le fang veineux en eft privé, par conféquent les globules rouges fe trouvent en plus grande quantité à proportion dans les veines, & le fang doit y paroître d'une rougeur plus foncée & approchante du noir.

Mais cette raifon jette dans un embaras qui n'eft pas petit; nous venons de dire que la limphe eft en moindre quantité dans les veines, il s'enfuivroit donc de-là qu'il devroit fe condenfer plus aifement que celui des arteres, cependant le contraire arrive; dans les veines d'un cadavre, on voit le fang conferver fa fluidité durant long-temps, mais celui qui eft dans les arteres & dans les ventricules du cœur, fe con-

denſe en peu de temps , cette difficulté qui paroît
d'abord renverſer notre réponſe , ne fait que la confirmer ; dès que les mouvemens vitaux ceſſent, le
ſang n'eſt preſſé dans les arteres que par un reſte de
contraction qui vient du reſſort, cette preſſion n'eſt
pas aſſez forte pour faire paſſer tout le ſang ainſi les
globules rouges ne trouvent pas un paſſage libre
dans les vaiſſeaux capillaires , c'eſt pour cela que la
preſſion des arteres fait paſſer d'abord la partie la
plus fluide dans les veines, les parties groſſieres, c'eſt-
à-dire , les globules reſtent en partie dans les arteres, il
faut donc néceſſairement que le ſang arteriel ſe trouve condenſé : pour le ſang veineux, comme il ſe
trouve compoſé des parties globuleuſes les plus fines
& de beaucoup d'eau, il ſera fluide ; ajoûtez à tout
cela que par la même raiſon la partie fibreuſe qui
contribuë plus que toute autre choſe à la condenſation , ſe trouve retenuë dans les arteres par ſa groſ-
ſiereté.

Quand on tire du ſang des veines & des arteres du
même animal, on y remarque une différence, le ſang
des arteres a à-peu-près la même couleur dans la ſurface & dans le fonds,mais le ſang veineux eſt fort noirâtre au fond (je ſupoſe au reſte que l'on mette ce ſang
dans un vaiſſeau un peu profond) , la différence de
couleur ne vient que de ce que le ſang arteriel eſt
beaucoup plus rarefié & plus diviſé que le ſang veineux, le mouvement qui ſe trouve dans les arteres &
qui manque dans les veines,doit néceſſairement produire cet effet ; or cela poſé, la ſurface du ſang veineux doit être rouge, & le fond doit être noiratre ,
car les globules ſont la cauſe de la rougeur du ſang,
puiſqu'il n'y a qu'eux qui ſoient rouges: ces globules ſont mêlez avec la partie fibreuſe qui étant peu
échauffée dans les veines ſe condenſe, or en ſe con-
denſant elle ſe précipite & entraîne avec ſoi une

grande partie des globules, d'ailleurs ces globules ainſi condenſez deſcendent en grande quantité par leur peſanteur, & abandonnent par-là la ſurface ; de là il s'enſuit que les globules ſont en grand nombre au fond, & en petit nombre au haut, la couleur doit donc être noirâtre au fond, car la couleur rouge ex-trêmement foncée tire ſur le noir, & elle eſt plus foncée quand un grand nombre de globules rouges ſont joints enſemble, or cela ſe trouve dans le ſang veineux, comme nous avons dit ; on peut prouver ce que je viens de dire de la condenſation des fibres du ſang par la ſeroſité qui ſurnage bien-tôt après que le ſang a été expoſé à l'air, d'ailleurs quelque eſpece de ſang que ce ſoit, ſi on le met dans un vaiſſeau pro-fond qui ne ſoit pas diaphane, la partie inférieure paroît foncée ſans qu'elle le ſoit, cela vient de ce que tous les rayons rouges qui viennent des ſurfaces inférieures paſ-ſent par la ſurface ſupérieure, or cela ne ſçauroit ſe faire qu'il n'y ait un grand nombre de rayons joints enſem-ble, & que par conſequent la couleur ne paroiſſe foncée au contraire, ſi l'on met le ſang dans un vaiſſeau fort large & peu profond, le ſang veineux même paroît brillant, cela doit être ainſi ; parce que dans un petit eſpace il ne peut y avoir un trop grand nombre de globules, car il ne peut pas ſe faire de précipitation qui les entraîne en grande quantité, on voit par-là qu'il dépend de celui qui tire du ſang de le faire pa-roître rouge ou noirâtre ; ce que nous diſons du ſang étendu dans un vaiſſeau large & profond, on peut le dire du ſang qui coule en goutes, car la même cauſe qui donne une rougeur brillante au premier doit la donner à celui-ci.

Pour le ſang arteriel le fond n'en doit pas devenir noirâtre comme dans le ſang veineux, les parties fi-breuſes ſont extrêmement rarefiées, ainſi elles ne ſe condenſent pas ſi fort que les parties fibreuſes du ſang veineux qui étant déja rapprochées dans les veines, doivent s'unir plus intimement que celles du sang arteriel par l'action de l'air, de-là il s'ensuit qu'il n'y aura pas tant de précipitation dans l'un que dans l'autre, aussi c'est ce que l'expérience confirme, car le sang arteriel ne donne pas d'abord tant de serosité que le sang veineux.

Il y a un Auteur qui a prétendu que le sang de la veine pulmonaire devoit être condensé, parce qu'il est arteriel ; mais ce qui peut se dire du sang répandu dans les autres veines, doit s'attribuer au sang des veines pulmonaires, il a subi une grande trituration dans les filieres des poulmons, il s'y est dépoüillé d'une partie de la limphe, comme cela lui arrive dans les autres extrémitez arterielles : quelle différence doit-il donc y avoir entre le sang de toutes ces veines ? Je ne vois pas qu'il puisse y en avoir aucune, si ce n'est peut-être que la fraîcheur de l'air le condense un peu ; qu'on juge par-là si l'on doit croire que la veine pulmonaire n'est plus petite que l'artere que parce que le sang est plus condensé, le sang qui revient par les veines émulgentes a été privé de la limphe, il devroit donc occuper moins d'espace, & par conséquent la veine devroit avoir moins de volume, cependant on ne trouve pas que cela soit ainsi ; pourquoi d'ailleurs aller chercher des causes si éloignées ? On n'a qu'à faire réfléxion que dans le fœtus le sang ne sçauroit passer qu'en très-petite quantité dans les veines, au lieu qu'il est poussé continuellement dans les arteres par le cœur, c'est donc une nécessité que les arteres se dilatent beaucoup tandis que les veines ne le font que très-peu.

Outre la partie rouge dont nous venons de parler, il y a dans le sang des parties fibreuses ; il s'est trouvé des Anatomistes qui ont nié l'éxistence de ces parties, mais on n'a qu'à jetter dans un vase rempli d'eau quelques goutes de sang nouvellement tiré, il y en aura une partie qui se répandra sur la surface comme de l'huile, & on verra au même instant des filamens qui se précipiteront, cela paroît sur-tout quand on saigne quelqu'un du pied, car la partie rougeâtre se confond avec les parties aqueuses, mais la partie gélatineuse paroît en fibres. Le microscope nous découvre la même chose; on n'a qu'à considerer sur une lame de verre une goute de sang qui vient de s'échapper de ses vaisseaux, on verra d'abord qu'il y a des filamens qui ayant perdu la chaleur qui les rarefioit, s'attachent les uns aux autres, ce sont ces parties qui forment la matiere membraneuse qui survient dans le sang qu'on échauffe, cette substance n'est épaissie que par l'action des parties du feu qui ayant fait évaporer les parties les plus fluides, laissent les parties grossieres sans véhicule, ces parties grossieres à proportion qu'elles perdent le fluide qui les séparoit, sont obligées de s'approcher & de s'unir par la force de l'atmosphere : on pourra faire une difficulté contre cette explication, on remarque que si l'on met dans l'eau chaude du sang, la partie gelatineuse s'épaissit & devient membraneuse, cependant on ne peut pas dire que cette matiere perde alors sa partie fluide puisqu'elle nage dans l'eau, mais il faut remarquer là-dessus que le fluide qui écarte ces parties & qui leur sert de véhicule, c'est sur-tout l'air ; or quand on met dans l'eau chaude du sang, l'air se rarefie, & sort des interstices des parties fibreuses ; comme ces parties ne se mêlent pas facilement avec l'eau, elles seront pressées par les parties aqueuses, ainsi elles se trouveront obligées de s'approcher & de s'unir, on en voit un exemple dans les œufs qu'on met dans l'eau chaude, par la chaleur l'air se dégage du blanc & se ramasse à l'extrémité; d'ailleurs ce qui fait que les parties fibreuses ne s'unissent pas d'abord, ce sont des parties extrêmement volatiles qui servent de véhicule aux grossieres, or par la chaleur de l'eau ces parties volatiles s'exhalent, & laissent seules les parties fibreuses, lesquelles ne pouvant être pénétrées par l'eau, parce qu'elles sont huileuses, sont contraintes de s'approcher & de s'unir.

Bohn s'est imaginé que les fibres dont nous venons de parler, ne se trouvoient que dans le sang extravasé, & qu'elles n'étoient formées que par la condensation qui arrive aux parties glutineuses ; mais que peut-on répondre à l'observation faite par le microscope même dans les vaisseaux ? On voit distinctement qu'il y a dans le sang de petits filamens, à la vérité ces filamens ne paroissent pas en aussi grande quantité à proportion que dans le sang extravasé ; cela doit être ainsi, puisque ● rarefaction les écarte davantage.

Ceux qui ont nié qu'il y eût des parties fibreuses dans le sang, se sont fondez en partie sur le danger qu'il y auroit que les arteres ne se trouvassent bouchées par ces filamens dans les extrémitez capillaires, mais comme elles sont mêlées avec beaucoup de matiere aqueuse, & que la chaleur les rarefie beaucoup, on ne doit pas appréhender cet inconvenient, cependant il peut arriver qu'elles causent plusieurs accidens fâcheux, si elles sont en trop grande quantité ; elles peuvent, par éxemple, occasionner des pleuresies & des peripneumonies ; les rhumatismes même ne sont souvent autre chose que l'effet de ces fibres qui engorgent des vaisseaux fort petits qui se trouvent dans les ligamens des jointures ; ce qui arrive à ces fibres, quand on fait chauffer le sang extravasé, leur arrive, quand il y a dans le corps un trop grand échauffement ; elles se réunissent & forment la croute blanche qu'on voit dans le sang des pleuretiques.

Les parties fibreuses, quand le sang est exposé à l'air

fe réuniffent & forment fouvent une maffe affez confidérable, cela arrive fur-tout lorfque le fang eft fort
dépoüillé de fa partie aqueufe, alors ces parties fibreufes réunies forment des efpeces de rayons de
miel par leur union.

Parmi toutes ces parties fibreufes qui forment une
efpece de réfeau dans le fang extravafé, on remarque
de petits globules blancs, ce ne font que les parties
gelatineufes les plus fluides qui étant preffées par l'eau
du fang de tous côtez, font obligées de s'arrondir;
ces globules ne différent de ceux qui font la partie
rouge qu'en ce qu'ils font fimples, au lieu que les
rouges font compofez de plufieurs colez lesuns aux autres, ces globules fimples par les circulations réïterées
peuvent enfin devenir rouges, cela s'enfuit de ce que
nous avons établi fur la circulation du fang.

Toutes ces matieres qui compofent le fang font
agitées de deux mouvemens, à ce qu'on prétend, l'un
eft le mouvement de circulation dont nous avons
parlé, & l'autre le mouvement inteftin, c'eft-à-
dire, le mouvement des parties fanguines en tout
fens.

Pour le mouvement de circulation nous nous fommes affez étendus fur fa caufe & fur fon éxiftence, il
n'y a qu'une chofe à ajoûter, elle fuit évidemment
de ce que nous venons de prouver, c'eft-à-dire, que les
parties du fang étant fort différentes, le mouvement
que le cœur leur imprime doit auffi être fort différent, les parties les plus propres au mouvement doivent occuper le centre du vaiffeau, mais les autres
doivent être jettées fur les bords, c'eft ainfi que dans
la riviere les matieres qui fe meuvent le plus difficilement, font toûjours pouffées vers les bords, c'eft ce
mouvement circulaire qui conferve le fang dans
l'état où il doit être pour couler facilement dans les
vaiffeaux; nous l'avons déja prouvé par une expé-

G g iiij

rience curieuse : d'ailleurs nous voyons que dès que
ce mouvement s'altére, tout change dans le sang,
c'est ce mouvement qui par les frottemens continuels qu'il cause dans les parties du sang contre les
paroits des vaisseaux, y excite & soûtient une chaleur
qui est nécessaire à la conservation de la vie de
l'homme, cette chaleur a été attribuée par plusieurs au
développement des parties du feu qui sont répanduës,
suivant quelques Philosophes, dans toute la matiere,
mais ont peut dire simplement qu'elle doit son origi-
au mouvement des parties qui composent les corps :
quoyqu'on puisse dire des parties ignées, ce ne sera
jamais qu'un mouvement qui formera la chaleur ;
nous ne concevons pas que la matiere puisse agir
d'une autre maniere, ainsi le sentiment de ceux qui
prétendent que la matiere du feu est répanduë dans
tous les corps, ne peut que prouver qu'il y a par tout
une matiere fort propre à se mouvoir.

Le mouvement intestin n'est point prouvé comme
le mouvement circulaire, au contraire il souffre beaucoup de difficultez ; on ne nie pas que les parties qui
composent le sang n'ayent des mouvemens différens
dans leurs vaisseaux, leurs diverses réfléxions, l'élasticité de l'air, l'action des vaisseaux, tout cela doit
imprimer divers mouvemens aux diverses parties qui
composent le sang ; mais ce qu'on nie c'est que ce
mouvement intestin soit essentiel à sa fluidité, c'est-
à-dire, que le sang ne soit fluide que parce que ses
parties sont diversement agitées : une matiere peut
être très-fluide, quoyque toutes ses parties soient
dans un repos parfait ; il suffit seulement que ces parties puissent ceder à la moindre impulsion, or cela
arrivera nécessairement, dès qu'elles ne seront pas
unies. Je croi qu'il n'y a personne qui puisse soûtenir que la désunion ou la non-adhérence des parties
de la matiere, ne puisse éxister sans mouvement ; ce

sentiment ne souffre pas tant de difficultez que l'autre, on s'épargne par-là la peine de chercher une cause de cette agitation qu'on a cru trouver dans la matiere subtile, mais que rien ne sçauroit prouver, on ne peut concevoir dans ce fluide un mouvement continuel qui porte ses parties de tous côtez, la raison en est évidente, car si l'on veut établir un mouvement en tout sens, il faut qu'on dise qu'il n'y a pas d'endroit vers lequel quelque partie de ce fluide ne se meuve; or si cela est, il n'y aura point de partie en mouvement qui n'en trouve quelqu'une qui aura autant de force qu'elle dans son chemin, elle ne pourra donc pas se mouvoir ni par conséquent aucune des autres.

Les mouvemens de circulation & de fluidité ne sont pas les seuls qu'on a attribués au sang, on lui a encore voulu donner un mouvement de fermentation; le sang, dit-on, a des principes acides & alkalis qui heurtant continuellement les uns contre les autres, doivent nécessairement produire le mouvement qu'on nomme *fermentation*, comme cela arrive aux liqueurs qui ont ces principes; mais comme ces principes sont mêlez de parties sulphureuses qui les séparent, il s'ensuit que la fermentation ne doit se faire que peu-à-peu; au premier instant quelques parties sulphureuses sortiront de l'entre-deux de quelques acides & de quelques alkalis; au second instant la même chose arrivera à d'autres parties, ainsi la fermentation se fera successivement; on apporte encore plusieurs autres raisons pour prouver qu'il y a dans le sang un tel mouvement fermentatif. 1°. Dit-on, le chile se change en sang, or dans le sang les parties sont changées, & la proportion des principes qui le composent, n'est pas la même que dans les parties du chile; tout cela, selon plusieurs, ne sçauroit se faire sans fermentation. 2°. Le sang se change

en diverses humeurs, & dans ce changement il y a
un changement de substance qui ne peut se faire sans
fermentation. 3°. Dans le foin & l'avoine on ne
trouve pas de sel urineux, cependant les animaux
qui se nourrissent de ces matieres, donnent beaucoup
de ce sel par l'analyse, or ce sel ne sçauroit se former
sans la fermentation non plus que le sel salé; toutes
ces raisons sont soûtenuës de l'analyse de toutes les
liqueurs du corps humain que je vais donner, comme
les défenseurs de la fermentation la rapportent avec
les conséquences qu'ils en tirent.

» La salive éxaminée par la distillation 1° donne des
» liqueurs qui teignent en verd la teinture de fleur de
» mauve, & qui précipitent en poudre blanche le su-
» blimé corrosif; de-là on conclud que la salive con-
» tient des alkalis, puisqu'elle en produit les effets.
» 2°. Elle donne une huile fœtide. 3°. Enfin dans ce
» qui reste après la distillation poussée on trouve du
» sel salé.

» On a ramassé quelquefois une assez grande quan-
» tité de suc stomachal en liant l'orifice supérieur &
» inférieur du ventricule à un chien; on dit qu'on a
» remarqué les proprietez suivantes dans cette liqueur.
» 1°. Elle étoit insipide & sans odeur. 2°. Les acides ni
» les alkalis n'y excitoient aucune fermentation. 3°. Elle
» n'apportoit aucun changement à la teinture de fleur
» de mauve. 4°. La dissolution du sublimé corrosif de-
» venoit un peu laiteuse par le mélange de cette liqueur;
» ces effets étant communs à la liqueur stomachale & à
» la salive, il s'ensuit qu'elles doivent donner les mê-
» mes principes par l'analyse.

» L'humeur intestinale n'a pû être distillée, parce
» qu'on n'a pû en ramasser une assez grande quantité;
» mais on a déterminé ses proprietez par les proposi-
» tions suivantes. 1°. Les alimens achevent de se dige-
» rer dans les intestins, il faut donc que la liqueur qui

s'y filtre puisse causer une fermentation. 2°. Il faut
que les excrémens puissent glisser sur les paroits; la
liqueur stomachale doit donc être propre à lubrefier
les intestins. 3°. Les matieres fœcales qui sont âcres,
pourroient blesser les intestins; il faut donc que la
liqueur intestinale puisse empêcher les effets de l'acrimonie de ces matieres.

Le rapport qui se trouve entre ces trois liqueurs,
doit faire présumer qu'elles donneroient les mêmes
principes par l'analyse; il faut donc dire qu'elles sont
composées de beaucoup de phlegme, d'une grande
quantité de sel volatile, d'un peu de sel fixe & de
terre.

Quelques-uns ont donné de l'acidité à ces humeurs, ils ont cru prouver évidemment l'éxistence
des sels acides; sur-tout dans la salive, par les expériences suivantes. 1°. La teinture de tournesol devient rouge par le mélange de la salive. 2°. Le mercure est figé par cette liqueur ; on répond à ces
expériences 1° que la salive ne teint pas en rouge la
teinture de tournesol, à moins qu'elle ne sorte de
quelque corps malade; 2° que la salive ne fige point
le mercure dans un vaisseau de verre; si cela arrive
dans un vaisseau de métal, la cause en est dans l'amal-
gance des parties mercurielles avec les parties métal-
liques.

La bile analysée donne 1° beaucoup de phlegme
blanchâtre & urineux qui donne une couleur verte à
la teinture de fleur de mauve, précipite la dissolution
de sublimé corrosif, fermente avec l'esprit de nitre.
2°. Il vient un esprit urineux qui ne différe du phlegme que par les sels volatiles qu'il contient en plus
grande quantité. 3°. Il survient une huile fœtide &
noirâtre où il y a beaucoup de sel urineux. 4°. De ce
qui reste on tire un peu de sel fixe & de terre.

Le suc pancréatique a été ramassé par plusieurs Ana-

» tomiftes en aſſez grande quantité, il eſt inſipide,
» quoyqu'en ayent dit Graaf & Schuil qui ont aſſuré
» qu'il étoit acide, il convient en tout avec la ſalive,
» comme il paroît par ſes filtres qui ſont les mêmes
» que les couloirs ſalivaires, ainſi il n'eſt pas beſoin
» d'en faire l'analyſe.

» On a recherché la nature de la limphe par pluſieurs
» obſervations. 1°. Elle devient, dit-on, viſqueuſe par
» l'action du froid, elle contient donc des parties ſul-
» phûreuſes & glutineuſes qui ſont mêlées avec beau-
» coup d'eau. 2ᵉ. La limphe expoſée à l'air froid, ne
» ſe coagule pas comme le ſang; cela prouve, dit-on,
» que les ſoulphres qu'elle contient ſont plus déliez &
» plus diviſez que ceux qui ſe trouvent dans le ſang,
» puiſqu'ayant perdu la chaleur ils ne ſont pas coagu-
» lez. 3°. Si on expoſe la limphe au feu, elle ſe change
» en une maſſe blanche; ce ſont les parties ſulphureuſes
» qui étant abandonnées du fluide qui leur ſervoit de
» véhicule, ſont obligées de ſe rapprocher. 4°. Si l'on
» y verſe de l'eſprit de nitre, elle s'épaiſſit; mais elle
» recouvre ſa fluidité, ſi l'on y jette de l'huile de tartre
» par défaillance. 5°. Elle donne une couleur verte à
» la teinture de fleurs de mauve

» La ſemence qui eſt une liqueur blanche, glutineu-
» ſe, graſſe, épaiſſe, doit avoir beaucoup de ſoulphre.
» 1°. Elle ne ſe coagule point par l'action du froid;
» ainſi, dit-on, elle ne doit pas ſa fluidité à la chaleur
» qu'elle a dans ſes vaiſſeaux, puiſqu'après être réfroi-
» die elle n'eſt pas moins fluide, cela ne peut venir que
» de la diviſion extraordinaire des ſoulphres. 2°. Elle
» ſe diſſout facilement dans l'eau, ce qui prouve que
» les ſoulphres ſont extrêmement diviſez, & qu'il y a
» beaucoup de ſel. 3°. La ſemence delayée dans un peu
» d'eau donne une couleur rouge à la teinture de fleurs
» de mauve, cela arrive à la ſemence récente; mais
» pour celle qui a été conſervée quelque temps, elle

produit une couleur verte, de-là on tire cette consé- «
quence qu'il faut nécessairement qu'elle ait des acides «
qui s'échappent d'abord, & des alkalis qui restent. «
4°. Les acides épaississent & coagulent la semence, «
mais les alkalis lui donnent de la fluidité. 5°. Pour «
ce qui regarde l'analyse chymique de la semence, «
Verrheyen dit qu'ayant conservé quelques jours de «
la semence de bœuf, & l'ayant mise dans une retorte, «
il en retira un peu de phlegme, de l'huide fœtide, «
du sel volatile, & un peu de terre; il sort des prosta- «
tes & des glandes de Cowper une matiere visqueuse, «
elle différe de l'autre en ce qu'elle est plus limpide, «
plus aqueuse & moins épaisse, il sort de même de la «
femme durant le coït une liqueur qui approche fort «
de celle qui vient dans les prostates aux hommes, on «
peut juger des principes de ces liqueurs par l'ana- «
lyse de la semence.

Le lait & le chile sont à-peu-près les mêmes li- «
queurs, mais le lait en est fort blanc, doux, & ne «
retient presque rien de la nature des alimens qui «
l'ont produit, au lieu que le chile est salé, tient «
beaucoup des alimens, n'est pas parfaitement blanc; «
on peut voir par cette différence que l'analyse don- «
nera quelques varietez, mais que les principes qu'elle «
tirera de cette liqueur sont assez uniformes; le lait «
exposé au feu donne d'abord du phlegme, ensuite «
un esprit acide, & enfin une huile crasse & noire. «

L'urine considerée en elle-même ou dans ses prin- «
cipes, a fait naître beaucoup d'idées chymiques. 1°. «
Elle est jaune; elle est donc composée, a-t-on dit, de «
parties sulphureuses & terrestres. 2°. Elle est âcre, il «
faut donc qu'il y ait des sels alkalis. 3°. Quand on «
foüette l'urine, il se forme de l'écume à sa surface, «
cela marque qu'il y a beaucoup de parties sulphu- «
reuses. 4°. Elle produit les effets du savon, elle con- «
tient donc des sels alkalis mêlez avec l'huile. 5°. Elle «

» réfout les tumeurs, il y a donc des fels alkalis qui in-
» cifent les humeurs vifqueufes. 6°. On voit dans l'u-
» rine qu'il y a des parties fibreufes lefquelles fe réunif-
» fent par l'action du froid, elles ne font autre chofe
» que des parties fulphureufes. 7°. Il fe précipite une
» matiere qui eft remplie de parties falines. 8°. L'urine
» récente & chaude donne une couleur rouge à la tein-
» ture de fleurs de mauve; mais quand elle eft réfroidie,
» elle donne à cette teinture une couleur verte, elle
» précipite auffi la diffolution de fublimé corrofif; par
» tout cela on a voulu prouver qu'il y avoit dans l'uri-
» ne des fels acides & alkalis. 9°. Enfin l'urine diftillée
» donne beaucoup de phlegme, un efprit rougeâtre,
» une huile empyreumatique, & un fel alkali vola-
» tile.

Voilà les idées qui ont fait abandonner à plufieurs
Auteurs le méchanifme pour faire du corps humain
un laboratoire, mais il n'y a rien de fondé dans toutes les conféquences qu'on a voulu tirer de l'analyfe;
éxaminons cela plus en détail.

On demande d'abord s'il y a de l'acide dans le fang
ou dans les autres, on ne fçauroit nier que ce fel ne
s'y trouve, les alimens dont nous fommes nourris en
font remplis, il faut donc que cet acide foit entierement changé, ou qu'il foit incorporé avec les autres
principes. 1°. On ne fçauroit dire que l'acide foit
entierement changé; M. Homberg l'a démontré: d'ailleurs les huiles, comme la Chymie nous l'apprend,
ont pour bafe un acide. M. Vieuffens a encore retiré
un acide du fang; Pitcarn lui reproche qu'il a mis
du bol dans le fang qu'il a expofé au feu, & qu'il a
pris l'acide du bol pour l'acide du fang, mais il fe
trompe en cela; ce n'eft que l'acide qui fe trouvoit
dans le fang ou dans le fel marin mêlé avec le fang,
qui pouvoit s'élever, tandis que l'acide vitriolique
contenu dans le bol prenoit fa place. 2°. Les acides

font changez peu-à-peu dans le corps humain, cela
ne doit pas paroître surprenant, puisque les sels les
plus fixes, & que tous nos feux n'altèrent presque
pas deviennent volatiles dans nos vaisseaux ; on sçait
d'ailleurs que le feu change les acides en alkalis, on
en a une preuve évidente dans le nitre fixé par le
charbon, or la chaleur de notre corps peut produire
le même effet, cela est conforme à l'expérience qui
nous apprend que la chaleur immoderée qui s'éleve dans nos vaisseaux, alkalise nos liqueurs, on en
voit une preuve évidente dans la puanteur des eaux
des hydropiques & de l'urine corrompuë, cette odeur
ne se fait sentir que par les sels alkalis volatiles qui se
séparent & qui viennent frapper l'odorat, on trouve
encore une confirmation de tout cela dans les matieres animales corrompuës dont on retire d'abord
un sel alkali volatile, or ce sel formé par la putréfaction se forme dans notre corps, puisque la chaleur
trop violente dispose nos humeurs à la putréfaction,
témoin encore l'urine d'un corps échauffé , & les
eaux des hydropiques dont nous avons parlé, on
peut ajoûter à tout cela les observations d'un sçavant
Anglois qui a fait voir que la matiere des ulceres te-
noit de l'alkali plûtôt que d'aucun autre sel. 3°. Les
acides se changent dans le sang de telle maniere, qu'ils
forment enfin un sel salé, par l'action continuelle des
vaisseaux & par l'action de l'air qui pousse les acides
dans les pores des alkalis. 4°. Les acides s'incorpo-
rent avec l'huile du corps, car la Chymie nous apprend que les soulphres sont une espece d'alkali très-
fort par rapport aux acides, il faut donc que les parties huileuses se joignent à ces sels.

On peut répondre à présent à la fameuse question
qui excite tant de disputes dans la Medecine, sçavoir,
si le sang est acide ou alkali. 1°. Le sang tiré des veines d'un animal à jeun, ne présente au goût ni un

alkali, ni un acide, au contraire il a un goût de sel ammoniac. 2°. Si on le mêle avec des acides ou avec des alkalis, il ne boüillonne pas; de ces deux raisons on peut conclure évidemment que le sang n'est ni acide ni alkali. La premiere raison est sans réplique; on a dit contre la seconde qu'il n'arrivoit point d'effervescence dans le sang froid mêlé avec des alkalis ou des acides, mais qu'il en surviendroit si le sang étoit chaud; mais en jettant ces sels dans les veines même des animaux ou dans le sang à l'instant qu'il sort du corps, on remarque par-là la moindre trace d'ébullition, on peut ajoûter à tout cela que la distillation du sang ne donne ni des acides ni des alkalis.

Ce que nous venons de dire du sang nous pouvons le dire du lait; quelque épreuve qu'on fasse sur cette liqueur par des mélanges, on n'y découvre ni acide ni alkali, car ces sels n'y produisent aucune effervescence, on peut dire la même chose de la limphe laquelle est en tout semblable au blanc d'œuf; il n'y a pas d'expérience qui puisse prouver que cette liqueur est acide ou alkaline.

Il semble que l'aigreur qui survient au lait qu'on conserve quelque temps, prouve qu'il est acide, mais en cela il n'y a rien de contraire à ce que nous avançons; le lait n'est qu'un composé de parties huileuses jointes à un sel acide, & quelques matieres alkalines qui ne sont pas bien incorporées avec ce sel; quand on conserve le lait durant quelque temps, les acides se séparent de la partie huileuse, & font sentir leur pointe.

Si le lait est extrêmement échauffé dans le corps humain, il offre un phénoméne tout contraire à celui dont nous venons de parler, car il devient jaunâtre, âcre, & approchant de l'alkali, c'est une suite de ce que nous avons établi, sçavoir, que les sels s'alkalisent dans le corps humain par la chaleur.

Ce qui arrive au lait dans les vaisseaux, arrive au sang, mais d'une maniere plus sensible, car dès qu'on le conserve quelque temps, & qu'il commence à se pourrir, il se change en une liqueur alkaline qui boüillonne avec des acides.

Pour l'urine récente, quelque mélange qu'on en fasse avec des acides ou des alkalis, on ne découvre aucune marque qui fasse voir qu'elle est acide ou qu'elle tient de l'alkali, il est constant qu'elle ne contient qu'un sel salé ammoniacal.

Mais comment concilier ce que nous venons de dire avec les expériences dont nous avons parlé plus haut? ceux qui nous les ont données, les ont-ils mal faites, ou ont-ils parlé contre la vérité? tout cela peut se concilier assez aisément avec ce que nous venons d'établir: il y a dans le sang un acide, un alkali, & de l'huile; suivant que ces matieres sont jointes ensemble ou qu'elles sont subtilisées, elles se détachent les unes plûtôt, les autres plûtard; si c'est l'acide qui se détache plûtôt, ce qui s'évapore sera acide, & ce qui reste sera alkali, mais si c'est l'huile ou l'alkali qui s'échappe, ce qui restera sera acide.

On trouve une preuve invincible de ce que je viens de dire dans certaines plantes dont on conserve le suc quelque temps, tantôt c'est l'acide qui prend le dessus, & tantôt c'est l'alkali, tout cela dépend de l'union & de la séparation des principes.

Pour les changemens de couleur, 1° ils ne prouvent rien; il n'est pas besoin d'en rapporter ici des preuves: tout le monde sçait que le mélange d'alkali produit quelquefois la même couleur qu'on attribuë aux matieres acides. 2°. Suivant que l'acide, l'huile, & l'alkali se sépareront, ils pourront faire naître diverses couleurs; on doit remarquer à ce sujet que les liqueurs du corps humain ne produisent pas la couleur verte ou rouge quand elles sont récentes, il faut

qu'on les ait confervées quelque temps, alors les acides & les alkalis fe féparent.

La feparation des acides, de l'huile, & de l'alkali
n'eft pas aifée à expliquer, mais on peut dire que
l'action des acides fur les alkalis caufe enfin cette féparation; les alkalis ont des porés vuides, l'air
pouffe par fa pefanteur les acides dans ces efpaces
qu'aucune matiere n'occupe, par ces mouvemens
continuels les acides rompent les alkalis, & fe trouvent libres, ainfi ils peuvent s'évaporer; les acides
étant évaporez, les alkalis pourront s'élever & s'évaporer.

Après tout ce que nous venons de dire, on peut ré-
foudre la queftion qui nous a donné occafion de trai-
ter les matieres précédentes, fçavoir, s'il y a une fermentation dans le fang. 1°. Quelque chofe qu'on
dife, on ne fçauroit l'établir, les matieres qui compofent le fang font fort huileufes : or on fçait par la
Chymie que l'huile empêche les fermentations; les
acides du vinaigre qui ont diffout le plomb, & qui
font mêlez avec beaucoup d'huile, comme l'analyfe
nous l'apprend, ne boüillonnent point avec les alkalis; il y a plufieurs autres éxemples que je ne rapporterai pas. 2°. Jamais il n'y a eu de fermentation
fans repos; or comment trouver ce repos dans le
fang qui eft porté par tout le corps avec une grande
rapidité? 3°. Mais, objectera-t-on, comment fe peut
former le fel falé du fang, s'il n'y a pas de fermentation? à cela je réponds que les acides du vinaigre
qui a diffout le plomb, formeront un fel falé avec
des alkalis, cependant on n'y remarque pas de fermentation; d'ailleurs la preffion du cœur & des vaiffeaux, la rarefaction de l'air contenu dans le fang,
feront entrer les acides dans les alkalis, & cela fuffira
pour former un fel falé.

Voilà des preuves qui font voir que les parties du

fang ne doivent pas fermenter les unes avec les autres, mais il faut encore éxaminer fi le chile en fe
mêlant avec le fang, ne fermente pas avec lui ; voici
quelques obfervations qui pourront faire juger de cela.
1°. Le chile mêlé avec des fels acides ou alkalis, ne
boüillonne pas ; fi cela eft arrivé quelquefois, c'eft à
caufe de la grande quantité de ces fels, dont la maticre
qui a fourni le chile étoit remplie, alors on voit qu'il
peut arriver quelque ébullition par le mélange des
fels acides ou alkalis, mais on a remarqué que cette
ébullition fe fait à peine fentir. 2°. Quand on reçoit le chile dans un vaiffeau, on ne remarque pas
d'ébullition ; cepéndant, felon les Fermentateurs, cela
devroit arriver quand le chile eft dans le canal torachique, car c'eft alors que les fels commencent à agir
les uns fur les autres : mais on a beau éxaminer le chile
dans ce canal avec le microfcope, on n'y obferve pas
le moindre mouvement, ces deux raifons prouvent que le chile ne fermentera pas avec le fang ;
car trouvera-t-il dans le fang quelque caufe de fermentation plus forte que les acides ou les alkalis ?
mais voici encore une raifon plus forte : fi on lie la
veine où le chile fe décharge, on n'y remarque aucune
effervefcence dans le temps qu'il fe mêle avec le
fang ; après cela le feul fubterfuge qui refte à ceux qui
foûtiennent la fermentation, c'eft de dire que cette
fermentation n'eft pas fenfible, c'eft-à-dire, qu'on ne
fçauroit la prouver par aucune expérience, & que
c'eft une pure fuppofition qui eft combattuë par les
raifons dont nous avons parlé, & qui n'eft pas néceffaire pour expliquer les phénoménes qui arrivent
dans l'œconomie animale.

Mais, dira-t-on, d'où vient la chaleur ? la fermentation n'eft-elle pas abfolument néceffaire pour la
produire ? 1°. Qu'eft-ce qu'on entend par ce mot de
fermentation ? eft-ce autre chofe que du mouvement ?

H h ij

La chaleur, quoyqu'on en dife, ne fçauroit être
autre chofe que le mouvement d'une matiere qui a
beaucoup de reffort, ou qui eft fort agitée par quelque caufe. 2°. Nous voyons que pour produire de la
chaleur, il ne faut, par éxemple, que frotter deux
piéces de bois l'une contre l'autre, or par ce frotte-
ment il n'arrive autre chofe qu'un mouvement de
vibration dans les parties de la matiere du bois, ou
dans une fubftance très-propre à fe mettre en mouvement, & qui eft peut-être ce qui forme le feu ;
je dis qu'il y a peut-être une fubftance particuliere
qui eft la matiere du feu, tout nous oblige à dire
cela, on peut en voir les preuves dans ce qu'a dit
M. Homberg fur cette matiere ; mais pour ne pas
laiffer entierement ce que nous avançons fans preuve, voici quelques obfervations : 1°. Nous voyons
que la matiere du feu s'éleve des corps qui brûlent ;
or on ne fçauroit concevoir cela, fi l'on ne fuppofe
pas dans ces corps une matiere qui s'échappe dès
qu'elle eft agitée. 2°. Il y a des corps dont les parties font très-déliées & très-propres à fe mouvoir,
cependant on ne peut pas les échauffer par le mouvement qu'on leur donne ; de-là ne doit-on pas
conclure qu'il y a une matiere particuliere pour le
feu ? 3°. Plus les corps qu'on expofe au feu font
compactes, plus ils s'échauffent ; cela ne doit-il pas
venir de la matiere ignée qui entre dans ces corps
compactes, & qui s'y infinuë en d'autant plus grande quantité, qu'il y a plus de parties auxquelles elle
peut s'attacher ; or il fe trouve un plus grand nombre de parties dans les corps compactes que dans
ceux qui font fort rares. 4°. Comment fe pourroit-
il faire qu'un mouvement fe continuât durant tout
le temps qu'il fe trouveroit de la matiere à confumer, s'il n'y avoit pas une fubftance ignée difpofée à s'échapper dès qu'on lui ouvriroit les portes

en brisant les capsules qui la renferment?

Toutes ces raisons étant supposées, on peut prouver qu'il n'est pas besoin de fermentation pour former & entretenir la chaleur dans le corps humain. 1°. Les parties solides du corps humain sont très-propres à s'échauffer par les frottemens; on l'expérimente à chaque moment par l'action des mains, ou de quelqu'autre partie. 2°. Dès que le cœur viendra à agir par ses mouvemens alternatifs, il poussera les paroits arterielles qui par leurs vibrations fréquentes s'échaufferont peu-à-peu. 3°. Les vibrations des arteres ayant fort échauffé les parties solides, il arrivera que cette chaleur se communiquera aux fluides, ainsi les solides seront la seule cause de la chaleur dans le corps humain. 4°. Les parties fluides qui sont dans les vaisseaux, sont très-propres à s'échauffer, puisqu'elles sont fort huileuses, ainsi elles pourront s'échauffer beaucoup. 5°. Par ce que nous venons de dire on se débarasse facilement de la difficulté qu'on fait d'ordinaire contre ce sentiment, sçavoir, comment il se peut faire que les fluides s'échauffent beaucoup dans notre corps sans fermentation, puisque l'eau qu'on bat ne s'échauffe jamais; on en trouve aisément la raison dans ce que nous venons de dire: s'il n'y avoit que de l'eau dans le corps, la chaleur seroit suffoquée, mais il y a d'autres matieres; d'ailleurs, si les paroits des vaisseaux étoient bien fortes, & que l'eau n'empêchât pas l'esprit animal de couler dans les nerfs, la chaleur pourroit se faire sentir, on n'a qu'à imbiber d'eau des piéces de bois qui s'échauffent facilement, on verra que si on les frotte long-temps l'une contre l'autre, elles s'échaufferont; or cela ne peut se faire, qu'il ne survienne quelque chaleur dans l'eau contenuë dans les pores. 6°. Tout ce que nous venons de dire est confirmé par l'expérience: qu'on prenne une gre-

H h iij

noüille, qu'on l'ouvre, & qu'on l'expose au froid, on verra que le sang qui est dans le mesentere, se coagulera & se réduira en grumeaux ; si l'on présente ces vaisseaux au feu, les grumeaux subsistent toûjours, l'action des parties ignées ne les résout point ; mais dès qu'on présente le cœur de la grenoüille au feu, & qu'il commence à battre, dèllors tous les grumeaux disparoissent, & la circulation se révivifie : de-là il s'ensuit évidemment que ce n'est pas la chaleur qui donne la fluidité au sang, que ce n'est que l'action des parties solides qui le divisent, que sa chaleur est un effet du mouvement des vaisseaux, & qu'elle n'est pas même absolument nécessaire, puisqu'elle n'est qu'une suite du ressort des fibres : s'il arrivoit que ces fibres pussent avoir assez de force pour diviser le sang, mais qu'elles n'en eussent pas assez pour s'échauffer, le sang ne seroit nullement chaud, quoyqu'il fût fluide ; or c'est ce qui arrive dans les poissons. 7°. On peut voir par tout cela que le sang qui sera trop agité par les parties solides, s'échauffera davantage, & que celui qui le sera moins, s'épaissira. 8°. On peut expliquer pourquoi la chaleur devient plus forte, quand la circulation trouve quelque obstacle ; les arteres se trouvant plus dilatées, agissent avec plus de force, ainsi la chaleur doit se faire sentir plus fortement.

LE PERICARDE.

LE pericarde est un petit sac membraneux situé au milieu du thorax, placé entre les deux lobes des poulmons, formant une enveloppe lâche au cœur, il faut y remarquer :

I. Sa figure conique qui a du rapport avec celle du cœur.

II. Sa grandeur qui est telle, que le cœur peut être renfermé commodément dans la cavité.

III. Sa connexion avec le mediastin, avec le milieu du diaphragme, avec les gros vaisseaux, ou les vaisseaux communs du cœur : ces vaisseaux soûtiennent le pericarde avec le cœur ; dans les animaux ce sac n'est pas attaché si étroitement au diaphragme que dans l'homme.

IV. Sa substance qui est composée d'une double membrane : l'une qui est externe, lui est commune avec le mediastin ; l'autre qui est interne, est la membrane propre, elle a une surface lisse, & est une continuation des tuniques des gros vaisseaux, on y voit un nombre infini de petits trous ou de pores qui sont très-sensibles dans les bœufs.

V. Les vaisseaux arteriels & veineux, qui viennent des mediastins & des diaphragmatiques.

VI. Les nerfs qui viennent aussi des diaphragmatiques.

VII. Les vaisseaux limphatiques que Cowper ajoûte, se rendent au canal torachique.

VIII. La liqueur du pericarde qui est un fluide sereux qu'on trouve ordinairement en petite quantité, elle paroît servir à humecter le cœur, & à en faciliter les mouvemens qui demandent une grande liberté ; afin que cette liqueur ne vienne pas à manquer, elle est ramaſſée dans ce petit ſac ; pluſieurs lui donnent pour ſource les glandes qui, à ce qu'ils prétendent, ſont dans le pericarde ou dans le cœur : mais comme on ne ſçauroit démontrer ces corps glanduleux, je ſoupçonne que cette liqueur eſt exprimée du cœur & des oreillettes durant leur contraction. Je me fonde ſur l'obſervation que Bartholin a faite au ſujet de la bleſſûre du pericarde ; & ſur l'expérience de Thebeſius, je croi que cette liqueur eſt plûtôt abſorbée que filtrée par les pores du pericarde.

IX. L'uſage du pericarde eſt de ſoûtenir le cœur qui eſt ſuſpendu, pour ainſi dire, de le défendre contre le froid de l'air qui entre dans les poulmons, & qui pourroit peut-être l'offenſer.

REMARQUES.

Le pericarde ou le ſac conique qui renferme le cœur, a donné lieu à beaucoup de diſputes, ſon uſage n'a pas occaſionné moins de ſentimens différens ; nous nous contenterons d'en dire ce que la ſtructure ou l'expérience appuye, tout le reſte eſt inutile.

Il étoit néceſſaire que le cœur fût renfermé dans un ſac pour pluſieurs raiſons. 1°. Les vaiſſeaux devoient être fixes, car ſi leur ſituation eût pû varier, cela auroit cauſe du dérangement dans la circulation ; or le pericarde les affermit dans leur ſituation, en les embraſſant au commencement de leurs ramifications ; ils ſe trouvent d'autant mieux fixez, que la membrane interne de ce ſac eſt une continuation des tuniques de ces vaiſſeaux. 2°. Le cœur ne devoit point être flotant, cela auroit pû produire des inconveniens conſidérables, mais on n'auroit pû les fixer en attachant ſa ſubſtance, ſes mouvemens auroient été moins libres à cauſe de ces attaches ; pour éviter tout cela, la nature a formé un ſac qui eſt fixe en haut à la diviſion des vaiſſeaux, & en bas par ſon adhérence au diaphragme ; on voit par-là que l'on ne peut pas dire que le pericarde soûtienne le cœur suspendu, c'est plûtôt le diaphragme qui en est le soûtien. 3°. Si ce sac avoit été trop resserré, cela auroit apporté un obstacle à la dilatation du cœur, & à son allongement durant la contraction ; il a donc fallu que le sac fût d'une certaine grandeur, mais comme la sécheresse auroit causé des frottemens qui auroient été nuisibles au mouvement du cœur, il a été nécessaire qu'il se filtrât dans le pericarde une humeur qui lui donnât une surface glissante. 4°. Cette liqueur se filtre ordinairement en très-petite quantité ; il ne faut pas doûter qu'elle ne vienne des paroits du pericarde, puisqu'on remarque dans la surface interne une infinité de trous, & que par la pression on en exprime des goutes d'eau très-sensibles. 5°. Dans ceux qui meurent d'une mort violente, qui ont le poulmon attaqué de telle maniere que la circulation ne se fait plus librement, on trouve beaucoup d'eau rougeâtre dans le pericarde, on ne doit pas penser que cette eau vienne de la même source que l'autre, mais il faut remarquer que les oreilletes ont un tissu très-mince ; quand le sang ne peut être poussé dans les poulmons, les oreillettes sont plus gonflées & plus tenduës qu'à l'ordinaire ; il peut donc se faire que l'eau du sang transude par cette membrane mince, & qu'il y passe en même-temps quelques globules de sang qui donneront une couleur rougeâtre à cette eau. 6°. On voit par tout cela qu'on ne sçauroit dire que cette eau qui se trouve ordinairement dans le pericarde, vienne du cœur, & qu'elle soit absorbée par le pericarde ; il n'y a rien qui conduise à cette idée, les goutes d'eau qui découlent des trous qui sont parsemez sur la surface interne de ce sac, prouvent invinciblement le contraire. 7°. Il y a eu quelques Auteurs qui ont été chercher dans le pericarde

la source de l'hydropisie, mais c'est sans aucun fondement; on n'a qu'à consulter le *Sepulchretum* de Bonet,
& on verra que la cause ordinaire de l'hydropisie c'est
quelque viscere obstrué : d'ailleurs je ne vois pas
pourquoi on veut recourir au pericarde pour la cause
de l'hydropisie; ne trouvera-t-on pas par tout des
organes également propres à former cette inonda-
tion? l'eau ne peut-elle pas s'épancher aussi-bien par
des pores du mesentere, du foye, de la rate, &c?
8°. Il s'est trouvé des Auteurs qui ont nié qu'il y eût
dans le pericarde durant la santé une liqueur qui s'y
épanchât, & que c'étoit seulement des maladies qui
causoient cet épanchement; il est vrai que durant que
le corps jouït d'un état tranquille, le pericarde ne doit
pas en recevoir une grande quantité de liqueur, il ne
s'y en trouve qu'autant qu'il faut pour humecter les
paroits & les rendre glissantes, mais cela ne doit point
faire dire qu'il n'y a pas d'eau dans le pericarde.
9°. Peyer a cru que cette grande quantité d'eau qu'on
trouve dans certains sujets, venoit du pericarde même;
la raison qu'il en apporte, c'est qu'il a trouvé dans des
corps qui avoient été fort malades des grains glanduleux fort gros & remplis de serosité, cela prouve que
ces grains ont filtré plus de liqueur qu'à l'ordinaire,
mais il n'est pas possible qu'ils en versent une si grande quantité.

Voilà ce qu'on peut dire au sujet de l'eau qui se trouve dans le pericarde & de son usage, il reste à dire un
mot sur les différens mouvemens qui peuvent arriver
à ce sac. 1°. Il est agité continuellement par l'entrée
& la sortie du sang qui coule dans les vaisseaux. 2°. Le
diaphragme le tire unpeu en bas à chaque inspiration,
& le pousse en haut durant l'expiration; on voit par-là
que les vaisseaux auxquels ce sac est attaché supérieurement, doivent se sentir de l'effort du diaphragme, lorsqu'il s'abbaisse, & sur-tout quand l'inspiration est violente.

L'OESOPHAGE.

L'OEfophage eft un canal membraneux qui s'étend depuis le gofier jufqu'au ventricule, il faut y remarquer :

I. La figure d'entonoir dont la partie fupérieure fe nomme *le pharynx.*

II. Sa fituation derriere la trachée-artere le long des vertebres du col & du dos, l'aorte cependant le courbe un peu dans la poitrine.

III. Sa fubftance qui eft membraneufe, & qui eft compofée de cinq tuniques. La premiere qui eft membraneufe, eft la tunique commune laquelle eft une continuation de la plevre dans le thorax. La feconde qui eft mufculeufe, eft forte, elle eft compofée de fibres longitudinales & circulaires dans l'homme ; dans les bœufs elle eft faite de deux lames fpirales qui fe croifent, & fervent à refferrer le canal. La troifiéme qui eft celluleufe, eft comme dans les inteftins à peu-près. La quatriéme qui eft nerveufe, peut fe divifer en plufieurs lames, elle a beaucoup de vaiffeaux & de glandes, c'eft pour cela que Verheyen l'a encore divi- *Anatom. cap.* fée en tunique glanduleufe & vafculeufe, elle eft *de Æfophag.* continuë avec la membrane de la bouche & du ventricule. La cinquiéme qui eft un velouté, eft enduite d'une humeur qui rend la furface liffe.

IV. Les mufcles du pharynx qui ont été fort multipliez par Valzalva, mais qui peuvent aifément être *Tractat. de* réduits à trois paires, à deux paires de dila- *aure human.* teurs, fçavoir, les mufcles ftylopharyngiens qui vien- *Tab. V. & VI.* nent des apophifes ftyloïdes, & les mufcles cephalopharyngiens qui viennent de la partie inférieure du crâne ; les mufcles conftricteurs font la troifiéme paire, on les nomme *l'œfophagien* ou *le fphinſter de l'œfophage*, ce mufcle vient de chaque côté de l'os hyoïde & du larynx : nous parlerons plus au long de ces mufcles dans la myologie.

V. Les arteres qui viennent des carotides, de l'aorte, des intercoſtales, & de la cœliaque.

VI. Les veines qui viennent des jugulaires, de l'azygos, & de la veine coronaire du ventricule.

VII. Les nerfs qui viennent de la paire-vague (peut-être qu'il y a auſſi des vaiſſeaux limphatiques.)

VIII. Les nouveaux conduits excretoires de Vercelloni, qui conduiſent une humeur un peu falée dans le ventricule, ces conduits fortent 1° des glandes, gaſtriques conglomerées, qui font près de l'orifice gauche du ventricule, 2° des dorfales qui fe trouvent vers la cinquiéme vertebre du dos, 3° des bronchiales, des trachéales, & de la glande tyroïde.

Differt. Anatom. de gland. Æf.ph.

IX. L'ufage de l'œfophage eſt de fervir à la déglutition, & de mêler le fluide qui fert à la déglutition.

R E M A R Q U E S.

La cavité de la bouche eſt terminée par une feconde cavité dont l'entrée eſt une arcade, du milieu de laquelle pend une efpece de cone charnu qui eſt la luete, fous cet arceau on trouve d'abord une petite defcente qui eſt fur la racine de la langue, enfuite vient l'épiglote qui eſt comme une efpece de pont qui va fe jetter par fa partie libre fur les cartilages arytenoïdiens pour fermer la fente de la glote ou l'entrée du larynx, enfuite vient l'orifice de l'œfophage dont les parois poſtérieures & laterales font fufpenduës à la partie inférieure du crâne, antérieurement elles font attachées au larynx à l'os hyoïde, & aux côtez de la luete; ces parois font des mufcles que nous décrirons en parlant de leur action, c'eſt-là le commencement de l'œfophage qui eſt ce tuyau mem-

braneux compofé des membranes qu'on vient de
voir dans la Table d'Heifter ; il marche au côté gauche de l'épine du dos le long de la partie gauche &
poftérieure de la trachée-artere „l'aorte le fait un peu
reculer à droit quand il entre dans le thorax, enfuite
elle fe jette un peu fur lui, enfin ce canal va aboutir
au ventricule, ainfi que nous l'avons dit ailleurs.

L'ufage de ce tuyau eft connu de tout le monde,
mais la méchanique de fes mouvemens n'a pas été
bien éclaircie ; fi on demande pourquoi les alimens
defcendent dans l'eftomach, on répond d'abord que
leur pefanteur les porte vers le ventricule, mais quand
on eft couché ne defcendent-ils pas tout de même
fans le fecours de la pefanteur? d'ailleurs n'y a-t-il
pas des hommes qui boivent & qui mangent, leur
corps étant pofé perpendiculairement fur leur tête?
s'il n'y avoit que la pefanteur qui caufât la defcente
des alimens dans l'eftomach, elle produiroit alors un
effet tout contraire.

D'autres Philofophes ont eu recours au mouvement
periftaltique de l'œfophage pour conduire les alimens
dans l'eftomach, mais ce mouvement eft-il appuyé
de quelques preuves? & quand même il le feroit, ne
le feroit-il pas de bas en haut & de haut en bas? ainfi
il empêcheroit la déglutition autant qu'il la favori-
feroit, d'ailleurs un mouvement lateral ne fçauroit
pas plus contribuer à la defcente qu'à la montée des
alimens ; or le mouvement periftaltique n'eft-il pas
lateral? voyons donc quelle peut être la caufe pour
laquelle les alimens defcendent.

La premiere chofe que nous devons rechercher,
c'eft pourquoi les alimens entrent dans la feconde
cavité qui termine la bouche, cette caufe ne fçauroit
être autre chofe que la langue qui fe leve & fe renverfe fur le pharynx, la caufe de ce mouvement vient
de plufieurs organes, 1ᵉ des mufcles qui forment le

corps de la langue, & qui appliquent sa pointe à la voûte du palais, & ses côtez à la racine des dents molaires supérieures, afin que tout ce qui est sur son dos puisse être précipité entierement par-dessus le larynx. 2°. Les muscles sternohyodiens qui viennent de la partie interne de la clavicule & du sternum par un principe large & charnu, & vont s'inserer à la base de l'os hyoïde antérieurement; ces muscles, dis-je, tirent la racine de la langue en bas. 3°. Les muscles coracohyoidiens qui viennent par un principe rond & charnu de la racine de l'apophise coracoïde, & vont s'inserer à la partie antérieure de l'os hyoïde, tirent la langue en arriere. 4°. De la traction opposée de ces deux paires de muscles il résulte une impulsion moyenne qui renverse la langue sur le larynx.

Les alimens ayant été conduits sur le larynx, il reste à chercher 1° une cause qui les pousse fortement dans le pharynx, 2° une force ou un obstacle qui les empêche durant cette pression de s'échapper par les narines, car il ne faut pas douter qu'ils ne sortissent parlà si les conduits étoient ouverts, comme cela arrive quelquefois.

La force qui pousse dans le pharynx les alimens, vient 1° de la langue qui alors est tirée en arriere & en haut par le muscle stylohyoidien qui vient par un principe charnu de l'apophise styloïde, est percé dans son chemin par le muscle digastrique, & va s'inserer à la base de los hyoïde & à son articulation avec la corne, voilà donc une force qui pousse encore en arriere les alimens. 2°. Tandis que ce muscle agit, le muscle tyrohyoïdien se bande aussi ; comme il vient du côté de l'os hyoïde par un principe charnu, & qu'il va s'attacher à la partie laterale & inférieure du cartilage tyroïde, il doit par son action élever le pharynx, alors l'os hyoïde s'applique au voile du palais, & par conséquent chasse en arriere les alimens, car l'espace qu'ils occupoient antérieurement, diminuë par les preſſions dont nous venons de parler; ſuivant cette méchanique on voit qu'il n'y a pas à craindre que les alimens reviennent par le nez, car l'os hyoïde pouſſe le voile du palais en haut, d'ailleurs deux des muſcles ptetigoſtaphilins relevent la luete & le voile par leur contraction. .

Après avoir pouſſé les alimens juſqu'au pharynx, il s'agit en même-temps d'ouvrir ce ſac pour les y faire entrer, pour cela il faut trouver une force qui le tire à côté & en avant; les muſcles ſtylopharingiens qui s'inſerent à côté, écartent par leur action les paroits laterales : les muſcles genioglosses, mylogloſſes, geniohyoidiens, tirent en haut & en devant la racine de la langue, ils doivent par conſéquent tirer en devant le larynx, & écarter la paroit antérieure du pharynx de la poſtérieure, les muſcles cephalopharingiens doivent encore par leur action élargir le pharynx; les muſcles pterigoïdiens externes qui viennent de la paroit extérieure de l'aîle externe des apophiſes pterigoïdes, & vont s'inſerer à la partie interne de la machoire inférieure entre l'apophiſe coronoïde & la condiloïde, tirent la machoire inférieure en haut & en devant, & produiſent par conſéquent le même effet que les précédens, tous ces muſcles par leur contraction doivent conſiderablement élargir le pharynx.

Tous ces muſcles étant ainſi bandez, on voit aiſément qu'il eſt impoſſible que les alimens ne ſoient pas précipitez dans le pharynx, ſur-tout le muſcle œſophagien qui agit comme un ſphincter étant relâché, car la langue étant pouſſée vers les paroits poſtérieures du pharynx, & le larynx étant porté contre la voûte qui eſt ſur l'orifice, il eſt évident que tout ce qui ſe trouve ſur le larynx doit y être enfoncé dans l'œſophage.

Lorſque les alimens ont été enfoncez, la plûpart

des muſcles dont nous venons de parler ſe débandent, l'action ſubſiſte ſeulement dans les muſcles coraco-hyoïdiens & dans les ſternohyoïdiens, par-là les alimens ſont preſſez & pouſſez en bas, en même-temps le muſcle œſophagien agit, ſa contraction jointe avec l'action des muſcles dont nous venons de parler, précipite les alimens juſques dans la poitrine.

Mais quand les alimens ſont parvenus à la poitrine, qui eſt-ce qui leur fait continuer leur chemin juſqu'à l'eſtomach ? 1°. Tout le muſcle qui forme la ſeconde tunique de l'œſophage, ſe contracte. 2°. La partie ſupérieure eſt d'abord fermée par le méchaniſme dont nous venons de parler. 3°. Le muſcle œſophagien qui eſt très-fort, reſſerre le haut de l'œſophage avec plus de force que la tunique muſculeuſe ne ferme le milieu ou l'extrémité. 4°. Il eſt évident que les alimens doivent ſe porter vers la partie où ils trouvent moins de réſiſtance, or la partie inférieure de l'œſophage & le ventricule réſiſtent moins, comme nous venons de le prouver, il faut donc que les alimens y deſcendent ; il arrive ici la même choſe que dans un inteſtin qu'on a rempli : ſi l'on vient à le preſſer avec deux mains miſes l'une après l'autre, & qu'on ſerre plus fortement avec l'une qu'avec l'autre, il eſt évident que ce qui eſt dans cet inteſtin doit ſortir avec rapidité par l'endroit qui eſt moins preſſé.

Cette force ſeule peut expliquer la déglutition, mais on ne conçoit pas bien comment elle peut être aſſez grande pour faire monter deux ou trois bouteilles de vin dans un eſtomach rempli, le corps étant poſé perpendiculairement ſur la tête ; ce qu'on peut dire c'eſt que la vélocité des alimens eſt fort grande dans l'œſophage qui eſt fort étroit, & ils montent très-lentement dans le ventricule, parce qu'il eſt fort large ; ainſi une force aſſez petite ſuffira pour faire place dans le ventricule aux alimens qui montent.

Mais

·· Mais à cette raison il en faut encore ajoûter une autre que voici : les poulmons doivent nécessairement presser par leur expansion l'œsophage qui marche à côté gauche le long de l'épine, d'ailleurs l'aorte par ses battemens doit encore les resserrer; il ne faut pas douter que ces deux pressions ne contribuent beaucoup à la descente des alimens dans le ventricule, mais il faut se souvenir qu'on doit toûjours supposer que l'orifice supérieur de l'œsophage est fermé, car la pression des poulmons & de l'aorte contribueroit autant à faire monter les alimens qu'à les faire descendre; cela est évident, puisque ces organes ne pressent l'œsophage que lateralement : mais la partie supérieure de ce tuyau étant fermée, les alimens peuvent être poussez en bas avec facilité par l'action de l'aorte & des poulmons; voilà, je croi, ce qu'on peut dire sur la déglutition, expliquons quelques phénoménes qui l'accompagnent.

1°. Si le gosier est fort sec, la déglutition est fort difficile, la raison de cela paroît d'abord; afin que les alimens puissent couler, il doit y avoir dans le gosier une humeur qui rende les membranes glissantes; si cette liqueur vient à manquer, le gosier sera sec & raboteux, ainsi les alimens se trouveront arrêtez par-là. 2°. Quand la luete manque, on tousse en beuvant; pour expliquer cela, un Auteur dit que, lorsque les muscles styloglosses & les tyrohyoidiens agissent, le voile du palais est appliqué aux ouvertures des narines, l'épiglote est pressée sur la glote, la luete qui est abbaissée par ses muscles, est appliquée à la fente de la glote qui par-là est beaucoup mieux fermée : mais quand la luete vient à manquer, la glote qui n'est pas bien fermée reçoit quelque goute de ce qu'on boit; la liqueur qui entre dans la trachée-artere, irrite le tissu de ce conduit, & cause une toux. 3°. Quand le voile du palais est fendu, les alimens sortent par le nez, cela vient de ce que les conduits du nez ne pouvant pas être fermez éxactement, les alimens pressez par la langue & par le larynx trouvent plus de facilité à revenir par le nez qu'à entrer dans l'œsophage. 4°. Dans la squinancie les symptômes doivent varier selon les différens muscles qui sont enflammez; si les muscles qui servent à élever l'os hyoide, à renverser la langue, & à élever le larynx, sont attaquez, les premiers mouvemens de la déglutition sont fort douloureux: si le pharynx est seulement enflammé, la déglutition devient impossible, parce que les muscles étant enflammez il ne sçauroit se contracter sans une grande douleur, alors les alimens reviennent par le nez; si les amygdales, la luete, le voile, les quatre muscles pterigostaphilins sont le siege de l'inflammation, on ne sçauroit respirer par le nez, les alimens reviennent par la bouche à cause des douleurs terribles qu'ils causent en entrant sous l'arcade. 5°. Il y a des cas où l'on peut avaler les corps fluides; mais où il est impossible d'avaler les matieres solides, cela arrive lorsque les premiers organes de la déglutition sont enflammez: comme les matieres solides résistent, il faut que les muscles qui renversent la langue, fassent un grand effort pour précipiter ces matieres; or cet effort ne sçauroit se faire à cause de l'inflammation des organes qui doivent agir, mais les parties fluides n'offrent pas de résistance, elles coulent d'elles-mêmes sur le pharynx, à peine est-il nécessaire que la langue fasse quelque mouvement; il arrivera donc que l'on pourra avaler les fluides, & que l'on ne pourra pas avaler les matieres solides. 6°. Il se trouve des cas où le contraire arrive, on peut avaler les matieres solides, & l'on ne sçauroit prendre quelque boisson, cela ne peut avoir d'autre cause que l'inflammation des muscles cephalopharyngiens, car quand on avale des liqueurs, ces muscles

doivent s'ouvrir d'eux-mêmes pour les laisser entrer;
or s'ils sont enflammez, ils ne sçauroient se contracter
ni agir par conséquent qu'avec peine : mais lorsqu'on avale des matieres solides, la langue renversée
les pousse, & les fait entrer dans le pharynx, sans qu'il
soit presque besoin que les muscles cephalopharyngiens se contractent; or cette pression causée par
l'action de la langue, est moins douloureuse que la
contraction qui arriveroit à ces muscles. 7°. Il y a
des maladies longues qui sont suivies d'une impossi-
bilité d'avaler, cela arrive sur-tout si ces maux ont été
accompagnez de grandes évacuations; un tel symptôme n'a d'autre cause que la paralysie des organes de la
déglutition, & ne laisse que peu d'esperance aux malades, puisqu'il est presque toûjours un signe de mort:
il arrive encore une semblable paralysie, lorsque les
nerfs qui se répandent dans le pharynx souffrent quelque compression; quelques Auteurs disent avoir remarqué une telle paralysie dans la luxation des vertebres du col.

En parlant du ventricule nous n'avons rien dit de
la faim ni de la soif, il faut voir quelle en est la cause;
les Anciens disoient que les veines sucçoient la substance qui se trouvoit dans le ventricule, & c'étoit
ce succement, selon eux, qui étoit cause du sentiment de la faim.

Les Medecins modernes ont dit presque tous que
la sensation que nous éprouvons, quand nous avons
été long-temps sans manger, venoit de l'action des
liqueurs qui se filtroient dans l'estomach; leurs sels
en agissant sur les membranes y causent, selon eux,
des sensations qui ne cessent que lorsque l'on prend
une nourriture qui partage avec l'estomach l'action
de ces liqueurs.

Il ne faut pas douter que la salive & le suc stomachique ne puissent causer quelque sensation, on l'é-

prouve à chaque moment en avalant la salive, puisqu'on sent alors un piquotement agréable si l'on se porte bien ; d'ailleurs nous sçavons par l'analyse que la salive renferme des sels qui sont capables de faire quelque impression : on peut ajoûter à tout cela que cette opinion paroît être confirmée par l'expérience qui nous apprend que dès que la salive est viciée, l'appetit cesse entierement.

Le suc qui piquote l'estomach, a été rangé parmi les acides ; on a vû que le vinaigre excitoit l'appetit de même que d'autres liqueurs semblables, & c'est sur ces effets & sur quelques prétenduës analyses qu'on a fondé l'acidité du suc qui cause la faim.

On ne sçauroit nier que la salive & le suc stomachal ne puissent contribuer par leur action au sentiment de la faim ; mais je ne sçaurois me persuader que ces liqueurs en soient l'unique & le principal instrument : plus on jeûne, plus il se filtre de suc stomachal, cependant l'appetit ne s'augmente pas de même ; on remarque qu'il diminuë, quand on a été fort long-temps sans prendre d'alimens ; cependant le suc stomachal devient alors plus salé, & par conséquent plus propre à piquotter les membranes. Ceux qui soûtiennent que le suc stomachal est l'unique cause de la faim, me paroissent aussi peu fondez que ceux qui voudroient soûtenir que le sentiment qu'on éprouve aux parties de la génération, vient du fluide qui s'y filtre & qui piquote les membranes.

On ne sçauroit douter que la passion qui porte avec violence le mâle & la femelle l'un vers l'autre, ne vienne du sang qui se ramasse dans les parties genitales ; ce sang en gonflant les vaisseaux y cause un commencement d'inflammation, & c'est dans l'impression que cause cette inflammation commençante que consiste le chatoüillement qui se fait sentir, quand on a été frappé de quelque objet aimable : voyons si

la faim ne pourroit pas s'expliquer de la même maniere.

Le ventricule est un sac qui est tendu, quand il
contient des alimens, & qui est flasque, quand il est
vuide; il ne faut pas douter que le sang ne coule avec
plus de facilité dans les membranes de ce sac, lorsqu'elles sont tenduës que lorsqu'elles sont flasques,
car dans les fibres tenduës le sang coule sans être obligé de passer par plusieurs replis : or quand le ventricule est flasque, le sang ne sçauroit avoir un cours
libre à cause de divers replis faits par les membranes,
ainsi il doit gonfler les vaisseaux, ce gonflement ne
peut arriver qu'il n'y ait un commencement d'inflammation, car une partie ne s'enflamme que par
des obstructions qui produisent des gonflemens en
arrêtant le sang; cette inflammation commençante
doit chatoüiller les nerfs, & produire une démangeaison qui cesse dès qu'on vient à rendre le cours au
sang en tendant les vaisseaux, car cette tension en les
remettant en ligne droite rend au sang la liberté de
son cours.

Cette explication toute méchanique répond parfaitement à tous les phénoménes, & ne suppose rien
qui ne soit prouvé. 1°. Le commencement d'inflammation cause un chatoüillement, car les démangeai-
sons qui arrivent sur la peau & ailleurs, ne sont cau-
sées que par le sang arrêté qui pousse fortement les
fibres nerveuses, & les tend par conséquent ; cette
tension cause un sentiment agréable, quand elle n'est
pas forte ; mais elle est douloureuse, quand elle est
violente, parce qu'alors les fibres nerveuses se séparent & se rompent. 2°. Quand on a été long-temps
sans manger, on sent l'appetit s'évanoüir, parce que
le ventricule ayant des vaisseaux fort gonflez n'a presque plus de sentiment, car les vaisseaux pressent alors
les nerfs avec force; or les nerfs comprimez forte-

ment n'ont plus de fentiment. 3°. Lorfque les paroits de l'eftomach font couvertes d'une pituite
épaiffe, on ne fent pas de faim, cela vient de ce
que le fang a une limphe épaiffe, & qu'il eft pouffé
violemment par les parties folides; dans la liqueur qui fe filtre, la partie aqueufe fe perd
d'abord par la chaleur que caufe l'agitation des parties folides, il ne refte donc qu'une matiere épaiffe
qui doit s'arrêter aux paroits du ventricule : or il eft
certain que l'épaiffiffement du fang & la chaleur doivent produire une obftruction dans le ventricule;
cette obftruction ayant trop gonflé les vaiffeaux, elle
caufe dans les nerfs une compreffion qui leur enleve
le fentiment. 4°. Au commencement de certaines
maladies, dans la pleurefie, par éxemple, on fent un
grand appetit, cela doit arriver 1° par la communication des nerfs de l'eftomach avec ceux de la plevre. 2°. Le fang étant arrêté dans les arteres intercoftales, coule en plus grande abondance dans la cœliaque. 3°. La pleurefie arrive fouvent par quelque
froncement fubit qui fe fait dans les membranes de
l'eftomach, comme lorfqu'on boit quelque liqueur
extrêmement froide tandis qn'on fuë beaucoup.....
Tout cela doit gonfler les vaiffeaux de l'eftomach, &
y caufer la démangeaifon dont nous avons parlé.
4°. Dans les maladies aiguës on n'a pas d'appetit,
parce que ces maladies ne font caufées que par l'inflammation de quelque vifcere; or par cette inflammation les nerfs du ventricule font tiraillez à caufe
de leur communication avec les vifceres enflammez,
d'ailleurs le fang ne pouvant couler librement dans
ces vifceres, fe jette en plus grande quantité dans les
arteres du ventricule, de-là s'enfuit une compreffion
dans les nerfs, & un défaut de fentiment. 5°. Si les
membranes du ventricule étoient fort relâchées, les
nerfs le feroient auffi, il n'y auroit donc pas de fen-

timent, & par conſéquent l'appetit ceſſeroit, de-là
vient que lorſqu'il ſe filtre trop de pituite ou de ſuc
ſtomachal, on ne ſent plus de faim. 6°. Si la bile ſe
répand dans le ventricule en trop grande quantité,
la ſenſation déſagréable qu'elle viendra cauſer à la
bouche, fera qu'on ne pourra ſouffrir les alimens,
parce que la bile ſe mêlant avec leur ſubſtance leur
donne un goût déſagréable. 7°. Il y a des matieres
qui peuvent donner de l'appetit, telles ſont celles qui
ſont ameres ou acides, elles piquottent les houpes
nerveuſes de l'eſtomach, & elles rétréciſſent les vaiſſeaux, ainſi le ſang doit y couler avec plus de force.
8°. En déſempliſſant les vaiſſeaux & en rendant le
ſang fluide, on peut rétablir l'appetit, puiſqu'on diminuë par-là la compreſſion des nerfs du ventricule.
9°. L'appetit eſt plus vif en hyver qu'en été, parce
que le ſang remplit davantage les vaiſſeaux, & donne
plus de force aux membranes muſculeuſes de l'eſtomach, mais en été les évaporations qui ſe font à
cauſe de la chaleur, rendent flaſques toutes les parties.

Ce qui eſt cauſe de la faim, dit Bergerus, eſt cauſe
de la faim, mais cela n'eſt pas vrai; le ſentiment de
la faim ſouvent n'eſt pas accompagné de la ſoif, &
l'on ſent une grande ardeur dans les entrailles dans
le temps même qu'on eſt le plus rempli d'alimens:
la cauſe de la ſoif n'eſt autre choſe que la chaleur qui
s'excite dans l'eſtomach par diverſes cauſes. 1°. Si le
goſier n'eſt pas humecté, la ſoif ſe fait ſentir, parce
que les vaiſſeaux étant ſecs ſe rétréciſſent, & augmentent par-là le mouvement du ſang; c'eſt ainſi que dans
les phtyſiques la paume de la main eſt fort chaude
après les repas. 2°. S'il y a des matieres gluantes
dans l'eſtomach, la ſoif peut ſurvenir, parce que,
comme nous avons remarqué plus haut, ces matieres
qui ont de la viſcoſité, ſont un effet de la chaleur,
& qu'elles ſuppoſent toûjours un ſang privé de ſa

limphe ; lorfque le fang n'a plus d'humeur aqueufe, il eſt épais, il ne peut pas paſſer librement par les vaiſſeaux capillaires ; il gonfle donc les arteres qui doivent à cauſe de cela battre plus fréquemment & plus fortement , ce qui ne ſçauroit arriver que la chaleur ne s'augmente. 3°. Les ſels , les matieres âcres , ou les corps qui contiennent beaucoup de feu, doivent cauſer la ſoif, car toutes ces ſubſtances mettent en mouvement les parties ſolides , & y excitent par conſéquent de la chaleur. 4°. Dans les fiévres la ſoif ſe fait ſentir avec violence, la raiſon n'eſt pas difficile à trouver ; les fiévres ne ſont cauſées que par des obſtructions , les arteres étant bouchées ſe gonflent , il faut donc qu'elles battent plus fortement & plus fréquemment , & que par-là il ſurvienne plus de chaleur. 5°. Dans l'hydropiſie on ſent une ſoif violente , cela vient de ce que la partie aqueuſe du ſang reſte dans l'abdomen , il n'y aura donc qu'un ſang épais dans les autres parties, cette épaiſſeur cauſera néceſſairement de la chaleur ; d'ailleurs l'abdomen étant rempli d'eau , les vaiſſeaux ſanguins inférieurs ſont fort comprimez , le ſang coule donc en plus grande quantité vers les parties ſupérieures, de-là il s'enſuit que le mouvement & la chaleur y ſont plus conſidérables, & qu'il arrive ſouvent des hemorrhagies aux hydropiques. 6°. On voit par tout cela que c'eſt un mauvais ſigne, comme dit Hipocrate , que de n'avoir pas ſoif dans des maladies fort aiguës ; cela marque que les organes deviennent inſenſibles , & que la mort n'eſt pas éloignée.

LE COL.

LE col est la troisiéme partie du tronc & la plus mince, elle est située entre la tête & le thorax, & s'étend depuis le sternum & la clavicule jusqu'à la tête, il faut y remarquer les parties suivantes dont il est composé.

I. Les tégumens communs.

II. Les vertebres qui sont ordinairement au nombre de sept.

III. Les arteres qui sont les carotides internes & externes, & les vertebres qui sont fort considérables.

IV. Les veines qui sont les jugulaires internes & externes, & les vertebrales qui sont fort grosses.

V. Les nerfs considérables de la paire-vague, & de l'intercostal, les diaphragmatiques, & les brachiaux.

VI. La trachée-artere, & sur-tout le larynx dans lequel *la pomme d'Adam* fait une éminence.

VII. Une grande partie de l'œsophage.

Nous avons parlé des vertebres du col à la page 18, & de la trachée-artere à la page 386. de l'œsophage page 491. nous parlerons ailleurs en particulier des muscles, des arteres, des veines, & des nerfs, car il ne faut pas négliger ou passer l'éxamen du col, comme font beaucoup d'Anatomistes; les parties qui y sont renfermées ne sont pas moins nécessaires à la vie que l'abdomen : il faut donc que ceux qui enseignent l'Anatomie les démontrent, & que ceux qui étudient le corps humain en ayent une parfaite connoissance, c'est pour cela qu'Aristote, Ruffus, Oribase, Coiter, Riolan, Ruisch, Morgagni & d'autres, n'ont pas oublié le col dans les divisions qu'ils ont faites du corps, ils l'ont distingué des autres parties, parce qu’on ne sçauroit le rapporter ni à la tête ni au thorax.

REMARQUES.

Il est rapporté par quelques voyageurs qu’il y a des peuples en Amerique qui n’ont pas de col; la tête, disent ces Auteurs, est posée immédiatement sur la poitrine, mais ce n’est là qu’une fable; il se peut faire que ces voyageurs ayent vû des hommes dont les épaules étoient extrêmement élevées de telle maniere que la tête étoit dans l’entre-deux; en effet quelques voyageurs étrangers m’ont assûré qu’ils avoient vû des gens de cette espece.

Le col est une partie dont la nécessité paroît d’abord; nous avons besoin de mouvoir la tête en divers sens, ces mouvemens seroient presque tous impossibles sans le col : c’est pour faciliter ces mouvemens que le col est d’une grosseur mediocre; si son diametre avoit été égal à celui du crane, la tête n’auroit pû s’incliner commodément en devant , & la machoire inférieure auroit trouvé un obstacle, quand elle auroit été tirée par le muscle digastrique.

On remarque que ceux qui ont le col fort court, sont sujets à l’apoplexie, cela vient de ce qu’à proportion que le col diminuë en longueur, la caisse de la poitrine augmente , & par conséquent la masse des poulmons; or quand la masse des poulmons est trop considérable, il s’y forme des engorgemens avec plus de facilité, ces engorgemens interrompent la circulation dans la tête & dans les autres parties, puisque le sang qui vient au cœur ne peut plus passer dans les poulmons. Il y a un Medecin célébre qui croit que l’épilepsie même ne vient souvent que d’un semblable engorgement; & de-là vient, selon lui, que les épileptiques portent souvent la main à la poitrine.

Il y a une autre chose à laquelle il faut faire atten-

tion, & qui peut contribuer à l'apolexie, c'est qu-
lorsque le col est trop court, le moindre mouvement
est fort considérable dans chaque vertebre, ainsi les
arteres vertebrales sont comprimées plus facilement;
mais lorsque le col est fort long, le mouvement se partage à plus de piéces, ainsi l'écartement doit être
moindre à chaque vertebre.

Si le col trop court est sujet à des inconveniens, le
col trop long ne l'est pas moins; nous voyons que
cette longueur est très-souvent un présage de la phthysie, la raison n'est pas difficile à trouver: la longueur
du col diminuë la cavité de la poitrine, ainsi le sang
qui circule alors plus difficilement dans le tissu pulmonaire, forme plus aisément les tubercules qui se
forment dans les poulmons, & qui donnent le commencement à la phthysie, comme Morton l'a fait
voir.

Ce n'est pas là le seul inconvenient au quel sont
sujets ceux qui ont le col long, l'asthme peut survenir à cause de cette longueur; car, comme M. Mi-
chelloti l'a fait voir, lorsque la trachée-artere est
trop étroite, l'air ne peut sortir que difficilement,
on trouve une preuve de cela dans la squinancie;
or la longueur de la trachée-artere produit le même inconvenient que le défaut de largeur; ajoûtez
cela que si la trachée-artere est fort longue, elle est
en même-temps étroite, comme on peut le voir dans
les dissections.

L A T E S T E.

LA tête est la quatriéme partie du tronc qui est posée sur la derniere vertebre du col, il faut y remarquer :

I. La figure qui est ronde, oblongue, & en quelque maniere ovoïde ; la partie posterieure & l'antérieure qui est moins large, sont élevées, les côtez sont applatis, les figures contraires à celle-ci sont difformes, & sont souvent la cause & la marque de la foiblesse d'esprit.

II. La grandeur qui doit être proportionnée au corps, car si la tête est trop grosse ou trop petite, c'est non-seulement une difformité, mais encore le jugement en souffre, cependant l'excès de grandeur est préférable à l'excès de petitesse qui est accompagné de peu de jugement.

III. La situation qui se trouve à la partie supérieure du corps, parce qu'il étoit nécessaire que les organes des sens qui sont renfermez dans la tête, & qui sont comme les ministres de l'ame, fussent posez dans l'endroit le plus élevé.

IV. La division de sa surface en partie cheveluë, & en partie non cheveluë ; la partie cheveluë est divisée en quatre, l'antérieure se nomme *sinciput*, la postérieure *occiput*, la supérieure *bregma*, & *le sommet*; les côtez se nomment *tempes*, la partie qui n'est pas cheveluë est la face dans laquelle sont les organes des sens.

V. Les parties qui forment la tête, & qui sont contenantes & les contenuës.

LES PARTIES CONTENANTES
DE LA PARTIE CHEVELUE.

I. LEs parties contenantes de la partie chevelu̇e font communes comme dans les autres parties, ou bien elles font propres; les parties communes font l'épiderme, la peau, & la graiſſe qui ſe trouve en petite quantité autour du crane, mais qui eſt abondante dans les joüës.

II. Les parties propres font les poils dont nous avons parlé page 71, les muſcles du crane qui font fort minces & au nombre de quatre; il y en a deux ſur le front qu'on nomme *frontaux*, & deux à l'occiput qu'on nomme *occipitaux*, ces muſcles environnent en haut le crane par leurs tendons.

III. Le pericrane eſt une membrane qui revêt le crane immédiatement, elle eſt fort mince, mais elle eſt aſſez forte, elle eſt adhérente au crane, aux muſcles voiſins & à la dure-mere, on peut la diviſer en deux lames, & c'eſt ce qui a donné lieu à quelques-uns de la diviſer en perioſte & en pericrane, mais cette diviſion n'étoit ni utile ni néceſſaire; les vaiſſeaux ſanguins y font nombreux, & lui font communs avec le reſte de la tête, les nerfs viennent des vertebres & de la ſeptiéme paire du cerveau; ſon uſage eſt de ſoûtenir les vaiſſeaux pour nourrir le crane, pour donner du ſentiment au crane qui de même que les autres os n'auroit point de ſentiment ſans cette membrane.

IV. Le crane qui eſt deſtiné à défendre le cerveau, eſt purement oſſeux, compoſé de huit os qui font forts, & qui font unis par le moyen des ſutures; nous avons parlé de cela dans l'Oſteologie: il faut ſeulement remarquer ici que, pour éxaminer l'intérieur,

il faut fcier transverfalement le crane vers le milieu, il faut enfuite enlever doucement ce qu'on a
féparé, & les points rouges qui paroiffent alors
font voir fon union avec la dure-mere qui le nourrit
par le moyen des vaiffeaux.

REMARQUES.

La boëte offeufe qui renferme le cerveau, eft couverte de plufieurs tégumens ; les premiers font l'épiderme & la peau ; des organes qui fe trouvent dans
ces deux membranes fort continuellement une matiere huileufe qui donne à la furface externe de la tête
l'humidité & la foupleffe dont elle a befoin, elle défend auffi les parties internes contre les injures de
l'air, de même que l'huile qui fe filtre fous les écailles
des poiffons les défend contre les injures de l'eau,
par-là les impreffions du froid deviennent moins
fenfibles, & les parties de l'eau qui ne s'allie pas avec
l'huile ne peuvent pas s'infinuer dans la tête ; ce
n'eft pas là le feul avantage qui nous revient de cette
matiere huileufe, les cheveux y trouvent une nourriture qui les empêche de fe fécher, de fe fourcher,
de fe creper, ce qui eft fuperflu s'évapore, & les parties les plus fubtiles s'étant échappées laiffent une matiere groffiere qui eft en forme de fon, & qui fait ce
que nous appellons *la craffe de la tête*. Il y a des Auteurs qui ont cru que cette craffe n'étoit que les extrémitez écailleufes qui compofent l'épiderme, &
qu'on enleve, felon eux, quand on fe peigne ; mais
la grande quantité d'huile qu'on peut en exprimer,
& qui s'enflamme facilement, fait voir que ce ne
fçauroit être une partie d'une membrane très-féche :
d'ailleurs comment fe pourroit-il faire qu'on enle-
vât une quantité fi prodigieufe de craffe de l'épiderme feule ? Cette huile qui fe filtre dans les tégumens de la tête, nous montre pourquoi la matiere

de la sueur est plus grasse dans cette partie que dans les autres; comme il s'y dépose continuellement de l'huile, il faut nécessairement que l'eau qui s'en exprime durant la sueur se charge de ce fluide. On trouve encore dans cette huile la raison pour laquelle la tête sent mauvais, quand elle est couverte long-temps; il se filtre alors une grande quantité d'huile qui s'échauffe, par cette chaleur les parties volatiles se separent, & frappent désagréablement l'odorat, durant ce temps-là les bonets doivent prendre une couleur jaune, les huiles échauffées donnent toutes cette couleur.

La tête est le principe de toute l'action du corps, c'est pour cela que la nature l'a couverte de cheveux qui la défendent contre les injures du temps, cette défense tombe avec l'âge, les tégumens qui se desséchent ne permettent plus au suc nourricier de se filtrer, ainsi les cheveux doivent blanchir & tomber enfin sans retour.

Après les tégumens communs viennent les muscles frontaux & les muscles occipitaux qu'on doit regarder comme des forces contraires & conspirantes en même-temps, leur action est contraire, puisque l'un tire en arriere & l'autre en devant; cependant leurs mouvemens sont conspirans, car lorsque les muscles frontaux élevent les paupieres, les muscles occipitaux par leur contraction servent de point d'appui aux muscles du front, ainsi ils concourent au même effet.

On découvre ensuite le pericrane; il y en a qui ont prétendu qu'il y avoit outre cela un perioste, mais c'est sans raison : il est vrai que le pericrane est un perioste, mais il n'en faut pas faire deux membranes.

Nous n'avons parlé ailleurs de l'usage du perioste qu'en peu de mots, il faut en dire ici quelque chose

de plus; il y a des Auteurs qui ont avancé qu'il empêchoit que les os ne crussent trop: mais peut-on dire qu'une membrane très-mince soit un obstacle aux efforts que fait pour s'étendre une matiere extrêmement dure? d'ailleurs le periofte interne à quoi serviroit-il, selon cette idée? On ne peut pas dire qu'il empêche les os de s'étendre dans l'espace que forme leur cavité; on ne sçauroit donc non plus dire cela du periofte externe, puisqu'il n'a pas un usage différent de celui du periofte interne: on n'a pas avancé avec plus de fondement qu'il servoit à pousser le sang dans la substance osseuse durant la dilatation du cœur. Un Auteur s'est imaginé que dans le temps que le cœur est relâché, il falloit lui substituer une force qui pressât le sang répandu dans les vaisseaux qui sont entre l'os & le periofte; cette membrane a paru fort propre à cet usage, puisque le cœur en se contractant, & en remplissant les vaisseaux qui rampent sur l'os, la souleve: cette membrane soulevée se rétablit dans son premier état par son ressort, & comprime nécessairement les vaisseaux qui sortent de l'os; cette compression pousse le sang dans la substance osseuse, quand l'action du cœur cesse. Pour donner une telle explication, il faut avoir bien peu d'attention aux vaisseaux & aux différentes positions du periofte. 1°. Dans le temps que le cœur se relâche, les arteres agissent sur le sang avec la même force que le cœur, car la réaction est égale à l'action; il ne faut donc pas chercher dans le periofte une action qui supplée à celle du cœur relâché. 2°. Dans les rainures le periofte est disposé de telle façon, que son ressort l'oblige plûtôt à s'éloigner de l'os qu'à s'en approcher; cependant il a dans ces rainures les mêmes usages que sur des surfaces convexes. 3°. On ne sçauroit dire que le periofte interne pût produire cet effet, il ne faut donc pas dire que
le

le periofte externe ait été placé fur la furface de l'os comme un reffort bandé qui preffe le fang conti-nuellement dans la fubftance offeufe ; voici une ex-plication plus vraifemblable fur l'ufage du periofte: Comme les os renvoyent & reçoivent des vaiffeaux dans toute l'étenduë de leur furface, il falloit nécef-fairement donner un appuy à ces tuyaux, car s'ils avoient rampé feuls fur la furface offeufe, le frotte-ment des parties voifines les auroient dérangez : lorf-que cette membrane vient à être détachée, il arrive des exoftofes, c'eft-à-dire, qu'il fe forme des tu-meurs fur les os ; la raifon n'eft pas difficile à trou-ver, après ce que nous avons dit. Les vaiffeaux étant enlevez avec le periofte, ne peuvent plus re-cevoir du fang, ni le tranfmettre ; la furface de l'os dont les fibres étoient féparées par une infinité de vaiffeaux, fe deffèche, puifqu'elle ne reçoit plus de fang arteriel du periofte pour fa nourriture: par ce deffèchement les interftices des fibres par lefquels les vaiffeaux paffoient, fe rapprochent ; d'un autre côté les orifices des veines qui aboutiffent au pe-riofte, s'étranglent par le deffèchement de la furface de l'os, ainfi le fang s'accumule toûjours fous cette furface, cette accumulation fait que cette furface fe fouleve en tumeur, & que l'os enfin vient à s'exfo-lier ; on voit par-là que, fi le periofte borne les os, comme nous l'avons dit, c'eft par cet accident feu-lement, & non pas par la force de fon reffort.

De même que l'épiderme fe renouvelle, le pe-riofte reparoît auffi avec fa fubftance offeufe qui répare celle qui s'étoit féparée par l'exfoliation ; ce renouvellement de periofte eft fort difficile à expliquer : comme on ne peut donner là-deffus que des conjectures très-foibles, nous ne nous arrê-terons pas plus long-temps ; quelques-uns ont dit qu'il n'y a pas apparence que les bords fé-

K k

parez du periofte, s'étendent pour se rejoindre, mais qu'il se forme plûtôt une membrane sur l'os renouvellé, & que cette membrane va se joindre avec les bords du periofte.

Les contusions qui arrivent au pericrane, sont très-dangereuses, quoyqu'elles soient en elles-mêmes assez legeres; cela vient 1°. de la grande sensibilité du pericrane, laquelle vient des ramifications nombreuses de nerfs qui s'y répandent, & qui causent toûjours de grands ravages, quand la continuité de leurs canaux vient à être interrompuë, comme nous l'expliquerons ailleurs. 2°. Les contusions qui arrêtent le cours des liqueurs dans le pericrane en écrasant les vaisseaux, accumulent beaucoup de sang dans les arteres ; ce sang accumulé cause une inflammation considérable dans le pericrane. 3°. Le voisinage des muscles rend encore les blessûres du pericrane fort dangereuses, car par la compression des nerfs & par l'inflammation qui survient, ils entrent en convulsion. 4°. Le voisinage des sutures contribuë encore aux suites fâcheuses des contusions du pericrane, parce que c'est par les sutures que la dure-mere communique avec les parties externes de la tête. 5°. Lorsque dans les blessûres du crane il survient quelque temps après une ophtalmie, la blessûre doit être regardée comme mortelle, c'est le pericrane qui est le fondement de cela, car alors il souffre une inflammation extraordinaire qui s'étend jusqu'aux yeux.

LES TEGUMENS DU CERVEAU.

LEs tegumens du cerveau qui est le siege de l'ame, sont trois membranes qu'on a appellé *menynges*, & *meres*; la premiere qu'on nomme *la dure-mere*, est placée immédiatement sous le crane, c'est une membrane forte dans laquelle il faut remarquer:

I. Les points rouges qui paroissent, quand on l'a séparée du crane:

II. Sa figure & sa grandeur qui dépendent de la figure & de la grandeur du cerveau.

III. Sa connexion avec le crane, laquelle est fort lâche supérieurement & fort étroite inférieurement; pour les parties qu'elle renferme, son attache avec elles est de même fort lâche.

IV. Sa structure ou sa substance qui est composée de fibres fortes & tendineuses.

V. Les arteres qui font très-bel aspect par leurs distributions, semblables à de petits rameaux d'arbres.

VI. Les veines qui sont de deux especes, quelques-unes sont comme celles du reste du corps; d'autres ont une figure triangulaire, sont fort particulieres & se nomment *sinus*; il faut y remarquer 1° leur nombre que quelques-uns étendent beaucoup, mais qui, selon la plûpart, se réduit à quatre: ces sinus qui sont les principaux, sont le sagittal ou le longitudinal, qui s'étend du front jusqu'à l'occiput, passe par le milieu du haut du cerveau, va finir dans les deux sinus lateraux qui ont la figure de l'accent circonflexe des Grecs, & qui se déchargent de chaque côté dans le sinus de la veine jugulaire; on peut voir ces sinus, quand on a enlevé le cerveau. Le quatriéme sinus vient du côté de la glande pineale, & s'insere dans

K k ij

Pachioni de fabric. & usu dur. matr.
Ruisch. Thes. 5. Tab. 11. fig. 4.
Ortolob. de œconom anim. fig. 1. Vieussens Neurog.

Ridley Anat.
Ofthe Brain
fig 5 lit. P.
& Vieuffens
l. c. Tab. 1. E
Tract. de glan-
dul. duræ ma-
tris & Ruifch
Thef. Anat.
7 Tab. 1.
fig. 3.

le concours des trois autres, on appelle cet endroit *le preffoir d'Herophile* ; il fe trouve divers autres petits finus aux environs de la felle, mais ils font peu confidérables. 2°. Il faut remarquer dans ces finus l'infertion particuliere des veines du cerveau. 3°. Les glandes conglobées de Pachcioni. 4°. Les chordes de Willis qui empêchent les finus de fe trop dilater. 5°. L'ufage qui eft de rapporter le fang du cerveau comme les autres veines le rapportent.

VII. Les nerfs qui viennent de la cinquiéme & de la feptiéme paire.

VIII. Les vaiffeaux limphatiques qu'on n'a pas encore démontré, de maniere que l'on n'ait pas de doute fur leur éxiftence.

IX. Les allongemens dont le premier eft la faulx qui eft entre les deux lobes du cerveau, le fecond eft entre le cerveau & le cervelet, le troifiéme eft dans la divifion du cervelet.

X. Le mouvement qui, felon Baglivi & Pachioni, eft propre à la dure-mere, & femblable à celui des mufcles, mais il ne dépend que du battement des arteres du cerveau.

Ridley Tran-
fact. Anglic.

XI. L'ufage de la dure-mere eft 1° de fervir de periofte au crane, 2° de défendre le cerveau, 3° d'empêcher par fes allongemens que le cerveau & le cervelet ne foient comprimez, 4° de donner de la chaleur au cerveau par le moyen des finus.

L'ARACHNOÏDE.

L'Arachnoïde eſt la ſeconde tunique du cerveau, elle tire ſon origine de ſa reſſemblance avec la toile d'araignée, il faut y remarquer :

I. Sa ſituation qui eſt entre la dure & la piemere.

II. Sa connexion étroite avec la dure-mere, & avec le cerveau à la partie ſupérieure ; pour la partie inférieure ſur-tout autour du cervelet, de la moële allongée, & de la moële de l'épine, cette membrane n'a que des liens lâches, de ſorte qu'on la voit facilement dans ces endroits, quoyque pluſieurs encore aujourd'hui la révoquent en doute, ou en nient abſolument l'éxiſtence.

III. Son étenduë par tout le cerveau, & par la moële de l'épine à laquelle cette membrane forme un enveloppe fort lâche.

IV. Les vaiſſeaux ſanguins de cette membrane n'ont point été obſervez encore de maniere qu'on n'en puiſſe pas douter, quoyqu'ils ayent été repréſentez dans quelque figure. *Bidloo Anat. corp. hum.*

V. L'uſage de l'arachnoïde eſt de ſervir d'enveloppe au cerveau, mais on ne voit pas de quelle utilité peut être au cerveau & à la moële de l'épine une membrane ſi mince où l'on ne voit pas de vaiſſeau.

LA PIE-MERE.

LA pie-mere est la troisiéme membrane du cerveau, elle est placée sous l'arachnoïde, & revêt immédiatement le cerveau auquel elle est fortement attachée, il faut y remarquer :

I. Son étenduë non-seulement par toute la surface du cerveau, mais encore par toutes les anfractuositez & les replis parmi lesquels elle s'insinuë, elle revêt aussi la moële de l'épine & les nerfs, de-là vient que sa surface est beaucoup plus grande que celle des autres tuniques qui revêtent le cerveau.

II. Son adhérence avec le cerveau auquel cette membrane est unie étroitement, lorsque l'homme joüit de la santé ; mais dans les hydropiques cette adhérence est lâche : l'arachnoïde est encore attachée étroitement en haut avec la pie-mere, dans la partie inférieure leurs liens sont lâches; pour la dure-mere elle n'est jointe à la pie-mere que par les veines qui se rendent aux sinus.

III. Les vaisseaux sanguins qui lui sont communs avec le reste du cerveau, sont en si grand nombre, qu'elle ne paroît composée que de ces vaisseaux, comme les injections curieuses de Ruisch nous l'ont appris : les arteres viennent des carotides internes & des vertebrales, les veines se rendent dans les sinus de la dure-mere, ces sinus se déchargent dans les sinus des veines jugulaires, ces sacs enfin portent le sang dans les veines jugulaires & dans les vertebrales; pour les nerfs on n'a pas observé qu'ils entrassent dans la substance de cette membrane, les vaisseaux limphatiques n'ont point été découverts encore dans le cerveau.

IV. Les glandes que Willis & d'autres ont marqué dans la pie-mere, & auxquelles on donne l'ufage de filtrer une liqueur pour humecter les meninges, n'ont été obfervées qu'autour du finus longitudinal.

V. L'ufage de la pie-mere eft d'envelopper le cerveau, de fervir d'appuy à fes vaiffeaux, afin que par-là ils puiffent mieux fe diftribuer par toutes les anfractuofitez & par les plis, pour filtrer le fluide du cerveau ou l'efprit animal autant qu'il eft néceffaire.

REMARQUES.

Il n'y a que deux membranes qui entourent le cerveau, l'arachnoïde n'eft pas une troifiéme membrane différente de la pie-mere, on ne l'en peut féparer nulle part ; dès qu'on a ouvert le crane, on trouve une membrane qui revêt le cerveau, & qui communique avec les parties externes par les futures, & va former des guaines aux nerfs par toute l'étenduë du corps : au milieu du cerveau fupérieurement elle s'enfonce & s'allonge jufqu'à une certaine profondeur, cet allongement qui divife le cerveau en deux, fe nomme *la faux*, à caufe de fa figure ; fous les deux lobes poftérieurs cette membrane s'allonge auffi en devant, & va former une tente qui foûtient ces lobes, & fert d'appui à la faux ; du milieu de cette tente, il part encore inférieurement un allongement qui va divifer le cervelet : pour la pie-mere elle embraffe étroitement le cerveau, en fuit tous les replis dans lefquels elle s'enfonce, & conduit les vaiffeaux par tout ; nous ne nous arrêterons pas davantage à décrire les membranes, nous allons feulement éxaminer l'opinion de Baglivi qui attribuë à la dure-mere un mouvement comme au cœur, nous éxaminerons en même-temps fon fentiment fur l'action des parties folides qui découle des mêmes principes, pour cela nous donnerons un extrait éxact de fon livre intitulé *de Fibra motrice*, nous verrons enfuite ce qu'on doit penfer là-deffus.

Le cœur paroît avoir une force extraordinaire, mais elle cede de beaucoup à celle du cerveau, c'eft ce qu'on peut prouver par les bleffûres de la tête, lefquelles portent le trouble dans toute l'œconomie animale; ces deux puiffances ont fous leur empire différentes parties, cela peut fe démontrer par les mouvemens que la volonté produit dans les membres, fans altérer le mouvement du cœur; par la nourriture différente des parties membraneufes & des parties charnuës, par les maladies des parties nerveufes qui troublent toûjours la tête, fans troubler les fonctions du cœur; par les coups qui frappent la tête, & qui produifent des vertiges & des tremblemens, tandis que le cœur eft dans fon affiete naturelle; par les remedes différens qu'on applique à ces deux efpeces de parties : ce font les meninges qui par leurs fibres qui forment trois rangs, produifent les mouvemens des fibres membraneufes, la dure-mere a pour cela un mouvement de fyftole & de diaftole, de même que le cœur, cela fe prouve par les mouvemens alternatifs qu'on obferve dans le cerveau des nouveaux nez, par les bleffûres de tête où la dure-mere étant découverte bat également par tout, par les pulfations extraordinaires qui agitent la dure-mere durant les convulfions, par les agitations qui furviennent à tout le côté droit, fi l'on pince la dure-mere de ce côté; toutes ces raifons font voir que la dure mere n'eft pas uniquement deftinée à couvrir le cerveau, mais qu'elle eft un fecond cœur; de même que le cœur eft lié au mediaftin, la dure-mere s'attache au crane, & fort par les futures pour aller former le pericrane, fes mouvemens fe font fentir dans le même temps que les battemens du cœur, mais ce n'est pas aux arteres qui rampent sur sa surface qu'elle doit ces mouvemens ; trois petits rameaux de chaque côté ne sçauroient produire des battemens si violens, enfin dernier rapport avec le cœur ; de même que ce muscle, reçoit le sang qui vient de tout le corps, la dure-mere ramasse dans les sinus le sang qui revient de toutes les parties de la tête : cette force de la dure-mere ne vient pas, selon M. Baglivi, des nerfs ; suivant son opinion (qui est cependant erronée) on n'a point observé dans cette membrane des filets nerveux, c'est seulement, dit-il, les colonnes qui attachent la dure-mere, & le tissu de cette membrane qui perpétuë le mouvement dans tout le corps de haut en bas, par ses oscillations la dure-mere peut envoyer un fluide pour nourrir les parties membraneuses , & pour y conserver le ressort ; ce mouvement transmis aux parties inférieures, se réfléchit continuellement ; si cette réfléxion est troublée, toute la machine animale se sent de ce trouble, de-là vient que l'épilepsie commence quelquefois par les pieds & d'autres fois par la tête. Pour voir que le mouvement des meninges pousse le suc nerveux, on n'a qu'à faire réfléxion que la force du cœur étant partagée à une infinité de vaisseaux, elle ne sçauroit pousser le suc nerveux ; ce sont donc les meninges seules qui peuvent produire cet effet, aussi leur force est-elle superieure à la force du cœur, car dans les douleurs de tête le poulx devient presque insensible ; dans la pleuresie, il est très-petit au côté malade, dans le froid de la fiévre il se concentre, mais les maladies du cœur ne passent pas de même à la tête, il faut donc que les meninges l'emportent sur lui par leur force, c'est cette force qui occasionne une infinité de maladies ; quand l'oscillation des meninges est violente, tout se bouleverse dans le corps, témoin l'épilepsie dans laquelle l'effort de ces membranes produit la rougeur du visage, l'écume, les convulsions, les battemens qu'on sent à la tête, & qu'on attribuë faussement aux arteres ; dans les maniaques ces membranes se trouvent extrêmement fortes & roides, de-là vient la force immense que toutes les parties ont dans cette maladie ; mais si l'action des meninges trouble le corps, quand elle est trop violente, leur inaction y porte la langueur & la cessation de tout mouvement, aussi dans les apoplectiques les meninges se trouvent-elles souvent adhérentes au crane : puisque ces membranes causent tant de désordre, on ne sera pas surpris si les autres membranes qui en font une continuité, sont sujettes à des maladies fort aiguës, & si les douleurs qu'on ressent aux os sont un présage qui annonce les convulsions, car alors le perioste est attaqué, & leur action se communique aux meninges à cause de la continuité.

La force des parties solides dont nous venons de parler, doit être balancée par la force des fluides, c'est-à-dire, que les forces de la dure-mere doivent être balancées par les forces du cœur, car supposons que le sang soit poussé par le cœur avec plus de force qu'il n'est repoussé par la dure-mere, il s'arrêtera, il produira des catharres, il marchera avec une vélocité inégale en diverses parties, il causera par-là des convulsions, c'est-là ce qui arrive à ceux qui ont la tête petite, car alors la dure-mere n'a pas assez de force pour repousser le sang qui vient du cœur ; mais si les meninges agissent avec trop de violence, le sang sera repoussé avec plus de force par leur action que par celle du cœur ; ceux en qui cela arrive, ont beaucoup de vivacité, ne dorment que difficilement, sont sujets à mille varietez de poulx ; dans les maladies aiguës les veilles, les inquiétudes les accablent d'abord, enfin le délire survient facilement, parce que les meninges s'enflamment ; par cette inflammation le cerveau est si fort

comprimé, qu'on tombe en léthargie: quoyque l'équilibre fe trouve fouvent entre la force du fang & celle
des meninges ; la force des parties charnuës confidé-
rée en elle-même eft moindre que celle des meninges, car quand on a tiré une grande quantité de fang,
les convulfions furviennent, parce qu'alors les parties charnuës privées de la maffe du fang par lequel
elles contrebalançoient les meninges, font obligées
alors de leur ceder & de fuivre leur action, par la
même raifon les tempéramens délicats font agitez
très-facilement, & font fujets à des convulfions dans
les fiévres ; les mouvemens convulfifs qui fuivent
l'ufage immoderé des plaifirs de l'amour, & les éxercices violens ne reconnoiffent encore que la même
caufe, c'eft à cette caufe qu'on doit rapporter les
douleurs de tête qui dégénerent en tremblemens
ou en convulfions, enfin c'eft dans ce défaut d'équilibre qu'on trouvera la fource d'une infinité d'autres
maladies & de phénoménes qui embaraffent fi fort
dans la pratique. L'irritation des parties, par exemple,
qui dérange l'équilibre, eft la caufe d'une infinité de
maux ; la pleurefie, l'afthme fec, découlent de cette
caufe : fi dans ces maladies inflammatoires on purge,
on donne des diuretiques ou des diaphoretiques, on
ne fera qu'augmenter le froncement des parties, on
les irritera davantage, & enfin dans la tympanite la
tumeur des pieds & du ventricule s'augmentera ;
l'afthme fec dégénerera en hydropifie de poitrine, la
pleurefie féche formera une inflammation encore plus
dangereufe, les fchirres fe changeront en cancers, &c.

Le cœur n'eft pas capable de pouffer les liqueurs,
il n'a pas affez de force pour furmonter la réfiftance
que lui offrent toutes les parties du corps, mais c'eft
la preffion des membranes qui pouffe le fang continuellement ; l'éxercice qui eft fi néceffaire pour faire
couler les liqueurs, l'hydropifie & l'enflure des pieds

qui arrivent à ceux qui menent une vie fedentaire,
en font une preuve, de-là il s'enfuit que les forces
des parties folides font fort au-deflus des forces des
parties fluides ; & qu'on ne dife pas, pour combattre
cette propofition, que le fluide nerveux meut le cœur ;
l'éxiftence d'un tel fluide eft fans preuves. Le cœur
d'une grenoüille féparé de tout le refte du corps, bat
long-temps fans recevoir cette liqueur ; d'ailleurs les
porte-faix qui n'ufent que d'alimens grofliers, peu
propres à fournir des efprits, ont plus de force que les
perfonnes qui fe nourriffent fort délicatement;le contraire devroit certainement arriver : au refte c'eft de cet
excès de force que viennent les maladies inflammatoires qui arrivent fi fouvent à ceux qui travaillent beaucoup, les parties fibreufes èxtrêmement froncées arrêtent le fang;fi alors on veut fe fervir de diaphoretiques,
il faut employer auparavant l'huile d'amande douce,
ou d'autres matieres qui relâchent beaucoup, autrement on froncera davantage les parties folides. Cette
force que M. Baglivi fuppofe dans les parties folides,fe
peut prouver,felon lui, par une infinité d'éxemples; les
fibres qui font fort froncées,font irritées toûjours par
les diaphoretiques, de-là viennent fouvent des douleurs, des délires, des convulfions. Dans la pleurefie
les crachats ne viennent que lorfqu'on a relâché les
parties folides. Le délire qui eft une inflammation
de la dure-mere, s'évanoüit, quand on plonge les extrémitez dans l'eau tiéde ; il falloit donc que les parties fuffent fort froncées, car il n'arrive alors qu'un
relâchement : or quelles agitations ne caufe pas un
tel froncement ? Les veficatoires agiffent fur les parties folides, & leur action ajoûtée à celles de ces parties, produifent fouvent des convulfions terribles, &
le délire s'augmente ; quand les parties ont été trop
froncées, comme dans l'érefipele, il arrive des œde-
mes qui ne cedent qu'à des fomentations faites avec

des herbes vulneraires. Dans un homme qui avoit la fiévre, & qui mourut en convulsion, on a trouvé les fibres extrêmement dures dans les muscles. La grande force du lion ne vient que de la dureté de ses fibres ; les irritations que causent les pierres dans les membranes des ureteres, sont accompagnées de convulsions horribles. Le froid qu'on prend quelquefois aux pieds, cause des coliques affreuses qui ne cedent qu'au relâchement fait par des émolliens, & s'irritent par les autres remedes ; tout cela marque la force des fibres dont les mouvemens peuvent être comparez à ceux des instrumens à corde : ces fibres ont un centre où se réunissent toutes les oscillations ; ce centre étant dérangé, tout se trouble ; les fibres du ventricule sont-elles relâchées, les alimens y tombent avec un bruit semblable à celui d'une bouteille où l'on les jetteroit, la phthysie, la paralysie, la consomption doivent se rapporter à un pareil relâchement ; on voit par-là la précaution que demandent les remedes huileux. La dure-mere se fronce-t-elle, toutes les secretions se troublent ; dans les parties inférieures les pieds sont froids, le ventre se resserre, la salive ne coule qu'en petite quantité, les indigestions, la maigreur surviennent, les veilles & les méditations extraordinaires en fournissent des exemples, quels désordres ne causent pas les froncemens de la dure-mere dans l'épilepsie ? Il y avoit un jeune homme en qui les accez d'épilepsie montoient à la nuque du cou & autour des machoires avec une compression extraordinaire ; les symptômes fâcheux qui suivoient, laissoient après eux une lassitude qu'on ne sçauroit exprimer, tant il est vrai que les froncemens des parties solides causent de dérangemens.

Les fibres ont une grande disposition à la contraction, cela paroît par leur ressort & par les muscles qu'on examine dans les animaux vivans ; d'ailleurs dans les muscles qui n'ont pas d'antagoniste, ne remarque-t-on pas un effort continuel à se contracter ? Le fluide qui coule dans les fibres, est une source de forces qui se renouvellent continuellement ; les cordes sur lesquelles on jette de l'eau, ont beaucoup de force ; les fibres même des corps, trempées dans certaines liqueurs, se durcissent ; le fluide qui y coule dans l'état naturel, peut produire les mêmes effets : dans les fibres ainsi disposées les oscillations passent de l'une à l'autre, & produisent par-là des symptômes surprenans ; dans la manie le délire, la mélancholie, la douleur de tête, qui ont leur siege dans la dure-mere, s'étendent à tout le corps ; les douleurs de tête sont suivies quelquefois d'aveuglement, de tremblemens, d'apoplexie ; l'érésipele du ventricule répand un froid glaçant dans tous les membres, & supprime les secretions ; les douleurs des lombes se portent à la tête, ou se jettent autour du corps, & alors elles sont suivies d'inflammations ; les douleurs concentrent le poulx, & arrêtent l'action des tuyaux secretoires, on le voit dans les vuidanges dont l'écoulement cesse par des douleurs aiguës. Les régles cessent aux femmes, si elles plongent les pieds dans l'eau froide, & ne reparoissent souvent que par un relâchement causé dans les fibres par la chaleur de l'eau tiéde ; si ceux qui ont des ulceres aux jambes, boivent du vin, l'inflammation paroît aussi-tôt sur les parties malades ; si l'on marche à pied nud sur un plancher fort froid, on se sent déchiré par des coliques affreuses qui se guérissent par le relâchement des fibres. Dans les douleurs néphrétiques, tout le côté où est le rein malade, se ressent de l'irritation que cause le calcul, témoin la migraine qui attaque le côté de la tête qui répond au rein irrité : aux douleurs violentes succedent des convulsions, témoins les coliques, & les douleurs de tête, qui trament souvent après elles

des mouvemens convulſifs ; les dents qui ſortent difficilement dans les enfans, les jettent dans des convulſions ſurprenantes, & leur lâchent ſouvent le ventre extraordinairement : les agitations paſmodiques
du meſentere entraînent des douleurs de tête, des léthargies, des vertiges ; les matieres âcres qui ſe raſſemblent dans les inteſtins des enfans, les jettent dans
des mouvemens convulſifs qu'on ne ſçauroit arrêter,
mais tous ces mouvemens ne ſçauroient ſe continuer
par l'action de quelque fluide. Une liqueur partagée
à des canaux d'un diametre infiniment petit, ne
peut pas bouleverſer une machine auſſi peſante que
notre corps ; elle n'eſt qu'une eſpece de feu, ſelon ſes
défenſeurs, mais quelques poiſſons, quoyque froids,
n'ont-ils pas une force extraordinaire ? Il y a bien
plus d'apparence que ces mouvemens ne s'excitent
que comme ceux des cordes des inſtrumens ; voyez
l'action du ſublimé corroſif & des autres poiſons,
tout le corps eſt ébranlé à l'inſtant par la violence de
leurs ſecouſſes : la poudre cornachine & les autres
purgatifs violens, ſi on les donne à des tempéramens
ſecs, les reſſerrent davantage, cauſent des douleurs
violentes, des ſuppreſſions d'urine, des tympanites ;
poſé que les impreſſions faites par les fibres ſoient
comme celles qu'on fait ſur les cordes des inſtrumens,
tous ces phénoménes ſe développent : mais ſi on ne
veut employer pour cela que l'action des fluides, on
ſe trouvera dans de grands embaras, les mouvemens
ſympathiques ſur-tout ſeront inexplicables, le ventre
& la tête ſe ſentent toûjours l'un de l'embaras de l'autre ; les parties de la poitrine & les parties honteuſes
ont des rapports ſecrets qui font que les maladies
quittent les unes pour ſe jetter dans les autres ; les
incommoditez qui arrivent au ventre, paſſent à la
peau, & les maladies de la peau ſe jettent dans le
ventre, &c.

Nous venons de voir les forces de la contraction dans les parties solides & la communication de leurs mouvemens, mais on ne trouve pas moins d'effets surprenans dans le relâchement qui leur arrive : le ventricule perd-il le ressort de ses fibres, aussi-tôt viennent les indigestions, & un crachement continuel ; la foiblesse des vaisseaux qui changent le chile en sang, conduit à la phtysie : le pilore & les intestins relâchez laissent passer le suc des alimens ; les reins foibles causent des suppressions d'urine, de même que la vessie, si elle perd son ressort ; enfin ce relâchement de fibres dans les poulmons produit le crachement de sang, dans les yeux la perte de la vûë, dans l'oreille la surdité.

Voilà l'extrait d'un livre où il n'y a nulle methode ; les seules observations de pratique rapportées à un principe, en font tout le prix : comme les idées qui y sont répanduës, sont adoptées par une secte, j'ai cru que je ne m'écarterois pas de mon but, si je faisois un extrait un peu étendu de cet ouvrage que les répétitions continuelles jointes au défaut de methode rendent désagréable à un esprit exact.

L'Auteur, comme on voit, ne parle jamais que d'oscillations ; ses sectateurs l'ont imité en cela, ils n'ont que ce terme pour répondre à toutes les questions qui se présentent à eux : mais je voudrois qu'on l'eût un peu éclairci. Qu'est-ce que c'est que les oscillations des fibres ? ce ne sont autre chose que les mouvemens alternatifs qui s'y trouvent ; mais ces mouvemens d'où viennent-ils ? sont-ils naturels à ces fibres ? ou sont-ils produits par des causes qui agissent sur elles ? On ne sçauroit dire que ces mouvemens fussent naturels aux fibres ; des parties solides n'offrent rien en elles qui puisse leur donner un mouvement : reste donc que ce mouvement y soit produit par quelque

cause

cause extrinseque. On me dira d'abord qu'on ne voit pas que le cœur soit en mouvement ou en oscillation par des causes étrangeres; nous parlerons ailleurs du principe de ses mouvemens: ici il suffit de répondre qu'on ne sçauroit prouver que les fibres du corps humain agissent comme le cœur, au contraire elles lui doivent tous leurs mouvemens; donnons-en un exemple dans les membranes dont M. Baglivi a voulu faire un second cœur.

Les meninges, selon M. Baglivi, sont un second cœur qui balance les mouvemens de l'autre, mais on ne sçauroit prouver que les battemens qu'on y remarque soient un effet dépendant de leur structure; elles ont des arteres qui les agitent, elles sont posées sur le cerveau dans lequel il y a beaucoup de vaisseaux dont les battemens sont très-considérables: enfin les mouvemens de ces membranes arrivent en même-temps que ceux du cœur; on ne sçauroit donc prouver qu'ils leur soient particuliers.

Les convulsions qui arrivent à ces membranes, quand on les pince, & celles qu'elles causent dans le reste du corps, sont la seconde preuve que porte M. Baglivi; mais n'y a-t-il pas des nerfs dans ces membranes? & l'irritation de ces nerfs ne suffit-elle pas pour y produire divers mouvemens ? Pour les convulsions qui suivent leur irritation, dans le reste du corps, elles ne supposent pas une action particuliere dans les meninges; ces membranes enveloppent tous les nerfs qui sont l'instrument de nos mouvemens. Est-il rien de plus naturel que l'agitation de ces nerfs, quand leurs enveloppes sont agitées ?

Le mouvement des meninges ou des parties solides suppose une erreur qui est que toutes les fibres sont tenduës comme des cordes de violons, il est vrai qu'il s'y trouve une espece de tension, mais dans diverses situations ces fibres ne sont point tenduës ; par exemple, lorsqu'on courbe l'épine du dos en devant, les muscles de l'abdomen n'ont pas une grande tension, cependant la sensibilité s'y trouve la même, ainsi l'action des nerfs ne sçauroit dépendre de la tension.

Mais ce qui démontre que la tension des nerfs n'est pas la cause qui transmet les impressions des objets externes, c'est l'action de la puissance motrice sur ces nerfs, car si les impressions des objets étoient portées au cerveau par les vibrations des nerfs, l'ame transporteroit de la même maniere son action dans les parties; or il seroit absolument impossible que l'ame agitât un filet de nerfs, sans en agiter une infinité : ainsi en voulant mettre en mouvement une partie, elle les y mettroit toutes, ou du moins en agiteroit-elle plusieurs ; on peut dire la même chose des objets externes qui agissent sur les sens.

Autre difficulté qui n'est pas moins considérable, c'est que cette opinion suppose que les nerfs sont des filets qu'on peut conduire des parties inférieures jusqu'à la tête, cependant il est certain qu'il y a beaucoup de rameaux qui finissent à des ganglions qui sont leur origine ; mais si cela est, comment se pourroit-il faire que les vibrations qui agiteroient ces filets, portassent dans le cerveau les impressions des objets ?

Ce n'est pas tout, il est certain que les cordes de violon ne reçoivent plus les impressions de l'archet, si on les presse sur toute leur surface; or les nerfs sont pressez de tous côtez, ainsi on ne sçauroit comparer leur action à celle des cordes d'instrument: ajoûtez à cela que les filets nerveux ne sont pas disposez en droite ligne ; il n'est pas de courbe qu'ils ne décrivent dans leur route, souvent même ils font plusieurs détours sur des membranes assez lâches, témoin le nerf diaphragmatique gauche, quand il passe sur le pericarde: dans un tel cas comment veut-on

que les nerfs reçoivent des impreffions, & qu'ils les
tranfportent dans la tête ? cela eft d'autant moins
poffible, que dans leurs divers détours ou dans leurs
angles, les nerfs font attachez à divers points qu'on
doit regarder comme autant de chevalets dans le fi-
ftême des ofcillations ; or il eft impoffible, comme
on fçait, qu'une corde de violon faffe paffer fes vibrations au de-là du chevalet : mais en portant cette
preuve je ne prétends pas prouver que les nerfs foient
tendus, au contraire je ferai voir que les filets nerveux font fort lâches prefque par tout.

Ces preuves fuffifent pour renverfer le fentiment
de ceux qui foûtiennent les ofcillations, mais elles
font voir en même-temps le ridicule des explications
qu'on a données à quelques phénoménes ; la tympanite a été éxaminée par M. Baglivi, il n'a pas cru
que l'on pût trouver la caufe de cette maladie dans
les fyftêmes ordinaires, il s'eft imaginé que les fibres
étoient irritées dans l'abdomen, & que cette irritation leur donnoit une grande tenfion qui les obligeoit à fe redreffer, les fibres étant redreffées occupent plus d'efpace, s'écartent les unes des autres,
laiffent des interftices entr'elles, c'eft dans ces interftices vuides que l'air s'infinuë, ainfi le gonflement
n'eft pas un effet de l'air, mais l'air s'infinuë feulement dans les vuides qu'il rencontre, cette explication n'a rien qui puiffe fatisfaire : outre qu'on ne
donne pas la caufe de cette roideur qui arrive aux fibres, il femble que la dureté devroit s'augmenter
dans le tiffu de l'abdomen, cependant on ne remarque point cela ; d'ailleurs la tympanite peut s'expliquer facilement fans tout cela : dès que les inteftins
feront trop refferrez dans quelque endroit, l'air s'accumulera entre l'œfophage & cet endroit-là, ainfi il
fe trouvera que l'air ne pourra pas fortir par l'anus,
tandis qu'il en entrera de nouveau continuellement

avec les alimens ; il faudra donc de toute néceffité que
cet air échauffé & toûjours plus preffé par celui qui
vient, dilate les inteftins : or la tympanite n'eft autre
chofe que le gonflement des inteftins produit par
l'air ; il fe peut trouver quelquefois une portion d'inteftin paralytique qui permette à l'air de s'étendre
un peu plus que dans le refte du canal. Willis parle
d'un gonflement univerfel arrivé à l'occafion d'une
bleffûre à quelque nerf confidérable. Mr Baglivi donne encore pour caufe à ce gonflement la roideur des
fibres qui fe froncent, mais c'eft-là une explication
qu'on ne fçauroit recevoir. Eft-il poffible q e les fibres, en perdant leur communication avec le cerveau,
entrent en action ? au contraire elles perdent leur
force , & c'eft ce qui fait le gonflement, car l'air qui
s'infinuë dans les corps, eft preffé par le reffort des
fibres & par l'air externe : mais quand un nerf principal vient à être coupé, les parties où il aboutit
n'ont plus de force, ainfi elles ne preffent point l'air
qui à caufe de cette moindre preffion s'étendra davantage, & caufera un gonflement. Il y a encore
une chofe que je ne fçaurois paffer à M. Baglivi, c'eft
la réfléxion des ofcillations. Peut-on concevoir que
les vibrations d'une corde de violon aillent d'un
bout à l'autre ? n'eft-ce pas toute la corde en même-temps qui eft en convulfion, quand on y donne
un coup d'archet ? on a regardé les ofcillations comme les ondulations d'une corde qui reviennent quand
elles font arrivées à une extrémité, mais on ne fçauroit fuppofer de telles ondulations dans les fibres du
corps humain qui tiennent à une infinité d'autres
dans leur route.

Mais la grande queftion , fçavoir, fi les maladies
viennent des parties folides ou des fluides, à quoi
doit-on la réduire ? On ne fçauroit foûtenir qu'elles
viennent feulement des parties folides ; les liqueurs

peuvent par elles-mêmes occafionner des mouvemens très-irréguliers dans notre corps , c'eft ce qu'on éprouve tous les jours après avoir ufé d'alimens peu convenables. Ne voyons-nous pas que les inteftins font agitez par des matieres fluides que nous prenons ? pourquoi la même chofe n'arrivera-t-elle pas dans les vaiffeaux ? Il faut cependant avoüer que le grand reffort des parties folides ou leur relâchement font la plûpart du temps la caufe de nos maladies. Le reffort des parties folides agit-il avec trop de violence, les parties les plus fluides font exprimées d'un côté & d'autre, & il ne refte que des parties groffieres qui forment des obftructions par tout ? Y a-t-il trop de foibleffe dans les parties folides, les matieres fluides ne peuvent pas couler, & forment par-là des engorgemens d'où viennent une infinité de maux ?

Si les maladies viennent en partie des matieres folides, & en partie des matieres fluides, ne s'enfuit-il pas que le principe du mouvement n'eft ni dans les parties folides feules, ni dans les liqueurs ? on ne fçauroit dire que l'action dépende d'un fluide feul, ni d'une matiere folide feule ; mais la nature a formé une telle machine dans notre corps, que les fluides & les folides font également néceffaires, car on ne fçauroit trouver un commencement d'action dans les parties folides, qu'elles ne foient pouffées par quelque caufe ; or on ne voit d'autre agent pour cela dans le corps humain que les parties fluides, de même on ne fçauroit fuppofer un mouvement dans les fluides, s'ils ne font pouffez d'ailleurs , or on ne voit pas d'autre agent pour cela que les parties folides : on me dira peut-être que la fermentation peut donner aux liqueurs un principe d'action ; mais j'ay déja fait voir qu'il n'y a nulle fermentation dans les vaiffeaux.

LE CERVEAU.

LE cerveau eſt cette partie qui occupe toute l'é-
tenduë du crane, excepté l'eſpace qui eſt ſous la
tente, il faut y remarquer :

I. La figure qui approche d'un globe un peu inégal,
& qui repréſente, pour ainſi dire, de petits inteſtins
par ſes anfractuoſitez & par les détours de ſes plis.

II. La diviſion en deux hemiſpheres par le moyen
de la faulx, & la diviſion de ces hemiſpheres en lobes
antérieurs & poſtérieurs.

III. La maſſe qui peſe quatre livres à peu-près, &
qui par conſéquent eſt trois fois plus grande que celle
du cerveau de bœuf.

IV. La ſubſtance qui étant coupée horiſontâlement,
paroît de deux eſpeces, dont l'une eſt externe & l'autre interne : l'externe qu'on nomme *cendrée* ou *corticale*, a deux lignes d'épaiſſeur, elle forme divers
plis comme un ſerpent, & s'enfonce profondément dans le cerveau ; ſa ſtructure, ſelon Malpighi & Bidloo, & la plûpart des modernes, eſt glanduleuſe, mais, ſelon Ruiſch, Bergerus & Vieuſſens,
elle eſt vaſculeuſe : certainement ſi on peut faire voir
des glandes par tout dans les autres viſceres, je ne
croi pas qu'on puiſſe en démontrer dans le cerveau ;
pour la ſubſtance interne elle eſt blanche, on la nomme *la ſubſtance medullaire*, elle eſt compoſée de
tuyaux, elle forme tout le reſte du cerveau,
vient des petites arteres de la ſubſtance corticale,
& ſe termine où les nerfs commencent, elle eſt un
peu plus dure que la ſubſtance corticale.

V. Le corps caleux qu'on apperçoit, quand on éloigne les deux hemiſpheres l'un de l'autre ; il eſt blanc,
un peu ferme, & joint les deux hemiſpheres du

Ruiſch. epiſt.
10. Theſ. v-
riis locis. Ber-
gerus, Glyſ
cel. Vieuſſens
n.t. ſyſt. Va-
ſer.

Diſſert. de
ſede animæ.
ſect.

cerveau, c'eſt là le ſiege de l'ame, ſelon Lanciſi.

VI. Les ventricules qui ſont quatre cavitez conſidérables, & dont deux ſont antérieurs & fort grands, ils paroiſſent quand on enleve la partie du cerveau qui eſt ſur le corps caleux, en faiſant une ſection horiſontale; il faut y remarquer 1° le plexus choroïde Ruiſch epiſt. Tab. 23. qui eſt tont rempli de vaiſſeaux, & dont Ruiſch a donné une belle figure. Heiſter dit qu'il n'y a pas de glandes, mais il ſe trompe. 2°. Les corps canelez qui ſont cendrez en dehors, & préſentent en dedans des canelures. 3°. Les couches des nerfs optiques qui ſont blanches en dedans & cendrées en dehors. 4°. La cloiſon tranſparente qu'on appelle en latin *ſeptum lucidum*, qui paroît au milieu des ventricules quand on a enlevé le corps caleux & qui ſépare ces ventricules; elle eſt formée d'une ſubſtance mince & medullaire couverte de la pie-mere : Galien a appellé cette cloiſon *le diaphragme du cerveau*. 5°. La voûte qui eſt ſous la cloiſon, & qui eſt compoſée d'une ſubſtance medullaire; la partie antérieure n'eſt pas diviſée, elle eſt mince & large, mais la partie poſtérieure eſt diviſée, & a deux jamées qu'on nomme *les piliers de la voûte*. Entre ces piliers ſe trouve le troiſiéme ventricule dans lequel, outre une partie du plexus choroïde, il faut remarquer 1° la glande pineale avec les éminences medullaires, 2° les corps glanduleux appellez *nates & teſtes*, avec la grande valvule qui eſt au deſſous, & l'aqueduc de Sylvius : 3° l'orifice poſtérieur qu'on nomme *anus*; 4° l'ouverture antérieure qui ſe nomme *la fente*, qui conduit à l'entonoir ou la vulve, elle donne communication aux ventricules antérieurs avec le troiſiéme & le quatriéme qui ſont continus; on peut obſerver tout cela plus facilement, quand on a enlevé le cerveau de ſa boëte : enfin le quatriéme ventricule eſt une cavité ſituée entre le cervelet & la moële allongée, laquelle eſt au deſſous, & paroît par-

L l iiij

faitement quand on a enlevé le cerveau, & qu'on a
feparé le cervelet, les trois ventricules communiquent
par fon moyen avec la moële de l'épine.

LE CERVELET.

Dans le cervelet, c'eft à-dire, dans le petit cerveau, il faut remarquer :

I. La fituation fous les lobes poftérieurs du cerveau
à la partie inférieure du crane.

II. Sa figure qui approche en quelque maniere de
celle d'un globe.

III. Sa furface a moins de replis que le cerveau, mais qui a des fillons qui font très-confidé-
rables dans le milieu qui diminuent peu-à-peu, & fe
terminent à l'éminence vermiforme.

IV. Sa divifion en partie droite & en partie gauche.

V. Sa fubftance qui eft prefque la même que celle du
cerveau, la corticale eft plus abondante que la medullaire qui a la forme d'un arbriffeau, ces deux fub-
ftances fe joignent comme par deux troncs qu'on
nomme *les peduncles du cervelet* ; nous avons vû qu'il
y a des cavitez dans le cerveau, mais il n'y en a pas
dans le cervelet.

VI. Les petits lobes qui font adhérens aux petits
arbres medullaires en forme de raifin, ils font environnez de la pie-mere, & forment toute la fubftance du cervelet; on n'en a pas donné encore une defcription claire.

VII. Les peduncles du cervelet qui font compofées
de trois avances medullaires, dont la premiere monte
du cervelet vers les corps glanduleux nommez *nates &
teftes*, & forme la grande valvule du cerveau : la feconde éminence forme la protuberence annulaire de
Willis, ou le pont de Varole ; la troifiéme defcend
vers la moële de l'épine.

Voyez les fi-
gures du cer-
veau.

LA MOËLE ALLONGE'E.

LA moële allongée est la substance inférieure du cerveau & du cervelet, elle est medullaire, se ramasse en forme de queüe, s'étend jusqu'au grand trou occipital, donne origine aux nerfs du cerveau & à la moële de l'épine ; lorsqu'on leve le cerveau, on apperçoit d'abord dans la partie inférieure :

I. Les dix paires de nerfs qu'on devroit réduire à neuf, & dont les noms ont été renfermez en deux vers latins. *

II. L'entrée des arteres carotides dans le crane.

III. L'entonoir & son insertion dans la glande pituitaire.

IV. Le nerf spinal, ou l'accessoire de Willis.....

Après qu'on a enlevé le cerveau du crane, on remarque à la partie inferieure.

V. Les anastomoses des arteres carotides & des vertebrales, & leur distribution par le cerveau.

VI. Les jambes de la moële allongée, lesquelles viennent du cerveau, & les jambes ou les peduncles du cervelet ; du concours de ces allongemens résultent la moële allongée & l'épine.

Ridley l. c. fig. I. D. Ruisch epist. Probl. Tab. 14. & 15.

VII. L'origine des neuf paires de nerfs du cerveau.

VIII. Les deux protuberences orbiculaires qui sont derriere l'entonoir.

IX. La protuberence annulaire de Willis ou le pont de Varole, dont Willis & d'autres ont donné des figures peu éxactes, mais cette éminence a été fort bien représentée par Ruisch.

Ibid.

X. Le commencement de la moële de l'épine avec

---

* *Olfaciens, cernens, oculosque movens, patiensque, Gustans, abducens, audiensque, vagansque, loquensque.*

Tab. 4. R. S.
Epist. Probl.
Tab. 14. fig.
4. & 5.
les corps pyramidaux & olivaires de Vieuſſens & de Ruiſch.

XI. La tunique arachnoïde qui paroît parfaitement dans cet endroit.

XII. Le cerveau ayant été remis dans ſa ſituation naturelle , on voit une crenelure au milieu d'un tuyau , & c'eſt ce qu'on a nommé *calamus ſcriptorius.* Tout ce que nous avons dit en parlant du troiſiéme ventricule , ſe préſente encore ici : pour ce qui regarde la ſubſtance de la moële allongée , elle eſt medullaire extérieurement , & un peu corticale intérieurement.

XIII. Les vaiſſeaux de toutes ces parties & de tout le cerveau , ſe réduiſent aux arteres carotides & aux vertebrales ; les carotides paſſent par des trous particuliers de l'os *petreux* , & les vertebrales entrent dans le crane par le grand trou occipital : les veines pénétrent à peine le cerveau , elles ſortent de la ſubſtance corticale , & ſe jettent dans les ſinus de la dure-mere ; il n'eſt pas certain qu'on y ait découvert des vaiſſeaux limphatiques , ni des nerfs.

XIV. L'uſage du cerveau en general eſt 1° de ſervir aux fonctions de l'ame ; 2° de ſéparer les eſprits animaux , & de les envoyer dans les nerfs pour y porter le mouvement & le ſentiment ; le cerveau paroît cependant être deſtiné à la ſecretion des eſprits animaux , & le cervelet à la ſéparation des eſprits vitaux & naturels : pour l'uſage particulier de chaque partie du cerveau , ſi ce n'eſt peut-être celui de quelques-unes , il eſt inconnu ou incertain.

LA MOËLE DE L'EPINE.

LA moële de l'epine est une continuation de la moële allongée, &, pour ainsi dire, la queüe du cerveau ; elle est renfermée dans un canal osseux formé par les vertebres elle s'étend depuis la tête jusqu'à l'extrémité de l'os *sacrum*, & sa longueur est par conséquent à-peu-près la même que celle de l'épine du dos, il faut y remarquer :

I. Son épaisseur qui est d'un doigt, & qui n'est pas égale par tout.

II. Les tégumens propres ou les enveloppes qui se réduisent à six, qui sont 1° le canal osseux composé de vingt-quatre vertebres & de l'os *sacrum* : 2° la tunique ligamenteuse très-forte qui attache les vertebres : 3° la tunique cellulaire ou adipeuse qui renferme de la graisse dans ceux qui sont gras, & qui sert à rendre molle la tunique ligamenteuse : 4° la dure-mere qui est plus forte à la partie supérieure, qu'à la partie inférieure, qui donne une enveloppe lâche à l'épine, & qui s'unit étroitement à la partie postérieure des vertebres : 5° l'arachnoïde qui s'attache étroitement à la partie antérieure avec la pie-mere, mais qui est flotante postérieurement : 6° la pie-mere qui environne étroitement par tout la moële de l'épine, & entre dans sa division longitudinale.

III. Sa division en partie droite & en partie gauche, pour ainsi dire, en deux colonnes, cette division ne se continuë pas jusqu'au milieu.

IV. Les arteres & les veines qui viennent des vertebrales du col, des intercostales & des lombaires ; ces vaisseaux entrent à côté des vertebres par l'endroit qui donne passage aux nerfs, & forment des anastomoses.

V. Les nerfs épineux qui se réduisent à trente-une ou trente-deux paires; chacun de ces nerfs sort de la moële antérieurement & postérieurement par plusieurs filets qui se réunissent ensuite, & sont rassemblez par des membranes qui les lient, ces filets ainsi réunis forment des nerfs.

VI. La substance de la partie supérieure de la moële est la même jusqu'aux dernieres vertebres du thorax que celle de la moële allongée du cerveau, elle est seulement un peu plus tenace; & afin que les nerfs puissent en sortir aisément, elle est medullaire en dehors, la substance cendrée s'y trouve en dedans, & a le même usage que celle du cerveau; quant à la substance de la partie inférieure de la moële depuis les dernieres vertebres du thorax jusqu'à l'extrémité de l'os *sacrum*, elle est fibreuse, très-tenace, & prend le nom de *queüe de cheval*.

VII. L'usage de la moële de l'épine est 1° de donner origine aux nerfs dont nous venons de parler, & qui se répandent surtout par les membres & par les parties externes, 2° de préparer l'esprit ou le fluide nerveux pour l'envoyer dans ces nerfs.

Avant de finir cette table, il faut éxaminer:

1°. Les neuf paires de nerfs quand ils sortent du cerveau.

2°. L'entrée des arteres du cerveau & de la dure-mere.

Ridley fig.
II. 22.
3°. Les gros sinus de la dure-mere qui sont au nombre de deux, trois & quatre, le sinus circulaire, & d'autres petits, leur sortie du crane, & leur insertion dans les veines jugulaires.

4°. Le réseau admirable qui est un plexus de vaisseaux en forme de réseau, & qui se trouve de chaque côté près de la glande pituitaire sous la dure-mere; il est plus grand dans le veau que dans l'homme, mais son usage est inconnu.

5°. La glande pituitaire est une petite glande posée sur la selle, dans laquelle il y a une petite cavité ; comme on lui a attribué l’usage d’absorber la pituite du cerveau, elle porte le nom de *pituitaire :* deux membranes l’environnent, l’une est la dure-mere qui la suspend, l’autre est mince, & semblable à la pie-mere ; ces membranes donnent passage à l’entonoir. Sa grandeur & sa figure approchent d’une petite féve, elle est plus grande à proportion dans les animaux que dans l’homme, sa substance qui est glanduleuse, est un peu dure pour l’ordinaire, ses arteres viennent des carotides, & ses veines se rendent aux sinus voisins. Les nerfs viennent de la cinquiéme paire, peut-être que son canal excretoire est l’entonoir, car on n’en connoît pas d’autre ; on dit ordinairement que son usage est d’imbiber la pituite des ventricules du cerveau, & de la conduire ensuite en dehors, cet usage n’a rien de vraisemblable, parce que l’usage des glandes c’est de séparer quelque chose, & que d’ailleurs il n’eût fallu pour cela qu’un simple canal ; sa substance qui est ferme & dure, ne marque pas un tel usage.

Litre, hist. de l’Acad. an. 1707.

Brunner de gland. nescio.

Drakantrop.

REMARQUES.

Nous avons mis de suite tout ce qui regarde le cerveau & le cervelet, & tout ce qui en dépend ; nous allons en donner une idée pour suppléer à ce qui manque à une énumeration qui apprend seulement qu’il y a certaines parties dans la cavité du crane, sans aider l’imagination à s’en former une image.

Quand on a ouvert le crane, on trouve d’abord une masse qui en occupe toute la cavité ; la premiere chose qui se présente c’est la dure-mere qui revêt cette masse, & dont nous avons déja parlé.

Au milieu du cerveau de devant en arriere cette membrane s'enfonce, & forme une cloison nommée *la faulx* qui partage le cerveau en deux, elle descend jusqu'à une espece de sillon blanchâtre qui se nomme *le corps caleux*, elle commence en devant au *crista galli*, & va finir à la tente postérieurement.

A la partie supérieure de la faulx entre ses lames se trouve un grand conduit qui se partage postérieurement en deux qui se détournent vers les côtez, & vont se jetter dans les veines jugulaires; on nomme le premier conduit *sinus longitudinal*, on appelle les autres *sinus lateraux*: il y a à la base du crane beaucoup de sinus dont nous ne parlerons pas non plus que des autres; on les démontre plus aisément qu'on ne les décrit.

Sous cette membrane qui revêt le cerveau supérieurement, il s'en trouve une autre qui s'enfonce dans les plis formez par la substance du cerveau, c'est dans les duplicatures qu'elle forme en s'enfonçant, que sont renfermez les vaisseaux; pour ce qui regarde la membrane nommée *arachnoïde*, nous avons dit ailleurs ce qu'on devoit en penser.

Lorsque cette membrane est levée, on voit la substance du cerveau qui forme une infinité de plis profonds, dont les circonvolutions imitent à-peu-près celles des intestins, ils commencent à s'élever à niveau du corps caleux; & quand on les a coupez dans cet endroit horisontalement, la surface qui reste se nomme *centre ovale*.

Tous ces plis sont composez de deux substances extérieurement, la matiere est cendrée; &, selon quelques Auteurs, elle est glanduleuse, mais on ne peut rien avancer là-dessus qui ne soit une pure conjecture; pour la substance interne de ces plis, elle est blanchâtre, & se nomme *la substance medullaire*, elle s'éleve du centre ovale, & entre comme dans une guaine dans les plis cendrez dont la substance n'entre pas dans le centre ovale.

Le centre ovale étant découvert, si l'on fait une incision supérieurement & au milieu à chaque côté du sillon blanchâtre ou corps caleux, on trouve deux cavitez qu'on nomme *ventricules*, c'est à tort qu'on les a nommez *ventricules antérieurs*, ils sont comme deux croissans posez verticalement au milieu du cerveau, & qui présentent leurs pointes à la partie antérieure du crane.

Ces deux cavitez sont l'une à côté de l'autre, mais elles sont séparées par une cloison dont voici la description : Du corps caleux descendent deux lames medullaires unies, elles finissent antérieurement par deux jambes qui sont fort près l'une de l'autre, & en arriere par deux autres qui s'écartent vers les côtez ; ces deux dernieres jambes ont chacune la forme d'un demi cylindre, & suivent la corne inférieure des ventricules, on les nomme alors *les cornes d'Ammon*.

Voilà les deux extrémitez de cette cloison, prenons à présent l'espace qui est inférieurement entre les quatre piliers ; toute cette étenduë ou ce bord inférieur de la cloison porte le nom de *voûte*, à cause des quatre piliers sur lesquels elle appuye, pour ainsi dire ; elle n'est point attachée au fond des ventricules : la sérosité qui est contenuë dans l'un, peut passer dans l'autre sous ce bord inférieur de la cloison ; à l'extrémité postérieure de ce bord les piliers auxquels il aboutit, s'écartent, & laissent entre-eux un espace triangulaire ; sur la substance medullaire de cet espace on remarque des fibres transversales qui s'attachent obliquement à la ligne qui partage ce triangle en deux angles égaux. Les Anciens ont donné le nom de *lyre* à cet espace à cause de ces fibres ; le plexus choroïde qui est un réseau de vaisseaux, est sous la lyre, & suit les cornes d'Ammon.

Cette voûte ou cette cloison étant levée, on trouve
quatre éminences dans les ventricules, antérieurement on en voit deux en forme de cone ou de larme
de Hollande, on les nomme *les corps canelez*, à cause
des canelures qui sont dans sa substance les deux
autres éminences sont les couches des nerfs optiques, qui par leur contact lateral forment à-peu-près
la même figure que les lévres de la fente dans les parties genitales de la femme : l'entre-deux de ces corps
nommé *vulva* par les Anciens, conduit au troisiéme
ventricule qui paroit dès qu'on les écarte; on trouve
antérieurement dans ce ventricule un conduit qui est
l'entonoir; postérieurement sous une bande blanchâtre qui termine le ventricule, il y a un trou qui s'ouvre
dans le quatriéme ventricule.

Derriere le troisiéme ventricule se trouve un petit
corps glanduleux qu'on nomme *la glande pineale*, qui
qui est attachée par deux ligamens; de la substance continuë aux corps qui forment le troisiéme ventricule,
il sort sous la glande pineale quatre corps glanduleux
qu'on a nommez ridiculement *nates & testes*, & dont
on n'ignore pas moins l'usage que celui de la glande
pineale.

Enfin le cerveau envoye des prolongemens de sa
substance pour aller former la moële de l'épine, ces
prolongemens vont rencontrer les peduncles du cervelet, c'est-à-dire, les prolongemens que forme
le cervelet, sous la tente à leur union inférieurement
il se trouve une éminence en forme d'anneau; on a
appellé cette éminence *le pont de Varole*, je ne sçai
pourquoi : pour ce qui regarde la substance du cervelet, on y trouve interieurement des especes de ramifications d'une substance foncée.

Voilà une description courte du cerveau, il seroit à
souhaiter que sa structure nous fût plus connuë, comme nous pouvons dire que nous sommes dans une
parfaite

parfaite ignorance sur cette matiere. M. Malpighi avoit cru que la substance corticale étoit composée de glandes; le microscope paroît d'abord favoriser cette opinion : nous voyons par son secours la matiere cendrée élevée en petites éminences. Quand on fait cuire un cerveau, sa substance s'éleve en molecules semblables à des glandes : on découvre par le moyen de l'encre qu'on jette sur la substance corticale, de petites élevations séparées par de petites fentes; le cerveau pétrifié présente une surface couverte de petits globules, il sort par les ouvertures qu'on fait au crane une matiere fongueuse qui a quelque chose de la glande : les parties externes du cerveau se changent par une hydropisie en de petites spheres; toutes ces raisons ne prouveroient-elles pas que la substance du cerveau est glanduleuse ?

M. Ruisch n'est pas convaincu par ces preuves que la substance corticale soit glanduleuse, il croit au contraire que tout le cerveau n'est qu'une continuation des arteres qui se replient diversement, & qui vont enfin former les nerfs par leurs extrémitez, mais il n'y a pas d'assez fortes raisons pour appuyer ce sentiment; les dernieres ramifications des arteres se dérobent à nos yeux, les injections les plus fines ne sçauroient atteindre jusqu'à la moële, au moins voyonsnous toûjours que sa couleur est inaltérable quelque liqueur qu'on seringue dans les arteres, malgré tout cela ce sentiment peut être vrai, mais nous demandons des raisons pour nous y rendre.

On voit par ce que nous venons de dire, combien la structure de cette masse moëleuse qui sert à des usages si nobles, est difficile à développer; quelque effort même qu'on fasse on n'en pénétrera pas la composition : les yeux aidez des secours que l'art nous fournit, ne nous découvrent qu'une moële où les mouvemens doivent de necessité être

plus lents que dans le reste du corps ; si la nature dans la construction de cette moëlle ne s'est pas
écartée de la route qu'elle a suivie en formant les autres parties, il faut qu'elle ait formé le cerveau d'une
des trois manieres suivantes ; ou il y a des petits sacs
celluleux qui reçoivent la moële des vaisseaux sanguins, & qui l'envoyent chacun dans un tuyau excretoire qui est un filament nerveux ; ou cette moële ramassée dans une infinité de cellules qui communiquent ensemble comme celle des corps caverneux ou
de la rate, passe successivement par ces cellules pour
aller enfin aboutir aux nerfs, de même que le sang va
aboutir des corps caverneux aux veines : enfin troisiéme maniere dont le cerveau peut être construit,
cette moële peut n'être qu'un amas de vaisseaux qui
sont les extrémitez arterielles qui se changent en
nerfs après avoir fait plusieurs circonvolutions en
formant la masse du cerveau.

Quoy qu'il en soit, le cerveau est l'organe de nos
pensées ; quant au sentiment nous avons éxaminé
ailleurs comment l'amé recevoit les impressions des
objets : nous avons vû que cette masse moëleuse étoit
le principe d'où l'ame portoit l'action dans toutes les
parties du corps, mais que les mouvemens qui y
agitoient la machine animale ne se réunissoient pas
à la tête ; par les preuves que nous avons détaillées
il est évident que ce commerce réciproque qui se
trouve entre l'ame & le corps, se fait par le mouvement ; voyons quels organes sont destinez à porter
ce mouvement de la tête dans les autres parties.

Les nerfs qui sortent du cerveau & de l'épine, sont
les organes par lesquels le corps & l'ame agissent l'un
sur l'autre ; tandis qu'il sont dans la moële, ils ne présentent qu'une espece de pulpe, en quittant la moële
ils prennent une guaine qui leur est fournie par la
pie-mere, sous cette enveloppe ils avancent jusqu'à la

dure-mere qui leur fournit encore une autre tunique: ces enveloppes font environnées par tout d'une infinité de vaisseaux sanguins & limphatiques; ces nerfs ne font pas composez de ces vaisseaux, mais il n'y a pas de doute qu'ils ne leur doivent plusieurs des phénoménes qu'ils nous présentent.

La substance du nerf renfermée dans les deux membranes, n'est pas différente de la substance du cerveau, elle n'est qu'une moële qui se répand dans toute l'étenduë des tuyaux nerveux, & qui y est sans doute envoyée du cerveau ; mais y est-elle envoyée par de petits vaisseaux qui la conduisent ? ou est-elle renfermée dans des cellules ? c'est ce qu'on ne sçauroit déterminer.

Il y a apparence que les nerfs ont tous la même structure, ainsi on peut avancer que la pie-mere s'enfonce par divers replis dans la cavité du tuyau nerveux, & que dans ces replis est renfermée la moële ; cette structure est celle du nerf optique, comme on le peut voir en le faisant sécher.

On a supposé il y a long-temps que les nerfs sont de petits tuyaux, mais on a eu bien de la peine à découvrir leurs cavitez, enfin l'industrie de M. Lewenhoek est venuë à bout de rendre sensibles les cavitez qui sont dans les nerfs, mais cette découverte ne leve pas toutes les difficultez ; on peut demander si ces cavitez qu'a découvertes cet Observateur, sont les plis de la pie-mere, ou s'il y a d'autres conduits particuliers.

On a cru que les nerfs étoient composez de filamens continus depuis la tête jusqu'aux extrémitez où ils se perdent, mais cela n'est pas ainsi, il est assuré que des ganglions il part des filets nerveux qui ne se continuent pas jusqu'au cerveau, & de-là on peut conclure que l'usage des ganglions est de fournir de nouvelles branches de nerfs comme autant de petits cerveaux.

Si l'on est embarassé quand il s'agit de déterminer
la structure des nerfs, on l'est encore davantage quand
il faut déterminer comment ils se terminent; tout ce
qu'on peut remarquer c'est qu'ils se dépoüillent d'une
partie de leurs enveloppes, & qu'ils ont la forme
d'une espece de pulpe. Il y a des Auteurs qui soûtiennent qu'ils s'épanoüissent, & que par-là ils forment
des membranes, mais cela est supposé & non pas
prouvé.

Il y a eu deux opinions sur l'action des nerfs: l'une
attribuë à ces petits tuyaux un fluide qui vient de la
tête jusqu'aux extrémitez des nerfs; l'autre leur donne, comme nous avons vû, le même usage qu'aux
cordes d'instrumens. Les raisons que nous avons opposées à ce sentiment, prouvent évidemment que cela
ne sçauroit être ainsi; il n'est pas nécessaire que nous
les répétions ici.

Si les nerfs ne peuvent agir comme les cordes
des instrumens, ils ne sçauroient avoir un principe
d'action que par le moyen d'un fluide qui parcourt
leur cavité; on peut prouver l'éxistence de ce fluide
par beaucoup de raisons. 1º. Si on lie les nerfs diaphragmatiques de telle maniere que le diaphragme ait
perdu ses mouvemens, on peut rendre l'action à ce
muscle en pressant ces nerfs entre les doigts successivement depuis la ligature vers le diaphragme.
2º. Quand on a pressé quelque temps les nerfs entre
les doigts, enfin on ne peut plus exciter aucun mouvement dans le diaphragme; mais si l'on ôte la ligature, & qu'on lie ces mêmes nerfs un moment après,
on pourra de même qu'auparavant exciter des mouvemens dans le diaphragme : de ces deux expériences
il s'ensuit évidemment qu'il y a dans les nerfs un
fluide qui est la cause de leur action, car on ne conçoit pas qu'on fasse autre chose qu'exprimer le suc
nerveux, quand on presse les nerfs avec les doigts.

3°. S'il n'y avoit pas un fluide qui fût le principe de l'action des nerfs, les parties ne perdroient point leur mouvement ; quand on viendroit à lier les nerfs, une grosse corde de basse de viole ne devient pas incapable de toutes vibrations, quand on la lie avec un filet fort fin. 4°. Il n'est pas possible que le mouvement puisse se transmettre d'une partie à une autre par le moyen d'un corps lâche, courbe, oblique, attaché à divers points, s'il n'y a un fluide qui coule dans la cavité de ce corps ; or les nerfs, comme nous l'avons dit ailleurs, sont lâches, marchent par des lignes obliques, font des circonvolutions, sont attachez à divers points, reviennent sur leurs pas ; il faut donc que les mouvemens qu'ils portent dans des parties si éloignées avec tant de rapidité, soient produits par le fluide qui coule dans leur cavité. 5°. Nous avons fait voir ailleurs que les convulsions ne sçauroient arriver sans l'action d'un fluide qui coule dans les nerfs : qu'on pince, comme nous avons dit, des cordes d'instrumens, il y surviendra des vibrations ; mais ces vibrations, selon toutes les loix du mouvement, ne sçauroient s'augmenter, au contraire elles diminueront toujours, cependant si l'on coupe des nerfs à moitié, tout est bouleversé dans la partie où ils aboutissent, il est donc évident que les simples vibrations dont les nerfs pourroient être capables, ne sçauroient jamais produire des convulsions.

Mais, dira-t-on, ce fluide circule-t-il ? Il ne faut pas douter qu'il ne suive la loy établie dans tout le reste du corps où les liqueurs partent toutes d'un endroit pour y revenir ; quand aux vaisseaux qui reçoivent ce fluide des nerfs, Vieussens a cru avoir trouvé des tuyaux qu'il a nommez *nevro-limphatiques*, mais sa découverte n'est pas confirmée.

Cette idée de la circulation du suc nerveux fait naître une difficulté : si ce suc circule, dira-t-on, il peut s'échapper par les extrémitez nerveuses ; mais s'il peut s'échapper, comment peut-il se ramasser dans des vésicules pour produire le mouvement musculaire ? A cela on peut répondre que dans le temps que l'ame meut les muscles, elle envoye dans les vésicules une grande quantité de suc nerveux ; cette grande quantité qui se renouvelle à chaque instant, peut gonfler les vésicules, au lieu que la petite quantité de fluide nerveux qui y aboutit par la circulation, est incapable de produire un tel gonflement, parce que sa masse n'est ni assez grande, ni poussée assez rapidement pour ne pouvoir pas s'échapper dans un instant.

Autre difficulté, si le suc nerveux circule toûjours, il ne peut pas revenir sur ses pas ; or si cela est ainsi, comment se porteront dans le cerveau les impressions des objets ? car nous avons prouvé plus haut que la tension des nerfs ne pouvoit pas transmettre le mouvement, cette difficulté suppose que l'ame ne sent pas dans l'endroit où se fait l'impression des objets ; on a vû ailleurs ce qu'on peut penser là-dessus. Mais il ne faut pas s'imaginer qu'un fétu qu'on passera par la plante des pieds où il fera une impression très-sensible, puisse faire remonter le suc nerveux dans le cerveau : la longue étenduë des nerfs qui sont l'organe de cette sensation, leurs divers détours, la quantité de matiere qu'il faudroit mouvoir, la résistance des parois des nerfs, tout cela prouve invinciblement que le suc nerveux ne remonte point dans le cerveau ; comme les nerfs sont une suite du cerveau, l'ame sent par tout à l'occasion d'un certain mouvement dans les nerfs ; la nature a voulu que l'ame éprouvât une certaine sensation, elle a voulu en même-temps qu'elle ne fût sensible dans les extrémitez qu'autant qu'il y auroit un commerce entre ces extrémitez & le cerveau. Ce qui se passe dans l'épine doit nous perſuader ce que je viens de dire : les nerfs qui en ſortent, ne ſe continuent pas dans ſa ſubſtance juſqu'au cerveau, il n'y a nulle apparence par conſéquent que les impreſſions que font les objets aux extrémitez inférieures aillent juſqu'au cerveau par le moyen de la moële épineuſe, cependant ſi on la ſépare du cerveau, elle n'a plus de ſentiment, tout cela ne dépend que des loix du Créateur qui a voulu que les endroits qui ſeroient ſéparez de la partie principale, & où le ſuc nerveux ne pourroit pas être envoyé, fuſſent inſenſibles : je pourrois ajoûter à tout cela les ſenſations que nous éprouvons par les nerfs qui finiſſent aux ganglions ; comment veut-on que ces nerfs qui ne vont pas juſqu'au cerveau, y portent les impreſſions des objets ?

De la circulation du ſuc nerveux il paroît encore s'enſuivre que, quand on fait une ligature, le nerf devroit ſe gonfler au deſſus ; mais nous venons de répondre à cette difficulté. Les paroits des nerfs ſont très-fortes, & les filets de liqueur qui y ſont renfermez, ſont infiniment pétits : ſi l'on ajoûte à tout cela la lenteur du mouvement de cette liqueur, on verra qu'il ne peut pas arriver de gonflement par cette ligature ; d'ailleurs le ſuc nerveux qui eſt aux ganglions, paſſe aux nerfs voiſins, quand il trouve un obſtacle dans celui qui eſt lié.

Mais que devient ce ſuc, quand il eſt arrivé aux extrémitez nerveuſes ? peut-être qu'il eſt repris immédiatement par des vaiſſeaux ; peut-être qu'il s'épanche, & qu'il entre dans les vaiſſeaux ſanguins par infiltration, peut-être enfin qu'une grande partie de ce ſuc s'évapore ; il y a apparence que les grands épuiſemens où l'on ſe trouve quelquefois, ſont l'effet de cette évaporation, alors les nerfs n'étant plus tendus par leur ſuc, ils ne peuvent pas en envoyer dans les muſcles pour y produire des mouvemens.

Comment expliquer par l'action de ce fluide les phénoménes extraordinaires qui arrivent, quand on blesse les nerfs? 1°. Les nerfs entierement coupez se retirent, se cachent sous les tégumens qui sont au dessus de la blessûre, causent de la douleur aux environs, & laissent un engourdissement dans les parties inférieures. 2°. Les nerfs coupez à moitié produisent des inflammations, des convulsions, le délire, la fiévre, enfin l'insensibilité, ou la gangrene dans la partie.

Le nerf n'est qu'un petit faisceau de vaisseaux, de membranes, & de filets infiniment petits, dans ces corps il y a toûjours du ressort; ainsi quand on coupe des nerfs, ils doivent se retirer sous les parties solides: en se retirant; ils tirent les nerfs voisins, & les tendent, cette tension cause de la douleur aux environs, enfin ces nerfs cachez sous les parties solides & comprimez par tout ce qui les environne, se ferment & se colent par leurs extrémitez coupées à ce qu'ils touchent; comme alors ils n'envoyent pas leur suc dans les parties où ils s'étendoient auparavant, il n'est pas surprenant que ces parties s'engourdissent & qu'elles s'amaigrissent: les matieres nourrissantes ne peuvent être appliquées aux parties solides que par le mouvement; or nous venons de voir que le mouvement cesse dans une partie, quand on coupe ses nerfs. Lorsqu'on se fait saigner par la veine jugulaire, on sent quelquefois un engourdissement dans les muscles voisins, cela vient sans doute des filets nerveux qu'on coupe alors, mais enfin cet engourdissement cesse; qu'arrivet-il alors? les extrémitez coupées se réuniroient-elles? non, mais la partie du nerf qui s'est retirée n'étant pas fort considérable, on ne s'apperçoit plus enfin qu'elle manque.

Les effets que produisent les nerfs coupez à demi, sont plus considérables & plus difficiles à expliquer;

pour trouver leur cause, il faut se souvenir que la douleur est produite par le déchirement des filets nerveux: lorsqu'on coupe à demi un nerf, la partie coupée se retire, suivant ce que nous venons de dire ; or
elle ne sçauroit se retirer qu'elle ne tire beaucoup les
fibres nerveuses auxquelles elle tient encore, elle produira donc un déchirement continuel : ajoûtez à
cela que tout le nerf qui soûtenoit auparavant l'effort des parties auxquelles il s'attache, ne soûtient plus
cet effort que par quelques filets ; la tension & le déchirement doivent donc encore s'augmenter par-là,
& voilà la cause de cette grande douleur qu'on ressent
alors.

Mais l'inflammation & les convulsions par quelle
cause sont-elles produites ? Lorsque le nerf a été coupé à demi, les fibres restantes sont plus tirées ; or elles
ne sçauroient être plus tirées, que les tuyaux qu'elles
forment, & les vaisseaux sanguins qui les accompagnent, ne soient comprimez : durant cette compression le suc nerveux s'accumulera au dessus de la partie déchirée ; ce suc nerveux accumulé sera poussé
fortement dans les muscles, 1º par la force qui les
pousse ordinairement, 2º par l'action des petites arteres des nerfs qui étant comprimées, comme nous
l'avons dit, battent plus fortement ; pour l'inflammation, elle sera d'abord causée par l'action de ces petites arteres. Comme la dure-mere revêt les nerfs, cette
inflammation pourra se continuer jusqu'au cerveau
où elle ira causer le délire ; enfin si la compression que
les nerfs souffriront dans l'inflammation devient extraordinaire, la vie manquera aux parties, & la gangrene surviendra ; cette inflammation au reste s'étend
à cause des nerfs qui communiquent avec celui qui
est déchiré, & par les tiraillemens de ces nerfs il se
trouve qu'un grand nombre même de gros vaisseaux
s'engorge, ce qui augmente l'inflammation.

L'explication que nous venons de donner fait voir la maniere dont les parties caustiques de certains corps agissent. 1º. Ces parties piquantes n'agissent sensiblement qu'aux extrémitez arterielles, & sur les nerfs. 2º. Quand une partie pointuë s'applique à l'extrémité d'une artere, elle entre & presse les parois du tuyau, les parois ainsi pressées font une bosse dans leur canal qui par-là se trouve rétréci, ce canal étant rétréci le sang n'y peut plus passer en aussi grande quantité, & s'accumule par conséquent, ce sang ramassé gonfle l'artere, & la fait battre plus fortement, ce battement plus fort produit l'inflammation, & pousse plus de matiere dans les filtres voisins, il se doit donc faire une évacuation dans l'endroit où l'on applique les vesicatoires : ce que nous venons de dire des arteres, il faut l'appliquer aux nerfs, & l'on verra quel ravage peuvent y causer des parties fort caustiques.

Il y a une infinité d'autres phénoménes qui dépendent du principe que nous venons d'établir ; l'action des purgatifs qui ont des parties piquantes, ne dépend que de ce que nous venons de dire au sujet des vesicatoires : les convulsions dont la cause a été si obscure jusqu'ici, ne reconnoissent que la même cause ; si les parties des purgatifs, par exemple, produisent une grande inflammation, l'agitation que cette inflammation produira dans les nerfs, fera que le suc nerveux y coulera plus fortement & plus inégalement qu'auparavant, ainsi les muscles qui recevront leur action de ces nerfs, doivent entrer en convulsion ; s'il se forme à la tête un anevrisme, les battemens violens de l'artere en comprimant le cerveau alternativement, envoyeront avec plus de force le suc nerveux dans les nerfs qui sont auprès de cette artere gonflée : la même chose pourra arriver, s'il se forme des varices à la tête, car les arteres qui seront

près de ces varices, seront comprimées, & seront par
conséquent obligées de battre plus fortement, enfin
ce qui arrive à la tête peut arriver ailleurs; s'il se
trouve, par exemple, des anevrismes près des plexus
qui sont dans l'abdomen, il sera impossible que le suc
nerveux ne soit exprimé des nerfs du plexus avec plus
de force, ainsi il surviendra des contractions dans les
muscles qui recevront de leurs ramifications ou qui
auront des nerfs qui communiquent avec ces plexus.

Après avoir prouvé l'éxistence d'une liqueur qui
agit dans les nerfs, & avoir expliqué les effets, il faut
éxaminer sa nature. Il y a eu des Auteurs qui en
voyant la rapidité de nos mouvemens, se sont imaginez que la matiere qui en étoit l'instrument, étoit
de la nature de la lumiere, mais une matiere si subtile seroit plus propre à s'évaporer à travers les pores
qu'à couler par les tuyaux nerveux : d'ailleurs c'est
sans fondement qu'on s'est persuadé que cette matiere
couloit dans les nerfs avec une grande rapidité; que
les tuyaux nerveux soient remplis de quelque matiere
que ce soit, pourvû qu'elle soit fluide, il est évident
qu'il suffira que cette matiere reçoive un mouvement
à une extrémité pour qu'elle fasse effort contre l'autre
bout.

Les Auteurs qui ont cru que le suc nerveux qui servoit à nos mouvemens étoit une espèce de nitre ou
un esprit urineux, n'ont parlé que suivant des préjugez chymiques; rien ne nous découvre dans les nerfs
cet esprit nitreux ou urineux, son âcreté blesseroit le
tissu délicat de nos nerfs & du cerveau : d'ailleurs si
l'on appelle à la Chymie même, on verra que par
l'analyse on retire plus de sel volatile d'une petite
quantité d'urine que de toute la masse du cerveau;
cependant le contraire devroit arriver, puisque ce
seroit le cerveau qui, selon cette hypothèse, devroit
être le réservoir de l'esprit urineux; cette erreur a

donné naissance à plusieurs autres. Des esprits échauffez par les feux des laboratoires, ont trouvé dans la
tête un chapiteau dans lequel se subliment les esprits qui animent les nerfs. Plusieurs ont regardé
les matieres qui s'exhalent des corps odoriferens
comme ayant quelque rapport avec ces esprits; car,
selon leur opinion, ces matieres se changent en esprits animaux & les nourrissent. N'est-il pas plus naturel de dire que les corps odoriferens agitent par
leur action le tissu délicat des nerfs, & qu'ils y font
couler par cette agitation le suc qui auparavant y
étoit ou engourdi ou en petite quantité?

Il y a d'autres Auteurs qui ont avancé que l'air
reçû dans la cavité des nerfs étoit le véritable esprit
animal, cette opinion est bien moins déraisonnable
que les autres dont nous venons de parler, elle ne
suppose d'abord qu'un corps qui s'insinuë par tout,
& qui par son ressort est très-propre à transmettre
les impressions que reçoivent les extrémitez des nerfs,
mais il ne faut pas croire qu'il y ait plus d'air à proportion dans les nerfs que dans les autres parties du
corps, on peut s'en convaincre en les exposant dans
la machine du vuide; on ne verra pas que du suc
nerveux il s'éleve plus de bulles que du sang, au contraire il s'en éleve beaucoup moins.

Enfin la plûpart des Auteurs ont cru que la matiere qui couloit dans nos nerfs pour servir à nos
mouvemens, étoit un suc fort subtil & bien différent de celui qu'on voit sortir des nerfs de la queüe
de bœuf, quand on les coupe transversalement; mais
je ne sçai pourquoi une semblable liqueur ne seroit pas propre à produire les mouvemens de notre
corps, elle est assez fluide pour parcourir les tuyaux
qui font dans les nerfs, ainsi dès que par l'action de
l'ame ce suc sera poussé, la goute qui occupe l'extrémité du nerf fera effort contre ce bout-là, & rem-

plira les veſicules dont nous avons parlé en traitant
de l'action des muſcles : ſi les arteres ceſſoient de battre, ce ſuc ne ſeroit point pouſſé dans les nerfs, car il
n'y a que le mouvement du ſang qui puiſſe lui donner
le mouvement de progreſſion ; auſſi M. Malpighi a-t-il
remarqué ſur lui-même que le battement de ſes arteres étant intermittent, ſes yeux devenoient pour un
inſtant inſenſibles aux impreſſions de la lumiere, &
qu'après que ſon poulx avoit été ſouvent interrompu,
la langueur ſe répandoit par tout ſon corps.

On peut voir par-là que celui qui a le moins connu
l'action du ſuc nerveux, c'eſt Willis ; ce Medecin peu
Philoſophe regardoit les eſprits animaux comme une
matiere qui étoit dans une agitation continuelle, qui
refluoit avec violence vers le cerveau, qui produiſoit
des effets ſemblables à ceux de la poudre à canon :
c'eſt ſur ces belles imaginations que Willis a fondé la
théorie de la Medecine, on peut juger par-là des ſuc-
cez qui ſuivoient ſes remedes qu'il appliquoit toûjours ſelon ſes idées ; le Roy Charles II. diſoit ſouvent en riant que ce Medecin lui enlevoit plus de
ſujets que n'auroit fait une armée ennemie.

Voilà les organes qui ſervent à faire mouvoir notre corps, & à nous faire appercevoir les objets ; je
n'ai voulu parler ici que de ce qui eſt purement méchanique, il nous reſte encore là-deſſus une infinité
de choſes que nous ne ſçaurions expliquer, mais ce
qu'on peut entrevoir dans les nerfs & dans leur origine, nous préſente par tout une induſtrie merveilleuſe dans la main qui a formé notre corps. 1°. Le
cerveau & le cervelet ſont les réſervoirs où ſe filtre la
matiere qui porte le mouvement par tous nos membres ; il étoit donc d'une néceſſité abſoluë qu'il n'arrivât pas de compreſſion dans ces endroits, c'eſt pour
cela que le cerveau eſt partagé en deux parties qui
ſont ſoûtenuës par la faulx, quand nous ſommes cou-

chez, & quand la tête reçoit quelque mouvement lateral, de même les lobes poftérieurs font foûtenus
par la tente, afin qu'ils ne tombent pas fur le cervelet : les ventricules fervent encore à empêcher les
compreffions ; le cerveau preffé d'un côté peut ceder
du côté de ces cavitez qui font toûjours arrofées
d'une liqueur qui fe filtre dans le plexus choroïde,
par de petits facs qui font une efpece de glandes particulieres : la liqueur qui ramollit ces ventricules, eft
pouffée dans l'entonoir par la preffion des paroits,
& fe rend dans les jugulaires ; dans le cervelet la
maffe eft fort petite, c'eft pour cela qu'il n'a pas eu
befoin de ventricules comme le cerveau. 2°. Ce n'eft
pas là le feul artifice dont la nature s'eft fervi pour
empêcher que le cerveau ne fût comprimé ; dans cette
vûë elle a formé une boëte ronde pour l'enfermer :
cette figure fait que le crane ne peut s'enfoncer que
difficilement ; pour la moële de l'épine, elle a un
rempart où elle eft à l'abri de toute preffion, les
corps des vertebres lui forment un canal très fort.
3°. Pour éviter la compreffion, la nature n'a pas
voulu que les arteres carotides & les vertebrales ac-
compagnaffent leurs veines comme dans le refte du
corps ; elle leur a pratiqué un chemin différent,
parce qu'il eût été dangereux qu'elles ne fe formaffent
un obftacle mutuel en paffant par les mêmes trous.
4°. Les nerfs qui fortent du côté droit, vont au côté
gauche ; & ceux qui fortent du côté gauche, vont au
côté droit, de-là vient que quand on reçoit un coup
au côté droit de la tête, le côté gauche fe trouve paralytique. 5°. Si l'on comprime le cerveau, ou qu'on
le coupe jufqu'à la fubftance medullaire, l'action volontaire des mufcles eft interrompuë, la mémoire &
& le fentiment s'éteignent, mais la refpiration & le
mouvement du cœur fubfiftent : pour le cervelet, fi
l'on fait la même chofe, la refpiration & le mouve-

ment du cœur ceffent, de-là il s'enfuit que les nerfs
deftinez aux mouvemens volontaires partent du cerveau, & que les nerfs d'où dépendent les mouvemens
fpontanées, fortent du cervelet. 6°. Les maladies de
la tête dépendent toutes de la compreffion; la douleur de tête eft caufée par le fang qui ne peut paffer
librement, & qui par-là caufe un grand battement
dans les arteres, auffi trouve-t-on dans les diffections
des cadavres qui ont été fujets à ces maux, les vaiffeaux extrêmement diftendus, & remplis d'un fang
noirâtre: fi ce gonflement s'augmente jufqu'à caufer
une grande compreffion, l'apoplexie furviendra, car
alors l'efprit nerveux ne pourra plus être pouffé dans
les nerfs qui fervent aux mouvemens volontaires;
tandis que cette preffion ne s'étendra pas jufqu'au
cervelet, la refpiration & le mouvement du cœur fub-
fifteront. Pour l'épilepfie, elle ne différe dans fa caufe
de l'apopléxie, qu'en ce que la preffion ne fe fait pas
de même: fuppofons qu'une artere forme un anevrifme, cette artere gonflée battra extraordinairement, & par ces battemens fera couler avec force le
fuc dans les nerfs, il furviendra donc des convulfions
extraordinaires; la même chofe peut arriver par des
varices, car ces varices comprimeront les arteres voifines qui par-là fe gonfleront & battront fortement;
on voit par-là que l'apopléxie pourra fucceder à l'épilepfie. La paralyfie fuit fouvent les maladies dont
nous venons de parler, elle n'en différe qu'en ce que
la compreffion fubfifte toûjours uniformément dans
les nerfs, par les grands mouvemens dont on eft agité
dans ces maux, il arrive par quelque dérangement
qu'une partie de la moële qui donne origine à certains nerfs, fe trouve toûjours comprimée; de cette
compreffion s'enfuit une paralyfie dans les membres
où vont aboutir ces nerfs: pour les convulfions, elles
ne font qu'une efpece d'épilepfie, mais elles peuvent

trouver une caufe loin du cerveau, comme s'il arrivoit, par exemple, un anevrifme près des plexus nerveux. 7°. Dans ceux qui font morts de ces maladies
on trouve beaucoup de férofité extravafée dans le cerveau. Il y a eu des Medecins qui ont regardé cette
eau comme la caufe du mal, mais elle n'en eft que
l'effet ; le fang étant arrêté dans les vaiffeaux, la partie aqueufe eft exprimée, ainfi le cerveau doit nager
dans la férofité. 8°. On voit que dans les mufcles les
nerfs s'y jettent pour y porter le mouvement, mais
il y a plus de branches à proportion dans les plexus
qui fuivent les vaiffeaux, d'où vient cela ? Il eft certain que les arteres ont befoin d'un grand mouvement pour pouffer le fang, ainfi il a fallu leur donner des nerfs pour les faire agir. 9°. Les nerfs font
les feuls corps fenfibles, mais d'où vient que le cerveau dont ils fortent ne l'eft point ? Comme cela
dépend des loix de l'union de l'ame avec le corps,
on ne fçauroit donner là-deffus aucune autre raifon ;
la moële du cerveau va former les nerfs, & ce n'eft
qu'à ces nerfs que la fenfation fe trouve attachée.
10°. Comme, felon les principes que nous avons
pofez, les nerfs n'agiffent que par le fluide qui parcourt leur cavité, c'eft une fuite néceffaire que les
nerfs ne puiffent plus agir, quand ils feront liez ;
mais on ne voit pas de même que le fentiment y
doive périr, car fi l'ame fent par tout, d'où vient
qu'elle ne fera plus fenfible aux impreffions des
objets, quand les nerfs feront liez ? Tout cela, encore une fois dépend des loix qui uniffent l'ame à
notre corps ; la douleur n'eft occafionnée que par le
déchirement des parties folides : s'il ne falloit, pour
caufer de la douleur, que repouffer le fluide nerveux,
il eft certain que quand on lie les nerfs, on devroit
éprouver une grande douleur, car il doit alors refluer avec force, puifque les efforts des arteres qui

les

les accompagnent devroient le faire remonter avec plus de force que beaucoup de corps dont l'action nous cause de la douleur ; bien loin qu'on doive s'imaginer que le reflux du suc nerveux occasionne la douleur, il y a des occasions où le suc coule dans les nerfs en plus grande quantité, & où l'on sent une douleur extraordinaire : je n'en demande d'au-tre exemple que certaines convulsions, comme le *tétanos* dans cette maladie, où les muscles de l'épi-ne sont également tendus avec beaucoup de force ; quelle est la cause qui les racourcit, si ce n'est le suc nerveux qui coule en grande quantité ? & n'est-ce pas même cette grande quantité de suc qui cause la douleur ? 11°. Quand le suc nerveux coule également par tout, on voit que toutes les parties doivent être également tenduës ; mais dès qu'il cou-lera plus de suc par un nerf que par un autre, la force des parties où aboutira le nerf dont la li-queur coule plus rapidement, sera beaucoup plus considérable, & c'est ce qui arrive quand nous agis-sons ; l'ame fait couler le suc nerveux dans la partie qui se meut plus, abondamment que dans celle qui est immobile. 12°. Tandis que le suc nerveux est poussé avec une certaine force par tout, nous pouvons agir facilement ; mais quand ce suc est épuisé, nous nous endormons : examinons ce que c'est que le som-meil.

LE SOMMEIL.

LE sommeil ou cette inaction involontaire où nous nous trouvons après avoir agi long-temps, a toûjours paru difficile à expliquer, mais ce n'est qu'une suite des principes que nous avons établis : pour que notre corps puisse se mouvoir avec facilité, il faut qu'il y ait du suc nerveux qui puisse être envoyé dans les nerfs, & qu'il n'y ait pas d'obstacle qui l'arrête dans son cours; si ces deux conditions viennent à manquer, nous nous trouverons dans l'inaction.

Quand nous agissons, le suc nerveux se dissipe peu-à-peu, car l'ame en envoye continuellement une grande quantité qui ne revient pas; c'est donc une nécessité qu'après de longs travaux il ne se trouve plus de suc nerveux en assez grande quantité pour mouvoir notre corps : peut-être qu'on m'objectera qu'en mangeant souvent & beaucoup, on pourroit suppléer à cet épuisement, & que cependant l'expérience nous fait voir que les alimens ne peuvent pas nous dispenser de dormir, mais il faut du temps pour préparer le suc nerveux; d'ailleurs les alimens pris avec excès, nous jettent dans le sommeil: nous ferons voir ailleurs quelle est la cause de ce phénoméne.

Afin que les liqueurs coulent dans notre corps avec facilité, les fibres de nos vaisseaux doivent avoir une certaine tension ; si elles n'étoient pas tendues, elles ne sçauroient pousser lés fluides : or par le travail lés fibres perdent leur tension, parce que le suc qui les remplissoit & qui les tendoit en les remplissant, s'évapore continuellement; ces fibres n'étant plus tendûës tombent les unes sur les autres, & de-là il s'en-suit que celles du cerveau qui sont beaucoup plus molles que les autres, doivent plus facilement s'af-faisser : quand la masse du cerveau sera ainsi affaissée, le suc nerveux ne pourra plus passer dans les nerfs comme auparavant ; ainsi à cette facilité d'agir que nous éprouvons, quand nous avons joüi de quelque repos, le travail fera succeder une langueur qui nous obligera enfin de nous reposer.

Nous avons vû en parlant des nerfs que, lorsqu'ils étoient comprimez, ils ne pouvoient plus donner de mouvement au corps ; nous venons de prouver qu'ils sont comprimez à leur origine par l'affaissement du cerveau, mais il leur arrive encore une autre com-pression. Quand nous avons veillé long-temps, la transpiration enleve continuellement la partie la plus fluide du sang, ce qu'il y a de plus grossier reste dans les vaisseaux, cette matiere plus grossiere ne permet pas que le sang passe facilement par les extrémitez des arteres qui se trouvent au cerveau, ces arteres doivent donc s'engorger, & leur engorgement doit comprimer l'origine des nerfs de toutes parts ; cette compression produit nécessairement un engourdisse-ment dans tout le corps, puisqu'elle est un obstacle au cours du suc nerveux.

Ces trois principes posez, on peut expliquer faci-lement tous les phénoménes que présente le sommeil, mais avant d'entrer dans le détail, il faut répondre à une difficulté qui s'offre d'abord, c'est que les nerfs qui servent au mouvement du cœur devroient être comprimez comme les autres, cependant bien loin que cela soit ainsi, le cœur bat avec plus de for-ce. Mais les nerfs qui donnent au cœur son action, sortent du cervelet : or la substance du cervelet est très-ferme, il n'y a nulle cavité, les arteres qui lui apportent du sang, ne sont pas grosses comme celles

du cerveau, elles ne sont pas renfermées de même
dans les replis de la moële, les sinus veineux ne peuvent y causer aucune comptession ; pour le cerveau,
il est mol, interrompu par plusieurs cavitez, rempli
de gros troncs arteriels, exposé à l'action de presque
tout le sang qui entre dans le crane, & qui est en fort
grande quantité, tout cela fait voir que le cerveau
doit perdre sa tension, s'affaisser, être comprimé,
tandis que le cervelet agit à son ordinaire. Bien plus,
comme le sang trouve un obstacle dans le cerveau, il
doit couler avec un peu plus de force vers le cervelet :
ajoûtez à cela qu'à cause de ce même obstacle les arteres coronaires qui donnent en partie l'action au
cœur, doivent recevoir plus de sang ; toutes ces raisons
prouvent évidemment que le mouvement du cœur
doit même s'augmenter durant le sommeil. Pour la
respiration, ce que nous avons dit du cerveau & du
cervelet prouve qu'elle doit subsister durant le sommeil de même que l'action du cœur ; les nerfs qui servent au mouvement de la poitrine, viennent du cervelet de même que ceux du cœur : entrons à présent
dans le détail des phénoménes que nous offre le sommeil.

Lorsque nous avons été fatiguez par le travail, ou
que nous avons veillé long-temps, le suc nerveux se
trouve dissipé, les vaisseaux gonflez dans la tête compriment l'origine des nerfs, le cerveau qui a perdu
sa tension, s'affaisse & augmente la compression, tout
cela doit produire dans les nerfs le même effet qu'une
ligature ; le sentiment doit donc s'émousser, les mouvemens volontaires doivent devenir difficiles, & enfin cesser entierement : comme le col n'est soûtenu
que par les muscles extenseurs, & qu'il faut une action
pour le tenir droit, la tête doit se pancher par son
poids, parce que ces muscles n'agissent plus, les yeux
doivent se fermer, car pour qu'ils soient ouverts, il

faut que le muscle qui leve la paupiere soit racourci,
durant le sommeil il ne reçoit pas assez de suc nerveux pour cela, ainsi il se lâche & abandonne la paupiere supérieure à elle-même; enfin tous les membres sont lâches, puisque les muscles qui les meuvent
ne reçoivent plus comme auparavant la liqueur qui
les anime; de tout cela il s'ensuit que les affections
de l'esprit qui dépendent de l'activité des sens, doivent cesser lorsque nous dormons.

Tandis que l'action cesse dans les muscles qui sont
sujets à la volonté, le mouvement devient plus sensible dans le cœur & dans les organes de la respiration;
nous en avons donné les raisons ailleurs, mais il faut
remarquer que les muscles étant lâches dans les extrémitez, ils ne poussent plus le sang, leurs fibres affaissées bouchent les veines; il arrive donc que le cœur
trouve plus de résistance : or, comme nous l'avons
prouvé en parlant du poulx, le cœur ne sçauroit trouver de la résistance, que son action ne devienne plus
grande; ces obstacles qui se trouvent dans les extrémitez, font que la circulation est plus forte dans
les visceres, car le sang ne pouvant pas continuer son chemin vers les extrémitez, se jette en plus
grande quantité dans les vaisseaux lateraux qu'il trouve
en son chemin, c'est-à-dire, dans les vaisseaux qui se
répandent dans l'abdomen.

Dans ce que nous venons de dire nous trouvons la
cause de plusieurs phénoménes très-curieux. 1°. La
transpiration augmente, & les autres secretions diminuent; outre que la chaleur du lit en rarefiant la peau
peut ouvrir les tuyaux secretoires, il faut observer
que le sang qui se jette en plus grande quantité dans
les visceres de l'abdomen, gonfle les arteres : ce gonflement comprime les tuyaux secretoires qui alors ne
peuvent plus recevoir la liqueur qu'ils ont accoûtumé
de filtrer, mais les tuyaux secretoires de la peau ne

sont pas comprimez de même, parce qu'ils n'appuyent extérieurement que contre l'air ; d'ailleurs ils ne sont pour la plûpart que les extrémitez des arteres, ou leurs pores, ainsi rien ne sçauroit empêcher que les liqueurs ne continuent leur chemin par ces ouvertures. 2°. Les parties se nourrissent mieux durant le sommeil, car d'abord il se détache moins de parties solides ; puisque les muscles sont dans l'inaction, ce repos qui regne dans le corps fait que les parties qui nourrissent peuvent se mieux appliquer aux parties solides, car elles ne trouvent pas d'obstacle dans le mouvement que les muscles quand ils agissent impriment à ces parties que doit réparer le suc nourricier : tandis que les obstacles diminuent, la force qui fait l'application du suc nourricier aux parties solides, s'augmente, comme nous l'avons prouvé, car c'est l'action du cœur ; d'ailleurs par cette action plus forte du cœur le chile se change en limphe & en sang plus facilement, cela s'ensuit de ce que nous avons établi en parlant de la circulation : ajoûtez à tout cela que le sang ne circulant plus, pour ainsi dire, dans les extrémitez, & ne pouvant plus passer comme auparavant par le cerveau, il est réduit à circuler presque tout par les visceres de l'abdomen ; mais en suivant ce chemin qui est plus court, il est obligé de passer plus souvent par les poulmons qui sont les véritables organes qui préparent le chile, & le changent en suc nourricier : enfin les vesicules qui renfermoient la graisse, & qui étoient vuidées par l'action des muscles, se remplissent peu-à-peu de nouvelle huile ; les petites arteres que les muscles avoient trop comprimées par leurs mouvemens, s'ouvrent peu-à-peu : tout, en un mot, se remplit, & se répare à cause de ce mouvement doux & uniforme que nous éprouvons durant le sommeil ; au contraire tout se détruit & se vuide dans notre corps par l'irrégularité des mou-

vemens. 3°. Durant le sommeil le suc nerveux se filtre peu-à-peu, & coule dans ses réservoirs; & enfin
après sept à huit heures de repos, il s'en trouve une
assez grande quantité pour remonter notre machine.
4°. Ce qui se perd par la transpiration qui arrive durant le sommeil, c'est sur-tout la partie aqueuse des
alimens & de notre sang; le mouvement modéré qui
regne alors dans notre corps, ne peut détacher que peu
de parties huileuses & grossieres, au contraire il attache
davantage ces sortes de parties, comme nous venons
de le prouver : mais dans le temps que nous veillons,
l'action des muscles fait évaporer les matieres qui composent les parties solides de notre corps; de-là il s'ensuit
que, quand nous dormons, nous n'avons pas besoin de
manger, comme quand nous veillons; cela paroîtra
encore plus clairement, si l'on fait réfléxion que le
suc nerveux des muscles ne se perd pas, puisqu'il n'y
est pas envoyé, & que tout se remplit & se répare,
comme nous venons de le prouver : on peut donc
être long-temps sans prendre des alimens, pourvû
qu'on dorme; & si l'on veille, & que l'on agisse, il
faudra souvent manger. 5°. Les fibres du cerveau des
enfans sont fort molles; elles s'affaisseront donc plûtôt que dans les vieillards dans lesquels elles se desséchent; de-là vient que les fœtus dorment toûjours
dans le sein de la mere, & que les enfans dorment
plus que les adultes ni les vieillards : ajoûtez à cela
que les fibres molles des enfans n'ont pas assez de
force pour diviser les matieres épaisses qui sont dans
les vaisseaux; il doit donc se former des engorgemens
dans leur cerveau , & la compression causée par ce
gonflement produira le sommeil. 6°. Si l'on dort
trop long-temps, la transpiration s'arrête, on a la
tête pesante, on est sans force, on devient gras, la
pituite se ramasse : nous avons dit que les vesicules de
la graisse se remplissent durant le sommeil de même

que les filtres glanduleux, ces vessies & ces glandes
remplies compriment les vaisseaux secretoires, &
empêchent par-là qu'ils ne reçoivent la liqueur qu'ils
portoient en dehors; d'ailleurs la partie aqueuse qui
se dissipe presque seule durant le sommeil, prive le
sang de vehicule, ainsi les parties grossieres doivent
former des engorgemens par tout: la transpiration
doit donc cesser en même-temps. Pour ce qui regarde la tête, les vaisseaux se gonflent toûjours davantage quand on dort; enfin par un long sommeil
le gonflement devient si grand, que les vaisseaux capillaires sont comprimez avec les veines par les
grosses arteres, le sang ne pourra donc pas revenir,
& ce sera une nécessité qu'on ait la tête pesante: mais
cette même compression qui empêche le sang de revenir, arrête encore le suc nerveux à l'origine des
nerfs, ainsi ce suc ne pourra pas couler dans les extrémitez, & on se trouvera sans force, puisque l'ame ne
pourra pas envoyer ce suc pour mouvoir les muscles;
mais enfin les battemens des vaisseaux seront si considérables, que leurs secousses causeront des impressions désagréables qui réveilleront en sursaut, & qui
nous empêcheront de dormir davantage. Pour la
graisse, il est évident qu'elle doit se ramasser en
plus grande quantité dans ceux qui dorment trop
long-temps; car comme il ne se fait pas de dissipation
par l'action des muscles, ni par la transpiration,
c'est une nécessité que les vesicules huileuses se remplissent davantage; ce défaut de transpiration cutanée fait que la pituite se filtre en plus grande quantité, cela s'ensuit de ce que nous avons dit au sujet
des secretions; d'ailleurs le sang s'arrêtant toûjours
davantage dans la tête, les vaisseaux qui vont aux
filtres pituitaires en reçoivent davantage, & leur
portent plus de pituite. 7°. Quand on s'éveille, on
baaille, on étend les bras, on est plus agile, on a

plus de vivacité d'esprit; comme le suc nerveux n'a pas coulé dans les muscles durant le sommeil, toutes leurs fibres étoient languissantes, il faut donc les contracter tous pour ouvrir le passage au suc nerveux qui s'est filtré dans le cerveau: or cela se fait par la contraction où ils entrent quand on étend les membres; le baaillement vient de la même cause, comme on peut le voir par ce que nous en avons dit ailleurs: ce suc nerveux qui entre dans les muscles, & qui s'est ramassé en grande quantité, fait qu'on est plus agile, car l'ame peut en envoyer beaucoup dans les nerfs pour mouvoir les parties; quant à la vivacité d'esprit l'Etre suprême a voulu qu'elle dépendît du mouvement des liqueurs dans le cerveau: or ce mouvement est beaucoup plus aisé & plus grand, quand il s'est ramassé une grande quantité de suc nerveux, & que les fibres ont repris leur tension en se remplissant; & c'est ce qui arrive durant le sommeil.

Notre principe, comme nous venons de voir, s'applique facilement à tous les phénoménes que présente le sommeil, il est encore confirmé par l'action des causes qui nous assoupissent. 1°. Les viandes solides & tenaces prises en grande quantité, nous font dormir, cela vient de ce que ces alimens peu aisez à se diviser forment une liqueur épaisse qui ne peut pas passer aisément par les extrémitez arterielles du cerveau, par-là elles occasionnent un engorgement qui cause une compression; d'ailleurs ces matieres, comme elles sont tenaces, arrêtent la transpiration, ainsi que Sanctorius l'a remarqué: delà il s'ensuit qu'il y aura dans le cerveau une plénitude, & par conséquent une compression. 2°. Les liqueurs fermentées endorment, cela vient de ce que ces liqueurs contiennent des principes qui se rarefient beaucoup; ces principes en occupant beaucoup d'espace dilatent les arteres du cerveau, & le compriment par conséquent : c'est ainsi que l'opium agit aussi bien que les aromates fort spiritueux qui n'ont pas beaucoup d'âcreté. 3°. Les matieres qui appaisent la douleur, nous procurent un doux sommeil ; l'ame par les loix qui l'unissent avec le corps, ne sçauroit sentir la douleur, qu'elle ne cause de l'agitation dans le cerveau : mais quand la douleur cesse, les fibres du cerveau étant relâchées s'affaissent, & causent la compression qui fait le sommeil ; par-là on peut voir que des remedes contraires pourront faire dormir : quand le lait aigri a causé des convulsions & des coliques aux enfans, les absorbans qui se chargent de l'acide, produisent le sommeil ; dans les maladies dont la grande chaleur est le principe, les remedes rafraîchissans seront des somniferes, &c. 4°. La grande chaleur jette dans l'assoupissement ; la raréfaction qu'elle cause dans les liqueurs, l'évaporation des parties les plus fluides du sang, le relâchement qu'elle produit dans les fibres, doivent nécessairement produire le sommeil : le froid peut occasionner la même chose, parce qu'en arrêtant la transpiration, il cause une plénitude qui comprime le cerveau. 5°. La tranquillité de l'esprit procure le sommeil, car le cerveau n'est pas alors agité par l'ame, ainsi abandonné, pour ainsi dire, à lui-même, il peut s'affaisser si ses fibres ne sont pas bien tenduës ; ce n'est qu'en calmant l'esprit que le bruit des ruisseaux & des vents nous assoupit : ce bruit sourd & uniforme attire notre attention sans nous agiter, & par-là éloigne de notre esprit les pensées qui pourroient nous troubler ; on doit dire la même chose des sons des instrumens qui produisent cet effet. 6°. Tout ce qui peut empêcher le sang de se rendre au cerveau, doit nécessairement assoupir, car alors les fibres deviennent flasques &

s'affaissent ; de-là vient que les grandes évacuations sont suivies du sommeil. 7°. Tous les accidens qui peuvent causer une compression dans le cerveau, doivent endormir ; aussi les observations nous apprennent-elles que les abscez, les liqueurs extravasées, les contusions, les enfoncemens du crane produisent un assoupissement.

De même que tout ce qui comprime le cerveau, & s'oppose au passage du suc nerveux dans les nerfs, amene le sommeil, tout ce qui produira un effet contraire, nous tiendra dans une situation opposée à l'assoupissement ; les passions, la douleur, les matieres âcres & spiritueuses, nous mettent toûjours dans un état où les fibres se trouvent tenduës & agitées. Pour les matieres âcres, on voit aisément qu'elles peuvent produire cette agitation ; mais quant aux passions & à la douleur, l'être qui tient l'ame & le corps dans une dépendance mutuelle, peut seul nous apprendre la maniere dont le cerveau se trouble, quand l'ame est agitée : mais quoy qu'il en soit, l'effet des passions est toûjours en mouvement dans le cerveau ; ce mouvement fait couler le suc nerveux, & empêche que le cerveau ne soit comprimé par les vaisseaux, ou ne s'affaisse de lui-même.

LES YEUX.

DAns la face il faut remarquer les parties communes 1° l'épiderme & la peau, dont la couleur & la délicatesse contribuent beaucoup à la beauté du visage, 2° la graisse qui y est en grande quantité, & qui est couverte d'une espece de pannicule charnu ; pour les parties propres, nous avons déjà parlé des os, & nous traiterons ailleurs des muscles : venons aux organes des sens, & commençons par les yeux.

Les organes de la vûë sont les deux yeux, il faut y remarquer :

I. Leur situation dans la partie la plus élevée de la face, afin que la vûë puisse s'étendre plus loin.

II. La figure globuleuse qui paroît, quand on a enlevé les parties externes.

*III. La couleur qui dans l'homme est noire, brune, grise, bleüe, verte, mêlée de blanc.

IV. Les parties qui servent à la vûë, mais qui ne forment pas l'œil, sont 1° les sourcils, ce sont deux arcs garnis de poils au dessus des orbites, ces poils ont une grandeur & une position particuliere, ils sont inclinez vers les tempes ; les arcs d'où sortent les poils, sont composez de graisse & d'une peau épaisse qui les couvre, afin qu'ils ayent beaucoup de saillie : la partie qui est proche du nez, se nomme *tête* ; & celle qui est vers les tempes, porte le nom de *queüe* : les sourcils servent à empêcher que la sueur du front ne coule sur les yeux. 2°. Les paupieres sont au nombre de deux à chaque œil, l'une est inférieure, & l'autre supérieure ; leur concours forme deux angles, dont l'un est interne & l'autre externe, elles ont composées de l'épiderme, d'une peau tendre, & d'un cartilage qu'on nomme *Tarse* & qui est en forme d'arc, la partie interne de la paupiere est revêtuë d'une membrane fort glissante, sensible & continuë avec le perioste & avec l'albuginée ; voyez la Thèse de Ruisch page 12. Aux bords des paupieres se trouvent des poils roides, courbez d'une maniere particuliere pour arrêter les matieres qui pourroient tomber dans les yeux, & pour rompre la force des rayons trop vifs, les mouvemens des paupieres se font par des muscles dont nous parlerons ailleurs : il nous reste encore à remarquer les glandes sebacées, de Meibomius qui filtrent une liqueur huileuse, la caroncule lachrymale & la membrane semi-lunaire dans le grand angle, la glande lachrymale qui est posée au dessus du petit angle, & dont les tuyaux excretoires sont à la partie interne de la paupiere, les deux points lachrymaux qui finissent dans le sac lachrymal, pour que les larmes coulent dans le canal nasal & dans le nez ; enfin l'usage des paupieres qui est de couvrir l'œil, de le défendre, d'essuyer la cornée, de modifier les rayons. 3°. Les muscles de l'œil sont au nombre de six dans l'homme : il y en a quatre qui sont droits, le releveur, l'abbaisseur, l'adducteur, & l'abducteur, les deux autres sont obliques, l'un est supérieur & l'autre inférieur ; voyez la myologie : au reste il y a beaucoup de graisse entre ces muscles.

V. Dans les parties propres de l'œil il faut remarquer les tuniques qui sont, 1° l'albuginée ou la conjonctive qui se trouve seulement à la partie antérieure. 2°. La cornée qui peut être divisée en plusieurs petites lames. 3°. La sclerotique où paroissent les conduits nommez *aqueducs de nuk*, & qui sont des vaisseaux sanguins des yeux. 4°. La choroïde dont la lame interne se nomme *la tunique de Ruisch*, l'une & l'autre sont remplies de vaisseaux très-distincts, & l'on y

Epist. de vasis palp.

Morgag. adversf. Anat. prim.

Stenq de gland. ocul.

Morgag. ibid. Tab. 4.

Biank. ductus lachry.

Ruisch. epist. XIII. thes. 2. Tab. 1. fig. 6.

Hovius de circul. hum. ocul.

trouve une couleur noirâtre. 5°. L'uvée où il faut
remarquer l'iris qui n'eft qu'un tiffu de vaiffeaux, la
prunelle, le fphincter de la prunelle, les procèz ciliaires, le ligament ciliaire, le cercle arteriel & veineux dont il fort des vaiffeaux qui fe diftribuent d'u-
ne maniere admirable par l'uvée, par la choroïde,
par le ligament ciliaire, par les humeurs de l'œil; la
derniere chofe qu'il faut remarquer dans l'uvée, c'eft
les conduits noirâtres entre les procèz ciliaires & le
ligament ciliaire. 6°. La retine qui eft une tunique
fort délicate, & qui eft une expanfion du nerf optique, laquelle fe répand fur le fond de l'œil, c'eft la
principale partie de l'œil, & c'eft pour elle que les
autres font faites.

VI. La double chambre dont l'une eft antérieure,
& l'autre extérieure: l'antérieure qui eft entre la cornée & l'uvée, eft plus grande; la poftérieure eft entre
l'uvée & le cryftallin.

VII. Les humeurs qui font au nombre de trois,
& qui fervent à la refraction des rayons: l'humeur
aqueufe remplit les deux chambres; l'humeur vitrée
reffemble au verre fondu, ou à une gelée, elle eft
compofée de vaiffeaux très-fubtils qui renferment
une humeur limpide, & elle remplit la partie poftérieure de l'œil, & eft contiguë à la retine par tout;
le cryftallin qui a la forme d'une lente, eft plus folide
que les autres, eft fufpendu par le ligament ciliaire,
fe meut par fon moyen, eft compofé de plufieurs lames, de même que les oignons, ces lames font vafcu-
leufes: la tunique arachnoïde qui eft très-fubtile &
vafculeufe, environne le cryftallin & l'humeur vitrée,
c'eft par le moyen de cette tunique que le cryftallin
eft retenu dans l'enfoncement qui eft dans l'humeur vitrée; quand elle fe rompt, le cryftallin
tombe.

VIII. Les vaiffeaux fanguins qui fe diftribuent d'une

maniere merveilleufe dans les parties internes de l'œil, comme Ruifch & Hovius l'ont démontré ; les arteres viennent des carotides internes & externes, il y en a beaucoup qui deviennent enfin arteres limphatiques : les veines fe rendent en partie au finus de la dure-mere, & en partie aux veines jugulaires. IX. Les nerfs font en grand nombre. 1°. Les nerfs optiques forment la retine. 2°. La troifiéme paire fe rend aux mufcles, releveur, abbaiffeur, adduſteur, oblique, inférieur. 3°. Le nerf pathetique fe jette dans l'oblique fupérieur. 4°. La cinquiéme paire va aux membranes de l'œil, à la glande lachrymale, au fac lachrymal, aux paupieres, &c. 5°. Un rameau de la fixiéme paire fe rend au mufcle abducteur.

Heifter de tunicâ choroid.

R E M A R Q U E S.

La peau & l'épiderme qui fe prolongent fur l'orbite, forment les paupieres, elles couvrent deux bandes mufculaires qui s'uniffent à chaque coin de l'œil, & qui le ferment quand elles fe contractent, fous chacune de ces bandes fe trouve un cartilage qui s'attache de même aux angles de l'œil, ces cartilages tiennent les paupieres fermes, enfin ces cartilages font revêtus en dedans d'une membrane fine où l'on voit les ouvertures par où fe décharge la glande lachrymale, fur les bords qui font garnis de poils fe trouvent des glandes qui filtrent une efpece de cire qui empêche que les larmes ne s'épanchent.

Pour fe former une idée de la ftructure de l'œil, fuppofons qu'on enleve les paupieres : la premiere membrane qu'on trouve c'eft celle qu'on appelle *conjonctive*, parce qu'en fe répandant fur l'œil & enfuite fous les paupieres, elle en eft le lien ; cette membrane étant levée, on trouve le globe de l'œil, la partie moyenne de ce globe eft environnée des tendons de

quatre muscles qui vont se réunir au cone au fond
de l'orbite, deux de ces muscles sont lateraux ; les
autres deux sont l'un inférieur, l'autre supérieur, ils
doivent donc tirer l'œil en haut, en bas, & vers les
côtez lorsqu'ils agissent séparément : du fond de
l'orbite il vient encore un autre muscle qui passe
dans un anneau qui est à l'angle interne de l'œil, il
monte ensuite sur le globe où il s'attache; du bord inférieur de l'orbite, assez près du nez, part un autre petit muscle qui va vers l'angle externe, & en arriere
monte sur le globe de l'œil, & s'attache sous l'abducteur; ces deux muscles tournent l'œil vers le nez,
quand on en regarde la pointe.

Quand on a enlevé tous ces muscles, on trouve
la premiere membrane qui revêt l'œil; pour la bien
suivre, prenons-la dès son origine. Le nerf optique
entre dans l'orbite couvert de la dure-mere; après
qu'il est sorti du trou, cette membrane se gonfle &
forme un globe, elle est fort dure, & c'est pour cela
qu'on la nomme *sclerotique*, mais à la partie antérieure elle devient transparente, dans cet endroit elle
prend le nom de *cornée*.

La pie-mere qui est la membrane interne du nerf
optique, suit la membrane de la dure-mere, & forme
un second globe avec elle; mais quand elle est arrivée à la cornée, elle se divise & s'enfonce en arriere :
à cet endroit où elle recule, elle se sépare en deux;
l'interne se jette sur l'humeur vitrée, & va jusqu'au
crystallin, c'est-là le ligament ciliaire qui est bordé
d'un cercle de vaisseaux; l'externe, après quatre ou
cinq lignes, finit, & laisse par-là un trou au milieu,
elle a diverses couleurs, & forme ce qu'on nomme
iris : l'espace qui sépare l'iris de la cornée, se nomme
la chambre antérieure, mais il n'y a pas d'intervalle entre l'iris & le crystallin, ainsi la chambre postérieure
n'est qu'une chimere.

La

La substance du nerf après être entrée dans l'œil à côté de l'axe intérieurement, forme une membrane qui sert au crystallin, & qu'on nomme *la retine*; des grosses arteres qui l'accompagnent à son entrée, s'étendent de tous côtez avec elle: on y a même observé des vaisseaux limphatiques.

L'intérieur du globe formé, comme nous venons de le décrire, est rempli de matiere fluide: la maticre qui remplit la partie postérieure de l'œil, se nomme *l'humeur vitrée*, elle est renfermée dans des vaissaux continus à ceux qui l'ont filtrée, & qui la reprennent pour la reporter dans les veines.

Cette humeur qui remplit tout l'espace qu'embrasse la retine, a une cavité elliptique sur le devant; sur cette cavité est appliqué le crystallin qui est une véritable lente composée de vaisseaux qui sortent de ceux qui sont en stries sur les procèz ciliaires, l'humeur est raportée dans les stries par des vaisseaux continus. Le crystallin est fixé dans sa cavité par la membrane fine qui envelope l'humeur vitrée: l'espace qui s'étend depuis le crystallin jusqu'à la cornée, est rempli d'une liqueur qu'on nomme *l'humeur aqueuse*, qui est versée continuellement par des arteres limphatiques, & repompée par des veines.

Toutes ces humeurs viennent des vaisseaux sanguins qui entrent près de la racine du nerf optique, & qui, après être arrivez à la membrane choroïde, forment divers tourbillons que Ruisch a parfaitement bien représentez; ces vaisseaux déposent une maticre noirâtre dans la surface interne de la choroïde & dans l'uvée. Les nerfs, après être entrez près du nerf optique, forment des rayons qui embrassent le globe de l'œil.

Voilà une image de cet organe merveilleux, sans lequel les animaux seroient plongez dans les ténébres; afin de connoître l'usage de sa structure, examinons en peu de mots la nature de la lumiere, les couleurs qu’elle forme, & les regles qu’elle fuit dans fes mouvemens.

La lumiere ou la matiere du feu n’eft qu’un affemblage de corps fort fubtils, qui partent des objets lumineux avec un mouvement infiniment rapide, cette matiere eft renfermée dans tous les corps, elle s’échappe dès qu’elle eft mife en liberté; il y a apparence qu’elle eft compofée de parties fort élaftiques qui s’élancent par leur reffort, dès qu’elles font dégagées des liens qui les enchaînent.

Les corpufcules lumineux ne produifent pas toûjours le même effet fur nos yeux, tantôt ils y portent une fenfation que nous nommons *couleur blanche*, tantôt ils y font une impreffion que nous appellons *couleur rouge*, enfin les impreffions de la lumiere ou les couleurs varient, felon que les objets différent les uns des autres.

Les différences qui fe trouvent entre ces fenfations ou les couleurs, viennent de la différence des corpufcules lumineux; il y a des rayons qui excitent dans nos yeux une fenfation, d’autres y en excitent une différente, enfin chaque fenfation qui fe fait dans les yeux eft occafionnée par des corps lumineux qui ne font pas les mêmes.

Cette différence de rayons peut fe prouver facilement: qu’on prenne un prifme, qu’on l’applique à un trou fait à la fenêtre d’une chambre obfcure, les rayons qui pafferont par ce prifme fe partageront, les uns feront rouges, les autres bleus, &c. qu’on intercepte tous les rayons, excepté le rouge; qu’on faffe paffer ce rayon à travers des verres diverfement figurez, qu’on le faffe tomber fur divers corps, il ne changera point par rapport à fa couleur, il en eft de même des autres rayons: bien plus, quand on les ramaffe dans un foyer, ils en fortent fans avoir perdu leur couleur; celui qui étoit rouge, avant de s’unir, l'eft de même, quand il eft féparé : autre phénoméne qui marque la différence des rayons colorez, c'eft qu'ils ne fouffrent pas les mêmes refractions, ils ne ne paffent pas à travers les mêmes corps, ils s'uniffent au foyer les uns avant les autres, ce qui eft caufe de l'imperfection des telefcopes.

Il paroît donc évident que les couleurs font formées par des rayons différens, ainfi les uns pourront s'éteindre fur un corps quand les autres feront réfléchis, & par conféquent les objets nous pourront paroître diverfement colorez ; mais quand tous les rayons feront réfléchis, les corps nous paroîtront blancs, cela fe prouve par la réunion de tous les rayons du prifme, dans un foyer ; dans le point où tous les rayons font réunis, ils forment une couleur très-blanche.

Tous ces rayons, en partant des objets, en les pénétrant, & en tombant fur leurs furfaces, fuivent des regles qu'il faut fçavoir pour connoître l'ufage de l'œil ; toutes les parties de cet organe ont été arrangées fuivant les loix que fuit la lumiere dans fes mouvemens, voici les principales.

Les rayons, à proportion qu'ils s'éloignent du point dont ils partent, s'écartent les uns des autres ; on peut voir cela en recevant les rayons du Soleil par un trou de la fenêtre dans une chambre obfcure, ces rayons forment un cone dont la pointe eft au trou par lequel ils entrent, cela eft caufe en partie qu'on ne voit que foiblement les objets éloignez.

Lorfque les rayons tombent fur quelque furface qui s'oppofe à leur mouvement, ils fe réfléchiffent felon les mêmes loix qu'une boule d'yvoire qui tombe fur une table de marbre, mais dans les refractions ils fuivent des loix bien différentes ; les corps fenfibles, en entrant de l'air dans l'eau obliquement, s'éloignent de la perpendiculaire, mais le contraire arrive dans les rayons de la lumiere : lorsqu'ils tombent obliquement de l'air dans un milieu plus denfe, ils fe rompent en entrant dans ce milieu plus denfe, & s'approchent de la perpendiculaire ; mais ils s'en éloignent, quand ils entrent d'un milieu plus denfe dans un milieu plus rare.

Pour trouver la raifon de ce phénoméne, il faut remarquer 1º que l'air eft compofé de parties rameufes, ainfi la lumiere doit y trouver plus de difficulté à fe mouvoir que dans les corps denfes dont les parties font plus groflieres & plus folides que celles de l'air, c'eft par cette raifon qu'on a plus de peine à marcher dans un bois taillis que dans un bois à haute futaye. 2º. Tout corps qui fe meut obliquement vers un plan, a deux directions par rapport à ce plan, l'une eft une ligne parallele au plan, l'autre eft une ligne perpendiculaire à ce même plan : le corps mû obliquement, fuit une ligne plus ou moins proche d'une de ces deux directions, fuivant l'impulfion faite felon cette direction, quand il trouve plus d'obftacle dans une de ces deux directions, il s'approche de l'autre : or dans le point où les rayons tombent entre l'air & l'eau, par éxemple, ils trouvent plus de difficulté à fe mouvoir dans l'air que dans l'eau, comme nous venons de le prouver ; ils doivent donc fe détourner & s'approcher de la ligne perpendiculaire en entrant dans l'eau.

De ces principes il s'enfuit que les rayons venant d'un corps qui eft dans l'air fur un verre convexe, doivent fe réunir dans un certain point, car le filet de lumiere qui de l'objet viendra paffer par le milieu du globe de verre, tombera perpendiculairement, ainfi n'ayant que cette direction il continuera fon chemin, fans s'écarter d'aucun côté ; mais les rayons qui tombent à côté, rencontrent un plan oblique, ainfi ils doivent s'approcher de la perpendiculaire

& s'aller unir par conséquent à une certaine distance :
selon que les verre sera plus ou moins convexe , ces
rayons se joindront plus près ou plus loin ; si le verre
est spherique , ils s'uniront en sortant à la quatriéme
partie du diametre ; s'il est elliptique , ils se rencon-
treront au foyer le plus éloigné.

Avant de faire l'application de ce que nous venons de dire, il nous reste seulement à observer que ,
si les rayons tomboient sur un papier dans le même
arrangement qu'ils partent d'un objet, ils peindroient
cet objet sur le papier ; aussi l'expérience nous apprend que , si par le trou d'une fenêtre on reçoit un
rayon sur le papier dans une chambre obscure, les
objets d'où part le rayon se peignent sur le papier :
mais comme les rayons s'écartent toûjours, il arrive
que les rayons qui viennent d'un point d'un objet se
confondent avec ceux qui viennent d'un autre point ;
ainsi l'image seroit beaucoup plus distincte, si l'on
pouvoit ramasser dans un seul endroit tous les rayons
qui partent du même point de l'objet : or c'est ce
qu'on fait par le moyen des verres. Je présente , par
exemple , une fléche devant un verre , la pointe de
cette fléche envoyera des rayons sur tout le verre ;
celui qui tombe perpendiculairement, passe sans se
détourner, mais les autres se rompent en tombant
sur le verre, & vont s'unir à la perpendiculaire : si la
pointe de la fléche est à côté droit du verre, ses
rayons seront unis au côté gauche ; pour les rayons
qui viendront de l'autre extrémité, ils seront unis au
côté droit du verre : si l'on fait tomber ces rayons
sur un papier au point où ils s'unissent, l'image sera
parfaite, & on pourra la rendre confuse en approchant ou en éloignant le verre.

Par tout ce que nous venons de dire on voit clairement la raison de ce qui se passe dans nos yeux : le
globe de l'œil est une chambre obscure, où les rayons

entrent par le trou de l'uvée, & où ils vont s'unir de même que quand ils ont passé par le verre dont nous venons de parler ; ceux qui viennent du côté droit, vont s'unir à un point du fond de l'œil au côté gauche, & ceux qui viennent d'en-haut, vont s'unir en bas, ceux qui viennent d'en-bas & du côté gauche, vont de même s'unir en-haut & à droite, & de-là il s'enfuit que l'image des objets doit être renversée dans l'œil, mais cela ne doit pas nous faire voir les objets renversez. Nous rapportons les parties des objets selon la même ligne par laquelle nous avons reçû leurs rayons, ainsi nous rapportons au côté droit l'impreſſion qui se fait au côté gauche de l'œil ; c'eſt ainſi qu'un aveugle qui tient à ſa main droite un bâton tâtonne les objets qui ſont à gauche, & les rapporte de ce côté-là par l'impreſſion qu'ils ſont dans la main droite par le moyen du bâton.

Les images des objets ſe peignent au fond de l'œil de même qu'elles ſe peignent ſur le papier, quand on reçoit les rayons qui entrent par le trou d'une fenêtre ſur une lente. Lorſque les rayons tombent ſur l'humeur aqueuſe, ils commencent à ſe fléchir : après s'être ainſi pliez, ils vont tomber obliquement ſur la ſurface du cryſtallin qui eſt plus denſe que l'humeur aqueuſe, ils doivent donc ſe plier encore davantage, & s'approcher de la ligne perpendiculaire ; enfin ils vont tomber ſur la ſurface concave de l'humeur vitrée qui eſt moins denſe que le cryſtallin, ils doivent donc s'éloigner de la ligne perpendiculaire ; & ſe fléchir encore davantage en s'approchant : on voit par-là que M. Boerrhave ſe trompe, quand il ne donne à l'humeur vitrée preſque d'autre uſage que de faciliter les mouvemens du cryſtallin.

Ces rayons ainſi fléchis vont s'unir plus ou moins loin ſelon la convexité de l'humeur aqueuſe & du cryſtallin, ou ſelon la diſtance des objets d'où partent

les rayons: le cryſtallin eſt-il une portion d'une petite ſphere, les rayons s'uniſſent plus près de lui? eſt-il
une portion d'une grande ſphere, ſon foyer ſe trouve
plus éloigné? les objets, ſelon leur diſtance, éloignent
ou approchent la réunion des rayons, les objets éloignez envoyent des rayons moins divergens que ceux
qui ſont proches, & c'eſt pour cela qu'ils s'uniſſent
plûtôt.

Ces deux phénoménes nous fourniſſent la raiſon
pour laquelle les vieillards ne voyent diſtinctement
les objets que lorſqu'ils ſont éloignez; le cryſtallin
ſe deſſéche & s'applatit par l'âge, ainſi les rayons doivent s'unir au de-là de la retine: pour obvier à cet
inconvenient, il faut éloigner les objets, alors les
rayons qui aboutiſſent au cryſtallin, s'uniſſent plûtôt,
comme nous venons de le dire, ainſi ils pourront
peindre les objets ſur la retine; on remediera encore
à cet inconvenient, en pliant les rayons pour les diſ-
poſer à ſe réunir, & c'eſt ce que feront les verres convexes des lunettes.

Si le cryſtallin applati éloigne la réunion des
rayons, ſa convexité la rapproche trop, lorſqu'il eſt
une portion d'une ſphere fort petite, & c'eſt ce qui ſe
trouve dans ceux qui ont la vûe courte; les rayons raſſemblez avant d'arriver à la retine, n'y peuvent pas
former d'image, plus les objets ſeront éloignez, plus
la réunion de ces rayons ſera proche du cryſtallin, car
les rayons ſont moins divergens; il faudra donc approcher les objets des yeux, afin que les rayons qui en
partent s'uniſſent plus loin; les verres concaves produiront le même effet, puiſqu'ils écarteront les rayons
de même que s'ils venoient d'un objet peu éloigné.

Par ces phénoménes on voit que l'ame n'apperçoit
les objets qu'à l'occaſion de l'image diſtincte qui s'en
forme dans l'œil, & de-là il s'enſuit que nous ne ſçaurions voir clairement les objets éloignez, car l'angle

que forment les rayons qui en viennent, est trop petit,
quand la distance est grande; par conséquent l'image
d'un grand corps pourra se réduire à un seul point,
& sera par-là confuse, car si l'image de tout le corps
ne forme qu'un point, l'image des parties sera d'une
telle petitesse, que leurs rayons tomberont à la même place: pour voir donc clairement ces objets éloignez, il faut écarter ces rayons qui tombent au même
point, & c'est ce que font parfaitement les telescopes
en rendant les rayons divergens.

La différence des angles que forment les rayons des
corps éloignez & de ceux qui sont proches, donne la
raison de plusieurs phénoménes. 1°. Les corps fort
éloignez de l'œil doivent paroître l'un près de l'autre,
quoyqu'il y ait un assez grand espace entr'eux, car cet
espace est représenté dans l'œil par un angle insensible. 2°. Le mouvement des corps éloignez ne doit
pas se faire appercevoir, car l'espace qu'ils parcou-
rent étant représenté par un angle insensible, nous
ne devons pas nous appercevoir des parties de l'espace
qui sont parcouruës par un corps. 3°. Une allée fort
longue doit nous paroître plus étroite à l'extrémité
qui est la plus éloignée de nous, car cette extrémité
est représentée dans l'œil par un angle fort petit; par
la même raison, dans une chambre fort longue, le
plancher doit nous paroître plus bas à l'extrémité, &
deux tours qui sont l'une auprès de l'autre, semble-
ront plus proches par le haut.

La prunelle peut être plus ou moins grande, on peut
s'en convaincre en la regardant à un miroir en plein
jour, & ensuite dans une lumiere foible; dans le premier
cas on verra le trou fort petit, & dans l'autre son diametre augmenté par les muscles qui sont en rayon dans
l'uvée, de-là il s'ensuit qu'une lumiere doit paroître plus
grande la nuit qu'en plein jour, le Soleil doit paroître
sous un plus grand diametre à son lever qu'en plein,

midi, qu'une tour éloignée nous doit sembler moins petite le matin qu'à midi, que la nuit durant le broüillard les objets doivent paroître beaucoup plus grands ; à proportion que la lumiere est plus ou moins forte, la prunelle se resserre ou s'élargit : quand elle se resserre, l'image des objets ne peut pas être si étenduë que lorsque son diametre est plus grand. Quand on a été dans un lieu obscur, l'œil ne peut souffrir le grand jour, parce que la prunelle qui a été extrêmement dilatée, reçoit une trop grande quantité de lumiere en plein jour ; pour éviter l'impression d'une lumiere trop forte, nous resserrons l'œil par le muscle obiculaire qui borde le trou de l'uvée.

Lorsqu'un objet est en mouvement, son image se meut sur la retine, car quand il est à droit, son image est vers le côté gauche, & tout au contraire, &c. ainsi quand un objet avance de droite à gauche, l'image doit aller de gauche à droite. Quand nous sommes sur un vaisseau qui est en mouvement, l'image des objets du rivage se meut aussi ; & comme nous ne sentons point que nous sommes entraînez par le vaisseau, ce sont les objets du rivage qui nous paroissent se remüer : si la retine étoit en mouvement, il arriveroit que les objets, quoyqu'ils fussent immobiles, paroîtroient se mouvoir, car par le mouvement de la retine l'image changeroit de place, or c'est ce qui arrive dans le vertige, car les arteres qui accompagnent le nerf optique venant à se gonfler, battent fortement contre le nerf optique & contre la retine ; ce battement fait changer de place les parties de la retine, & par conséquent l'image des objets tombe sur des points différens.

Les impressions faites sur la retine durent quelque temps, & de-là vient que, lorsqu'on meut un tison en rond, nous appercevons un cercle de feu ; l'impression que ce tison fait d'un côté, dure jusqu'à ce

qu'il y eſt revenu, mais ce n'eſt pas à la durée de
cette impreſſion qu'il faut attribuer le roulement des
objets, qui dure quelquefois un jour entier: après qu'on
a été ſur un vaiſſeau; le mal de tête que cauſe quelquefois le voyage, engorge les arteres du nerf optique;
tant que cet engorgement dure, les objets paroiſſent
ſe mouvoir, mais l'imagination qui s'eſt accoûtumée
au mouvement du vaiſſeau, a toûjours beaucoup de
part à cela. Le principe moteur qui nous anime, envoye l'eſprit animal dans les nerfs, ſelon les impreſſions des objets. Quand nous ſommes accoûtumez à
un mouvement, ce mouvement continuë ſans que
notre volonté y ait aucune part; & pour ne pas ſortir
de notre éxemple quand nous deſcendons du vaiſſeau,
nous ne pouvons preſque pas marcher, parce que nous
ſommes accoûtumez à fléchir les genoux pour nous
tenir ſur la ligne de direction durant le mouvement
du vaiſſeau; c'eſt pour la même raiſon qu'il nous
prend un vertige, quand une ſuite d'objets a paſſé
rapidement devant nos yeux.

Ce gonflement des arteres de l'œil nous fournit
l'explication d'un phénoméne ſur lequel on a fort
mal raiſonné : on voit quelquefois des points noirs,
ou des eſpeces de mouches qui voltigent devant les
yeux, & qui nous cachent une partie des objets; on
a cru que ces mouches ne venoient que des taches du
cryſtallin qui ne laiſſent pas paſſer la lumiere, mais
ceux qui ont raiſonné ainſi, n'avoient nulle connoiſ-
ſance de l'optique. 1°. Les objets qui ſont près de
l'œil, réuniſſent leurs rayons au de-là de la retine,
ils n'y forment donc pas d'image, & ainſi ils ne ſçauroient être apperçûs; il eſt donc impoſſible que nous
voyions les taches du cryſtallin. 2°. Ces mouches
nous cachent, par éxemple, les caracteres, quand nous
liſons : or jamais les taches du cryſtallin ne ſçauroient
produire cet effet, car un caractere envoye des rayons

fur toute la furface du cryftallin ; fi quelques rayons
font arrêtez par les taches, il y en a d'autres qui paffent à côté, & qui vont peindre le caractere fur la
retine, auffi cela eft-il conforme à l'expérience qui
nous apprend qu'il y a eu des perfonnes qui ne
voyoient point ces mouches, quoyqu'une partie du
cryftallin fût devenuë opaque : la véritable raifon de
ce phénoméne c'eft que les arteres s'étant trop dilatées dans certaines parties de la retine, empêchent les
rayons de tomber fur les nerfs, par conféquent la
lumiere qui vient d'un point de l'objet ne doit faire
aucune impreffion ; ainfi on ne verra rien dans ce
point, c'eft-à-dire, qu'il y paroîtra une tache noire.

Le mouvement de la retine, comme nous venons
de voir, nous fait appercevoir du changement dans
la fituation de l'objet, mais le mouvement de l'axe
des yeux caufe un autre changement, car il nous peut
faire appercevoir les objets doubles ou fimples ; quand
les axes regardent le même point, alors nous rapportons les deux images qui font dans nos yeux à la
même place, nous ne devons donc voir qu'un feul
objet ; mais quand les axes font tournez vers deux
points différens, alors nous voyons le même objet
dans deux endroits : lorfqu'on eft yvre, les battemens des arteres dérangent les mouvemens des yeux,
en pouffant inégalement le fuc nerveux dans les mufcles, il n'eft donc pas furprenant qu'on voye plufieurs objets.

Les dérangemens des humeurs nous changent les
couleurs des objets, de même que les dérangemens de
la retine & de l'axe changent leur fituation ; fi elles
deviennent jaunes, les objets nous paroîtront jaunes, c'eft une fuite de ce que nous avons établi au
fujet des couleurs : les verres jaunes ne laiffent paffer
que les rayons jaunes, & éteignent les autres ; cette
altération des humeurs a fait dire à quelques Philo-

fophes qu'il fe pouvoit faire que nous viffions toutes les couleurs différentes, mais les humeurs font à-peu-près les mêmes dans tous les hommes, ainfi elles doivent laiffer paffer les mêmes rayons : on pourroit douter fi tous les hommes voyent les mêmes couleurs dans le fyftême de ceux qui ont cru que les couleurs ne dépendoient pas chacune de certains rayons ; mais quand on fuppofe que certains rayons produifent certaines couleurs, ce doute doit s'évanoüir, comme on le voit par notre réponfe.

LES ORGANES DU GOÛT
ET DE LA PAROLE.

LE principal organe du goût & de la parole c'eft la langue, mais à ce fujet il faut éxaminer les autres parties de la bouche qui fervent aux fonctions de la langue, c'eft-à-dire, les glandes falivaires, l'os hyoïde, les gencives, le palais, les lévres, la luete, les amygdales ; voyons d'abord les glandes qui féparent la falive.

I. Les parotides font des glandes confidérables fituées entre l'oreille & l'angle de la machoire inférieure, il y en a une à chaque côté, & il en fort un tuyau long de trois doigts & de la groffeur d'une paille, les racines de ce tuyau font en grand nombre, il fut *Stenon, ob-* découvert par Stenon en 1660, & a été nommé *ferv. Anat.* *conduit falivaire de Stenon* ou *fupérieur*, il paffe par le milieu de la joüe fur le mufcle *maffeter*, & la perce vers la feconde ou troifiéme dent molaire, & c'eft-là qu'il verfe fa liqueur dans la bouche.

II. Les glandes maxillaires font auffi affez remarquables, elles font fituées une de chaque côté à la partie interne de l'angle de la machoire inférieure, chacune a un conduit qui eft formé de plufieurs racines,

il est plus petit & plus long que celui de la glande pa-
rotide, on le nomme *conduit salivaire inférieur* ou *canal de Warthon* qui l'a découvert, il va aboutir [*Adenograph. cap. 21.*] sous la langue à côté du frein, il a tantôt un orifice, tantôt deux, & même trois.

III. Les glandes sublinguales sont au nombre de [*Ruisch. Thes. Anat. 1. pag. 25.*] deux, & sont situées sous la langue, elles séparent la salive qui dans l'homme se jette dans les conduits de Warthon, mais dans le veau Rivinus en 1679 dé-[*Dissert. de Dyueph. & Welsch. Tab. Anat. 3.*]couvrit un tuyau particulier à chacune, Bartholin le découvrit ensuite dans le lion en 1682, c'est pour cela que ce conduit se nomme *conduit de Rivin* ou *de Bartholin.* [*De ductu sa-liv. novo.*]

IV. Il y a de petites glandes qui sont répanduës par toute la membrane de la bouche, sur-tout par les lé-vres, le palais & la langue, elles peuvent recevoir divers noms, suivant les lieux qu'elles occupent; on les a nommées *linguales, labiales, buccales, palatines, uvulaires.*

V. La glande de Nuk se trouve dans les chiens à [*Scalograph. pag. 25. Tab. 3. Teg. 1.*] côté de l'œil, & qui envoye son tuyau qui s'ouvre près de la pénultiéme dent molaire de la machoire supérieure, cette glande manque dans l'homme.

VI. L'os hyoïde ainsi nommé à cause de sa figure qui approche de celle de la lettre grecque υ, est com-posé de trois piéces dans l'enfance, sçavoir, d'une base qui est au milieu, & d'une corne à chaque côté; mais dans les adultes il y a deux autres piéces qui ont presque la figure d'un grain de froment, & qui sor-tent de l'union de la base avec les cornes, c'est à ces deux piéces que s'attachent les ligamens qui suspen-dent cet os aux apophises stiloïdes; dans ces ligamens on trouve quelquefois d'autres petits os: & Vesale qui en a trouvé six, a compté onze piéces dans l'os hyoï-de; d'autres qui l'ont suivi, ont marqué ce même nombre. Cet os est attaché à la base de la langue, &

se meut avec elle , sa base est devant le larynx au dessus de la partie antérieure du cartilage tiroïde , il est attaché par des ligamens à la langue, au larynx, & à l'apophise stiloïde , comme nous venons de voir; il tient à ces mêmes parties, à la machoire, aux omoplates, aux clavicules, & au sternum par le moyen des muscles qu'on verra dans la myologie; son usage est de donner une base à la langue, de servir à la mouvoir, & à faire la déglutition, enfin il donne un point fixe à divers muscles.

VII. Les deux lévres sont formées sur-tout par des muscles, en dehors elles sont couvertes des tégumens communs, en dedans elles sont revêtuës de la membrane de la bouche , sous laquelle sont les glandes miliaires & lenticulaires; sur le devant des lévres dépoüillées des tégumens, & macerées quelque temps dans l'eau, on voit beaucoup de houpes nerveuses, & de-là vient la sensibilité de cette partie : la lévre supérieure a sous la cloison du nez une espece de petit frein; quant à l'usage des lévres, il paroît sur-tout quand on parle & quand on mange.

VIII. Les gencives sont formées par la membrane commune de la bouche, & par le perioste des machoires, elles y sont étroitement attachées, & ont des vaisseaux très-nombreux qui sont cause de leur rougeur vive, elles servent à couvrir les machoires & à affermir les dents.

IX. Le palais a une semblable structure, il y a beaucoup de glandes sur-tout à la partie postérieure près de la luete, ces glandes filtrent une liqueur mucilagineuse pour humecter le gosier & le rendre glissant; au reste cette membrane empêche encore que les os du palais ne se corrompent.

LA LANGUE.

LA langue cet organe unique & si mobile, a une situation & une grosseur qui sont assez connuës, sa figure est pyramidale en quelque maniere, la partie antérieure se nomme *la pointe*, la partie postérieure qui est épaisse s'appelle *la base* ou *la racine*, il faut y remarquer:

I. La connexion avec l'os hyoïde, la machoire inférieure, l'apophise stiloïde, le pharynx & le larynx, & d'autres parties voisines, par des muscles ou des membranes.

II. Les ligamens qui sont 1° le petit frein qui est sous la pointe, 2° le ligament membraneux; c'est par ces attaches que la langue se joint à la machoire inférieure, à l'os hyoïde, & au larynx.

III. La ligne longitudinale qui divise, pour ainsi dire, la langue en deux parties égales, & qu'on nomme *la ligne mediane*, parce qu'elle est au milieu.

IV. La substance qui est composée de muscles, de membranes nerveuses, de glandes, & de vaisseaux considérables.

V. Les muscles qui, outre ceux qui sont à l'os hyoïde, se réduisent à trois paires, dont nous parlerons dans la myologie; il y a sur ces muscles beaucoup d'autres fibres musculeuses qui servent avec eux à des mouvemens merveilleux. *Malpigh. Fracass. Steno. de ling.*

VI. Les glandes lesquelles, outre les sublinguales, se trouvent à la partie supérieure & postérieure; je les ai vûës quelquefois dans certains sujets de la grosseur d'une lentille. *Morgag. advers. anat. 1. tab. 1.*

VII. Le trou aveugle qui paroît à la partie supérieure & postérieure de la langue entre les glandes dont nous venons de parler, son usage est inconnu. *Collins anat. tab. 2. Morgag. l. c.*

Ruich. Thes.
anat. 1. tab. 3.
fig. 4. pag 45.

VIII. Les arteres nombreuses qui viennent des carotides externes.

IX. Les veines qui sont des rameaux des jugulaires externes, celles qu'on remarque sous la pointe se nomment *les veines ranines*, on les ouvre quelquefois dans les maladies qui arrivent à la gorge.

X. Les nerfs qui sont fort considérables, & qui consistent en deux rameaux qui viennent de la cinquiéme paire, & en deux autres qui viennent de la neuviéme ; M. Boerrhave croit, contre le sentiment ordinaire, que les premiers servent au mouvement, & les derniers au goût.

Instit. med.

XI. Les tégumens ou les membranes qui couvrent la substance musculeuse, & qui sont au nombre de trois. La premiere ou l'externe est continuë avec la membrane commune de la bouche, elle forme de petites guaines pour recevoir les houpes nerveuses de la troisiéme membrane, ces guaines sont pyramidales globuleuses & poreuses : la seconde ou la moyenne est la membrane reticulaire de Malpighi, elle forme un beau réseau lequel donne passage aux houpes nerveuses par ses trous, elle n'est visible qu'à la partie supérieure de la langue ; la troisiéme membrane & la nerveuse qui contient 1° les mamelons fongueux qui ressemblent aux cornes de limaçons ou à des champignons, & dans lesquels on observe des trous, 2° les mamelons pyramidaux qui sont les uns plus grands, les autres plus petits, ces deux especes de mamelons sortent de cette tunique dont nous parlons, passent par les trous de la membrane reticulaire, se terminent dans les guaines extérieures, & forment le principal organe du goût.

Ruisch. Thes.
anat. 1. tab.
11. fig. 6.
Morg. tab. 1.

Ruisch. loc.
cit.

XII. Pour ce qui regarde l'usage de la langue, on sçait qu'elle sert au goût, à la parole, à la mastication, à la déglutition, & au crachement par des mouvemens merveilleux.

XIII. La luete est une partie ronde, pendante, situ-
tuée

dre les amygdales, ayant une figure semblable
à la derniere phalange du doigt d'un enfant, composée d'une substance musculeuse qui est couverte de la
membrane commune de la bouche, attachée au palais
par deux ligamens membraneux : pour son usage nous
ne le connoissons pas bien, il paroît pourtant qu'elle
sert à la parole, & qu'elle empêche que les liqueurs
ne reviennent par les narines dans la déglutition ;
elle manque dans les animaux ; voyez dans la miologie les muscles qui servent à ses mouvemens.

XIX. Les amygdales sont deux glandes considérables qui ont souvent la figure d'une amende, elles
sont situées au gosier, une de chaque côté ; on y voit
divers trous qui envoyent une liqueur filtrée dans
cette glande pour humecter le pharynx.

XV. Les arteres des amygdales, de la luere, des
gencives, des lévres, du palais, des glandes salivaires, viennent des carotides ; les veines se rendent
dans les jugulaires, & les nerfs sortent de la cinquiéme paire.

*Widman de
Torsill. &
eph. nat. cur.
cent. 3. 4. obs.
190. pag. 456.*

REMARQUES.

Les glandes parotides, les maxillaires, les sublinguales, les amygdales, paroissent être composées
d'une infinité de cellules où se dépose la liqueur qui
sort des arteres ; apparemment que les petites glandes salivaires qui sont répanduës par la bouche, ont
la même structure.

La liqueur qui se sépare dans ces glandes est fort
délayée, transparente, sans goût & sans odeur, elle ne
s'épaissit pas sur le feu, elle se change en écume quand
on la foüette ; quand on jeûne, elle devient âcre &
détersive, elle fait fermenter les végétaux farineux,
les syrops, le pain, &c.

De ces proprietez on peut déduire facilement la
nature de cette liqueur ; elle n'est, à proprement par-

ler, qu'un savon foüetté : les tuyaux qui la séparent, sont extrêmement subtils, ils ne laissent donc point échapper de matiere grossiere, mais seulement celle qui a été extrêmement divisée, c'est-à-dire, cette matiere huileuse fort attenuée, mêlée avec l'eau par le moyen des sels & par le mouvement des arteres, & enfin extrêmement rarefiée; après qu'elle a été déposée dans les cellules salivaires, elle est encore battuë par le mouvement des arteres voisines : tout cela étant posé, il s'ensuit 1°. Que la salive doit être fort délayée & fort transparente, car la division & le mélange produisent cet effet. 2°. Qu'elle doit être écumeuse, car comme elle est un peu visqueuse à cause de son huile, l'air y forme facilement de petites bulles dont l'assemblage fait l'écume. 3°. Elle ne doit pas s'épaissir sur le feu, car les parties huileuses étant fort divisées, elles s'élevent facilement quand la chaleur vient à les rarefier, car alors elles deviennent plûs legeres que l'air, au lieu que la limphe, par exemple, a des parties huileuses & épaisses qui laissent d'abord échapper l'eau à la premiere chaleur, & alors les parties huileuses sont pressées encore davantage l'une contre l'autre par la pesanteur de l'admosphere de l'air. 4°. La salive n'a presque ni goût, ni odeur, car le sel qui s'y trouve est absorbé dans la matiere huileuse, mais cela ne se trouve ainsi que dans ceux qui se portent bien, car dans ceux qui sont malades la chaleur alkalise les sels, rend les alkalis volatiles, leur donne la facilité de se séparer des acides, alors la salive peut avoir divers goûts, elle produira même divers effets qui pourront marquer un acide ou un alkali; on ne doit donc pas prendre pour regle les opérations chimiques qu'on peut faire sur la salive : outre que les matieres décomposées forment avant la décomposition un assemblage bien différent de celui qu'elles nous présentent étant décompoſées, nous venons de voir les altérations que les maladies peuvent y cauſer. 5º. La ſalive dans ceux qui jeûnent doit être âcre, déterſive & réſolutive, alors la chaleur alkaliſe les liqueurs du corps, il faut donc que la ſalive contracte quelque âcreté : on ſçait que le ſavon eſt un compoſé de ſel & d'huile, ainſi il n'eſt pas ſurprenant que la ſalive qui eſt formée par les mêmes principes ſoit deterſive ; enfin elle doit être réſolutive, car outre que par ſon action elle débouche les pores, elle agite en même-temps les vaiſſeaux, & y fait couler les liqueurs par cette agitation. 6º. La ſalive peut contribuer à la fermentation, car les ſels étant volatiliſez peuvent ſe détacher facilement, ainſi ils pourront alors exciter une fermentation dans les corps où il ſe trouvera des matieres propres à les décompoſer. 7º. Ce que le microſcope nous découvre dans la ſalive n'eſt pas contraire à ce que nous venons d'établir, il nous y fait voir des parties rameuſes qui nagent dans de l'eau, ces parties rameuſes ſont les parties de l'huile. 8º. Dans les maladies le goût de la ſalive eſt mauvais ; comme les humeurs ſéjournent & s'échauffent, elles s'alkaliſent, & par conſéquent la ſalive qui en vient doit cauſer une impreſſion déſagréable : quand on ne ſent plus de mauvais goût, c'eſt un ſigne que la ſanté revient, car c'eſt une marque que les liqueurs coulent, & ne s'échauffent plus comme auparavant. 9º. La ſalive ayant un mauvais goût, les alimens nous paroiſſent déſagréables, cela vient de ce que leurs parties ſe mêlent avec celles de la ſalive ; on voit par ces deux derniers articles ſur quel fondement les Medecins regardent ſi ſouvent la langue, & ſont ſi attentifs aux impreſſions que les malades y ſentent.

La ſalive avec toutes ces proprietez étoit d'une néceſſité abſoluë. 1º. Il étoit beſoin d'une liqueur qui humectât continuellement la bouche pour faciliter la parole, & le goſier pour faire avaler les alimens qui ſans cela ne pourroient point gliſſer. 2°. Il falloit un fluide qui pût diſſoudre les ſels & les matieres huileuſes, & c'eſt ce que peut faire la ſalive par ſa partie aqueuſe, par ſon ſel & par ſon huile : ſi elle eût été entierement huileuſe, elle n'auroit pas diſſout les matieres ſalines ; & ſi elle n'eût été qu'une eau pure, elle n'auroit point eu d'ingrès dans les matieres graſſes. 3°. Il étoit néceſſaire qu'il coulât dans la bouche une liqueur qui pût mêler les matieres huileuſes & celles qui ſont aqueuſes ; une liqueur ſaline & aqueuſe peut le faire parfaitement, parce que le ſel s'unit avec ces deux matieres. 4°. Si la ſalive avoit eu quelque goût ou quelque odeur, il eût été impoſſible que nous euſſions apperçû le goût ou l'ôdeur des alimens. 5°. Les ſels n'agiſſent point qu'ils ne ſoient diſſouts, il a fallu un diſſolvant qui fût toûjours prêt dans la bouche ; la ſalive paſſe encore dans la maſſe du ſang avec les alimens, & elle ſe perfectionne toûjours davantage pour venir reproduire les mêmes effets.

L'écoulement de la ſalive augmente ou diminuë ſelon la différente diſpoſition du corps. 1°. Si on lie le nerf qui va à une glande ſalivaire, la filtration de la ſalive ne ceſſe pas, mais elle ſe fait plus lentement. 2°. Si on lie les veines jugulaires à un chien, la ſalive coule en ſi grande abondance, que cet écoulement reſſemble au flux de bouche que donne le mercure, cela vient de ce que le ſang étant arrêté dans les veines jugulaires, les arteres qui ſont dans les glandes qui filtrent la ſalive, ſe gonflent, battent plus fortement, & pouſſent par-là plus de liqueur dans les filtres ſalivaires. 3°. La nuit il coule dans la bouche moins de ſalive que durant le jour, parce que durant le ſommeil les glandes ne ſont pas comprimées par les muſcles & par la langue, comme elles le ſont quand

nous le voyons ; d'ailleurs la transpiration qui augmente
durant la nuit, diminuë l'écoulement de la salive,
c'est pour la même raison que cet écoulement cesse
durant les grandes diarrhées. 4°. Dans certaines
maladies, comme la mélancholie, par éxemple, la salive coule en grande quantité, cela vient de ce que
le sang trouvant des obstacles dans les vaisseaux mesenteriques qui sont alors gonflez & remplis d'un
sang noirâtre & épais, comme les dissections nous
l'apprennent, le sang se jette en plus grande quantité
vers les parties supérieures, ainsi il s'y filtre plus de
liqueurs, cela est confirmé par ce qui arrive après un
crachement de sang, car il coule alors beaucoup de
salive ; or on ne sçauroit dire que cela ne vînt des
obstacles qui arrêtent le sang d'un côté, & le font
couler plus abondamment vers un autre, car le crachement de sang ne vient que de quelque obstruction.
5°. Dans la squinancie la salive coule en grande quantité, parce que les vaisseaux qui vont aux glandes s'engorgent à cause de l'inflammation, ainsi ils expriment
plus de salive. Quand la machoire est luxée on voit
aussi un grand écoulement de salive, mais il ne vient
que de ce que les organes de la déglutition sont dérangez : on ne peut pas avaler la salive qui se filtre,
ainsi on la jette en dehors, cette raison peut être appliquée à la squinancie. 6°. Dans les petites veroles
confluentes il arrive un grand crachement qui ne
viènt que de ce que la transpiration étant arrêtée,
les glandes salivaires reçoivent plus de salive : pour le
crachement qui arrive dans la phthysie commençante,
il ne vient que des obstacles qui empêchent le sang
de circuler librement ; on n'a qu'à se rappeller ce qui
arrive par la ligature des veines jugulaires, & on expliquera facilement tous les phénoménes de cette
espece.

La salivation peut être causée par les matieres dont

on ufe ; l'ufage du tabac, par éxemple, fait cracher beaucoup : ce que les purgatifs âcres produifent dans les inteftins, le tabac le produit ici, il irrite les nerfs, il rétrécit les vaiffeaux capillaires, tout cela caufe un engorgement qui pouffe la falive dans les couloirs avec plus de force & en plus grande quantité ; en un mot le tabac agit comme les veficatoires dont nous avons expliqué l'action.

La matiere qui produit la falivation la plus abondante c'eft le mercure ; la difficulté qui fe préfente d'abord, c'eft pourquoi ce métal fluide, qui eft entré par les pores de la peau, détermine les matieres à couler par les glandes falivaires. 1°. Quoyque le mercure agiffe fur les glandes falivaires, il ne fe porte pas plûtôt vers ces glandes que vers les inteftins. 2°. Si le mercure fe répand également par tout, il faut chercher dans le feul tiffu des glandes falivaires la raifon pour laquelle ce fluide fait une évacuation par ces glandes. 3°. Le tiffu des glandes falivaires peut être forcé plus facilement que celui des autres couloirs, ainfi le mercure dilate leurs conduits, les parties mercurielles qui viennent enfuite les dilatent toûjours davantage ; cette dilatation étant faite, les humeurs fe jettent en plus grande quantité vers les endroits dilatez, ainfi il pourra s'y faire un grand écoulement, tandis qu'il ne s'en fera pas dans un autre, & cela par la même raifon que la tranfpiration étant extraordinaire, le ventre eft fort refferré. 4°. Il y a un autre phénoméne qui arrive dans l'ufage du mercure, & auquel il faut faire attention pour expliquer la falivation, c'eft qu'il furvient fouvent des gonflemens à la tête ; or ces gonflemens n'arrivent que par les obftructions que le mercure caufe dans les vaiffeaux capillaires, ces obftructions ramaffent le fang, & le fang ramaffé pouffe plus fortement & en plus grande quantité la falive dans les

...aux fecretoires : cette raifon jointe à celle que nous venons de donner, peut fervir à expliquer la falivation caufée par le mercure.

Dans les maladies la falive eft viciée ; il eft rapporté dans les Journaux d'Allemagne qu'une vieille qui avoit une fiévre quarte, mit de fa falive à la bouche d'un enfant, & qu'il furvint d'abord à cet enfant un hoquet, une inquiétude, une chaleur extraordinaire, avec des éternumens très-fréquens. Dolé a vû un homme fcorbutique dont la falive étoit fort puante & remplie de vers : un Medecin a vû en Angleterre une femme qui ayant négligé de fe faire fuccer fon lait, rendoit une falive laiteufe ; & quand cela arriva à cette femme, fes mammelles fe défenflerent : enfin on trouve encore dans les Journaux d'Allemagne qu'un homme crachoit une falive qui fe coaguloit d'abord, & formoit une efpece de chaux.

LE GOÛT.

Ellini eft le premier qui nous a donné une defcription éxacte de la langue ; ce célébre Anatomifte qui a joint à l'étude du corps humain la connoiffance de la Phyfique géometrique, fait d'abord remarquer qu'il y a trois efpeces d'éminences fur la langue : on voit d'abord de petites pyramides, ou plûtôt des poils affez gros vers la bafe, & qui font en forme de çone dans les bœufs; on trouve enfuite de petits champignons qui ont un col affez étroit, & qu'on ne fçauroit mieux comparer qu'aux extrémitez des cornes des limaçons, enfin il y a des mamellons applatis percez d'une infinité de trous.

Les petits çones qui fe trouvent dans les bœufs, ou

les petits poils qu'on voit dans l'homme, ne paroiffent pas être l'organe du goût; ils eſt plus vraiſemblable qu'ils ne ſervent qu'à rendre la langue, pour
ainſi dire, hériſſée, afin que les alimens puiſſent s'y
attacher, & que par un tour de langue on puiſſe nettoyer le palais: ces cones qui rendent la langue rude,
étoient ſur-tout néceſſaires aux animaux qui paiſſent,
car les herbes peuvent s'y attacher.

Les champignons paroiſſent être des glandes, car
il en tranſude une liqueur, quand on les preſſe; on
ne doit donc pas s'imaginer qu'ils ſoient l'organe du
goût.

Il y a plus d'apparence que c'eſt dans cette eſpece
de cellules percées de trous que ſe trouve l'organe
qui nous avertit de la qualité des alimens, & qui en
reçoit des impreſſions agréables ou déſagréables; car
c'eſt dans la cavité de ces cellules que ſe trouvent les
extrémitez des nerfs, & la langue n'eſt ſenſible que
dans les endroits où ſe trouvent les mamellons criblez.

Il y a pluſieurs raiſons qui nous prouvent que ce
ſont ces mamellons percez qui ſont l'organe du goût,
les poils ou les petites pyramides ne ſont pas aſſez
ſenſibles pour nous faire d'abord appercevoir les
moindres impreſſions des objets; en effet l'expérience nous fait voir que, ſi dans les endroits où il
n'y a pas de mamellons percez, on met un grain de
ſel, on ne ſent aucune impreſſion: mais ſi l'on met ce
grain de ſel ſur la pointe de la langue, où il y a beaucoup de mamelons percez, il y excitera d'abord une
ſenſation vive.

Les alimens n'agiſſent ſur nos organes que par leurs
parties roides, c'eſt-à-dire, par leurs parties ſalines,
c'eſt pour cela qu'il faut qu'ils ſoient diſſouts avant
qu'ils puiſſent agir ſur notre langue; car, comme on
ſçait, les ſels n'agiſſent que lorſqu'ils ſont diſſouts,
c'eſt pour cela en partie que la nature a mis dans

toute bouche des sources de salive ; peut-être même
que par ces trous qui sont à la surface des mamellons
dont nous parlons, il se filtre quelque liqueur qui
dissout les sels qui s'y appliquent.

Comme il falloit que la langue eût une grande sensibilité, c'étoit une nécessité que les nerfs pussent recevoir facilement les impressions des objets, c'est
pour cela que les mamellons sont percez de trous dans
lesquels les pointes des sels dissouts s'insinuent, &
vont rencontrer les nerfs qui sont à nud sous la
membrane percée des mamellons ; poussez contre ces
nerfs par l'admosphere, ils y excitent une sensation
plus ou moins vive selon leur figure, leur masse, &
la force qui les pousse : mais, me dira-t-on, pourquoi ces sels sont-ils poussez par l'air dans le tissu des
nerfs ? l'air interne & le ressort des parties ne sont-ils
pas en équilibre avec l'air externe ? à cela je réponds
qu'il y a des vuides dans les parties des nerfs, c'est
dans ces vuides que sont poussez les sels, & par le
mouvement qui leur est imprimé ils pincent le tissu
nerveux.

Comme le goût ne dépend que de l'action des sels
sur les nerfs, on peut demander pourquoi nous ne
pouvons pas connoître le goût de ces mêmes sels dans
les autres parties ; mais il est évident que, dès que les
nerfs seront différemment arrangez dans quelque partie, les impressions qu'ils recevront seront différentes ; or dans le corps humain il n'y a nulle partie où
les nerfs soient disposez comme dans la langue, il
faut donc de toute nécessité que les parties des sels y
agissent diversement ; cette disposition différente consiste en partie en ce que les nerfs sont fort saillans sur
la langue, & plus à nud que dans presque tous les autres
endroits. Mais tout ce que nous venons de dire, ne
doit pas faire croire qu'il n'y ait que la langue seule
où se trouve le sentiment du goût ; il est rapporté

dans les Journaux d'Allemagne qu'un enfant dont la langue étoit pourrie durant la petite verole, parloit & goûtoit fort bien les alimens : on ne sera pas surpris de cela, si l'on fait réfléxion qu'au palais, aux amygdales, & dans la partie interne des joües vers le concours des dents molaires des deux machoires, il se trouve des organes nerveux qui sont semblables à ceux de la langue, & qui par conséquent doivent être ébranlez de la même maniere par l'action des sels.

Les différentes sensations qui s'excitent à la langue, dépendent de la différente figure des corps ; les matieres qui auront des parties fort pointuës & fort tranchantes, feront une impression fort vive, mais celles dont les parties n'auront que des pointes fort petites, ne feront que chatoüiller la langue, enfin les parties qui auront une surface lisse & polie, n'y pourront faire aucune impression : par éxemple, l'acide du vinaigre se fait sentir vivement à la langue & sur les nerfs ; mais si on l'unit avec le plomb, il forme avec lui un composé d'un goût doux comme celui du sucre. L'esprit de nitre qu'on peut appeller un veritable feu, & qui est si caustique, n'est plus corrosif lorsqu'il est mêlé avec l'esprit de vin ; il donne alors une liqueur douce & aromatique : ce sont les parties huileuses de l'esprit de vin qui enveloppent l'acide, & l'empêchent d'agir si fortement. Les matieres terrestres mêlées avec un acide, donnent un goût austere ; & si elles dominent, le goût sera acerbe : le sel alkali plus il est pur, plus il devient âcre ; le sel vitriolique joint à la base du sel marin, du tartre, du salpêtre, compose un sel amer : pour les matieres terrestres & aqueuses elles sont insipides, de même que les huiles dépoüillées de leurs sels ; on peut produire tous ces goûts par une infinité d'autres mélanges, mais on ne sçauroit faire des regles generales là-dessus, on ne

connoît pas aſſez bien pour cela les mélanges des corps,
d'ailleurs il ne faut pas douter que la matiere du feu
qui eſt répanduë par tout, ne contribuë beaucoup à
varier les ſaveurs, témoins les ſels alkalis qui deviennent toûjours plus cauſtiques à proportion qu'on les
expoſe au feu.

Toutes les ſenſations que nous éprouvons, ne différent que par le plus ou le moins, ainſi le plaiſir n'eſt
que le commencement de la douleur; un chatoüillement doux nous fait du plaiſir, il ne cauſe qu'un
mouvement leger dans les nerfs; mais s'il augmente,
il pourra déchirer les fibres nerveuſes: on voit par-là
que les matieres qui ont un goût fort vif, pourront
faire des impreſſions douloureuſes.

Quand nous ſommes dans la langueur, il y a des
matieres dont le goût agréable & vif nous redonne
d'abord des forces, cela vient de ce que leurs parties ſubtiles agitent d'abord les nerfs, & y font couler le ſuc nerveux; mais il ne faut pas croire que
cette agitation ſeule qui arrive aux nerfs de la langue, puiſſe produire un tel effet : ces parties ſubtiles
dont nous parlons, s'inſinuent d'abord dans les vaiſſeaux, les agitent par leur action, ſe portent au cerveau où ils ébranlent le principe des nerfs, tout
cela fait couler dans notre machine le ſuc nerveux
qui étoit preſque ſans mouvement.

LE NEZ.

I. LE nez eſt diviſé en parties externes & en parties internes ; on renferme ſous les parties externes : 1° le dos, la racine, le bout, & les aîles: 2° la cloiſon qui diviſe le nez en deux cavitez qu'on nomme *narines*: 3° les poils qui ſont à la partie inférieure des narines, & que quelques-uns ont nommez *vibriſſa*, leur uſage eſt d'empêcher que la mucoſité ne coule involontairement, & que les inſectes n'entrent dans le nez: 4° les tégumens communs qui ſont l'épiderme, la peau, & la graiſſe: 5° la partie ſupérieure qui eſt ferme & oſſeuſe: 6° la partie inférieure qui eſt fléxible & compoſée de cartilages, de membranes, & de muſcles qu'on peut voir dans la myologie.

II. Dans les parties internes ſont renfermez 1° les os qui concourent en grand nombre à former le nez, & qui ſont les os du nez, les os maxillaires, l'os ethmoïde, les os ſpongieux, l'os frontal, les os qui forment un ſac lachrymal de chaque côté, les os du palais, le vomer & l'os ſphenoïde. 2°. Les cartilages qui forment la partie inférieure du nez, & qui ſont liez par des membranes afin que le nez ſoit fléxible ; le premier de ces cartilages fait la partie antérieure de la cloiſon, mais dans chaque aîle il s'y en trouve deux aſſez conſidérables entre leſquels il y en a tantôt deux, tantôt trois qui ſont plus petits. 3°. La cloiſon qui eſt cartilagineuſe à la partie antérieure & inférieure, & qui eſt oſſeuſe à la partie poſtérieure & ſupérieure ; il y a des membranes qui lient l'os au cartilage. 4°. Les deux ouvertures qui ſont derriere à l'extrémité du palais, & qui donnent paſſage à la mucofité. 5°. Les finus maxillaires frontaux, fphenoï-daux, les cellules de l'os ethmoïde qui augmentent l'étenduë de la membrane pituitaire. 6°. Les inégalitez ou les éminences des os fpongieux qui font dans la cavité des narines, & qui fervent aux mêmes ufages, & empêchent que les infectes n'entrent dans le gofier. 7°. La membrane molle & vafculeufe qui revêt les narines, les finus & leurs inégalitez, on la nomme *la membrane muqueufe* ou *pituitaire de Schneider*, elle eft l'organe de l'odorat, & elle fert à filtrer la mucofité : les orifices des conduits excretoires qui fe trouvent dans cette membrane, font très-fenfibles, fur-tout dans le bœuf ; les glandes qu'elle couvre font fort petites, & filtrent la mucofité, les arteres qui s'y ramifient viennent des carotides, & apportent la matiere qui s'y filtre, les veines viennent des jugulaires, & reprennent le fang qui refte après la filtration, les nerfs qui fe répandent dans cette membrane font les nerfs olfactifs qui font affez confidérables, & qui font plus petits dans les animaux, leur nom marque l'ufage qu'on leur a attribué jufqu'ici : outre cela il y a des rameaux de la cinquiéme paire 8°. Sous la membrane pituitaire il y en a une qui eft mince, elle revêt les os & les cartilages, & fe nomme *perichondre* fur les uns & *periofte* fur les autres.

Drak. ibid. tab. 18.

Ruifch. epift. viij. tab. 9. fig. 7.

Schlevogt. de proceff. cereb. mamil.

Ruifch. loco cit.

III. Il y a plufieurs trous remarquables dans les narines. 1°. Les orifices des finus frontaux, maxillaires, fphenoïdaux, des cellules de l'os ethmoïde ; c'eft par tous ces trous que ces réfervoirs communiquent avec les narines. 2°. Les orifices des points lachrymaux qui s'ouvrent dans les narines, & dont Bianchi a donné une belle figure. 3°. Les conduits qui vont du nez dans la bouche derriere les dents incifives, font ouverts dans le fquelet, mais dans les vivans & dans les cadavres ils font couverts d'une membrane ; ainfi l'ufage qu'on leur attribuë fçavoir, de donner paffage aux narines dans la bouche à la mucosité, n'est appuyé sur aucun fondement.

IV. L'usage du nez est d'être l'organe de l'odorat, de servir à la respiration & à la voix, de séparer la mucosité, de recevoir la liqueur qui coule dans le sac lachrymal, d'orner le visage, mais il n'y a pas de passage qui puisse conduire dans le cerveau les poudres qu'on prend par le nez; il est fort douteux encore si la pituite coule du cerveau dans le nez, comme Schlevogt le prétend après les Anciens.

REMARQUES.

Nous avons vû dans l'Ostéologie la description des lames spongieuses, des cornets, & des cellules de l'os ethmoïde; dans certains animaux ces os ont plus d'étenduë que dans les autres; dans les liévres, par exemple, les cornets forment beaucoup de replis, en un mot plus les animaux ont l'odorat vif, plus les cornets sont considérables.

Tous ces os du nez sont revêtus d'une membrane qui s'insinuë dans les cellules & dans les sinus qu'elle rencontre; par tous ses replis elle a une grande étenduë, quoyque l'espace des narines ne soit pas fort grand; elle est accompagnée d'un nombre infini de vaisseaux qui déposent l'humeur qu'ils filtrent dans de petites lacunes.

Par les trous de l'os ethmoïde descendent du cerveau des filamens nerveux, qui, après avoir pénétré les guaines que leur fournit la dure-mere, vont se répandre par toute l'étenduë de la membrane pituitaire, & en suivent tous les replis; dans aucune partie du corps il ne se rencontre des nerfs si découverts, ni si délicats.

Le premier usage qu'on remarque dans cette membrane c'est la filtration d'une liqueur sans goût & sans odeur, mais qui se mêle facilement avec l'eau, qui se-

change en une espece de plâtre quand on la fait sécher, & qui rend la surface interne du nez fort glissante.

La matiere huileuse ayant été bien mêlée avec l'eau
par le mouvement des vaisseaux, se dépose en grande
quantité dans les filtres de la membrane pituitaire ;
mais comme elle n'est pas si bien mêlée avec l'eau,
ni si bien divisée que la salive, il arrive que la chaleur
enleve plus facilement les parties aqueuses, alors les
parties huileuses desséchées peuvent former une matiere plâtreuse.

Cette liqueur coule en grande quantité, quand on
est enrhumé ; car si on est saisi de froid, les vaisseaux
qui se répandent au dehors de la tête sont fort resserrez, la transpiration y cesse, ainsi la matiere qui coule
dans les vaisseaux qui vont à la tête, est obligée de se porter en plus grande quantité vers le nez, alors il arrive
une petite inflammation à la membrane pituitaire, la
quantité de sang, le gonflement des vaisseaux fait que
l'humeur se filtre en plus grande quantité ; M. Keil
fait une objection à cela dans son Traité de la Transpiration, il dit que la transpiration diminuë quelquefois plus que lorsqu'on est enrhumé, sans produire
aucun dérangement, mais cela ne prouve rien contre
ce que nous venons de dire : quand on use d'alimens
qui arrêtent la transpiration, tous les filtres se trouvent également resserrez, la même chose arrive selon
les diverses circonstances qui accompagnent d'autres
causes qui diminuent la transpiration ; mais dans le cas
dont ils agit les vaisseaux externes de la tête se trouvent
tout-à-coup resserrez, tandis que la chaleur qui est dans
les parties internes empêche un pareil resserrement.

De même que le froid cause un écoulement dans
le nez, la chaleur excessive le produit aussi ; les parties
externes de la tête ayant été fort raréfiées par la chaleur, le sang s'y porte en plus grande quantité, & en-

gorge les vaiſſeaux, cet engorgement forme un obſtacle au ſang qui ſuit, lequel ſe trouve alors obligé de ſe jetter en plus grande quantité dans les arteres de la membrane pituitaire : mais il faut remarquer que cet écoulement arrive, ſurtout ſi l'on ſe découvre la tête dans un lieu froid, quand on a chaud ; alors le reſſerrement ſubit qui ſurvient dans les vaiſſeaux pleins les engorge davantage, & le ſang arrêté d'un côté ſe jette plus abondamment dans un autre.

Dès que l'écoulement ceſſe, on ne peut ſe moucher qu'avec difficulté, cela vient de ce que les membranes qui ſe ſont relâchées durant cet écoulement, retiennent dans leurs plis la mucoſité, lorſqu'elle ne coule plus en ſi grande quantité ; durant ce temps-là la partie aqueuſe s'en exhale, & il reſte une matiere épaiſſe qui bouche le nez quand elle deſcend.

Lorſqu'on uſe de quelque poudre âcre & ſubtile, elle fait couler la mucoſité du nez, cela vient de ce que les parties de cette poudre s'appliquent aux nerfs, & l'irritation qu'elles y produiſent arrête le ſang dans les vaiſſeaux de la membrane pituitaire, & en exprime une plus grande quantité d'humeur, enfin les poudres qui font éternüer agiſſent comme les purgatifs dont nous avons expliqué l'action.

Quand nous éternüons, il coule de même plus de mucoſité de la membrane pituitaire, il faut d'abord attribuer cela à la cauſe dont nous venons de parler, enſuite il faut remarquer que les nerfs qui ſervent à l'inſpiration ayant été agitez, comme nous l'avons fait obſerver en parlant de l'éternument, ils agitent à leur tour ceux qui les avoient agitez, c'eſt-à-dire, ceux qui ſe répandent dans la membrane pituitaire, & avec leſquels ils communiquent ; cette agitation étrangle les vaiſſeaux de cette membrane, & en exprime la mucoſité, enfin l'humeur exprimée étant deſcenduë, l'air qui ſort avec impétuoſité dans l'expiration

...ration enleve ce qu'il en rencontre dans son chemin.

Les anciens Medecins & plusieurs même parmi les modernes ont crû que la pituite descendoit du cerveau, mais il n'y a pas de passage du cerveau dans le nez : ceux qui se sont imaginez que la glande pituitaire qui est sur la selle sphenoïdale se déchargeoit dans le nez, ne sçavoient pas que les liqueurs qu'on injecte dans cette glande se rendent dans les veines jugulaires ; pour ce qui regarde les trous de l'os *cribreux*, il n'est pas possible que la pituite puisse y passer, ces trous ne donnent passage qu'aux nerfs & aux petits vaisseaux qui accompagnent ces nerfs, c'est par ces petits vaisseaux que le sang peut venir quelquefois du cerveau dans les hémorrhagies.

Cette humeur dont nous venons de parler étoit d'une nécessité absoluë, elle arrête dans l'inspiration les matieres grossieres dont l'air est chargé, & qui pourroient incommoder les poulmons, elle défend les nerfs olfactifs des matieres trop âcres, elle les empêche de se dessécher en les humectant, par-là ces nerfs qui sont nuds & exposez aux injures de l'air, conservent même dans un âge avancé un sentiment vif dans la membrane pituitaire.

Si la membrane pituitaire reçoit les vaisseaux sanguins pour filtrer la mucosité, elle reçoit les nerfs olfactifs, pour que nous puissions appercevoir la nature des corpuscules qui s'élevent continuellement des objets, ces corpuscules peuvent nous nuire ou nous être utiles, ainsi il étoit à propos que l'ame pût recevoir leur impression, c'est pour cela que la nature a envoyé à la membrane pituitaire les ramifications des nerfs olfactifs, lesquelles étant presqu'entierement découvertes sont agitées très-facilement.

Les corps grossiers peuvent faire impression sur les nerfs olfactifs, mais par leur action nous ne sentons pas ce que nous nommons *odeur*, nous n'éprouvons qu'une impression désagréable, quand ils s'appliquent à ces nerfs ; la matiere qui fait l'odeur est très-subtile, & celle qui se trouve dans les aromates est, selon quelques Auteurs, différente de toutes les matieres que nous connoissons : après qu'elle s'est exhalée, on ne trouve aucune diminution dans les corps dont elle sort, il n'en faut qu'une quantité infiniment petite pour communiquer l'odeur à une grosse masse d'autre matiere ; mais malgré tout cela on peut dire que les parties des corps odoriferens sont des sels fort atténuez joints à des huiles volatilisées : par leur division ces sels avec ces parties huileuses ont été réduits en des masses dont les surfaces sont fort considerables, dans le temps que leur pesanteur est réduite presqu'à rien, elles peuvent donc être soûtenuës par l'air, & être portées d'un côté & d'autre ; par exemple, dans les viandes qui se pourrissent la partie alkaline & volatile séparée de son acide s'éleve, l'acide se volatilise de même que l'alkali par l'union des parties huileuses : on en a un exemple dans l'esprit sulphureux de vitriol ; ces deux sels différemment combinez peuvent faire une infinité d'impressions différentes.

Nous venons de dire que les corpuscules qui font les odeurs, ne sont pas d'une autre nature que les corps dont ils sortent, en voici des preuves. 1°. Les corpuscules qui s'exhalent de l'absynthe, font sur la langue les mêmes impressions que l'absynthe même ; Boile qui rapporte cette observation, dit la même chose du succin dissout dans l'esprit de vin. 2°. Le même Auteur a encore remarqué qu'un de ses amis ayant fait piler de l'hellebore noir dans un mortier, tous ceux qui se trouverent dans la chambre furent purgez : Sennert a fait la même observation sur la coloquinte. 3°. Quand on distille les matieres somniferes, on tombe souvent dans un profond sommeil,

il y a un Auteur qui rapporte qu'il s'étoit trouvé fort assoupi par les écoulemens qui sortoient
des pommes de Mandragore qu'il conservoit dans
son cabinet. 4°. Il est rapporté que plusieurs personnes ont vécu quelque temps sans recevoir d'autre aliment que celui que leur fournissoit l'odeur
de certaines matieres ; je ne parle pas de Democrite que sa sœur fit vivre durant trois jours par
la seule odeur du vin versé sur le pain chaud : le
Chancelier Bacon qui est bien plus digne de foy que
le livre où est rapporté ce fait, dit qu'un homme
vécut quatre jours soûtenu par l'odeur seule de quelques herbes mêlées avec de l'ail & des oignons ; tous
ces exemples font voir que la plûpart des corpuscules odoriferens sont de la même nature que les
corps dont ils sortent, car ils produisent les mêmes
effets.

Afin que les corpuscules qui s'exhalent puissent faire
impression sur les nerfs olfactifs, il faut qu'ils y soient
portez avec force, car nous voyons que si l'on retient
la respiration, on ne sent presque pas les odeurs les
plus pénétrantes ; comme la membrane pituitaire est
toûjours couverte d'une humeur qui arrête les matieres qui viennent du dehors, on voit qu'elle peut
offrir quelque résistance aux corpuscules odoriferens,
car elle bouche les trous par où ils peuvent s'insinuer
dans la substance des nerfs, & de-là vient qu'après
qu'on a été enrhumé on ne sent point les odeurs : la
matiere épaisse qui est sur la membrane empêche les
corpuscules d'arriver jusqu'aux nerfs ; mais lorsqu'on
fait une inspiration, ces corpuscules vont heurter
fortement contre les nerfs olfactifs, & entrent en
grande quantité, de-là il s'ensuit que dans l'expiration les plus fortes odeurs ne doivent pas faire d'impression sur le nez, car alors non-seulement les corpuscules ne sont pas portez avec force contre la

membrane pituitaire, mais ils font repouffez par l'air
qui vient des poulmons.

Les corpufcules odoriferens agiffent fur le nez
comme les corps favoureux agiffent fur la langue ;
la différence qui fe trouve entre l'action des uns &
des autres vient en partie de ce que les corpufcules
qui font les odeurs font beaucoup plus fubtils que
ceux qui caufent en nous la fenfation que nous appellons *goût*, ainfi ils peuvent ébranler les nerfs du
nez lefquels font plus délicats, & ne faire aucune
impreffion fur la langue.

On eft fortifié par les corps odoriferens, cela vient
de ce que les parties en agitant les nerfs olfactifs
agitent ceux qui communiquent avec eux, & y font
couler le fuc nerveux, d'ailleurs elles entrent dans
les vaiffeaux fanguins fur lefquels elles agiffent, &
dans lefquels par conféquent elles font couler les
liqueurs plus rapidement, tout cela nous fait revenir
des foibleffes, puifqu'elles ne confiftent que dans une
ceffation de mouvement ; mais fi cette agitation caufée par les corps odoriferens étoit extraordinaire, elle
pourroit porter les convulfions dans les parties dont
les nerfs communiquent avec ceux du nez ; ces convulfions trop violentes peuvent enfin caufer la mort,
& c'eft ce qui eft arrivé quelquefois par l'ufage de
l'hellebore.

Les nerfs olfactifs font moins fenfibles dans les
uns que dans les autres, ainfi les mêmes corpufcules
pourront faire des impreffions fort différentes, de-là
vient que des odeurs qui ne font pas fenfibles pour
certaines perfonnes produifent en d'autres des effets
furprenans ; on voit, par éxemple, que dans l'affection *hyfterique* les femmes reviennent par la force
de certaines odeurs défagréables & très-pénétrantes,
au lieu que les bonnes odeurs aigriffent leur mal ; en
voici la raifon : les odeurs fortes ébranlent les nerfs

qui communiquent avec les olfactifs, & y font couler beaucoup de fuc nerveux également par tout ; à caufe que cette inégalité du fuc qui donne l'action à tout le corps une partie ne l'emportera pas fur l'autre, ainfi il n'arrivera pas de convulfion ; mais les bonnes odeurs font toutes fomniferes, ainfi elles arrêtent un peu le cours du fuc nerveux, & doivent par conféquent produire un effet oppofé à celui des odeurs fortes, fi ce n'eft peut-être qu'elles foient affez fomniferes pour éteindre l'action par tout, & c'eft pour cela que l'opium réuffit dans ces maladies.

Comme il y a beaucoup de détours dans la membrane pituitaire, & qu'il s'y trouve toûjours de la mucofité, les parties groffieres qui y feront portées pourront s'y arrêter long-tems, de-là vient que les corpufcules qui s'exhalent des animaux ou des végétaux pourris, font une impreffion qui dure long-temps ; on a befoin de prendre beaucoup de matiere fternutatoire pour diffiper ces corpufcules, l'agitation qui furvient alors à la membrane pituitaire, & l'humeur qui coule en plus grande abondance, enleveut ces corpufcules défagréables : mais après l'éternuement, fi de pareilles odeurs étoient portées au nez, elles ne feroient plus d'impreffion, comme on l'éprouve le matin quand on fe leve ; alors une humeur paiffe couvre la membrane pituitaire, parce que la chaleur a évaporé la partie aqueufe, & a laiffé la matiere groffiere qui n'a pû être chaffée durant le repos de la nuit : cette humeur vifqueufe arrête les corpufcules odoriferens ; mais quand on l'a rejettée par la force de l'éternuement, les nerfs fe trouvent libres & pleins de fuc nerveux, ils feront donc plus fenfibles qu'auparavant.

De la grande fenfibilité des nerfs de la membrane pituitaire il s'enfuit 1°, que fi l'on paffe par deffus quelque fetu, il doit s'y exciter une grande fenfa-

tion ; 2°. que les odeurs fortes font des fternutatoi-
res, car en ébranlant fortement les nerfs olfactifs
elles ébranlent les nerfs qui fervent à la refpiration
& qui communiquent avec eux ; 3°. que les animaux
où la membrane pituitaire fera fort étenduë, auront
l'odorat plus fubtil, & c'eft ce qui fe trouve dans
les chiens de chaffe.

L'OREILLE.

LEs oreilles font les organes de l'oüie ; tout le
monde connoît leur fituation, leur nombre,
leur figure extérieure : on les divife en trois parties,
en externe, en interne, & en moyenne ; dans l'oreille
externe où il y a diverfes éminences & diverfes cavitez, & dont l'ufage eft de recevoir le fon comme un
tuyau acouftique, il faut remarquer :

I. L'aîle & le petit lobe, le circuit extérieur qu'on
nomme *helix*, l'intérieur qu'on nomme *antbelix*, la
cavité qui eft entre-deux, & qu'on nomme *la naffelle* ;
la conche, qui eft une cavité fituée devant le conduit
auditif, & où font les glandes febacées de Valfalva,
la fubftance qui eft compofée des tégumens communs
& de cartilages, le ligament qui attache la partie poftérieure à l'os *petreux*.

II. Les mufcles qui font fort petits dans l'homme,
& qui paroiffent à peine, tantôt ils font au nombre
de deux, tantôt il y en a trois, il y en a un qui eft
fupérieur, & des autres deux l'un eft poftérieur &
l'autre antérieur, ils ne contribuent que peu au mouvement de l'oreille, peut-être même n'y contribuent-
ils point du tout, cependant ils peuvent tendre
l'oreille quand nous écoutons attentivement.

III. Dans le conduit auditif il faut remarquer

De aur. hum.

*Duvern.
tract. de l'o-
reille Tab. 1.
fig. 11.*

son cours tortueux & oblique vers le devant de la *Valf. Tab. 3.*
tête, sa substance qui est en partie osseuse & en partie *fig. 1. & 3.*
composée de cartilages coupez, la membrane qui
revêt la partie interne, & qui est continuë à la peau,
les petites glandes jaunâtres qu'on nomme *cerumi-*
neuses, & qui ont été découvertes par M. Duverney,
elles sont situées à la partie convexe de la membrane,
& filtrent la matiere cerumineuse qu'elles envoyent
dans le conduit auditif pour divers usages : le corps *Ibid.*
reticulaire de Valsalva lequel renferme les glandes
cerumineuses dans ses areoles, les poils qui sont dans
le conduit auditif, & leur usage.

IV. Dans la partie moyenne de l'oreille on trouve
d'abord la membrane du tympan qui est posée à l'extrémité du conduit auditif, il faut y remarquer sa
situation qui n'est pas perpendiculaire mais oblique,
& sa surface convexe & sa figure ellyptique, sa connexion à la circonference avec l'os pierreux & avec
le marteau au milieu, sa substance membraneuse com- *Ruisch. ep.*
posée de trois lames & de vaisseaux sanguins décou- *8. pag. 12. fig.*
verts & injectez par Ruisch, le petit trou oblique qui, *9.*
Welsch. Tab.
selon quelques-uns qui suivent en cela Rivinus, se *anat. 19.*
Valsal. loco
trouve dans cette membrane, & laisse passer quelque- *cit.*
fois les vapeurs du tabac quand on fume. *Drak. antrop.*
pag. 557.
V. La cavité du tympan se trouve moins grande *Ruisch. epist.*
dans l'homme que dans le veau, il faut y remarquer *8. Tab. 9. fig.*
10.
son perioste qui est fort subtil & rempli de vaisseaux ;
la chorde du tympan qui est un petit rameau nerveux
qui vient de la cinquiéme paire, passe contre la membrane du tambour intérieurement, & va se joindre
à la septiéme paire ; les osselets de l'oüie qui sont au
nombre de trois, sçavoir, le marteau, l'étrier, &
l'enclume que nous avons décrits à la page 7, & qui *Ibid. fig. 1.*
sont couverts d'un perioste ; la jonction ou l'articulation de ces osselets, l'attache du manche du marteau avec la membrane du tympan, l'articulation

ginglimoïde de la tête avec l'enclume, la jonction
arthrodiale de l'enclume avec la tête de l'étrier, la
position de la base de l'étrier sur la fenêtre ovale, le
muscle de l'étrier & les deux muscles du marteau dont
l'un est interne & l'autre externe; les deux fenêtres
dont l'une est ovale & conduit au vestibule, l'autre
qui est ronde conduit à la coquille, & est fermée par
une membrane, enfin il faut encore remarquer deux
trous, l'un qui est le commencement du canal d'Eustachi lequel va se terminer vers le voile du palais à
Valsal. Tab. côté, il est en partie osseux, en partie membraneux
3. 4. 7. 10. & cartilagineux, l'oreille & la bouche communiquent par son moyen, l'autre trou qu'il faut remarquer va aux cellules de l'apophise mastoïde.

VI. La troisiéme partie de l'oreille se nomme *le
labyrinthe*, il faut y remarquer le vestibule qui est une
cavité qui forme la partie moyenne du labyrinthe
dont la fenêtre ovale est l'entrée; les trois canaux
demi-circulaires, sçavoir, le plus grand, le moyen,
& le plus petit qui s'ouvrent par cinq orifices, &
dont Duverney & Valsalva nous ont donné des figures; la coquille qui est placée à l'oposite de ces canaux, & qui tire son nom de sa figure, il faut y remarquer le noyeau & le canal divisé en deux par une
lame spirale, le supérieur qui s'ouvre dans le vestibule
Valsalv. se nomme *la rampe du vestibule*, l'inférieur qui communique par la fenêtre ronde avec la cavité du tympan se nomme *la rampe du tympan*, il y a une membrane très-subtile qui se répand par toutes les cavitez du
labyrinthe, & qui vient de l'expansion du nerf auditif, c'est le principal instrument de l'organe de l'oüie,
comme la retine l'est de la vûë; ces expansions membraneuses ont été nommées par Valsalva *bandes so-*
Ibid. Tab *nores*. Le canal du nerf auditif se divise en commun
3. fig. 8. 9. & en propre, le commun est plus ample, & il y a
des trous qui conduisent au labyrinthe, le propre est

etroit mais plus long, il finit en partie dans
cavité du crane & en partie dans l'aqueduc de Fallope.

VII. Les nerfs viennent 1º de celui qu'on nomme
auditif, qui est composé de deux rameaux qu'on
nomme *la portion dure* & *la portion molle*, la portion
molle se distribuë par le labyrinthe, & la dure donne
des rameaux à la dure-mere, au tympan, & à l'oreille
externe. Il en vient de la troisiéme paire vertebre du col pour se répandre dans l'oreille externe;
pour les arteres elles viennent des carotides externes
& internes, & les veines viennent des jugulaires. *Ibid.*

REMARQUES.

L'oreille externe est comme le pavillon d'une trom-
pette, il se forme dans son fond un conduit cartilagineux & membraneux qui va de derriere en devant,
& se courbe ensuite pour entrer dans l'ouverture osseuse.

Ce conduit est terminé par une membrane qui couvre une cavité qui forme une espece de tymbale,
cette membrane est composée de trois lames, celle
du milieu a beaucoup de vaisseaux, mais l'interne &
l'externe sont une continuation de l'épiderme de
chaque côté; le milieu de cette membrane est enfoncé comme le cul d'une bouteille.

L'enclume a deux branches qui forment une espece
d'angle droit, il y en a une qui s'attache postérieurement en haut au bord de la cavité, l'autre branche descend le long de la membrane dont nous venons de
parler, & tombe perpendiculairement sur la tête de
l'étrier à laquelle elle se joint par le moyen d'un
petit globule osseux; pour la base de l'étrier elle bouche la fenêtre ovale au bord de laquelle elle se joint
par le moyen d'une membrane qui permet à la base
de s'écarter un peu quand c'est le muscle pyrami-

dal qui agit, ou que la tête de l'enclume eſt pouſſée en haut par le marteau, la tête du marteau eſt poſée ſur la partie ſolide de l'enclume qui a deux cavitez & une éminence pour recevoir cette tête, mais le manche eſt appliqué & attache à la membrane comme un arc-boutant qui la pouſſe en dehors quand il s'élone.

La cavité communique avec la bouche par un canal nommé *la trompe d'Euſtachi*, & avec les cellules de l'apophiſe maſtoïde poſtérieurement, dans ſon fond il y a deux trous, l'un qui eſt inférieur ſe nomme *la fenêtre ronde*, l'autre qui eſt ſupérieur ſe nomme *la fenêtre ovale*, qui conduit à une cavité qu'on nomme *veſtibule*, derriere cette cavité ſont les trois canaux demi-circulaires dont deux n'ont qu'une ouverture laquelle répond au veſtibule de même que les autres, à la partie antérieure du veſtibule ſe trouve une coquille à deux rampes qui font deux tours & demi, l'une répond à la fenêtre ronde, & l'autre au veſtibule, ces deux rampes n'en font, à proprement parler, qu'une qui eſt diviſée par une lame cartilagineuſe qui eſt en forme de ſpirale, elle n'eſt pas aſſez large pour diviſer la rampe, & une membrane acheve cette diviſion.

Toutes les parties du labyrinthe reçoivent des filets nerveux de la portion molle qui ſe diviſe en trois rameaux, l'un entre par la baſe de la coquille, & jette en s'avançant vers la pointe une infinité de filets nerveux en forme de rayon, les autres deux ſe rendent au veſtibule & aux canaux demi-circulaires.

L'uſage de ces parties que nous venons de décrire a été toûjours fort difficile à déterminer; les nouvelles découvertes ont augmenté l'embaras, puiſqu'elles nous ont mis devant les yeux une organe ſi compoſé, qu'il faut un temps conſidérable pour en connoître les détours.

Les Anciens ignoroient la ſtructure de l'oreille,

aussi ils ne peuvent nous rien apprendre sur son usage; Vesale qui pénétra plus avant que ses prédécesseurs, a commencé à nous dévoiler cette machine admirable, mais il a laissé beaucoup de recherches à faire; en general il croyoit que l'oreille étoit comme un instrument de musique : Fallope ne nous a fait qu'une promesse qu'il n'a pas remplie ; on ignore quel étoit le sentiment de Colombus, luimême ne le sçavoit guere, puisque dans le temps qu'il a fallu pour aller du premier au septiéme livre, il a oublié ce qu'il avoit avancé, car il se contredit formellement.

Eustachi a cru que l'air interne agité par les osselets portoit son agitation sur le nerf; Picholomini a eu une opinion singuliere, il disoit qu'il y avoit une vesicule remplie d'air & attachée à l'étrier; les nerfs, selon lui, aboutissent à cette vesicule qui étant agitée par les osselets, transmet son agitation aux nerfs de même que le crystallin transmet les rayons au fond de l'œil. Aquapendens s'étoit imaginé que les osselers portoient leur agitation dans l'air interne de même qu'une poûtre frappée à un bout porte le coup à l'autre extrémité; la fenêtre ronde, selon lui, servoit au son grave, & l'ovale au son aigu; il ne donnoit d'autre usage à la coquille & au labyrinthe que d'empêcher les réfléxions du son : Casserius a nié qu'il y eût un air interne, & il lui a substitué un nerf; tous les autres Auteurs anciens ont suivi ces sentimens qui ne méritent pas d'être réfutez.

Lorsque deux cordes d'instrument sont à l'unisson, si l'on en pince une, l'autre resonne aussi; cette expérience a donné lieu de chercher dans l'oreille quelque organe qui eût des parties qui pussent être à l'unisson avec tous les corps sonores. Qu'on s'imagine une cloche bien conique divisée en une infinité de cercles perpendiculaires à son axe, le plus grand

cercle aura un ton fort grave, & le plus petit l'aura
fort aigu; si l'on pouvoit trouver dans l'oreille une
machine semblable, on auroit une infinité de cordes
qui pourroient être à l'unisson avec tous les corps
sonores, or c'est ce qu'on trouve dans la lame spirale
qui est dans la coquille, mais ce raisonnement n'a pas
plus de fondement que les autres: il n'y a pas de coquille dans les oiseaux, ni dans les poissons, cependant ils entendent parfaitement tous les sons; pour les
canaux osseux il seroit ridicule de penser, comme a
fait un Auteur moderne, que par leurs parties plus
ou moins larges ils fussent à l'unisson avec les corps
sonores: les parois de ces canaux sont par leur dureté
& leur épaisseur incapables des vibrations qui s'excitent dans une chorde par l'action d'une autre qui est
à l'unisson avec elle: si cette idée avoit lieu, je pourrois soûtenir qu'une poûtre diversement configurée
doit résonner, quand on joüe auprès, de quelque instrument; afin que nous puissions déterminer l'usage
des parties de l'oreille, il faut parler de quelques proprietez du son de même que nous avons parlé des
proprietez de la lumiere pour expliquer la vûë.

Le son consiste dans les vibrations de l'air, comme
tout le monde sçait; quand on frappe une cloche, par
éxemple, les parties frappées se fléchissent, par cette
réfléxion elles s'éloignent les unes des autres en certains points, cet éloignement doit nécessairement
faire reculer les parties de l'air, ces parties en reculant se compriment; après avoir été comprimées elles
se débandent, & c'est ce débandement qui venant à
frapper l'oreille produit le son.

Quand les parties de l'air se débandent, elles agissent de tous côtez; mais lorsqu'en se débandant vers
un côté elles rencontrent quelque corps solide auquel elles ne peuvent pas transmettre leur mouvement, elles reviennent sur leurs pas, & voilà ce qui

le l'écho : mais pour cela il faut que les rayons fo-
res tombent fur une furface concave, alors ils font
tous réfléchis vers un point dans le même état qu'ils
font partis du corps fonore ; mais s'ils tomboient fur
une furface plate, comme ils fe font divifez en allant
à cette furface, & qu'ils fe divifent encore en revenant, ils ne font aucune impreffion fur l'oreille :
on voit par tout cela qu'on ne doit entendre l'écho
que dans un point, c'eft-à-dire, dans l'endroit où fe
réuniffent les rayons.

Les rayons fonores qui vont s'unir à un point, doivent avoir beaucoup plus de force que quand ils font
divergens ; fuppofons, que lorfqu'un homme parle, le
bruit qui fe fait entendre à cent pas foit comme la
millième partie d'un coup de canon, s'il y avoit mille
hommes autour de celui qui parle, les rayons fonores
qui vont à ces mille hommes feroient un bruit égal
à celui d'un coup de canon, s'ils étoient réunis : or
c'eft cette réunion qu'on fait quand on parle par un
porte-voix, ou par des tuyaux recourbez.

Ce que je viens de dire fur la force des rayons réunis, paroît fenfiblement par l'expérience fuivante :
prenez un tuyau conique, & dont le pavillon foit
fort évafé, tournez la bafe du cone vers quelque
place voifine où il y ait des gens qui parlent, & appliquez à la fenêtre ce petit orifice, vous entendrez ce
qu'on dira quoyqu'on parle bas ; le grand orifice ramaffe beaucoup de rayons fonores, & les réunit au
point, c'eft donc une néceffité qu'ils faffent une plus
grande impreffion que s'ils étoient divergens.

Par ce que nous venons de dire on voit que les co-
quilles font très-propres à augmenter le fon, car les
rayons fonores vont s'unir à la pointe. Denis tyran
de Syracufe avoit fait tailler dans le rocher une prifon
en forme de limaçon ; à la pointe étoit la chambre
du geolier qui par-là pouvoit entendre tout ce que

diſoient les priſonniers, cette grotte ſubſiſte encore ;
on ne ſçauroit y éternüer, ſans faire un bruit ſemblable à celui du tonnerre.

Les tuyaux recourbez augmentent auſſi le ſon infiniment, cette augmentation eſt produite par les
rayons ſonores qui ſe réuniſſent, mais elle dépend
auſſi d'une autre cauſe ; on ſçait que ſi l'on met pluſieurs boules ſur une même ligne, & qu'on pouſſe
cette ligne de boules en donnant un coup de maillet
à un bout, la derniere ſeule ſe meut, & a une vîteſſe
beaucoup plus grande que ne ſeroit celle de la premiere ſi elle étoit ſeule, je n'expliquerai point ici ce
phénomene, il ſuffit qu'on ſçache que plus il y aura de
boules, plus laderniere aura de vîteſſe, or ſi l'on diſ-
poſoit les boules en zigzague entre deux plans élaſtiques de telle maniere que les angles fuſſent tous égaux,
elles ſeroient en plus grand nombre, ainſi la derniere
auroit plus de mouvement ; mais ce que nous diſons
des boules qui doivent être regardées comme autant
de cercles élaſtiques, peut s'appliquer aux rayons ſonores qui paſſent dans un tuyau recourbé : ſuppo-
ſons que les parties d'air qu'on peut conſiderer comme autant d'arcs bandez , forment cent lignes qui
aillent d'un bout d'un tuyau à l'autre, il eſt certain
que ſi les vibrations ſe communiquent en zigzague, elles paſſeront par beaucoup plus de parties
d'air ; tout, en un mot, ſera ſemblable à ce qui
arrive aux boules diſpoſées en zigzague, ainſi le
mouvement ſera beaucoup plus grand dans les parties d'air d'un tuyau recourbé, car il eſt évident que
les réfléxions y doivent arriver en plus grand
nombre.

Ce que nous venons de dire nous fera découvrir
l'uſage des parties qui compoſent l'oreille, d'abord il
ſe préſente au dehors une eſpece d'entonoir qui eſt
deſtiné à recevoir un grand nombre de rayons, & à

se réunir; l'expérience nous fait voir que ceux à
qui manque l'oreille externe, n'ont pas loüie si
bonne qu'avant qu'ils eussent perdu cette partie : je
ne parlerai pas ici des différences qui se trouvent
entre l'oreille externe de l'homme & entre celle des
animaux, cela me conduiroit trop loin; mais si l'entonnoir dont nous parlons manque dans quelques
animaux, il y a toûjours quelque chose qui fait une
compensation, ou bien, il n'est pas nécessaire pour
leur conservation qu'ils ayent l'oüie fort subtile.

Le conduit externe est cartilagineux, il étoit nécessaire qu'il fût formé d'une substance dure, afin
qu'il pût réfléchir le son; il ne marche pas en ligne
droite, par ces détours la nature a voulu augmenter
la force du son; car nous avons prouvé que les
rayons recombez donnent de la force aux rayons
sonores, enfin il s'insere obliquement, & en cela la
nature nous fait voir un artifice merveilleux, car
quand on est au milieu d'une chambre couverte
d'une voûte ronde, si l'on jette une paulme contre
quelque côté que ce soit, elle revient toûjours au
milieu, mais si l'on se place de même à un coin de
la chambre, la paulme qu'on jettera contre la voûte
ira toûjours vers l'autre coin opposé; on peut dire la
même chose de l'oreille : si le conduit externe se rendoit en droite ligne & perpendiculairement au tambour, les rayons sonores reviendroient dans son ouverture : mais comme il entre obliquement dans cette
cavité, les rayons sonores vont heurter contre la partie
elliptique supérieure de la caisse, ainsi ils doivent
revenir sur l'inférieure, c'est-à-dire, vers l'endroit où
sont la fenêtre ovale & la fenêtre ronde.

Il y a une membrane qui termine le conduit externe de l'oreille; il s'est trouvé des Auteurs qui ont
cru que, suivant les divers degrez de tension qu'elle
pouvoit avoir, elle se mettoit à l'unisson avec les corps

fonores, mais cela n'eft pas néceffaire : les tons paffent à travers des corps fort lâches, comme les chaffis peu tendus le font voir ; elle ne contribuë en rien à l'oüie, elle s'eft trouvée rompuë ou percée en divers animaux, fans que l'oüie en ait fouffért ; tout l'ufage qu'elle a c'eft d'empêcher qu'il ne s'infinuë rien dans la cavité du tambour, qui étant revêtu d'un periofte très-fenfible & ouvert d'une infinité de petites ramifications arterielles, le froid, l'humidité, & les ordures qui peuvent entrer dans l'oreille, auroient produit des dérangemens dans cette cavité, & auroient éteint le fon.

La membrane dont nous venons de parler couvre une cavité ellyptique fur laquelle elle eft pofée obliquement en s'approchant vers la bafe de l'axe du corps ; par-là on voit que la partie fupérieure de la cavité eft plus ample que l'inférieure, & c'eft ce qui facilite merveilleufement la réfléxion des rayons vers la partie inférieure, c'eft-à-dire, vers les fenêtres.

Dans la cavité du tambour contre la membrane on trouve les trois offelets que nous avons décrits ; voyons d'abord l'ufage du marteau : on doit confiderer cet os comme la jambe & la cuiffe tenuës, roides & faifant un angle obtus, quand nous fommes affis ; la tête du femur eft comme la tête du marteau articulée qui eft pofée contre la membrane : or il eft certain que, fi je mettois la main près du genoux, & que je foulevaffe la cuiffe & la jambe, je poufferois avec ma jambe ce qui feroit devant elle ; voilà ce que fait le mufcle de Cafferius qui vient d'en-haut, il fouleve la jambe du marteau, & pouffe la membrane en dehors : or comme cette membrane eft enfoncée dans le tambour, c'eft donc une néceffité qu'elle foit plus lâche quand ce mufcle agit ; pour ne pas quitter notre éxemple de la jambe & de la cuiffe, fi de deffous la chaife il venoit une corde qui s'attachât près du genoux,

genoux ; cette corde tireroit la jambe contre la
chaise : or c'est ce que fait le muscle d'Eustachi qui
vient de la partie interne de la trompe, va passer
par un anneau près de la fenêtre ovale, & vient ainsi
du fond du tambour s'attacher au manche du marteau
vers l'insertion du muscle externe dont nous venons
de parler ; il tire donc la membrane vers le fond du
tambour, c'est-à-dire, qu'il lui donne de la tension :
il y a un autre muscle attaché à l'apophise gresle, lequel se confond presque avec le précédent à son origine, mais il marche par la partie externe de la trompe
d'Eustachi, & va s'attacher à l'apophise gresle du marteau ; il ramene le marteau, & la membrane du
tympan vers le conduit auditif.

Comme la membrane n'est pas l'organe de l'oüie,
il est évident que le marteau & les muscles qui servent à le mouvoir, ne peuvent point l'être ; mais si
cette membrane eût été fort tenduë, les grands bruits
l'auroient crevée ; il a donc fallu que suivant la force
des vibrations de l'air cette membrane pût se ré-
lâcher : d'ailleurs les sons se communiquent plus facilement par une matiere tenduë, & se perdent en partie
dans une matiere lâche ; ainsi, pour que nous pussions
entendre des sons fort petits, & diminuer les sons trop
aigus, il étoit nécessaire que la membrane du tambour pût avoir divers degrez de tension.

L'enclume sert en partie à appuyer le marteau ;
ainsi on peut dire qu'en cela elle ne contribuë pas à
l'oüie ; mais elle s'attache à la tête de l'étrier par le
moyen d'un petit globule osseux : voyons en quoy
l'étrier sert à l'oüie, & nous pourrons juger ensuite
de l'usage de l'enclume.

L'étrier est posé perpendiculairement sur la fenêtre ovale qu'il bouche par sa base, les rebords de cette
base sont attachez aux rebords de la fenêtre ovale par
une membrane qui peut ceder quand on baisse l'étrier

R r

par la pointe ou qu'on le pousse en arriere ; c'est
pour cela que la nature a mis postérieurement à la fenêtre ovale un petit muscle dans une espece de grotte
dont sort son tendon, par l'axe d'une petite pyramide
osseuse, & va s'attacher à la tête de l'étrier : par ce
muscle l'étrier s'éleve à la partie antérieure de la fenêtre ovale de même que la pointe du pied lorsque
nous la levons de dessus le pavé; outre cela la base
qui est extrêmement mince, est percée d'une infinité
de petits trous, selon l'observation de Manfredi,
tout cela étoit nécessaire, afin que les vibrations de
l'air puissent passer dans le vestibule, mais par là
on voit que l'étrier ne contribuë en rien à l'oüie, il
ne fait que moderer la force des vibrations de l'air en
fermant ou en ouvrant le passage plus ou moins : pour
l'enclume elle soûtient la tête de l'étrier, & le ramene par le ressort de sa branche inférieure, quand
il a été tiré en arriere; ainsi l'oüie pourroit subsister,
quand même l'enclume manqueroit.

A la partie antérieure il se trouve un canal en partie osseux & en partie cartilagineux & membraneux, il
se termine sur le voile du palais lateralement par une
espece de bourlet qui resserre l'orifice; ce canal étoit
d'une nécessité absoluë par rapport au mouvement de
la membrane du tympan, car si l'air n'avoit pû entrer
par cette trompe, jamais la membrane n'auroit pû être
poussée en dehors, car cette membrane en s'avançant
en dehors auroit laissé un espace vuide, & pour
cela il auroit fallu vaincre la pesanteur de l'admosphere : or le muscle de Casserius n'auroit pas assez de
force pour produire cet effet; on voit par-là que c'est
sans fondement qu'un Auteur a dit que l'air se retire dans les cellules mastoïdes, quand la membrane
du tympan est renduë, & qu'il en sort lorsqu'elle se
relâchée, tout cela est faux, l'air sort & entre par les
trompes d'Eustachi : pour les cellules mastoïdes, elles

ne me paroiſſent pas avoir d'autre uſage que d'humecter le tambour par l'humidité qui s'y filtre, peut-
être ſervent-elles auſſi à rompre la force du ſon.

On a propoſé autrefois un problême, ſçavoir, comment il ſe peut faire que dans le temps que nous re-
tenons avec force l'air inſpiré, il ſe peut faire que le
tambour ſe gonfle, car il ne paroît pas qu'alors il
puiſſe entrer de l'air par les trompes ; il faut obſerver qu'alors nous fermons le paſſage de l'air par le
nez en relevant le voile du palais : or il ne ſe peut pas
que le voile ſoit fortement relevé, que l'extrémité de
la trompe ne ſoit comprimée, & l'air qui étoit dans
cette extrémité paſſe dans l'oreille.

Dans le fond du tambour on trouve les deux trous
dont nous avons parlé ; ils ſe trouvent tellement placez, comme nous l'avons déja remarqué, que les
rayons ſonores vont tous s'y réunir : les vibrations
de l'air ſe communiquent par les membranes qui
couvrent ces trous, à l'air du veſtibule ; l'éxiſtence au
reſte de cet air dans le veſtibule eſt démontrée, puiſqu'il eſt évident que la baſe de l'étrier & la membrane
qui couvre la fenêtre ronde ſe romproient par l'effort
de l'air externe : s'il n'y avoit pas un air qui contreba-
lançât cet effort, il n'eſt pas difficile à concevoir
comment cet air ſe dépoſe dans le veſtibule ; dès
qu'il ſe trouvera une cavité vuide, l'air qui eſt dans
les liqueurs qui paſſent par cette cavité, ſort par les
pores des vaiſſeaux, il n'y a rien en cela que cent expériences ne confirment.

Il s'agit à préſent de chercher l'endroit où ſe fait
la ſenſation du ſon, ce n'eſt pas dans le veſtibule,
car 1° les rayons ſonores doivent produire la ſenſation dans des endroits où ils ſoient ramaſſez ; or dans
le veſtibule ils ſe répandent dans une grande ſurface,
& ſe jettent de tous côtez dans des ouvertures qu'ils
rencontrent. 2°. Les ſix ouvertures qui ſe trouvent

dans le vestibule, font voir qu'il est formé pour conduire l'air en divers endroits plûtôt que pour en recevoir les impressions, car une grande partie de sa surface est emportée par ces ouvertures. 3°. La rampe qui va à la fenêtre ronde, seroit inutile, car les vibrations qui viendroient par cette fenêtre rencontreroient à la pointe du limaçon celles qui viendroient du vestibule, ainsi elles ne produiroient aucun effet, puisqu'elles reviendroient sur leurs pas. 4°. Enfin les canaux demi-circulaires & le limaçon seroient inutiles.

Ce n'est pas non plus la coquille seule où se forme la sensation du son, car elle ne se trouve pas dans les oiseaux qui cependant entendent fort bien, comme nous l'avons déja fait observer. Les canaux demi-circulares sont l'organe de l'ouïe dans les oiseaux & les poissons, pourquoi ne le seroient-ils pas dans l'homme ?

De même que la sensation de la lumiere se fait dans l'endroit où tous les rayons se réunissent, & ont plus de force, la sensation des rayons sonores se fait appercevoir dans le point où se fait leur réunion, c'est-à-dire, où ils se trouvent plus forts ; mais avant de chercher cet endroit, il faut remarquer qu'il n'est pas nécessaire que les rayons s'aillent tous réunir à un même point, il suffit qu'ils s'unissent en divers endroits ; car de même que les deux sensations qui se font aux deux oreilles ne multiplient pas les sons, celles qui se feront en divers points de la même oreille, ne les multiplieront pas non plus.

Cela posé, les principes que nous avons établis au commencement, nous conduiront où le son se fait sentir. 1°. Les canaux demi-circulaires qui s'ouvrent dans le vestibule, sont chacun plus étroits au milieu qu'à leurs deux ouvertures, ainsi les rayons sonores en entrant par les deux bouts dans un canal, doivent

se réunir au milieu. 2°. Nous avons vû que les
tuyaux recourbez augmentent le son, c'est donc une
nécessité que les canaux demi-circulaires donnent de
la force aux rayons sonores. 3°. La figure de limaçon
est très-propre à réunir les rayons sonores, la coquille les réunira donc à sa pointe où les deux rampes communiquent. Il est donc à croire que la sensation du son se fait au milieu des tuyaux demi-circulaires & à la pointe du limaçon. L'uniformité de
ce qui se passe dans tous ces points doit donner beaucoup de vraisemblance à ce que nous disons ici : l'air
qui entre par une ouverture d'un tuyau, rencontre
au milieu du tuyau celui qui vient par l'autre ; de
même l'air qui entre par la rampe externe qui va
aboutir à la fenêtre ronde, rencontre celui qui vient
par la rampe interne qui s'ouvre dans le vestibule :
enfin dans tous les endroits les canaux sont recourbez, & deviennent toûjours plus étroits ; au reste,
quand nous disons que l'air entre, ce n'est que pour
nous mieux faire entendre il n'y a que le mouvement qui passe d'un endroit à l'autre.

Dans cet endroit où tous les rayons sonores s'unissent, ils font une grande impression dans les nerfs,
c'est en faisant cette impression qu'ils perdent leur
mouvement ; ils reviennent dans le vestibule avec ce
qui peut leur en rester, mais ils n'y font aucune impression par les raisons que nous avons dites, &
parce que ces rayons venant d'un lieu étroit sur une
surface large ils n'ont plus de force.

Pour expliquer comment notre oreille apperçoit la diversité des sons, on a eu recours à la lame spirale, mais
nous avons dit que les oiseaux apperçoivent cette diversité, puisqu'ils apprennent divers airs, ainsi cette
lame spirale n'est pas nécessaire pour cela, mais voicy
d'autres raisons les tons ne sont formez que par la vîtesse, ou par la fréquence des vibrations; or cette vîtesse

& cette fréquence de vibrations se fera sentir d'elle-
même au nerf auditif : d'ailleurs ceux qui cherchent
dans l'oreille un corps qui puisse être à l'unisson
avec tous les corps sonores, ne font que transporter
la difficulté en prenant pour cela la lame spirale du
limaçon , ou les divers arcs qui composent les
tuyaux demi-circulaires, car il faudra que les mouvemens de cette lame & des canaux se communiquent aux nerfs ; or l'air seul pourquoi ne commu-
niquera-t-il pas ses vibrations aux nerfs comme il
les communique à la lame & aux tuyaux, & comme
les tuyaux & la lame les communiquent aux nerfs ?
C'est dans les nerfs qu'il faudroit plûtôt chercher des
cordes qui fussent à l'unisson : mais enfin pourquoi y
chercher toutes ces différentes cordes ? le plus ou le
moins de vîtesse ne se fera-t-il pas sentir , quand l'air
agira sur les nerfs par des vibrations plus ou moins
rapides ? ajoûtez à tout cela que les nerfs qui sont
des cordes lâches & attachées à divers points, ne
sont pas sujets à des vibrations, comme nous l'avons
prouvé.

Par ce que nous venons de dire on peut expliquer
plusieurs phénoménes qui dépendent de la structure
de l'oreille. 1°. Si l'on applique le creux de la main
à l'oreille externe, de sorte qu'il regarde le corps sonore, on entend beaucoup mieux ; car alors on ramasse plus de rayons, ainsi il doit se faire dans l'o-
reille une impression plus forte. 2°. L'oreille externe
étant coupée, on entend plus difficilement ; cela vient
de ce que l'entonoir qui ramassoit beaucoup de
rayons, est enlevé : on pourroit suppléer à ce défaut
par un tuyau évasé qu'on appliqueroit au trou auditif. 3°. Si l'on présente obliquement le plan de
l'oreille externe à un corps sonore en tournant la
tête vers le côté opposé, on entend beaucoup mieux,
cela vient de ce que le conduit auditif marche en

devant ; ainfi, quand on tourne la tête, on reçoit directement les rayons fonores. 4°. L'ouïe eft beaucoup plus fine, quand on écoute, la bouche étant ouverte ; il fe peut faire que le mouvement de l'air fe communique alors à l'oreille par la trompe d'Euftachi, mais il faut obferver que la bouche étant fermée, la machoire inférieure comprime un peu le conduit auditif, & empêche par-là qu'il n'y entre une auffi grande quantité de rayons fonores. 5°. Quand on fouffle, qu'on parle, qu'on chante fur un ton fort aigu, ou qu'on baaille, on entend un bruit fourd dans l'oreille ; cela vient de ce que la trompe d'Euftachi étant comprimée à diverfes reprifes, l'air eft pouffé dans la quaiffe du tambour, & caufe ce bruit en tombant fur les corps qu'il rencontre. 6°. Il y a des fourds qui entendent quand on leur parle à la bouche, l'air communique alors fes vibrations par la trompe d'Euftachi. 7°. S'il arrive une obftruction à la trompe d'Euftachi, on devient fourd, la raifon en eft évidente ; cela vient de ce que la trompe étant bouchée, il fe ramaffe dans la quaiffe du tambour des matieres qui peuvent éteindre le fon. 8°. Si la membrane du tambour vient à fe rompre, la furdité furvient, quoyque long-temps après ; on ne peut attribuer cela qu'aux matieres qui s'introduifent alors dans la quaiffe, & aux impreffions de l'air externe. 9°. Il s'eft trouvé des perfonnes qui rendoient la fumée du tabac par l'oreile, cette fumée entroit par les trompes, & fortoit par le trou qu'on appelle *hiatus Rivini*, & qui fe trouve ouvert dans quelques fujets ; ce trou, au refte, eft à l'interruption du cercle offeux où s'attache la membrane du tambourg. 10°. S'il furvenoit une inflammation dans le veftibule, dans les canaux demi-circulaires, dans la coquille, les nerfs auditifs feroient ébranlez par les arteres, ainfi on entendroit un bruit, & c'eft ce qui

R r iiij

arrive dans les douleurs d'oreille ; l'inflammation qui arrive en d'autres endroits, peut causer aussi quelque bruit en occasionnant divers dérangemens, comme, par exemple, dans le periofte qui revêt la cavité du tambour. 11°. Si la matiere cerumineuse venoit à boucher le conduit auditif externe, l'air ne pourroit pas communiquer ses vibrations à travers cette matiere molle, ainsi on ne pourroit plus entendre. 12°. De même s'il se ramasoit des liqueurs épaissies dans la quaisse du tympan, les vibrations de l'air ne pourroient pas se communiquer par les fenêtres ; si l'on pouvoit faire quelque injection par la trompe, on pourroit enlever cette matiere : mais si on tente cela, il faut que ce soit par le nez.

LES GLANDES.

I. NOus allons faire l'énumeration des glandes qu'on trouve dans le corps humain, & nous commencerons d'abord par la tête ; on a cru que la subftance corticale étoit glanduleuse, mais on ne peut reconnoître dans la tête d'autre glande que la glande pinéale & la pituitaire, les glandes de Pachioni qui font autour des sinus, de la dure-mere, & les glandes qui font dans le plexus choroïde comme des especes de petits sacs qu'on voit parfaitement avec le microscope.

II. A la partie externe de la tête on trouve les parotides, les maxillaires, les sublinguales, les labiales, les palatines, les amygdales, les buccales qui font répandues par toutes les membranes de la bouche ; nous avons déja parlé de ces glandes.

III. Dans les yeux on trouve la glande lachrymale, l'innominée, les glandes sebacées de Meibomius ;

dans le nez sont les glandes de la membrane pituitaire, & dans le conduit auditif les glandes cerumineuses.

IV. Le col a une glande considérable nommée *la glande tyroide*, elle a la figure d'un croissant dont les pointes sont tournées en haut, & s'attachent de chaque côté au cartilage cricoïde, au tyroïde & à l'œsophage, mais le milieu se joint à la partie inférieure du larynx, & à la partie supérieure de la trachée-artere ; Vercelloni s'est imaginé que cette glande étoit un nid d'œuf vermineux qui servoit à la digestion & à former le chile, mais tout cela est sans fondement. M. Heister a trouvé de petits corps spheriques & jaunâtres dans cette glande, mais en la pressant il n'a pû rien faire passer dans l'œsophage, où, selon Vercelloni, s'ouvrent les conduits par où passent les œufs ; on trouve encore au col d'autres glandes dans les interstices des muscles, & dans la graisse : leur figure, leur nombre & leur situation varient, & l'usage n'en est pas bien connu ; on dit d'ordinaire qu'elles servent aux vaisseaux limphatiques, mais je ne vois pas en quoy.

V. Ruisch & Valsalva ont donné des figures des glandes de l'épiglote ; pour celles qui sont dans les autres parties du larynx, & sur-tout près des cartilages arythenoïdes & dans la trachée-artere, Morgagni les a faites représenter, mais elles ne sont pas si grosses ordinairement que celles qui ont servi de modele à cet Anatomiste, elles sont néanmoins toûjours assez sensibles : on trouve souvent aussi beaucoup de glandes dans l'œsophage, & sur-tout à la partie supérieure ; Valsalva nous en a donné des figures, mais je les ai trouvées quelquefois plus grandes, & j'ai observé au milieu de chacune un trou qui en est comme le tuyau excretoire.

VI. Dans le thorax on voit d'abord le thymus, il

se trouve entre les deux lames du mediastin sous le sternum ; il y a eu de grandes disputes entre Verrheyen & Bidloo au sujet de cette glande : on trouve encore dans le thorax les glandes bronchiques qui sont assez remarquables, & qui sont situées dans les grandes divisions des bronches ; leur couleur est noirâtre, & leur usage n'est pas bien connu. On a cru qu'elles servoient à humecter les bronches & à les lubrefier, mais Vercelloni croit qu'elles servent à la digestion en filtrant une liqueur qu'elles envoyent à l'œsophage & au ventricule par des conduits très-subtils : j'ai trouvé quelquefois des fibres qui vont de ces glandes à l'œsophage, mais je n'ai jamais pû y remarquer de cavité.

VII. Vers la cinquiéme vertebre du dos on trouve une glande assez considérable qui est adhérente à la partie postérieure de l'œsophage ; Vesale, & d'autres Anciens en ont donné la figure & la description, ils ont accoûtumé de l'appeller *glande dorsale*, on la trouve de diverse grandeur, souvent néanmoins elle est comme une féve ou comme une amande, tantôt elle est plus grande, tantôt elle est plus petite, souvent elle ne paroît point, elle est double, elle grossit quelquefois & empêche la déglutition : Vercelloni croit qu'elle filtre un suc qui sert à la digestion,& qui passe dans l'œsophage par de petits conduits que je n'ai pas pû découvrir ; Fanton avoit soupçonné avant Vercelloni que cette glande & les precedentes séparoient un mucilage,il dit non-seulement qu'il en a découvert les conduits dans les chiens où elles étoient devenuës grosses, mais qu'il a trouvé des vers dans ces conduits. Morgagni rapporte de même que ces glandes sont remplies quelquefois de vers rouges, minces & oblongs : Redi & le Clerc disent la même chose ; & dans ces cas selon Morgagni, les tuyaux excretoires se trouvent ouverts dans l'œsophage, mais dans l'état naturel on n'y voit aucune ouverture dans le chien, ni dans l'homme à plus forte raison.

VIII. Dans l'abdomen on trouve plusieurs glandes dont la plus grande est le pancréas, ensuite viennent les capsules atrabilaires, les glandes meseraïques, celles de Brunner & de Peyer ; pour celles qui sont dans le ventricule des chiens & des cochons, elles paroissent facilement, mais ce n'est qu'avec peine qu'on les découvre dans l'homme, & j'aurois même douté qu'il s'y en trouvât, si Morgagni par ses observations ne m'avoit assûré qu'il y en avoit. Vercelloni assûre que dans la partie externe de l'orifice gauche du ventricule on trouve une glande de la grosseur d'une féve, & que le tuyau excretoire se termine dans le ventricule ; j'ai vû cette glande dans les cochons, mais non pas son conduit : quant à l'homme, je ne sçai pourquoi je n'ay pû l'y découvrir, quoyque je l'ay cherchée dans plusieurs cadavres.

IX. Vers les vertebres des lombes, à l'endroit où est le réservoir du chile, on trouve des glandes qu'on nomme *lombaires*, vers l'os *sacrum* & la division des vaisseaux iliaques il y en a qu'on nomme *sacrées & iliaques*, dans toutes ces glandes où les vaisseaux limphatiques se déchargent la figure & la grosseur varient beaucoup : j'ai vû dans une femme les glandes lombaires de la grosseur du poing. A la partie concave du foye à l'entrée de la veine-porte. Vers le col de la vessie du fiel près de la rate ; on trouve aussi des glandes conglobées de la grosseur d'une féve ; quelques-uns les ont nommées *hepatiques*, *cystiques*, *spleniques*, *glandes de la veine-porte*, elles paroissent servir aux vaisseaux limphatiques. Dans la partie concave du foye de bœuf les glandes sont plus nombreuses que dans l'homme ordinairement, il y en a de la grosseur d'une amande, d'une noix, & d'un petit œuf ; dans la vésicule du fiel de bœuf j'en ai trouvé fort souvent qui étoient jaunâtres & peu différentes des glandes cerumineuses qu'on voit dans le conduit auditif; je ne les ai pû voir que rarement dans l'homme: pour la vessie, on y trouve des corps glanduleux vers le col, mais ils ne paroissent que rarement, on voit aussi quelquefois de petites glandes dans les ureteres, mais tantôt dans un endroit, & tantôt dans un autre; pour l'épiploon, quelques-uns disent qu'il y a des glandes qui séparent la graisse, mais on n'y en voit seulement qu'un très-petit nombre qui se trouve sur-tout à la jonction de l'omentum avec le pilore: on les nomme *épiploiques*; ce sont les arteres, au reste, qui filtrent ici la graisse, comme dans les autres parties.

X. Dans les parties genitales de l'homme on trouve, 1º les glandes de Cowper: 2º la glande de Litre; 3º les glandes odoriferentes de Tyson dans le prépuce & la couronne du gland; celles de la partie interne du prépuce se sont présentées à moi plus souvent que celles de la couronne du gland où il est fort difficile de les distinguer des houpes nerveuses: 4º les prostates; 5º les glandes des vesicules seminales qui paroissent rarement, mais que j'ai vû quelquefois de la grosseur d'un grain de moutarde. Harderus a écrit qu'il y a vû un petit trou excretoire où il pouvoit entrer une soye, & qu'elles étoient si grosses, qu'elles égaloient les plus grandes des gros intestins. 6º. Terraneus a décrit de petites glandes dans l'urétre de l'homme, il dit qu'elles se trouvent d'un côté & d'autre dans la partie caverneuse de l'urétre où elles s'ouvrent par plusieurs trous, & où elles versent un mucilage, mais je n'ai pû en voir aucune; j'ai observé cependant ce que Morgagni a écrit, sçavoir, que les trous, quand la liqueur y est retenuë, se gonflent, & forment de petits corps ronds & blanchâtres qui trompent souvent: je distingue au reste des

glandes les testicules & les épididymes, parce que les
Anciens ont fait cette distinction.

XI. Dans les parties genitales des femmes on peut
rapporter aux glandes 1° celles que Morgagni a découvertes dans les nymphes, & dont il a donné la
description, elles ont une grande ressemblance avec
les glandes odoriferentes du prépuce, mais elles ne
sont pas dans tous les sujets aussi grosses qu'il les
dépeint, & je croi qu'elles varient suivant que les
nymphes sont plus ou moins grandes, car dans une
femme dont les nymphes étoient fort étenduës &
fort épaisses j'en ai trouvé de semblables à celles dont
parle Morgagni; dans les autres je n'en ai point observé, ou je ne les ai vûes qu'à peine. 2°. On dit qu'il
y a des glandes dans l'urétre des femmes comme
dans celles des hommes; j'ai vû de petits conduits
dans l'urétre, mais je n'y ai pas trouvé des glandes.
3°. Autour de l'orifice de l'urétre il y a des lacunes
dans le vagin; on peut y introduire des soyes, & au
dessous j'ai trouvé quelquefois des glandes dont Morgagni en a fait graver une fort considérable: j'ai remarqué que ces glandes & celles des nymphes se gonflent beaucoup dans les accouchemens difficiles &
contre nature; le sang qui coule alors en plus grande
quanité, & qui gonfle ces parties, rend ces glandes plus
sensibles que dans les cadavres où l'on ne voit souvent ni les conduits, ni la glande. 4°. On trouve
souvent des vésicules à l'orifice interne de la matrice; quelques-uns les ont regardées comme un nouvel
ovaire: il ne faut pas les mettre au nombre des glandes, parce qu'on confondroit par-là les corps vésiculaires & les corps glanduleux. 5°. Nous avons
déja dit que dans le placenta il n'y avoit pas de
glandes.

XII. Les glandes qui appartiennent aux membres,
ou aux extrémitez, sont 1° les glandes axillaires qui

font situées fous les aiffelles, & couvertes de graiffe :
2° les glandes inguinales qui font de chaque côté aux
aînes, & qui en diverfes maladies fe gonflent, s'enflamment, & forment des abfcez ; leur ufage n'eft pas
développé ; 3° les glandes mucilagineufes de Havers
fe trouvent dans les articulations des os, & fur-tout
dans celle du *femur* avec les os innominez & avec le
tibia ; on en trouve encore dans les autres jointures,
mais elles font moindres, il n'y a pas des glandes fi molles que celles-là, elles féparent un mucilage qui humecte les extrémitez des os, & les rend gliffantes pour
faciliter les mouvemens, & pour empêcher qu'il ne s'y
forme des anchilofes ; ces glandes reffemblent fort à une
certaine efpece de graiffe fubtile, comme celle qu'on
trouve dans les interftices de quelques mufcles & dans
le canal des vertebres autour de la moële de l'épine : au
refte on voit auffi vers l'omoplate, l'angle du coude &
du genou, aux pieds, aux mains & en d'autres endroits
entre les mufcles, des glandes que la brieveté que je
me fuis propofée ne me permet pas de détailler.

XIII. On trouve fur la furface externe de la peau
des corpufcules fpheriques, avec un tuyau excretoire ;
ils paroiffent fur-tout au nez, aux paupieres, aux
oreilles, à l'areole des mammelles, fous les aiffelles,
à la peau du membre viril & du fcrotum, autour de
l'anus & des parties de la femme.

REMARQUES.

Le traité des glandes eft plus étendu dans les Tables
d'Heifter qu'il ne l'eft ici ; mais nous n'avons omis
rien de ce qui eft effentiel, l'énumeration que nous
venons de donner, fuffit ; nous compenferons ce que
nous avons retranché par ce qu'ont dit fur cette matiere quelques Auteurs qui l'ont éxaminée à fond, &
nous y mêlerons des obfervations particulieres qui
éclairciront celles que nous rapporterons d'ailleurs.

Les glandes, selon M. Malpighi, sont des cavitez qui sont formées par une membrane, & qui reçoivent des liqueurs particulieres dont elles se déchargent ensuite par des conduits excretoires.

Mais, selon M. Ruisch, les glandes sont des corps solides, environnez d'une membrane, composez d'un assemblage de vaisseaux qui différent selon les diverses liqueurs qu'ils doivent filtrer.

Il paroît d'abord que Ruisch n'est pas contraire à Malpighi, puisqu'il n'ajoûte que des vaisseaux que Malpighi peut-être n'auroit pas niés ; mais voici la véritable différence qu'il y a entre ces deux Anatomistes : l'un veut qu'il y ait des cavitez entre l'artere & le conduit excretoire ; & l'autre veut que les arteres envoyent des tuyaux qui séparent les humeurs pour les verser immédiatement hors des parties, ou pour les porter dans de gros canaux.

Il se fait par tout le corps des secretions par le moyen des corps glanduleux dont parle Malpighi; on n'a qu'à parcourir diverses parties du corps, comme les paupieres, la membrane pituitaire, les aîles du nez, les joües, les lévres, le voile du palais, les amygdales, la racine de la langue, l'œsophage , les intestins, les bronches, le conduit externe de l'oreille, le prépuce, les nymphes, les lévres de la grosse fente, l'intérieur du vagin, dans toutes ces parties on trouvera des corps glanduleux, qui étant comprimez, laisseront échapper des goutes fort considérables, ou une matiere épaisse.

De ces grosses goutes & de cette matiere épaisse je tire une conséquence évidente, c'est qu'il faut qu'il y ait des réservoirs où se ramasse la matiere que filtrent les arteres, car il ne seroit pas possible qu'il se ramassât dans des tuyaux infiniment petits une quantité de liqueur ou de matiere épaisse aussi considérable que celle qui sort des corps glanduleux dont nous venons de parler.

Mais on trouve encore dans les maladies de la peau des preuves qu'il y a des réservoirs entre l'arrere & les conduits excretoires ; la tumeur qu'on appelle *taupe*, & qui arrive à la tête, n'est qu'un follecule membraneux rempli d'une matiere épaisse, & qui a un trou au milieu : ce petit réservoir qui filtroit auparavant de l'huile, se remplit d'une matiere épaisse, ce qu'il y a de plus fluide s'évapore, & ce qui reste s'epaissit toûjours davantage ; cette tumeur étant toûjours comprimée, devient toûjours plus dure ; les liqueurs qui couloient dans la membrane s'y arrêtent & la gonflent, les vaisseaux sanguins étant comprimez de même le sang s'y arrête, s'y dépoüille de sa partie fluide, & forme par-là une couleur noire, la tumeur qui a toûjours au milieu une ouverture par où l'on peut exprimer la matiere tenace.

Il arrive au bord des paupieres de petites tumeurs, elles font saillantes vers la partie interne ; quand on y fait une incision, on y trouve une matiere tenace qui est renfermée dans un sac membraneux qui s'évanoüit quand ces tumeurs suppurent.

La peau est sujette à de semblables tumeurs ; on a vû sous la paupiere inférieure une tumeur blanche qui avoit un petit trou à la pointe : quand on la pressa avec force, on en exprima une matiere fort épaisse ; & après que cette matiere fût sortie entierement, on trouva, en introduisant un stilet par le trou, une cavité spherique & fort dure : on a vû une semblable tumeur au bout du nez ; après qu'on l'avoit vuidée, elle se remplissoit de nouveau, & devenoit plus dure, cette matiere étoit renfermée de même dans une cavité qui avoit son ouverture excretoire ; les ulceres & les tubercules qui défigurent quelquefois le visage, ne doivent-ils pas leur origine à de semblables reservoirs ?

Les tumeurs qu'on a nommées *atherome, meliceris,*
arrivent

arrivent à toutes les parties du corps, elles se forment par une matiere qui s'épaissit, & qui se trouve renfermée dans un sac au bout duquel on voit
toûjours quelque trace de l'ouverture excretoire;
comme il n'est pas de partie où ces tumeurs n'arrivent, il n'y en a pas sans doute qui n'ait des follecules ou des réservoirs membraneux.

On a vû une jeune fille qui avoit à la partie gauche
du col inférieurement une tumeur blanche, indo-
lente, profonde, qui devint d'une grosseur énorme;
on trouva qu'elle étoit formée par une cavité revêtuë
d'une membrane de cinq ou six lignes d'épaisseur,
& remplie d'une eau jaunâtre qui se coaguloit sur
le feu.

Il arrive des hydatides dans toutes les parties du
corps, des visceres entiers dégénerent souvent en
cette sorte de tumeurs, elles sont des vesicules qu'on
peut séparer de toutes les parties voisines, d'abord
elles sont remplies d'une limphe très-fluide qui s'é-
paissit ensuite, & prend diverses couleurs; leurs membranes s'épaississent, par la pression les liqueurs
qui y sont arrêtées; durant ce séjour des liqueurs,
la partie la plus fluide s'échappe, & la partie
grossiere reste dans les vaisseaux membraneux: c'est
cette matiere épaisse qui, en dilatant ces vaisseaux,
rend la membrane plus épaisse, ce qui arrive dans
les tumeurs; il ne faut donc pas avoir recours
à la matiere coagulée de l'hydatide pour augmenter
l'épaisseur de la membrane, on trouve toûjours dans
ces sacs, dont les paroits se sont épaissies, un véritable tissu membraneux qui ne sçauroit être formé par
l'application d'une matiere coagulée: ce qui arrive
à la matrice durant la grossesse, arrive par la même
raison aux vesicules que gonfle la limphe; au reste,
je ne parle pas ici des gonflemens qui surviennent
aux vaisseaux limphatiques obstruez, je ne parle que

S f

de ces tumeurs lymphatiques qui n'ont pas de suite, elles nous font voir qu'il faut de nécessité qu'il y ait dans les visceres des glandes sereuses dont on n'a pas encore expliqué l'usage.

Les stéatomes viennent de la graisse, qui ne pouvant pas sortir des cellules adipeuses, forme des tumeurs, & y dégénere en une espece de suif; on trouve dans ces tumeurs une membrane qui s'épaissit, & qui peut être séparée de toutes les parties voisines : on ne sçauroit douter en nulle maniere que cette membrane ou ce sac ne fût une cellule adipeuse; on ne peut donc pas douter non plus que les autres tumeurs n'ayent été formées par de petits sacs qui reçoivent les matieres filtrées.

Non-seulement on prouve par ce que nous venons de dire l'éxistence des follecules par toute l'étenduë du corps, mais il est aisé d'en faire voir la nécessité dans une infinité d'endroits; le nez & le visage, la membrane pituitaire, la trachée-artere, sont exposez aux injures de l'air, la bouche, le gosier, l'œsophage, le ventricule, les intestins, peuvent être irritez par des matieres âcres de même que les ureteres & la vessie, il falloit donc qu'il y eût toûjours une matiere qui pût empêcher l'irritation qui pourroit arriver à ces endroits : or si cette matiere n'eût été déposée dans des réservoirs, elle n'auroit été ni en assez grande quantité, ni assez épai

Ce qui fait voir encore mieux la nécessité de follecules, c'est qu'ils se trouvent dans les parties dont nous venons de parler : dans les aîles du nez il y a de petits réservoirs où l'huile se ramasse, on voit dans toute l'étenduë des intestins des cavitez qui sont comme des calotes revêtuës en dedans d'un coton ou d'une infinité de petits filamens qui s'élevent dans toute la surface : dans le vagin, à l'extrémité du rectum, il y a des lacunes qui se remplissent d'une liqueur particuliere, & qui forment les condilomes ; dans les articulations on voit de même de petites cavitez qui versent une huile qui facilite les mouvemens, & les membranes où les guaines des tendons en ont de semblables : & si dans tous ces endroits où il se filtre une matiere épaisse il y a des follecules, ne sera-ce pas la même chose dans le reste du corps? la peau où l'on trouve des pores qui vont aboutir à des cavitez, en sont une preuve évidente.

Mais que répond à cela M. Ruisch ? 1°. Il dit que la liqueur qu'on exprime des glandes, ne prouvera rien, tandis qu'on ne démontrera pas les cavitez ; néanmoins il est évident qu'une grande quantité de matiere ne sçauroit être renfermée dans un petit tuyau secretoire, il est absolument nécessaire qu'il s'y trouve un réservoir. 2°. Il dit que, quand on comprime les glandes dans les cadavres, on détruit leur tissu, & que l'on confond & qu'on détruit les parties ; mais peut-on dire cela, quand on ne fait qu'une compression legere, & qu'on voit sortir constamment la matiere par un petit trou qui est au milieu ? 3°. On ne peut tirer, selon lui, aucun avantage de l'épaisseur des liqueurs ; il d t qu'elles coulent facilement, quand on se porte bien, & que, lorsqu'on comprime fortement les glandes, on en fait sortir les extrémitez pulpeuses des vaisseaux : on trouve une preuve de cela dans la rate, quand on la décharne ; mais il est toûjours certain qu'il se filtre des humeurs épaisses dans tout le corps : or cette épaisseur demande absolument des réservoirs où la partie aqueuse s'exhale, & y laisse la matiere grossiere, car dans les extrémitez arterielles toutes les liqueurs sont fort fluides. 4°. Que les lacunes ou ces petites ca otes qu'on trouve dans les intestins, ne peuvent pas être appellées *glandes*, parce qu'elles ne sont pas revêtuës d'une membrane ; mais il est cer-

tain qu'il y a une membrane qui forme ces culs-de-
facs : tout corps rond dans lequel les arteres vont dé-
pofer une humeur qui eſt enſuite envoyée dans un
conduit excretoire, eſt une véritable glande ; or on
ne ſçauroit nier que cela ne convienne aux calotes
inteſtinales. 5°. Une humeur épaiſſie ne ſuppoſe pas
des lacunes, ſelon M. Ruiſch ; on n'en ſçauroit faire
voir dans la membrane qui revêt les ſinus frontaux
ou l'antre d'Higmor, cependant n'y trouve-t-on pas
une matiere épaiſſe ? mais M. Ruiſch dit ſeulement
qu'on ne peut faire voir des follecules dans ces membranes ; ce n'eſt pas une preuve qu'il n'y en ait point :
d'ailleurs de même que l'humeur s'épaiſſit dans les
ſinus frontaux, parce qu'elle s'arrête dans les cavitez, il faut que l'humeur épaiſſe qui ſe filtre ailleurs,
ſoit dépoſée dans des réſervoirs. 6°. Les tumeurs
ſont des maladies ; ainſi, dit M. Ruiſch, elles ne
prouvent rien pour l'état naturel : mais ces tumeurs
arrivent par tout, & ont un trou excretoire au milieu de la membrane qui les forme : or cette membrane & ce trou ne ſe forment pas dans les maladies ;
les nœuds des arbres que M. Ruiſch rapporte pour
éxemple, ne prouvent rien, ils ne reſſemblent pas
aux follecules dont il s'agit. 7°. Les tubercules qui
paroiſſent ſur la peau, peuvent être formez, ſelon
M. Ruiſch, par les enveloppes des houpes nerveuſes ;
il eſt vrai que ces enveloppes peuvent ſe gonfler,
mais les tumeurs qui ont un conduit excretoire, ne
peuvent pas être des enveloppes nerveuſes. 8°. Enfin
M. Ruiſch conclud que les tumeurs peuvent ſe former par le gonflement des extrémitez des vaiſſeaux ;
ne s'en forme-t-il pas dans le nerf optique, dans la
glande pineale, dans l'antre d'Higmor ? mais on ne
conçoit pas que dans l'extrémité d'un vaiſſeau il
puiſſe ſe former une tumeur ronde ; jamais dans des
vaiſſeaux on n'a vû que l'endroit obſtrué formât un

corps spherique : dans les anevrismes, dans les varices, dans les phlyctenes, on n'a pas observé de ces
tumeurs rondes fermées de tous côtez ; les calculs qui
se forment dans les conduits salivaires, hepatiques,
cystiques, dans les ureteres, ne présentent pas la même structure que l'atherome, le steatome, les hyda-
tydes : au contraire le canal se dilate toûjours vers
l'endroit d'où vient la matiere qui fait l'obstruction ;
enfin les vaisseaux remplis & tendus par le sang, se
changent-ils en quelque endroit que ce soit en des sacs
ronds ? dans les abscez phlegmeneux trouve-t-on jamais de sac épais qui renferme le pus ?

Les glandes dont nous venons de prouver l'éxistence, sont des glandes simples, leur assemblage forme
celles qui sont composées ; ainsi il n'y aura d'autre
différence, si ce n'est que chaque glande simple four-
nira un tuyau, qui en se joignant avec les autres,
formera un gros canal excretoire : prouvons que
dans les visceres il se fait des secretions par de tels
organes.

Selon M. Ruisch, les petits conduits qui vont former les tuyaux excretoires des glandes composées,
sont une continuation des arteres ; mais le foye de
divers animaux fournit des preuves évidentes contre
ce sentiment. 1°. Le foye des limaçons & des lézards
est composé de petits lobes coniques qui sont formez par de petits grains membraneux unis par leurs
vaisseaux. 2°. Dans les chenilles, les gryllons, les écrevisses, on ne voit pas de ces grains, mais leur foye
est composé de petits sacs longs, membraneux, très-
dinstincts, où la bile se ramasse. 3°. Dans les écu-
rieux on voit clairement les petits grains qui composent les lobes hépatiques. 4°. Dans le bœuf &
dans le cochon on découvre, sans le secours du microscope, des grains diversement figurez. 5°. Enfin
dans l'homme les arteres, les veines, les conduits

hépatiques, aboutissent à de petits grains qui sont tapissez d'un coton qui n'est autre chose que l'extrémité des vaisseaux qui déposent la bile dans les grains; on a trouvé des cadavres où ces grains étoient très-sensibles sans le secours de l'art : on voyoit clairement les rameaux de la veine-porte, de la véine-cave, du pore hépatique qui y aboutissoient; ces observations jointes démontrent invinciblement la fausseté du sentiment de M. Ruisch.

Il y a une seconde preuve qui confirme ce que nous venons d'avancer; la bile se ramasse quelquefois & se durcit dans les follecules. Regemorter a trouvé dans un foye extérieurement des sacs remplis de bile. Glisson a observé la même chose; il y a vû outre cela des corps glanduleux remplis d'une matiere gypseuse. Blancard y a remarqué des pustules glanduleuses par tout. Saltzman y a trouvé des tubercules glanduleux de la grosseur d'un pois; enfin on y a découvert des tubercules remplis d'une matiere tartareuse, un athérome & des vésicules remplies de limphe : M. Ruisch lui-même a vû un foye d'un hydropique lequel avoit dégéneré tout entier en hydatides.

Dans la formation du foye on trouve une autre preuve de ce que nous venons d'avancer au sujet du foye. Harvée avoit remarqué que dans sa naissance le foye étoit composé de simples follecules attachez comme les grains de raisin à leur grape. Malpighi a confirmé cette observation, ainsi le foye dans son origine a la même forme que celui de cet hydropique dont nous parle M. Ruisch.

M. Ruisch n'a pas laissé ces objections sans réponse; il dit dans son Trésor Anatomique page 3, qu'il a tellement injecté le foye d'un nouveau né, que les vaisseaux sanguns & les biliaires étoient si unis, qu'on ne pouvoit pas les séparer éxactement : les extrémitez de ces conduits formoient des pinceaux où l'on ne voyoit ni peloton, ni membrane, les tuyaux étoient difposez longitudinalement les uns auprès des autres ; de-là M. Ruifch couclud qu'il n'y a rien de glanduleux dans le foye, & que tous les vaiffeaux y font continus. La premiere chofe qu'on doit remarquer dans les injections, c'eft qu'elles dilatent beaucoup des vaiffeaux fort étroits, qu'elles confondent par-là les arteres limphatiques avec les arteres fanguines, qu'elles ne laiffent aucune différence entre l'émiffaire ou le conduit excretoire, & entre l'artere d'où il part, comme cela fe prouve par les injections qui des arteres cœliaques & meferaïques paffent dans l'eftomach & dans les inteftins ; on voit donc que les injections déguifent non-feulement les parties, mais qu'elles les peuvent faire difparoître, car les gros vaiffeaux bien injectez compriment ceux qui font à leur voifinage. Si les vaiffeaux, par éxemple, qui font répandus autour de la membrane qui forme les grains hépatiques, reçoivent beaucoup de cire, & que l'injection ne pénétre pas dans leurs cavitez, ils feront preffez par les arteres, & ils difparoîtront entierement ; en voici une preuve de fait : il n'y a pas de doute qu'il n'y ait des follecules dans le vifage, cependant il n'en refte point de veftige après les injections ; fi la cire paffe dans les cavitez des grains hépatiques, la confufion n'eft pas moindre : on ne voit qu'une extravafion qui ne permet pas de rien diftinguer, en voici plufieurs éxemples : quand on injecte la membrane adipeufe, la fubftance cellulaire, le corps fpongieux du membre viril, tous ces tiffus de cellules difparoiffent tellement par l'injection, qu'on n'en découvre pas la moindre trace avec le fecours des meilleurs microfcopes.

La feconde réponfe de M. Ruifch eft celle-ci : après avoir rempli de cire le tiffu du foye, il le fait ma-

cerer dans l'eau ; par cette maceration les tuyaux qui
étoient trop petits pour recevoir de la cire, se diſſolvent dans l'eau & se ſeparent du reſte : alors on ne
voit que des extrémitez vaſculaires en forme de pinceau, mais on n'y découvre nul veſtige de ces grains
dont nous avons parlé ; il n'eſt pas difficile de répli-
quer à cette difficulté qu'oppoſe M. Ruiſch : les tuyaux
qui se répandent dans la membrane des grains, ſont
les plus petits ; la cire n'entrant pas dans leur cavité,
n'empêche pas que l'eau ne les diſſolve, ainſi les
membranes ſont emportées par la maceration, & les
grains ne laiſſent aucune trace.

Pour troiſiéme réponſe M. Ruiſch dit que la matiere injectée par la veine porte paſſe dans le pore
hépatique ; il n'y a donc pas, conclud M. Ruiſch, de
follecule entre les conduits hépatiques : mais je ne
vois pas pourquoi cette objection a paru ſi difficile
à M. Boerrhave ; les conduits hépatiques s'ouvrent
dans les grains glanduleux, comme on peut s'en convaincre par le ſouffle : le filet de cire qui viendra de
la veine-porte, s'inſinuëra dans ces conduits ; pour
que cette difficulté eût quelque poids, il faudroit que
M. Ruiſch fiſt voir un rameau ſeul de la veine-porte
continu avec un conduit biliaire, & c'eſt ce qu'il ne
pourra jamais faire : nous pouvons donc conclure
que la bile se filtre dans les follecules.

Mais ce que nous venons de dire de la bile se peut
appliquer au ſuc pancreatique ; il eſt évident par
l'Anatomie comparée que les rameaux cœliaques dé-
poſent l'humeur qu'ils filtrent, tantôt dans des ſacs
qui ſont comme de petits inteſtins, tantôt dans des
follecules : de ces petits réſervoirs il ſort des conduits
qui vont se réunir à un plus gros qui se rend aux inteſtins.

Dans la rate il ne se fait d'autre filtration que celle
de la limphe, cependant la nature y a placé des glan-

des dans toute l'étenduë ; les arteres se rendent à des cellules revêtuës d'un coton : c'est dans la cavité de ces follecules cotoneux qui communiquent les uns avec les autres, & qu'elles transmettent le sang lequel se rend de là dans les veines.

Les vaisseaux des reins vont aboutir à de petits corps glanduleux, de ces petites glandes sortent des petits tuyaux qui se réunissent en d'autres plus gros pour aller former les mamellons qui sont des conduits excretoires ; cette structure est parfaitement confirmée par le foye des hérissons où l'on voit des follecules tres-sensibles : le progrès des reins dans leur naissance prouve la même chose ; on y voit comme dans le foye des grains suspendus aux vaisseaux. M. Boerrhave soupçonne que des vaisseaux même il part quelques fistules, mais on ne sçauroit prouver cela ; au reste, il paroît de même que les capsules atrabilaires filtrent leur liqueur par le moyen des follecules.

Je ne parcourerai pas ici tous les autres organes qui servent aux secretions, j'en ai déja parlé, je vais seulement faire remarquer quelques différences qui se trouvent entre les corps glanduleux. 1°. On a déja vû que les follecules de la rate n'étoient pas semblables à ceux du foye, ni à ceux des reins. 2°. Dans les intestins les follecules sont tapissez d'un coton dont les filamens ne sont autre chose que les extrémitez des vaisseaux secretoires qui versent dans la cavité l'humeur intestinale, il s'y trouve aussi des mamellons qui sont comme les fruits des figuiers d'Inde ; les extrémitez arterielles versent dans leur tissu spongieux la liqueur qu'elles filtrent, & qui sort par les bouts de ces mamellons. 3°. Dans l'urethre & le vagin les lacunes qu'on remarque, ne paroissent être que de simples cavitez où aboutissent les conduits excretoires des follecules glanduleux. 4°. Dans la langue les champignons semblent aussi n'être que des réservoirs dans lesquels la liqueur coule par le pedicule ou le col. 5e. Sous les aiſſelles il ſe trouve des glandes qui ont la forme d'un petit inteſtin, c'eſt dans le canal de ce petit inteſtin que ſe ſepare la matiere qui ſent fort mauvais, ſelon le ſéjour qu'elle y fait. 6^v. Dans le plexus choroïde on trouve de petits ſacs membraneux où il ſe dépoſe quelque liqueur. 7°. Dans la peau, quoyqu'on puiſſe dire, on remarque de petits follecules ronds qui envoyent en dehors un conduit excretoire. 8^v. Après tout ce qu'a avancé M. Ruiſch, on ne peut pas encore démontrer que les dernieres extrémitez arterielles aillent ſe terminer à la ſurface de l'épiderme, & ſoient elles-mêmes les tuyaux excretoires ; il y a cependant apparence que c'eſt par de ſemblables tuyaux que ſe fait la tranſpiration. 9^c. Dans les yeux les tuyaux qui verſent l'humeur aqueuſe, ſont de véritables productions des arteres qui ſortent du cercle arteriel. 10^x. Les glandes ſalivaires ne paroiſſent être qu'un compoſé de follecules, comme le pancras. 11^v. Les glandes limphatiques ne ſont que des cellules qui reçoivent les ramifications des vaiſſeaux de la limphe qui en ſortent comme ils y ſont entrez ; il ne faut pas douter qu'il ne s'y faſſe une filtration de quelque liqueur qui ſe mêle avec la limphe : voici ce que fait voir l'injection dans les glandes meſenteriques. Les arteres ſe rendent à chaque glande d'une infinité de points oppoſez ; quand elles y ſont arrivées, elles s'entrelacent de telle maniere qu'on ne peut les mieux comparer qu'à un peloton, & qu'elles ne paroiſſent pas arrangées ſur une membrane : entre ces arteres ainſi mêlées on découvre des petits grains, comme dans le foye ; il ne paroît pas enfin par le microſcope qu'il y ait une membrane qui enveloppe ces grains.

LA NUTRITION
ET L'ACCROISSEMENT DES PARTIES.

LE corps est composé de parties solides & de parties fluides qui s'échappent continuellement; à ces matieres qui s'exhalent en succedent d'autres qui prennent leur place, & conservent toûjours le corps dans la même forme : cette réparation des pertes que fait le corps, se nomme *nutrition*; expliquons comment elle se fait.

Pour comprendre la maniere dont les corps se nourrissent, il faut connoître les parties qui ont besoin d'être réparées, la nature de la matiere qui fait cette séparation, & la force qui l'applique aux parties qui reçoivent la nourriture; nous éxaminerons ensuite quelques phénoménes qui ont du rapport à ces trois choses.

Pour que les corps animez pussent s'assujettir aux divers mouvemens que l'Etre moteur y produit, il falloit que les muscles, les vaisseaux & les fibres fussent fléxibles; mais cette fléxibilité n'auroit jamais pû subsister, si des petites parties qui composent celles qui sont plus grandes s'étoient réunies, & avoient composé un corps dur : pour empêcher cette réunion il a été nécessaire qu'il coulât dans tout le corps des fluides qui ramollissent les parties continuellement; or cela ne pouvoit se faire, si le corps n'avoit été composé de vaisseaux qui eussent reçû des fluides par l'effort d'une cause comme le cœur.

Mais si les vaisseaux & le cœur sont nécessaires, ils entraînent un inconvenient, le cœur ne sçauroit se mouvoir sans agiter les vaisseaux, cette agitation détache des corpuscules du tissu de toutes les parties solides, les corpuscules détachez se mêlent avec les fluides & s'exhalent avec eux ; on voit par-là que les corps animez ne pourroient pas subsister long-temps, s'il n'y avoit quelque chose qui réparât les pertes qu'ils font continuellement, puisqu'il n'y a pas dans toute leur étenduë un seul point qui ne perde quelque chose à chaque instant.

Il s'agit de chercher une matiere qui soit propre à réparer les pertes que font continuellement toutes les parties de notre corps. La premiere qualité qu'il faut qu'elle ait, c'est qu'elle puisse s'insinuer dans les petits vuides que laissent les particules qui se détachent, il faut donc qu'elle soit fort subtile, puisque les parties qui s'exhalent sont d'une petitesse presque infinie ; aussi voyons nous que le blanc d'œuf ne nourrit les poulets naissans que lorsqu'il a passé par des degrez innombrables de fluidité, alors même avant de produire son effet il faut qu'il passe par les vaisseaux de l'embryon où il doit encore se subtiliser beaucoup plus.

De ce que nous venons de dire il s'ensuit que ce n'est pas le chile qui nourrit les parties, car il est trop grossier pour s'introduire dans les interstices qu'ont laissé les parties détachées ; mais si le chile ne peut nourrir les parties, il est certain que la partie rouge du sang ne sçauroit le faire, puisque les globules qui la composent sont plus-grossiers que ceux qui forment le chile : d'ailleurs n'y a-t-il pas une infinité de vaisseaux qui ne reçoivent pas du sang, & qui se nourrissent avec les parties qu'ils arrosent de même que les endroits où se répand la matiere rouge sont nourris ?

Il faut encore que la matiere qui nourrit notre corps puisse bien s'appliquer aux parties qu'elle rencontre, pour cela il faut qu'elle leur puisse présenter des surfaces larges ; les corpuscules qui ne se touchent que par quelques points, ne sçauroient s'unir que

très-foiblement : mais les corps qui se touchent immédiatement par des surfaces étenduës, ne peuvent
être séparées qu'avec peine ; on en trouve un exemple dans deux tables de marbre bien polies qu'on applique immédiatement l'une à l'autre.

S'il est absolument nécessaire que la matiere qui
nous nourrit puisse s'appliquer aux parties des surfaces larges, il s'ensuit que le chile ne sçauroit nous
nourrir ; car, comme la partie huileuse est fort mêlée
avec l'eau, la partie aqueuse qui est incapable de consistence, ne lui permet pas de former un corps solide, mais une matiere huileuse est bien plus propre à
s'appliquer aux parties solides, ses parties ont des surfaces bien plus étenduës que celles de l'eau.

La troisiéme qualité que doit avoir la matiere qui
nous nourrit, c'est de pouvoir se durcir par le mouvement & la chaleur, car il n'y a que ces deux causes
dans notre corps ; or de-là il s'ensuit encore que le
chile ne peut nous nourrir, il ne se durcit point par
la chaleur, comme on peut l'éprouver en l'exposant
au feu.

Enfin il faut que la matiere nourrissante soit ana-
logue aux parties qu'elle répare, c'est-à-dire, qu'elle
soit de la même nature, car ce n'est pas quand elle est
appliquée à ces parties qu'elle reçoit des changemens,
elle ne fait alors que se durcir ; d'ailleurs dans le corps
vivant les fibres sont composées en partie de corpuscules récens, c'est donc une nécessité que ceux qui surviennent soient de la même nature que les fibres.

Nous pouvons conclure de cette ressemblance que
doit avoir la matiere qui nourrit avec les parties
qu'elle répare, que ce n'est pas le sang qui fait cette
réparation, car il est rouge, & les filamens dont l'assemblage forme notre corps, sont blanchâtres ; c'est
ce qu'on trouvera dans toutes les parties, sans en excepter les plus rouges qui présentent toutes une cou-

leur blanche, dès qu'elles ont été dépoüillées du sang qui les arrosoit.

Ces qualitez que doit avoir la matiere nourrissante, nous prouvent évidemment que c'est la limphe qui nourrit les parties. 1°. Elle devient fort subtile par le mouvement qui la foüette continuellement, & par la chaleur qui la divise en la rarefiant, & en alkalisant les sels; il n'y a pas de doute que cela n'arrive dans les œufs couvez. 2°. La limphe est huileuse, c'est-à-dire, composée de parties rameuses qui ont une grande surface, & qui ne se mêlent pas facilement avec l'eau, ainsi elle peut s'appliquer aux interstices des parties solides. 3°. Elle se durcit par la chaleur, car si on l'expose au feu, il en résulte enfin une masse dont la dureté peut égaler celle des os. 4°. Elle est de même nature que les fibres, cela peut s'être démontré non-seulement par la couleur, mais par sa ressemblance entiere avec le blanc d'œuf qui est la nourriture & la matiere de l'embryon.

La limphe seule ne pourroit jamais nourrir le corps, il lui faut, pour l'appliquer aux parties, une force qui la pousse continuellement; voyons si nous trouverons cette force dans le mouvement du cœur : d'abord le chile peu divisé & mêlé avec l'eau, est porté dans les filieres des poulmons; l'eau qui est plus mobile coule plus facilement dans ces filieres, cede plus aisément à la chaleur & à la pression des vaisseaux, s'échappe d'entre les parties de la matiere huileuse : & comme cette matiere huileuse ne s'allie pas avec l'eau, elle ne s'y mêle plus, cependant elle est toûjours divisée par l'action du cœur, des vaisseaux & de la chaleur ; quand elle a été bien divisée, & qu'elle rencontre quelque interstice, elle s'y insinuë, ses parties rameuses s'attachent aux surfaces des fibres, le mouvement du cœur qui la presse continuellement la pousse toûjours davantage dans les vuides que laissent les matieres qui

s'exhalent, la chaleur du corps & la preſſion des particules voiſines en expriment toûjours la matiere
aqueuſe, les parties huileuſes doivent donc s'approcher toûjours & par conſéquent former un corps
dur : on voit par-là que la même cauſe détruit notre
corps & le renouvelle.

Il y a des Auteurs qui ont prétendu que la nourriture des corps animez conſiſtoit uniquement dans la
repletion des vaiſſeaux ; mais, pour ſoûtenir un tel
ſentiment, il faut n'avoir éxaminé cette matiere que
ſuperficiellement. Les vaiſſeaux ſont compoſez de
parties ſolides qui renferment celles qui ſont fluides ;
il eſt évident que le mouvement uſe les parties qui
ont de la ſolidité : ſi ces pertes ne ſe réparoient pas,
tout le corps ſeroit bien-tôt détruit ; or la plénitude
ſeule ne pourra jamais réparer les écoulemens des parties ſolides : d'ailleurs quand le corps eſt bien nourri,
il eſt fort agité ; mais il tombe dans la langueur,
quand il y ſurvient quelque plénitude.

Par ce que nous venons d'établir nous pouvons
expliquer pluſieurs phénoménes. 1°. Ceux qui auront
les fibres lâches, deviendront fort gras ; car, comme
les fibres n'auront pas la force de pouſſer beaucoup
de matiere par la tranſpiration, il ſe ramaſſera beaucoup de ſuc nourricier : mais ſi les fibres ſont fortes,
leur grand mouvement les détruira elles-mêmes, &
fera une grande diſſipation. 2°. Les vieillards doivent
être maigres, car dans la vigueur de l'âge la limphe
eſt portée en grande quantité & avec beaucoup de
force dans les petites arteres où le ſang ne peut paſſer ;
cette limphe engorge ces arteres, s'y épaiſſit, & s'y
durcit, elles ne pourront donc plus ni porter ailleurs
de la nourriture, ni en recevoir. 3°. Dans les maladies aiguës il ſurviendra dans peu de temps une maigreur extraordinaire ; le grand mouvement & la chaleur qui accompagnent ces maladies, rendent les ſels

âcres ; alors la limphe trop divisée & mêlée avec l'eau, ne peut point s'appliquer, la graisse même se liquefie & s'échappe par divers couloirs, les engorgemens des gros vaisseaux bouchent les tuyaux capillaires qui portent la nourriture aux parties où ils se rendent : pour ce qui regarde l'âcreté des sels, elle est prouvée par l'âcreté qui survient à l'urine & à la salive, quand on jeûne. 4°. Les phtysiques doivent être maigres, parce que les poulmons qui préparent la limphe pour nourrir les parties, ne font plus leur fonction, au contraire ils y mêlent une matiere putulente qui la déprave entierement. 5°. Quand on maigrit, il doit paroître des rides sur le corps ; car, quand les parties charnuës diminuent de volume, la peau n'est plus tenduë, ainsi par la force de l'atmosphere les parties de la peau sont poussées les unes cohtre les autres & en divers enfoncemens, de tout cela il doit nécessairement résulter des rides.

La maniere dont les parties se nourrissent n'est pas si difficile à expliquer que leur accroissement, il semble cependant que ces deux choses ne différent que par le plus ou le moins ; car, lorsqu'une partie de la limphe s'applique à un vuide & qu'elle s'y séche, elle concourt alors à former les fibres où se trouve ce vuide : or supposons que cette partie de la limphe dilate un peu le vuide où elle s'insinuë, c'est une necessité que les dimensions de la fibre s'augmentent ; les autres parties qui s'appliqueront à cette fibre successivement, étendront encore ses dimensions : ce que nous disons d'une fibre peut se dire de toutes les autres, & par conséquent de tout le corps.

La simplicité de cette opinion forme d'abord un préjugé en sa faveur : on ne sçauroit douter que les pertes que font les filamens de notre corps ne se réparent & ne se forment par conséquent par l'addition d'une matiere : une force un peu plus grande qu'il ne ne faut pour faire cette addition, fait croître le corps, rien n'eſt plus naturel qu'un tel ſentiment ; voyons les difficultez qu'il peut ſouffrir.

Toutes les parties de notre corps ſont compoſées d'autres parties plus petites ; les vaiſſeaux les plus déliez ne ſont qu'un compoſé d'autres vaiſſeaux qui ſont formez encore par des tuyaux plus petits : tous les ſecours de l'art n'ont pû jamais nous conduire aux bornes de cette diviſion ; cependant il ne faut pas s'imaginer qu'elle aille à l'infini : les humeurs ne ſeroient pas aſſez ſubtiles pour s'introduire dans des vaiſſeaux d'un ſi petit diametre ; d'ailleurs les parties de nos alimens qui ne ſont pas vaſculeuſes, vont former les fibres : c'eſt donc une néceſſité que le corps ne ſoit vaſculeux que juſqu'à un certain point.

Le nombre prodigieux de vaiſſeaux fait voir que les parties ſolides de notre corps ne doivent former qu'un volume infiniment petit, & qu'ils ont ſeulement pour baſe des filamens nerveux d'une fineſſe que nos ſens ne ſçauroient nous repréſenter ; le microſcope, les parties deſſéchées, les injections nous fourniſſent une preuve évidente de cela.

Les filamens nerveux qui ſervent de baſe à tout le reſte, ne ſe touchent pas ; leur petit volume, l'étenduë, & la tranſparence des parties qu'ils compoſent, en ſont une preuve évidente : il faut donc qu'ils forment un réſeau ; or ſi l'accroiſſement ſe fait par une extenſion des fibres, les areoles qui ſe trouvent infiniment petites dans le fœtus, auront un diametre prodigieux dans l'adulte : mais quelle matiere remplira ces areoles ? pourront-elles être bouchées par une matiere plâtreuſe qui s'y attachera au hazard ? d'ailleurs dans ces mêmes areoles on en trouve une infinité d'autres dont on ne ſçauroit voir les dernieres ; or une matiere plâtreuſe peut-elle former ces areoles ? on peut encore ajoûter à tout cela que ces areoles

T t

qui ne renferment rien dans le fœtus, se trouvent remplies de vaisseaux dans l'adulte: d'où sont sortis ces vaisseaux? se font-ils formez d'eux-mêmes?

Toute la force de cette difficulté ne vient que de ce que l'on regarde les arcoles du réseau de l'embryon comme ayant une grande étenduë; mais il n'y a qu'à se souvenir que les vaisseaux d'un embryon cent fois plus petits qu'un grain de sable, peuvent être composez d'un réseau dont les aires sont si petites, qu'après que ces vaisseaux auront été étendus jusqu'à former un corps dix fois plus long & plus large que le corps humain, les aires pourront être dix mille fois plus petites que celles de nos vaisseaux: la division que la matiere peut souffrir, fait d'abord disparoître tout l'extraordinaire que peut présenter cette proposition ; l'imagination qui n'a d'autre étenduë que celle des sens, se perd dans les objets qui sont insensibles pour nous: mais la raison qui vient au secours nous fait découvrir dans un grain de sable une matiere suffisante pour couvrir l'univers, sans laisser entre les parties que des espaces fort petits ; cette idée seule doit faire évanoüir les difficultez dont nous venons de parler.

On n'a donc qu'à se représenter les arteres dans lesquelles le sang est poussé d'un espace large dans un lieu étroit, à chaque coup que le cœur porte aux liqueurs, le mouvement emporte, comme nous avons dit, quelques corpuscules des parties solides ; outre cela les vaisseaux dilatez tirent les fibres: par ce tiraillement les parties qui composent les fibres, s'éloignent les unes des autres, & laissent des interstices où les parties de la limphe sont poussées par la même force qui étend les fibres & par celle de l'air interne.

A tout ce que nous venons de dire on peut ajoûter que le réseau qui compose les vaisseaux, peut former

üne infinité de plis dont le développement donnera
aux vaiſſeaux une grande étenduë ; c'eſt ainſi qu'une
lanterne de papier qui n'a pas un doigt de hauteur,
s'étend juſqu'à un pied, quand elle eſt développée ;
ce n'eſt pas là une pure conjecture : on n'a qu'à éxaminer ce qui ſe paſſe dans la matrice, cette partie
n'eſt pas plus groſſe qu'une noix dans les filles, mais
durant la groſſeſſe elle s'étend extraordinairement,
ſans rien perdre de ſon épaiſſeur ; il faut donc alors
que les vaiſſeaux croiſſent beaucoup : mais que devient enſuite cette étenduë ? car la matrice revient
à un petit volume ; on ne peut alors dire autre choſe,
ſi ce n'eſt que le réſeau ſe repliſſe & ſe racourcit
par là de tous côtez.

Il y a des Auteurs qui ont attribué l'accroiſſement
au ſeul développement des vaiſſeaux ; ſelon eux, les
vaiſſeaux ſont formez dans le fœtus, ils ne font que ſe
remplir ; & ſuivant qu'ils ſe vuident plus ou moins,
leur étenduë eſt plus ou moins conſidérable : cela
revient à ce que nous venons de dire du réſeau ; car les
vaiſſeaux ne peuvent être formez que par des filamens
qui ſe croiſent : on ne ſçauroit dire contre cette opinion autre choſe, ſi ce n'eſt qu'il eſt incroyable que
dans l'embryon le réſeau puiſſe être ſi long, les chairs
& les cheveux peuvent s'allonger prodigieuſement ;
eſt-il concevable que toute cette etenduë ait été renfermée dans l'embryon ?

Dans l'enfance les vaiſſeaux ſont tous remplis de
matiere fluide, ils doivent donc être fort flexibles,
car les fluides cedent facilement à la preſſion ; mais les
vaiſſeaux qui ne peuvent recevoir que la partie aqueuſe, commencent à s'engorger par les parties huileuſes
de la limphe qui ſont toûjours mêlées avec l'eau : ces
parties ſe ramaſſent peu-à-peu, & bouchent le vaiſſeau en même-temps, l'eau s'exprime toûjours des
pores de la limphe, ainſi il ne reſte qu'une matiere

épaisse qui se durcit; les petits vaisseaux étant ainsi
remplis de matiere durcie, forment aux autres des
paroits plus fermes, & qui poussent les liqueurs avec
beaucoup de force, alors le corps se trouve vigoureux, mais les vaisseaux continuent toûjours à se
boucher, la dureté des fibres augmente par conséquent; & quand elles sont assez dures pour résister
au mouvement du cœur, elles ne s'étendent plus,
ainsi l'accroissement doit cesser: enfin toutes les fibres
se durcissent de telle maniere; que la nourriture ne
peut plus s'y porter; & voilà la cause de la vieillesse,
& enfin de la mort.

Ces divers degrez par lesquels passe le corps humain, fournit l'explication de plusieurs phénoménes.
1°. La force doit augmenter, quand on avance en
âge; car la force dépend du mouvement des liqueurs:
or les liqueurs sont toûjours poussées avec plus de
vîtesse, quand les fibres sont dures, & de-là vient la
force des maniaques. 2°. L'éxercice doit donner de la
vigueur, car le mouvement exprime des vaisseaux
l'humeur aqueuse, & y laisse la limphe, parce qu'elle
ne peut point s'exhaler, ni obéir si promptement que
les parties de l'eau, ainsi les petits vaisseaux doivent
s'engorger & se durcir. 3°. On doit devenir gras dans
l'oisiveté; car, si le corps n'est pas agité, l'humeur
aqueuse ne se sépare pas de la limphe qui par-là est
toûjours délayée: toutes les parties sont donc fléxibles, ne poussent les liqueurs que fort lentement;
c'est donc ainsi l'huile qui forme la graisse, qui peut
être portée facilement dans ses cellules, & n'en est
point exprimée. 4°. Ceux qui sont fort gras doivent
être foibles, c'est une suite de ce que nous venons de
dire, car la force dépend de la dureté des fibres, &
les sujets gras ont des fibres fort lâches; ce relâchement de fibres fait que les liqueurs s'arrêtent, s'accumulent, & causent enfin des suffocations & des apo-

pléxies. 5°. Les parties maigriſſent & ne croiſſent plus, quand les nerfs ſont coupez ; il faut du mouvement pour faire circuler les liqueurs, & pour appliquer la limphe aux parties qui ont beſoin d'être réparées : or le mouvement dépend des nerfs, les parties ne doivent donc plus ſe nourrir ni croître, quand ils viennent à manquer ; la même choſe doit arriver, ſi les arteres manquent, parce que ce ſont elles qui portent la matiere nourriſſante. 6°. Les parties molles peuvent devenir oſſeuſes, comme cela arrive ſouvent aux membranes, aux cartilages, aux arteres ; pour cela il faut ſeulement que les vaiſſeaux ſe rempliſſent d'une matiere qui ſe durcit. 7°. Les vieillards doivent être ſujets à la goute, car les ligamens des articulations s'étant durcis, les vaiſſeaux rétrécis s'enflamment par les engorgemens qui y ſurviennent ; on voit par-là pourquoi le froid qui ſurvient tout-à-coup aux pieds fort échauffez, peut donner la goute. 8°. Les vieillards tranſpirent moins que les jeunes gens, parce que les petits vaiſſeaux ſe ſont bouchez, car alors les humeurs ne pouvant pas circuler, ne peuvent pas ſe filtrer ; d'ailleurs les fibres en ſe ſéchant ſe rapprochent, bouchent les pores, réſiſtent au cœur par leur dureté, de-là vient que les hyvers ſont funeſtes aux vieillards, car la tranſpiration ceſſe preſque entierement en eux, c'eſt pour cela qu'ils ont beaucoup de pituite. 9o. Ceux dont les fibres ſe durciſſent bien-tôt, ſont les tempéramens qu'on appelle *ſecs*, ils ſont maigres, parce que leurs fibres dures reſſerrent les cellules graiſſeuſes, pouſſent avec force les liqueurs par les couloirs de la tranſpiration, ceux-là vieilliſſent plûtôt que les autres, parce que les fibres commencent plûtôt à ſe ſécher. 10°. S'il arrive que les fibres oſſeuſes ne ſe durciſſent pas, alors les épiphiſes ou les têtes des os qui ſont moins dures, augmentent en volume, de même que la graiſſe dans

T t iij

ceux qui font oififs, les os fe courbent par les divers
mouvemens des mufcles, & voilà la caufe *du Rachitis*
ou *de la charte des enfans.*

LES NERFS.

NOus avons déja parlé de la ftructure des nerfs,
il nous refte ici d'en donner la defcription,
en les fuivant depuis leur origine jufqu'aux parties
qu'ils vont animer ; nous commencerons par les dix
paires qui fortent du cerveau.

LA PREMIERE PAIRE.

Les nerfs olfactifs forment la premiere paire de
nerfs qui fortent du crâne, ils font compofez de plufieurs fibres medullaires dont les unes viennent des
lobes poftérieurs, les autres des lobes antérieurs de
la bafe du cerveau, d'autres enfin partent du centre
ovale ; tous ces filets s'uniffent en quittant le cerveau, forment de chaque côté un corps blanc qui eft
revêtu d'une expanfion de la pie-mere, & qui eft arrondi & plus mince vers le milieu : on nomme ces deux
corps moëleux *avances medullaires* ; quand ils font
arrivez au *crifta galli*, ils confervent encore une couleur blanchâtre dans l'homme, mais dans la plûpart
des animaux ils font cendrez : dans cet endroit ils fe
divifent en plufieurs fibres qui paffent par les trous
de l'os ethmoïde, qui font revêtuës des membranes
du cerveau, & font accompagnées de petits rameaux
arteriels ; ces fibres vont fe répandre dans la chair
fonguecufe de la membrane pituitaire.

LA SECONDE PAIRE.

Les nerfs qui font l'organe de lavûë, fe nomment *nerfs optiques*, ils font compofez des fibres

medullaires qui font répanduës en forme de membrane fur les jambes de la moële allongée, & de quelques autres productions moëleufes, d'où réfultent deux corps blancs qui vont s'unir devant l'entonoir & confondre leurs fibres, ils fe féparent enfuite, & fe durciffent un peu, marchent accompagnez de vaiffeaux fanguins qui font entre leurs fibres ou qui fuivent leurs tuniques ; les troncs qu'ils forment font environnez de plufieurs filets de la troifiéme & de la cinquiéme paire, ils vont enfin pénétrer le globe de l'œil dans lequel ils s'étendent de tous côtez pour faire la retine.

LA TROISIÉME PAIRE.

Les yeux doivent leurs mouvemens à la troifiéme paire qui fort de derriere l'entonoir, elle eft compofée de fibres medullaires unies enfemble ; ces fibres viennent des prolongemens blancs qui fortent toûjours du milieu du centre ovale, quoyqu'ils paroiffent quelquefois fortir de deffus la protuberence annulaire, fçavoir lorfqu'ils naiffent auprès d'elle, comme on le voit en certains fujets : ces nerfs fe joignent près de leur origine, fe féparent enfuite, paffent à côté de la felle, & entrent dans l'orbite, là ils envoyent une branche au releveur de la paupiere, & une autre au releveur de l'œil ; après cette divifion on trouve quelques fibres qui vont fe joindre avec des fibres de l'ophtalmique de Willis, forment enfemble un plexus autour du nerf optique, & envoyent des filets à la fclerotique & à l'uvée : enfin on voit deux branches principales dont l'une fe jette dans le mufcle adducteur, & l'autre ayant envoyé des rameaux au mufcle abbaiffeur, paffe par deffous, & fe répand dans le mufcle oblique inférieur.

LA QUATRIÉME PAIRE.

Les nerfs qu'on nomme *pathetiques*, c'eft-à-dire,

passonnez, font la quatriéme paire, ils sortent de derriere les éminences nommées *testes*, & sont formez par des prolongemens medullaires qui vont du cervelet vers ces éminences, ils se détournent ensuite vers la partie antérieure à côté de la moële allongée ; & ayant pénétré la dure-mere dans leur chemin, ils marchent sur des rameaux de la cinquiéme paire, passent dans les sinus qui sont à côté de la selle, & se vont jetter dans le muscle oblique supérieur.

LA CINQUIE'ME PAIRE.

La partie antérieure des pédoncles du cervelet donne origine aux nerfs de la cinquiéme paire ; les filets qui la composent, sont les uns plus durs, les autres plus mols ; enveloppez de la dure-mere, ils vont former un plexus gangliforme derriere les sinus qui sont à côté de la selle : ce plexus est attaché fortement à l'os pierreux par la dure-mere, & reçoit des rameaux des arteres cervicales ; enfin la cinquiéme paire sort du crâne par quatre endroits, 1°. Il sort par le même trou que les carotides avec un rameau de la sixiéme paire pour aller former le nerf intercostal. 2°. Il sort par l'orbite, & se divise en trois branches. L'une va au trou sourciller pour s'aller répandre dans les muscles frontaux, & dans les tégumens extérieurs : l'autre va au grand angle de l'œil, envoye des filets au sac lachrymal, & aux parties voisines ; la troisiéme enfin se jette dans la glande lachrymale. 3°. Il sort par le trou maxillaire supérieur, & se divise en trois rameaux. L'un envoye d'abord des fibres aux dents & aux gencives, & sort par le trou orbitaire inférieur pour se rendre à la lévre supérieure : le second en descendant, se jette en partie dans les sinus, & va passer par les trous palatins postérieurs pour se rendre au palais ; le troisiéme se rend au gosier, & à la luete. 4°. Il sort par le trou maxillaire inférieur, & se divise en trois-branches. La premiere va à la langue, en se joignant a la corde du tympan : la seconde entre dans le conduit osseux qui est sous les dents de la machoire inférieure, & envoye un rameau par le trou mentonier à la lévre inférieure ; la troisiéme va se jetter dans la glande parotide.

LA SIXIÉ'ME PAIRE.

Les prolongemens blancs qui viennent du centre ovale, donnent origine aux nerfs qui composent la sixiéme paire, ces nerfs sortent de la jonction de la moële allongée avec la protuberence annulaire; quand ils ont percé la dure-mere, ils entrent dans les sinus qui sont à côté de la selle : c'est en traversant ce sinus qu'ils envoyent deux ou trois fibres, qui se joignent avec une ou deux fibres de la cinquiéme paire, pour aller former l'intercostal ; après être sortis du sinus, ils entrent dans l'orbite pour s'aller rendre au muscle abducteur.

LA SEPTIÉ'ME PAIRE.

La septiéme paire vient des prolongemens blancs qui sortent du centre ovale ; ce nerf est composé d'une portion molle qui est supérieure, & d'une portion dure qui est inférieure. La portion molle se joint à son origine avec les racines de la huitiéme paire, elle marche parallelement à la portion dure jusqu'au trou auditif, mais dans cet endroit la portion dure prend le dessus, & entre dans un conduit creusé dans l'os pierreux, & qu'on appelle l'*aqueduc de Fallope* ; sur ce conduit il se trouve un trou par lequel il sort un filet qui va se répandre par la dure-mere. La portion dure, en continuant son chemin par l'aqueduc, envoye des fibres dans le tympan, dans les muscles internes , dans la membrane des cellules maſtoïdes : après ces diſtributions, elle envoye deux rameaux : l'un étant ſorti de l'apophiſe maſtoïde, va ſe joindre à la huitiéme paire au deſſous du plexus gangliforme ; l'autre entre dans le tambour , fait la corde du tympan , & ſe rend à ſa langue. Enfin la portion dure en ſortant jette des fibres dans le muſcle maſſeter ; le reſte qui va à la glande parotide ſe diviſe en pluſieurs rameaux qui vont ſe jetter aux tégumens du viſage, & même du col, aux muſcles des tempes, du front , des paupieres , des joües , des lévres. Quant à la portion molle, elle ſe diviſe en trois : Il y en a deux qui vont ſe répandre dans le veſtibule & dans les canaux demi-circulaires , où ils forment des membranes, ſelon quelques Anatomiſtes; mais cela n'eſt point fondé : l'autre rameau entre dans le limaçon où il envoye des filets de tous côtez.

LA HUITIÉME PAIRE.

Les corps pyramidaux donnent origine à la huitiéme paire qui eſt compoſée tantôt de ſix ou huit fibres, tantôt d'un plus grand ou plus petit nombre ; tous ces filets ſont revêtus chacun de la pie-mere & reçoivent enfin ſous l'enveloppe de la dure les acceſſoires de Willis qui entrent de la moële de l'épine dans le crâne , & qui ayant quitté la huitiéme paire, vont ſe rendre au muſcle trapeſe , après que ces filets ſont ſortis. 1° Ils reçoivent un rameau de la portion dure. 2°. Ils forment une tumeur nommée *le corps olivaire* , d'où ſort un rameau qui s'unit avec le plexus gangliforme ſupérieur de l'intercoſtal, & ſe rend au pharynx & au larynx , où il communique avec le nerf recurrent. 3°. Au deſſous de cette tumeur il ſort un rameau qui s'unit avec un nerf de la premiere paire des nerfs épineux, se répand sur divers muscles du col, & environne les vaisseaux. 4°. En entrant dans la poitrine, la huitiéme paire forme un second ganglion au dessous duquel naît le nerf recurrent qui embrasse à droit l'artere axillaire, & envoye des branches à l'œsophage, à la trachée-artere, & aux muscles du larynx. 5°. Au dessous il y a un rameau qui envoye un filet à l'aor e,deux branches aux poulmons, une au plexus cardiaque supérieur, une à la partie postérieure du pericarde, & enfin une qui entre dans le pericarde, & va lier le tronc descendant de la veine-cave. 6°. Sous le précédent un rameau sorti du plexus gangliforme thorachique de l'intercostal, s'unit à la huitiéme paire qui ensuite envoye plusieurs fibres qui vont former le plexus pneumonique droit. 7°. Sous ce plexus il sort un nerf qui perce le pericarde, & se rend à l'oreillette droite. 8°. Le tronc droit se jette sur les vertebres, se divise en deux rameaux qui se réunissent bien-tôt en un après avoir envoyé quelques fibres à l'œsophage. 9°. Au dessus du diaphragme il reçoit un rameau du gauche, & au dessous ayant envoyé quelques fibres à l'orifice supérieur il se divise en quatre rameaux, dont les trois premiers se jettent sur la partie supérieure & postérieure de l'estomach ; & s'étendant au de-là du pilore, vont former en partie le plexus hepatique : le quatriéme rameau se jette sur la partie antérieure & supérieure, & se termine au pilore, au pancreas, & aux conduits biliaires. 10. Il y a quelques différences à remarquer dans la huitiéme paire gauche. 1°. Le nerf recurrent descend, se divise en cinq rameaux dont trois embrassent l'aorte en remontant, le quatriéme va au plexus cardiaque supérieur, & le cinquiéme joint à une fibre du plexus perce le pericarde, & va embrasser la veine pulmonaire. 2°. Au dessous du nerf recurrent gauche il y

a deux ganglions , le plexus pneumonique supérieur part du premier , & l'inférieur part du second.
3º. Après que le gauche a envoyé un rameau au
droit, il perce le diaphragme , envoye quelques fibres à l'orifice de l'estomach , & se divise en deux
rameaux: l'un se jette à la partie inférieure de l'estomach , au pilore , & à l'épiploon ; l'autre se joignant
à quelques fibres du plexus semi-lunaire , va faire le
plexus stomachique , & va finir aux plexus mesenteriques.

LES NERFS INTERCOSTAUX.

Nous ne parlerons pas de l'origine de ces nerfs ,
parce que nous en avons déja traité. 1º. Dès qu'ils
font fortis du crâne , ils forment un ganglion qui reçoit un rameau de la huitiéme paire. 2º. Ils reçoivent un rameau des nerfs épineux à chaque articulation des vertebres, il faut en excepter là premiere &
la derniere paire , & à leur tour ils donnent un rameau à chaque nerf dorsal , excepté à la premiere
paire. 3º. En descendant le long du col ils donnent
quatre ou cinq rameaux aux muscles longs & aux
scalenes , ils envoyent ensuite en dehors un rameau
qui va lier la veine jugulaire externe , & un peu au
dessus du ganglion qui est à la partie inférieure du
col il en envoye un autre qui va lier l'axillaire , & se
rend au ganglion que le tronc forme en entrant dans
la poitrine. 4º. Du second ganglion droit il part
un rameau qui joint avec un filet du plexus cardiaque
va se répandre à la partie antérieure du cœur. 5º. Vers
la premiere vertebre du dos l'intercostal droit forme
le ganglion dont nous venons de parler , & de sa partie inférieure sort un rameau qui va à la huitiéme
paire. 6º. Avant que le nerf entre dans l'abdomen , il
envoye onze branches de chaque côté ; les externes se
rendent aux nerfs épineux: pour les internes les six

petites vont aux membranes des vertebres, les trois groffes fupérieures s'uniffent, & vont former le plexus femi-lunaire qui envoye d'abord une branche au dia-phragme; trois qui vont former le plexus hepatique en communiquant avec la huitiéme paire, & trois enfin qui vont à la veficule, au pilore, au duodenum, au pancreas. 7°. Les deux groffes fibres qui reftent, font le plexus renal droit qui communique avec le plexus femi-lunaire. 8°. Aprés que le nerf intercoftal droit eft entré dans l'abdomen, il forme des ganglions vis-à-vis les articulations des vertebres des lombes & de l'os *facrum*, il envoye dans cet efpace quatre rameaux qui vont aux plexus mefenteriques, & dont deux l'externe va former le nerf crural poftérieur avec la premiere paire de l'os *facrum*, & l'interne fe répand dans les parties de l'hypogaftre. 9°. Pour ce qui regarde le nerf intercoftal gauche, il envoye du fecond ganglion cervical un rameau à la partie antérieure du pericarde. 10°. De deffous le plexus thorachique partent deux rameaux: le fupérieur envoye deux fibres à l'œfophage & à la trachée-artere, & une à la huitiéme paire; l'inférieur donne auffi à l'œfophage quelques fibres, & marchant avec le fupérieur va faire le plexus cardiaque fupérieur: de ce plexus defcendent deux rameaux, qui ayant donné quelques fibres à l'aorte & à l'artere pulmonaire, font le plexus cardiaque inférieur. 11°. Les cinq groffes branches aprés avoir percé le diaphragme, font le plexus femilunaire gauche, & la cinquiéme branche envoye des fibres à la membrane du rein. 12°. Du plexus femilunaire s'éleve vers le ventricule un rameau, qui avec des branches de la huitiéme paire gauche fait le plexus ftomachique, mais extérieurement les rameaux qui s'élevent vont former le plexus fplenique, & ceux qui defcendent vont faire le plexus renal gauche. 13°. Les plexus mefenteriques font au nombre de trois, ils font formez par les fibres qui viennent du plexus ftomachique, des deux femi-lunaires, & des fibres des ganglions de l'article 8. Le fupérieur eft difpofé en rayons, qui fe répandent dans le mefentere vers les inteftins : le moyen donne des fibres au mefentere, aux inteftins, à l'aorte defcendante, & à la veine-cave ; l'inférieur envoye fes rameaux fur les membranes des vertebres inférieures des lombes, à celles de l'os *facrum*, à la veffie, à l'ovaire, & à la matrice. 14°. Enfin le nerf intercoftal en continuant fon chemin, envoye de fes ganglions des rameaux qui vont aux arteres, au *rectum* & à fes releveurs ; à la matrice, à la veffie, aux veficules feminales ; aux proftates, & enfin l'intercoftal gauche communique avec le droit.

LA NEUVIE'ME ET LA DIXIE'ME PAIRE.

Les racines des nerfs de la neuviéme paire fe trouvent entre les corps olivaires & les corps pyramidaux, elles font compofées tantôt de trois, tantôt de quatre fibres qui fortent par le trou lingual ; & après avoir quitté la tunique dont ils étoient revêtus en fortant, ils fe divifent vers la racine de la langue pour fe répandre dans fes mufcles & à la furface. Pour la dixiéme paire, elle vient des corps olivaires, & eft compofée de trois fibres feulement ; étant fortie du crane entre l'os occipital & la premiere vertebre du col, elle fe divife en deux rameaux : le fupérieur fe joint à la branche de la cinquiéme paire qui fe rend à la langue ; l'inférieur fe joint par un rameau à la premiere paire vertebrale, & va fe répandre dans les mufcles obliques.

LES NERFS DE LA MOELE
DE L'EPINE.

I. ON compte trente paires de nerfs épineux. 1°. Il en fort fept paires du col, lefquels envoyent une infinité de rameaux aux mufcles de la tête du col, de l'omoplate, & de l'humerus; il faut fur-tout remarquer un rameau particulier qui fe rend à l'oreille, & qui fort de la troifiéme paire: de cette même paire & de la quatriéme fortent les nerfs diaphragmatiques qui defcendent par le col & par le thorax pour fe rendre au diaphragme; la fixiéme, la feptiéme, la huitiéme, & la premiere paire des nerfs dorfaux forment par leur union les nerfs brachiaux qui font très-forts & au nombre de fix, ils envoyent de leurs ramifications aux omoplates, & s'étendent aux bras, aux mains & aux doigts: on peut rapporter ici comme une huitiéme paire du col l'acceffoire de Willis, qui étant forti de la moéle de l'épine vers la troifiéme paire du col, monte dans le crâne par le grand trou occipital, & fort avec la paire-vague à laquelle il fe joint, il fe détourne enfuite, & fe rend au mufcle trapefe.

II. Il fort du dos douze paires de nerfs, qui, outre le rameau qu'ils donnent aux nerfs brachiaux, marchent entre les côtes tantôt plus haut, tantôt plus bas, & non pas dans le fillon qu'on remarque dans le bord inférieur des côtes; ils donnent des ramifications à la plévre, aux mufcles intercoftaux, aux pectoraux, à ceux de l'abdomen, aux mammelles, & aux autres parties qui environnent le thorax.

III. Les nerfs des lombes font au nombre de cinq paires, ils ne fe répandent pas non-feulement par les lombes, le peritoine, les tégumens & les mufcles de l'abdomen, mais outre cela 1°, la premiere paire envoye souvent un rameau de chaque côté au diaphragme. 2°. La seconde paire jointe avec les branches de la seconde, de la troisiéme & de la quatriéme, forme le nerf crural qui se jette à la partie antérieure de la cuisse. 3°. De la seconde, la troisiéme & la quatriéme paire il se forme un rameau qui sort par le grand trou de l'os pubis, & se rend au scrotum, aux testicules, & aux parties voisines. 4°. La quatriéme & la cinquiéme paire composent avec la premiere, la seconde, la troisiéme & la quatriéme de l'os sacrum, le nerf ischiatique, ou le crural postérieur qui est le plus gros nerf qu'il y ait dans le corps, il sort du bassin entre les muscles fessiers ; & descendant par la partie postérieure de la cuisse, il se distribuë par la jambe, par le pied, & par les doigts : mais avant de sortir du bassin, il envoye des rameaux à la vessie, à l'intestin droit, aux parties genitales, aux muscles voisins.

IV. L'os sacrum a cinq paires de nerfs qui sortent par ses trous antérieurs. Les premieres paires, comme nous venons de voir, composent le nerf ischiatique ; le reste se rend aux parties qui sont dans le bassin, à l'intestin droit, à la vessie, aux parties genitales, & aux autres endroits voisins.

LES MOUVEMENS
SYMPATHIQUES.

LEs nerfs que nous venons de décrire, sont comme des rénes dont l'ame se sert pour tourner le corps de tous côtez, ce n'est qu'à eux que les parties doivent leurs mouvemens ; les rameaux que leur envoyent les mêmes troncs, ou ceux qui se communiquent,

muniquent, les tiennent dans une dépendance mutuelle, & tranſportent à l'une les maladies qui affli-
gent l'autre. Quelques Auteurs ont attribué cette
eſpece de commerce qui ſe trouve entre les parties
aux membranes qui leur ſont communes; mais s il y
a jamais eu d'opinion peu fondée, c'eſt celle-là: l'expérience nous apprend que les membranes perdent
le ſentiment & l'action dès qu'elles n'ont plus de
liaiſon avec les nerfs ; ce n'eſt donc pas ſur elles
qu'on doit rejetter les accidens qui s'étendent d'une
partie à l'autre, ſouvent la partie qui partage la douleur d'une autre, eſt fort éloignée, ce qui ſe trouve
dans l'entre-deux ne ſouffre point: comment pourroit-il ſe faire qu'une membrane qui tranſporte ces
mouvemens irréguliers, ne fiſt aucun ravage dans le
milieu ? d'ailleurs ceux qui ſoûtiennent l'opinion
dont nous parlons, s'imaginent que c'eſt par des oſ-
cillations que les membranes ſe communiquent leurs
mouvemens; mais qui pourra croire que des membranes preſſées fortement de tous côtez, attachées à
chaque point de leur ſurface, flotantes dans une infinité d'endroits, lâches preſque par tout, conduites
par pluſieurs détours, ſoient capables de vibrations?
ou il faut abandonner toutes les idées méchaniques, ou ne pas ſoûtenir une telle idée ; ce n'eſt
qu'aux nerfs & aux vaiſſeaux qu'il faut rapporter
la ſympathie qui ſe trouve entre les parties du
corps.

Dans diverſes maladies du cerveau, comme dans
les contuſions, les inflammations, les yeux s'enflamment; le ſuc nerveux pouſſé fortement dans les nerfs
qui vont à l'œil, donne beaucoup de force aux vaiſſeaux, & pouſſe par-là le ſang dans les arteres limphatiques: les nerfs de la troiſiéme, quatriéme & ſixiéme paire, mettent les muſcles en convulſion, & le
regard devient feroce, ce qui marque que le délire

V u

doit survenir dans peu, selon les observations des Medecins.

Les douleurs de l'oreille sont quelquefois si terribles, qu'elles font mourir dans peu de temps ; le grand nombre de rameaux de la septiéme paire, & sa communication avec la huitiéme, en donnent la raison : pour la langue il y survient des pustules, & on ne peut plus parler quand le cerveau est abscedé, d'abord les nerfs envoyent beaucoup de suc dans les muscles de la langue, y engorgent les vaisseaux, & forment par-là des pustules ; enfin par la compression des nerfs la langue devient paralytique.

Dans les blessûres de tête il survient des abscez au foye, & on vomit de la bile, mais par l'action des nerfs qui vont à ce viscere les tuyaux sont resserrez ; & comme le sang n'a pas un grand mouvement, il s'accumule, filtre plus de bile, & cause des convulsions : mais l'action des nerfs ne doit pas se terminer seulement au foye, elle doit s'étendre à d'autres parties, aussi a-t-on remarqué que dans des blessûres de tête il se répandoit dans la cuisse un engourdissement, l'intercostal qui va aux cuisses, explique ce phénoméne ; la gangrene qui survint à un homme au gros doigt du pied, après une blessûre à la tête, selon le rapport de Bohn, venoit aussi de ce nerf.

Les autres parties de la tête qui sont hors du crane, ont aussi beaucoup d'empire sur les autres. 1°. Les yeux reçoivent des nerfs de la cinquiéme paire, ainsi la dure-mere sera agitée, quand les yeux le seront ; de-là vient que l'ophtalmie produit une douleur de tête avec des battemens, & qu'elle est un signe de mort dans les contusions de la tête. 2°. Quand un œil est attaqué, l'autre l'est dans la suite ; cela pourroit venir de ce que les deux branches de la troisiéme paire sortent du même endroit : mais 3° quand les humeurs de l'œil s'écoulent par quelque blessûre, l'autre diminuë, & cela vient du vaisseau sympathique lequel communique avec les deux yeux. 4°. Les yeux nous marquent les passions, cela vient de la cinquiéme paire qui se répand dans l'œil, dans le visage, & communique avec les nerfs des visceres ; dès qu'il y a quelque grande agitation dans le cerveau, le suc nerveux qui est envoyé dans les nerfs des yeux, y imprime divers mouvemens. 5°. La diarrhée, selon Hipocrate, guérit l'ophtalmie ; cela doit être ainsi, puisqu'alors les vaisseaux engorgez dans les yeux se désemplissent. 6°. Dans certaines maladies les yeux se bouffissent, cela vient de ce que le sang ne peut pas revenir par les veines, car quand on lie la jugulaire d'un chien, l'œil se bouffit extraordinairement. 7°. Dans les grandes passions il survient une inflammation à l'œil, cela vient de ce que les nerfs contractent les extrémitez capillaires des arteres, alors le sang étant accumulé se jette dans les arteres limphatiques de l'œil ; ajoûtez qu'il est poussé alors avec plus de force. 8°. Quand le corps est privé de nourriture, les yeux s'enfoncent ; parce que ce qui forme leur masse, & la graisse qui les environne, diminue alors. 9°. Il y a beaucoup de houpes nerveuses dans les paupieres, elles doivent donc être fort sensibles ; & quand elles seront fort irritées, il pourra survenir des convulsions dans tout le corps à cause des communications de la cinquiéme paire d'où elles sortent.

La dépendance mutuelle des narines & du diaphragme s'explique par le nerf intercostal qui vient de la cinquiéme paire, donne un rameau au diaphragme, & en reçoit un de chaque côté des nerfs diaphragmatiques. Baglivi s'est imaginé que le nez avoit quelque liaison particuliere avec les intestins, parce que

quand on fume, ou qu'on ufe de tabac par le nez,
on eft purgé quelquefois, mais il faut remarquer
qu'on avale du tabac, & qu'il en entre dans le fang
par la refpiration, ce qui fuffit pour qu'on foit purgé; pour ce qui regarde le cerveau, il n'eft pas furprenant que certaines matieres comme l'helleborc puiffent caufer des convulfions, la communication de la
cinquiéme paire avec le nez donne la raifon de ce
phénoméne, mais il y a une chofe finguliere qui arrive très-fouvent, c'eft qu'on éternüe en regardant
fixement le Soleil, cela vient de ce que la branche
nafale de l'ophtalmique donne un rameau qui rentre
dans le crane, & en fort avec l'olfactif pour s'aller
répandre dans la membrane pituitaire.

Nous avons vû la liaifon du cerveau avec les oreilles, mais il refte à expliquer plufieurs phénoménes
qui regardent d'autres parties. 1°. Wincler a dit
qu'en faifant faire des mouvemens violens à un
homme qui avoit une fluxion à l'oreille, il le délivra
de cette incommodité; par ces mouvemens il agita
les nerfs, & rendit le cours aux liqueurs arrêtées.
2°. Fabrice de Hildan rapporte d'une femme que les
douleurs qu'elle fentoit à l'oreille s'étendoient jufqu'au bras; il nous a donné une femblable obfervation au fujet d'une femme à qui il étoit entré quelque chofe dans l'oreille, cela ne vient que de ce que
la portion dure communique avec la feconde & troifiéme vertebrale qui communiquent avec les nerfs
brachiaux. 3°. Dans la derniere les douleurs s'étendoient à la cuiffe, cela ne pouvoit venir que de la
communication des nerfs lombaires avec l'intercoftal;
le fuc nerveux étant pouffé par ce nerf alloit rétrécir les extrémitez capillaires des vaiffeaux, & par les
engorgemens qu'il y formoit y caufoit des douleurs, pour la même raifon ces douleurs dégénere-
rent en des mouvemens épileptiques. 4°. Dans les

douleurs d'oreille il furvient quelquefois une difficulté d'avaler, cela vient de ce que les nerfs de la
cinquiéme paire qui vont à la langue communiquent
avec la portion dure. 5°. Selon l'obſervation de Baglivi, la ſurdité qui furvient dans les maladies arrête
le cours de ventre ; quand il arrive des dérangemens
dans les nerfs de l'oreille, l'intercoſtal étant ſecoüé
envoye plus de ſuc nerveux dans les plexus mefenteriques, & rétrécit les extrémitez capillaires des arteres. 6°. Les douleurs d'oreille dans les pleureſies
& dans des fiévres furviennent très-ſouvent, & ſont
un bon figne, mais cela ne vient que de ce que la
matiere qui cauſoit la maladie ſe dépoſe dans les
glandes parotides ; pluſieurs Medecins font alors appliquer à ces glandes un cautere actuel, & cela réuſſit
fort bien, au reſte ce dépôt arrive par la facilité que
trouve la matiere à s'arrêter dans les cellules des
glandes.

Les dents n'ont pas moins de liaiſon que l'oreille
avec toutes les parties du corps. 1°. Le mal aux dents
cauſe une tumeur & une inflammation, cela vient de
ce que les nerfs de la cinquiéme paire qui vont aux
dents envoyent des rameaux aux joües, aux gencives,
aux muſcles du viſage ; ainſi quand la douleur aux
dents eſt grande, les nerfs contractent les extrémitez
arterielles, les engorgemens qui ſe forment alors forment des inflammations, & font filtrer beaucoup de
liqueur dans les interſtices des fibres, ſoit des gencives, ſoit de la joüe : en un mot il arrive ici ce qu'on
voit arriver quand on lie la jugulaire d'un chien,
c'eſt-à-dire, que le voiſinage ſe gonfle. 2°. La douleur des dents s'étend juſqu'aux oreilles à cauſe de la
communication de la portion dure avec la cinquiéme paire. 3°. Les yeux ne ſouffrent pas moins du
mal aux dents ; &, ſelon la remarque de Bauſner, il
ſurvient quelquefois une tumeur ſous l'œil, & la pau-

piere paroît palpiter : la branche qui fe répand aux dents
de la machoire fupérieure envoye un rameau dans le
canal qui eft fous l'orbite, & va fe répandre par les tégumens du vifage & à la lévre fupérieure ; ce nerf
étant agité, le fuc qui y coule contracte les extrémitez arterielles fous l'œil, & y caufe par-là une tumeur : l'origine commune de cette branche & de
l'ophtalmique de Willis fait voir encore combien
l'œil doit fouffrir du mal aux dents. 4°. Quand les
dents fortent aux enfans, il leur furvient des diarrhées, ou à leur place des fiévres, des vomiffemens ;
comme les nerfs de la cinquiéme paire font fort agitez, la huitiéme qui communique avec elle dans la
bouche, & l'intercoftal qui vient de la cinquiéme,
contractent à diverfes reprifes les extrémitez arterielles des inteftins, il doit donc s'exprimer une liqueur qui fe filtre dans les inteftins : mais fi la contraction eft telle, que tout foit bouché, alors le fang
arrêté encore davantage caufera des fiévres & des vomiffemens. 5°. Il furvient aux enfans des mouvemens épileptiques ; l'agitation qui furvient à la cinquiéme, huitiéme paire, & à l'intercoftal, en donnent la raifon : d'ailleurs le fang arrêté dans les vifceres agite de tous côtez les nerfs par les diverfes fecouffes qu'il reçoit du cœur, & de-là dépend l'obfervation d'Hipocrate, fçavoir, que les convulfions ne
furviennent pas aux enfans qui ont alors des diarrhées, car les vaiffeaux fe déempliffent. 6°. Les remedes qu'on met dans l'oreille guériffent quelquefois le mal aux dents, cela vient de la communication de la cinquiéme paire avec la portion dure.
7°. Les veficatoires guériffent quelquefois les douleurs des dents ; c'eft un principe certain que tout
étant en équilibre dans le corps humain, tout l'effort
fe porte vers l'endroit où cet équilibre vient à être
interrompu : or par les veficatoires l'équilibre eft in-

terrompu dans un point, & alors l'effort se portant vers ce point-là il est moindre aux environs des dents. 8°. Pour ce qui regarde la liaison du larynx & du pharynx, la paire-vague y envoye des rameaux de dessous le corps olivaire, & le recurrent en donne à l'œsophage & à la trachée-artere.

La poitrine ne nous offre pas moins de phénoménes curieux que la tête; mais je crois qu'il y a beaucoup de faits qu'on a rapportés à la sympathie, & qui dépendent d'une autre cause. 1°. Les poulmons étant attaquez, les nerfs intercostaux doivent causer des inspirations fréquentes, car sur les plexus pneumoniques l'intercostal qui communique avec les nerfs dorsaux, communique avec la huitiéme paire. 2°. Les inflammations des poulmons font sentir de la douleur vers les clavicules & l'omoplate, parce que le nerf intercostal forme avec la seconde paire dorsale le nerf qui va au muscle souclavier. 3°. Les joües deviennent rouges dans ceux qui deviennent phtysiques; pour expliquer ce phénoméne il faut remarquer que le sang ne coule pas librement dans les poulmons, ainsi il se trouve arrêté dans la veine-cave supérieure, les arteres doivent donc nécessairement se gonfler, & envoyer plus de sang dans le visage : autre remarque à faire, c'est que le réseau cutanée est plus gros aux joües qu'ailleurs, ainsi les parties venant à se sécher dans la phtysie le reste du réseau du visage se ferme, & ne reçoit plus de sang; mais comme il est plus gros aux joües, il ne se rétrécit pas comme ailleurs, & le sang qui ne peut plus entrer dans les autres parties du réseau se jette en plus grande quantité sur les joües. 4°. Le cerveau souffre dans les maladies des poulmons, cela peut venir de la communication de la huitiéme paire avec la cinquiéme qui envoye des rameaux à la dure-mere; mais il faut sur-tout avoir égard au sang qui ne peut pas descendre du cerveau. 5°. Baglivi nous dit qu'il y a une grande liaison entre la poitrine & les testicules, les jambes, l'oreille, parce que les maladies du poulmon se jettent dans ces parties, mais cet accident ne vient pas de la liaison; les matieres qui forment un abscès dans le tissu pulmonaire, se transportent dans tout le corps par les voyes de la circulation, & se déposent dans les endroits où elles sont arrêtées, soit par la disposition des parties, soit par quelque accident, de même les matieres qui se déposent dans ces parties peuvent se transporter aux poulmons où elles s'arrêtent à cause de son tissu délicat. 6°. En appliquant des vesicatoires aux jambes on soulage les pleuretiques, parce que dans l'endroit où agissent les veficatoires il se fait une dérivation, & les liqueurs trouvant moins de résistance dans cet endroit la matiere déposée dans les poulmons en circulant peu-à-peu sort par cet endroit, ou se dépose aux environs, c'est ainsi que la dilatation étant faite dans les glandes salivaires la salive s'échappe continuellement. 7°. Pour ce qui regarde le diaphragme, quand il est enflammé, on tombe dans la phrenesie qui n'est autre chose qu'une inflammation des meninges, cela vient de ce que le diaphragme n'ayant plus de mouvement, le fang s'arrête dans les poulmons, & par conséquent dans le cerveau; d'ailleurs le nerf diaphragmatique qui communique avec l'intercostal, agite la cinquiéme paire qui envoye des rameaux à la dure-mere, & qui par conséquent doit y engorger les vaisseaux: cette communication du nerf diaphragmatique donnera aussi la raison de tout ce qui arrive dans le visage par les divers mouvemens du diaphragme.

Les maux qui surviennent au ventricule se répandent presque sur toutes les parties. 1°. Les douleurs de tête, le délire, le vertige, la rougeur du visage, les affections soporeuses dépendent très-souvent de ce viſcere ; des nerfs du ventricule étant agitez, ceux des reins, de la·rate, du foye, des plexus meſenteriques le ſont auſſi, & contractent les vaiſſeaux : la contraction des extrémitez arterielles arrête le ſang dans toutes ces parties, c'eſt donc une néceſſité que les liqueurs ſe portent en plus grande quantité vers la tête, & y produiſent les effets dont nous venons de parler. 2°. Les nerfs qui vont au ventricule envoyent des rameaux au larynx, au pharynx, & aux muſcles de l'os hyoïde à l'œſophage ; ainſi quand le ventricule ſera agité, les rameaux le ſeront auſſi, & envoyeront plus de ſuc nerveux dans ces endroits, auſſi l'excretion de la ſalive précede le vomiſſement, les fauſſes ſquinancies ſe guériſſent par les purgatifs, & la langue, ſelon Baillou, ſe ſent toûjours des maux du ventricule. 3°. Pour la poitrine, elle n'a pas moins de liaiſon avec le ventricule ; nous avons vû que la huitiéme paire envoye des rameaux à la trachée-artere, va former les plexus pneumoniques, & ſe répand ſur l'œſophage : il ne faut donc pas être ſurpris ſi l'aſthme n'eſt quelquefois qu'un effet du ventricule, ſi le trouble qui arrive dans ce viſcere excite des toux opiniâtres, ſi la pleureſie vient des vers, ſi les matieres qui relâchent le ventricule ſont ſi ſalutaires dans l'inflammation des poulmons. 4°. Mais ſi les poulmons ſont troublez par le ventricule, le cœur ne l'eſt pas moins ; les rameaux qui vont au plexus cardiaque & au cœur, aux oreillettes, aux vaiſſeaux, doivent néceſſairement être agitez, quand les nerfs du ventricule le ſont, car ils ſortent de la huitiéme paire, alors l'eſprit nerveux ſe jettera dans le cœur en ſi grande quantité, que le cœur demeurera en contraction durant long-temps : or cela ne ſçauroit arriver qu'on ne tombe en ſyncope ; Baillou & d'autres Praticiens en rapportent pluſieurs exemples. 5°. Outre les liaiſons dont nous venons

de parler, le ventricule en a encore d'autres avec
l'abdomen. 6°. Le plexus semi-lunaire qui forme par
ses rameaux le plexus splenique, communique avec
le plexus stomachique; ainsi, quand la rate sera remplie de sang épais dans les hypochondriaques, les
mouvemens irréguliers qui y surviendront, se communiqueront au ventricule. & en resserrant son pylore ils donneront lieu à l'air de se rarefier & de causer des gonflemens. 7°. Le foye ne souffrira pas moins
des mouvemens irréguliers du ventricule; les fibres
nerveuses que la huitiéme paire envoye au pylore, se
joignent au plexus hepatique; ainsi quand elles seront agitées, la bile coulera d'abord. 8°. Le plexus
stomachique communique avec les plexus mesenteriques, ainsi les douleurs de l'estomach peuvent passer
dans les intestins. 9°. Le plexus renal gauche communique avec le plexus stomachique, ainsi si les
reins s'enflamment, le vomissement pourra survenir.
10°. Les vomissemens qui surviennent aux femmes
grosses ne sçauroient venir des nerfs, car il ne dure
pas toûjours, cela ne vient que de ce que le sang qui
sortoit de l'uterus ne pouvant plus sortir, il s'en jette
une plus grande quantité dans l'artere cœliaque.
11°. Comme les nerfs de la huitiéme paire qui se terminent presque au ventricule, communiquent avec les
nerfs qui se répandent au dehors, on ne sera pas surpris
si les maux qui arrivent à l'estomach excitent des
sueurs ou suppriment la transpiration; la grande contraction qui se causera alors dans les vaisseaux expri-
mera d'abord les liqueurs des couloirs, & bouchera
ensuite les tuyaux secretoires.

Les intestins reçoivent leurs nerfs des intercostaux
ces nerfs forment le plexus cardiaque, le splenique,
les rénaux; communiquent avec les nerfs dorsaux,
& avec les nerfs de l'estomach, & envoyent des rameaux à la vessie, &c. ainsi 1° dans la passion iliaque il

furviendra fouvent des fyncopes par l'agitation du plexus cardiaque. 2°. La refpiration fera difficile, parce que les nerfs coftaux feront tirez par l'inter-coftal ; d'ailleurs près des plexus pneumoniques il s'infere de chaque côté à la huitiéme paire un rameau de l'intercoftal. 3°. On vomira à caufe de la communication des plexus mefenteriques avec le ftomachique. 4°. Il furviendra un grand écoule-ment de bile, & peut-être une inflammation au foye, parce que le plexus hepatique fort du plexus femi-lunaire qui envoye des rameaux pour former les plexus du mefentere. 5°. L'urine s'arrêtera ; parce que les plexus rénaux rétréciront les extrémitez ca-pillaires des arteres rénales. 6°. Les coliques pour-ront caufer des maux de tête, puifque le fang étant arrêté dans les inteftins, dans les reins & le foye, fe portera à la tête en plus grande quantité, cela pourra même caufer l'épilepfie, car fi les refferremens cau-fez dans les parties inférieures font tels que le fang ne puiffe pas couler, les engorgemens qui furvien-dront cauferont de tels battemens contre les nerfs, que tout entrera en convulfion ; les tiraillemens cau-fez par les nerfs inférieurs pourront auffi produire le même effet dans ceux qui communiqueront avec eux, enfin ces convulfions pourront caufer la para-lyfie de même que nous avons dit que l'apoplexie la produifoit. 7°. Le fuc nerveux qui coulera alors en plus grande quantité dans les paroits mufculeufes des vaiffeaux externes, rétréciront les derniers tuyaux, ainfi ils fupprimeront la tranfpiration. 8°. La coli-que pourra fe changer en goute, car le fuc nerveux étant envoyé dans le nerf crural avec force à caufe de l'agitation des plexus méfenteriques, les vaiffeaux des articulations s'engorgeront.

Le foye reçoit fon plexus du nerf intercoftal qui lui envoie trois rameaux après qu'il en a donné un au diaphragme, voions ce que doit produire une telle origine. 1° Dans les inflammations du foye il survient des hemorrhagies par la narine droite, cela vient de ce que le nerf intercostal droit qui fournit le plexus hepatique, communique avec les nerfs qui vont au nez, & par-là y cause des engorgemens qui sont suivis d'une hemorrhagie. 2°. Ceux qui ont le foye trop gros ou enflammé, sentent, selon Baillou, une douleur aux clavicules & aux omoplates; il faut remarquer qu'alors on ne respire qu'en élevant les côtes, & que le diaphragme est presque immobile : or pour mieux élever les côtes, on tient l'omoplate & la clavicule élevées, ce qui ne peut se faire quelque temps sans douleur. 3°. Il survient des vomissemens à cause que les fibres de la huitiéme paire qui vont au pilore se joignent au plexus hepatique. 4°. Hollier rapporte qu'il a vû deux ou trois fois à la cuisse des douleurs insupportables qui ne cedoient à rien, & qu'il a trouvé du pus entre les muscles, & dans ces cas le foye avoit quelque vomique ; ce phénoméne ne dépend pas des nerfs, peut-être que le pus de la jambe s'étoit déposé dans le foye, ou que du foye il étoit venu en circulant ou à travers la substance celluleuse jusqu'aux extrémitez.

Voyez-en la raison à l'art. 2. de la pag. 679.

Nous avons déja dit quelque chose de la rate. 1°. Les incommoditez qui y surviennent se font sentir quelquefois au côté droit, cela doit arriver par la communication du plexus semi-lunaire gauche avec le plexus hepatique, car c'est ce plexus semi-lunaire qui donne origine au plexus splenique. 2°. Quand il y a quelque obstruction, on est sujet au vomissement, cela vient de la communication du plexus semi-lunaire avec le plexus stomachique. 3°. Les hypochondriaques ont une difficulté de respirer ; les rameaux de l'intercostal qui se joignent aux nerfs dorsaux, doivent causer ce symptôme, & la branche intercoſtale qui va s'unir à la huitiéme paire près des plexus pneumoniques peut encore contri-buer à cet effet, de même que l'union du plexus ſemi-lunaire avec le nerf gauche de la huitiéme paire. 4°. Par la derniere communication dont nous venons de parler, les hypochondriaques ſentent un grand reſſerrement à la region de l'eſtomach ; il faut y ajoûter encore la grande quantité de ſang que reçoit le ventricule à cauſe de l'obſtruction de la rate. 5°. Comme le plexus cardiaque eſt formé en partie par des branches de l'intercoſtal gauche, on voit que le cœur peut ſe ſentir des maux de la rate. 6°. On doit ſentir un grand poids ſur-tout quand on a mangé, car le reſſerrement cauſé par les nerfs accumule le ſang dans les arteres, & la rate ainſi remplie eſt preſſée par les alimens.

Il n'y a pas de partie qui cauſe plus de dérange-mens que les reins. 1°. S'il y a quelque pierre, il ſurvient une difficulté de reſpirer, cela vient de la communication de l'intercoſtal avec les nerfs coſtaux, & avec la huitiéme paire ; d'ailleurs afin que le diaphragme ne comprime pas le rein, on éleve les côtes, on ſe tient droit, comme le remarque Baillou ; de cette même cauſe viennent quelquefois des douleurs de côté qui ſont ſemblables à celles de la pleureſie. 2°. Liſter remarque qu'il ſurvient des palpitations quand on a quelque pierre aux reins, cela peut arriver par les contractions fréquentes que cauſent dans le cœur les branches de l'intercoſtal qui forment le plexus cardiaque. 3°. Le poulx eſt petit du côté malade, car comme l'intercoſtal communique avec les nerfs brachiaux, ces nerfs qui ſont alors agitez contractent les arteres, & les empêchent d'obéir comme auparavant aux mouvemens du cœur. 4°. Il ſurvient des coliques & des vomiſſemens ; la communication des plexus meſenteriques & du ſtomachique avec les plexus

rénaux, produifent ces accidens. 5°. Le tefticule fe
retire en-haut; on a attribué cela à l'uretere qui fe
retire, cela peut faire quelque chofe, mais cela vient
fur-tout des rameaux lombaires qui fe jettent dans
les vaiffeaux fpermatiques, & qui vont au mufcle
cremafter, lequel en fe contractant doit de néceffité
foulever le tefticule. 6°. On fent un engourdiffement à
la cuiffe à caufe de la compreffion qui arrive au nerf
intercoftal près du rein. 7°. Il arrive une fuppreffion
d'urine, parce que les nerfs irritez contractent les
extrémitez arterielles des reins. 8°. On fent une douleur aux lombes, cela vient de ce que vers l'endroit
où naiffent les branches des plexus rénaux, il y a
des filets qui vont fe jetter aux lombes; d'ailleurs
les plexus femi-lunaires, après avoir donné des plexus aux reins, donnent des branches aux lombes.
9°. Les mouvemens du mufcle pfoas doivent incommoder le rein attaqué, ainfi quand on heurtera contre quelque endroit, on fentira de la douleur. 10°. Les
douleurs d'un rein s'étendent à l'autre, fouvent même elles ne fe font pas fentir dans celui qui eft affligé,
mais dans l'autre; les plexus femi-lunaires communiquent l'un avec l'autre, ainfi lorfqu'un rein eft malade, la contraction que les plexus porteront dans
les arteres de l'autre, y pourront caufer une fuppreffion: mais fi les pierres caufent une grande compreffion dans un rein, il n'y aura plus de fentiment, cependant les diftenfions que cauferont ces pierres, tirailleront les nerfs de l'autre, & y tranfporteront la
douleur. 11°. Nous finirons les mouvemens fympa-
thiques qui regardent les couloirs de l'urine par le rapport de la veffie avec quelques parties. 1°. Quand elle
contient quelque pierre, on fent la douleur au gland,
cela vient de ce que les nerfs étant irritez par la
pierre contractent les vaiffeaux tendres qui font au
gland, & y caufent quelque féparation dans les fibres.

2°. Quand on urine avec douleur, on fent de petits mouvemens convulfifs prefque par tout le corps, cela vient de ce que les nerfs intercoftaux agitent les nerfs épineux qui peuvent porter leurs mouvemens dans toutes les parties. 3°. La veffie doit communiquer fes mouvemens 1°. à l'abdomen à caufe qu'elle reçoit des nerfs du plexus mefenterique inférieur ; 2°. à l'anus aux proftates, aux veficules feminales , car les nerfs qu'elle reçoit viennent des mêmes endroits que ceux de ces parties, c'eft-à-dire, du plexus dont nous venons de parler & de l'intercoftal.

Si quelque partie a de la liaifon avec les autres, c'eft la matrice. 1°. Dans la paffion hifterique les femmes fentent un froid glaçant derriere la tête, les nerfs vertebraux qui communiquent avec l'intercoftal, font tellement agitez par ce dernier qu'ils envoyent dans les tégumens de la tête une grande quantité de fuc nerveux, & que les vaiffeaux font refferrez entierement ; comme le fang n'y peut pas couler, alors la diminution du mouvement fait fentir le froid. 2°. Il furvient une grande douleur de tête, parce que le fang arrêté dans les parties inférieures fe porte en grande quantité vers les parties fupérieures ; c'eft de-là que dépend encore le vertige qui ne confifte dans fon origine que dans le gonflement des arteres qui vont à l'œil, c'eft encore à cette même caufe qu'il faut rapporter le tintement d'oreille : les vaiffeaux qui accompagnent le nerf acouftique dans le labyrinthe, fe gonflent , & agitent ce nerf par leurs battemens. 3°. La pâleur qui arrive dans cette maladie peut s'expliquer par le gonflement des gros tuyaux qui compriment les petits, & empêchent par conféquent le fang d'y entrer ; alors les gros troncs veineux font paroître livides les parties où ils fe trouvent à caufe de leur couleur, & voilà la caufe du cer-

cle livide qui se fait voir sous l'œil. 4°. Les convulsions ne viennent que du sang arrêté qui par ses secousses agite par tout le genre nerveux. 5°. Il survient un grand resserrement au larynx & au pharynx,
cela vient de la liaison du plexus gangliforme supérieur de l'intercostal avec la branche de la huitiéme
paire qui va au larynx & au pharynx. 6°. La difficulté de respirer vient de l'agitation que cause l'intercostal dans les plexus pneumoniques par le rameau
qui s'insere au-dessus à la huitiéme paire ; le sang
qui s'arrête alors dans les poulmons, parce qu'il ne
peut pas couler vers les parties inférieures, peut encore produire cette difficulté de respirer : ajoûtez à
tout cela la communication du nerf diaphragmatique
avec l'intercostal, & le rameau que l'intercostal gauche envoye au diaphragme; toutes ces communications ne seront que trop suffisantes pour déranger la
respiration. 7°. Le vomissement peut venir du sang
qui se jette en trop grande quantité dans le ventricule, de l'agitation que les plexus mesenteriques causent dans le plexus stomachique, & dans les rameaux
que la huitiéme paire envoye à l'œsophage , & de
l'agitation des branches lombaires qui vont aux muscles de l'abdomen. 8°. La syncope vient de ce que
les plexus cardiaques qui viennent en partie de l'intercostal, tiennent le cœur dans une longue contraction par la grande quantité de suc nerveux qui y est
envoyée. 9°. Le foye doit aussi être attaqué, car le
plexus hepatique est formé par l'intercostal, ainsi les
vomissemens seront bilieux, comme le remarque
Sydhenam. 10°. Il se forme souvent une tumeur
dans le ventre, laquelle monte & descend ; les plexus mesenteriques qui viennent de l'intercostal, communiquent ensuite avec ce nerf , & envoyent des
branches à la matrice qui contractent les intestins :
& si la contraction commence, par éxemple, par un
bout ,

bout, l'air qui eſt chaſſé ſe ramaſſe & ſe rarefie ; or cela ne peut être, qu'il ne ſe forme un globe dans le ventre. 11°. On voit par ce que nous venons de dire qu'il pourra ſurvenir aux inteſtins des coliques affreuſes. 12°. Les douleurs des lombes viennent des branches qu'y envoyent les plexus meſenteriques & l'intercoſtal. 13°. L'urine eſt claire comme de l'eau, cela vient de ce que l'intercoſtal étant agité, les plexus renaux le ſont auſſi, alors la grande quantité de ſuc nerveux qui eſt pouſſé dans les extrémitez arterielles des reins, y cauſe une contraction qui ne permet pas aux parties groſſieres de s'échapper ; il n'y a que l'eau dont les parties ſoient aſſez ſubtiles pour paſſer par les couloirs. 14°. Ce ſont là les phénoménes qui accompagnent la paſſion hyſterique, il y en a d'autres qui accompagnent la groſſeſſe ; le vomiſſement dépend plûtôt des vaiſſeaux que des nerfs, car s'il dépendoit des nerfs, il ſeroit plus violent : quand le fœtus croît, le ſang qui ne peut ſe décharger par la matrice, eſt obligé de ſe porter en plus grande quantité dans le ventricule, & y cauſe le vomiſſement. 15°. Les femmes enceintes ſentent de la douleur aux cuiſſes, quand elles ſe mettent à genoux ; cela vient de ce que le ligament rond eſt tiré : il y en a qui tomberoient en foibleſſe, ſi elles reſtoient quelque temps à genoux ; comme l'abdomen eſt fort preſſé alors, le diaphragme ne peut pas deſcendre, & par conſéquent la reſpiration ne peut pas ſe faire. 16°. La veſſie, le rectum & la matrice, reçoivent des nerfs des mêmes troncs ; on ne ſera donc pas ſurpris que ces parties partagent les maladies les unes des autres.

LES VAISSEAUX.

LA partie de l'Anatomie qui traite des vaisseaux, a été nommée par les Grecs ἀγγειολογία ; quoy-qu'elle renferme également les vaisseaux sanguins, les limphatiques & les conduits nerveux, on la re-straint aux tuyaux qui contiennent le sang, & qui sont de deux sortes, sçavoir, les arteres & les veines.

L'artere est un canal qui a un battement, ce canal est élastique & divisé en plusieurs rameaux, & il porte le sang dans l'étenduë du corps ; il y en a deux troncs à la base du cœur, l'un est l'artere pulmonaire, l'autre est l'aorte ou la grande artere, c'est de ces deux troncs que naissent toutes les ramifications qui se répandent par notre corps. La figure de ces troncs est conique, ils commencent par une grande base, & marchent toûjours en diminuant, les extrémitez cependant deviennent cylindriques, & forment des plexus reticulaires, des pinceaux, des spirales, des pelotons, ils finissent enfin en des veines, des vaisseaux limphatiques & des conduits excretoires, elles sont composées de trois membranes, la premiere est vasculeuse, la seconde est musculeuse & composée de fibres annulaires, la troisiéme est nerveuse ; on peut ajoûter à ces trois tuniques la membrane cellulaire de Ruisch : poursuivons les ramifications des deux gros troncs ; & comme l'artere pulmonaire ne présente qu'une infinité de ramifications qui se jettent dans les poulmons, nous n'en dirons pas davantage sur ce qui la regarde, venons à l'aorte.

I. L'aorte étant sortie du cœur par un seul tronc, envoye deux branches qui naissent sur les valvules semi-lunaires, & qui sont destinées au cœur ; on les nomme *arteres coronaires* : enſuite le tronc s'étant courbé en forme d'arc envoye trois troncs vers la partie ſupérieure ; après qu'un de ces troncs s'eſt diviſé en deux , il réſulte de toutes ces diviſions quatre rameaux qui ſont les carotides & les ſouclavieres.

II. Les carotides ſont au nombre de deux, l'une eſt à gauche, l'autre à droite ; ces deux troncs ſe diviſent en deux , forment une courbure merveilleuſe vers le larynx , ſe diviſent en deux rameaux dont l'un ſe nomme *la carotide externe* , & l'autre *la carotide interne*.

III. La carotide externe donne des rameaux au larynx , au pharynx , aux muſcles de l'os hyoïde , aux machoires , à la langue , aux lévres , à la bouche , au nez , aux oreilles , aux tempes , enfin à toutes les parties externes de la tête ; pour la carotide interne elle ſe rend au cerveau , à ſes membranes , aux yeux , aux narines , & à l'intérieur de l'oreille.

IV. Les deux ſouclavieres produiſent 1° l'artere vertebrale ou cervicale qui ſe rend à la moële de l'épine & au cerveau , en montant par les trous qui ſe trouvent aux apophiſes transverſes des vertebres , 2° les muſculaires du col , leſquels varient ſoit en nombre , ſoit en groſſeur , & ſe répandent dans les muſcles du col , 3° le ſcapulaire externe qui ſe jette dans les parties externes de l'omoplate , 4° les intercoſtales ſupérieures qui vont aux deux ou aux trois côtes ſupérieures , 5° la mediaſtine qui va au mediaſtin , au thymus & au diaphragme. 6° La diaphragmatique ſupérieure qui deſcend vers le diaphragme , & donne ſouvent des rameaux aux parties dont nous venons de parler , ſur-tout ſi la mediaſtine manque , comme il arrive ſouvent. 7°. La mammaire qui deſcend derriere le ſternum juſqu'à l'abdomen , elle donne des rameaux aux mammelles , à divers muscles du thorax & de l'abdomen.

V. L'axillaire vient de la souclaviere, & produit
1° la scapulaire interne qui se rend aux parties
que couvre l'omoplate, 2° la torachique ou la mammaire externe qui se jette sur les parties externes
du thorax, 3° la brachiale qui descend sans se diviser
jusqu'à l'angle du coude, & donne des rameaux au
bras, elle se divise ensuite en radiale & en cubitale lesquelles se distribuent par la main & par les
doigts; quelquefois l'artere brachiale se divise à la
partie supérieure du bras, & quelquefois au milieu,
cette distribution présente divers jeux de la nature en
divers sujets.

VI. Le tronc descendant qui retient le nom
d'*aorte* dans le thorax & dans l'abdomen, produit
les rameaux suivans avant d'avoir percé le diaphragme, 1° la bronchiale de Ruisch qui vient souvent
des intercostales, 2° les intercostales inférieures qui
vont à toutes les côtes, excepté les deux ou les
trois supérieures, & aux muscles de l'abdomen,
3° les œsophagiennes qui ont été remarquées de
peu de gens, 4° les diaphragmatiques inférieures
qui viennent quelquefois de la cœliaque.

VII. Le premier rameau qui se présente sous le
diaphragme, c'est la cœliaque; son rameau droit
produit les gastriques & épiploïques droites, la pancréatique, la duodenale, l'hépatique, & les cystiques jumelles: le rameau gauche donne les gastriques & les épiploïques gauches, les gastro-épiploïques,
la splenique dont plusieurs rameaux vont au pancréas.

VIII. Le premier tronc qui vient après la cœliaque, c'est 1° la mesenterique supérieure qui va au
mesentere & aux intestins greles, 2° les renales ou
émulgentes qui sont quelquefois doubles, 3° les
atrabilaires qui vont aux capsules de ce nom, 4° les
adipeuses qui vont à la membrane adipeuse des

reins , 5° les fpermatiques qui vont dans les hommes aux tefticules, & dans les femmes à la matrice,
6° la mefenterique inférieure qui va aux gros inteftins ; le rameau qu'elle envoye au rectum fe nomme
hemorrhoïdale interne. 7°. Les lombaires qui vont aux
mufcles des lombes & de l'abdomen & au voifinage.
8° La facrée qui defcend au baffin fur le milieu de l'os
facrum.

IX. L'aorte enfuite fe divife en deux qui fe nomment *les iliaques*, & dont chacune fe divife en deux :
l'une qui eft l'interne, fe nomme l'*artere hypogaftri-
que*, elle porte le fang à la veffie, à l'inteftin droit
où elle fe nomme *hemorrhoïdale externe* , aux parties genitales, aux feffes, & aux autres mufcles voifins ; l'externe envoye 1° l'ombilicale, 2° l'épiga-
ftrique qui par le mufcle droit fe rend aux mammaires,
3° la honreufe qui va à la peau des parties naturelles.

X. Enfin vient la crurale qui fe divife en deux :
l'externe va à la partie externe de la cuiffe ; l'interne qui eft plus grande, envoye les poplitées, les
furales, les tibiales, & enfin celles qui vont à l'extrémité du pied, fans avoir de nom particulier.

LES VEINES.

ON diftingue trois veines principales qui font la
veine pulmonaire, la veine-cave, & la veine-
porte.

I. La veine pulmonaire fort de l'oreillette gauche du
cœur, elle fe divife d'abord en quatre rameaux, &
enfuite en une infinité de branches qui fe diftribuent
dans les poulmons ; voyez la figure que Drak a donnée de cette veine.

II. La veine-cave fort de l'oreillette droite du
cœur où elle envoye la veine coronaire, & fe divife

enfuite en tronc fupérieur & en tronc inférieur ; du premier fortent 1º l'azygos qui reçoit les intercoftales & les œfophagiennes, 2º la veine bronchique qui vient quelquefois de l'azygos, quelquefois d'une intercoftale, & qui manque fouvent, 3º la mediaftine qui accompagne l'artere de même nom, 4º la diaphragmatique fupérieure qui fuit auffi fon artere.

III. Enfuite viennent les fouclavieres qui produifent de chaque côté 1º la jugulaire externe qui va aux parties extérieures de la tête où elle prend divers noms; on l'appelle, par éxemple, *frontale, temporale*, &c. 2º. La jugulaire interne qui donne des branches au larynx, à l'os hyoïde, à la langue où les branches fe nomment *ranines*, & aux parties du voifinage; enfin le tronc fe termine dans le fac jugulaire, & rapporte le fang qui vient des finus de la dure-mere. 3º. La vertebrale qui monte par le trou des apophifes transverfes du col, & fe rend au finus lateral. 4º. Les intercoftales fupérieures qui marchent entreles deux ou trois côtes fupérieures. 5º. La mammaire qui accompagne fon artere. 6º. Les mufculaires fupérieures & inférieures. 7º. Les fcapulaires externes & internes, & les torachiques externes.

IV. Enfin vient la veine axillaire dont la branche externe qui fe nomme *cephalique*, marche dans la partie externe du bras, & s'étend vers le pouce : l'interne fe nomme *la bafilique* ou *l'hepatique* dans le bras droit, & *la fplenique* dans le bras gauche ; la mediane réfulte du concours des précédentes, à l'angle du coude : on nomme *veine falvatelle* celle qui marche par le dos de la main vers le petit doigt.

V. Le tronc inférieur produit 1º les diaphragmatiques ou phréniques inférieures, 2º les hépatiques dont les rameaux font grands & nombreux, 3º les émulgentes dont la gauche produit la fpermatique de ce côté, 4º les atrabilaires qui viennent quelquefois des émulgentes, 5º l'adipeufe, la fpermatique droite, & les lombaires, 6° la sacrée qui est quelquefois double, 7° les iliaques.

VI. Les iliaques produisent de chaque côté 1° l'hypogastrique qui envoye des branches à l'intestin droit & à l'anus où elles sont nommées *hemorrhoidales externes*, les autres vont à la vessie, aux parties genitales, aux fesses, & aux muscles voisins: 2° les épigastriques, les honteuses & les musculaires qui accompagnent les arteres de ce nom; 3° la crurale, qui se divise en plusieurs rameaux dont les principaux sont l'interne qu'on nomme *saphene*, l'externe qui est la poplitée, & enfin la surale. Nous avons déja parlé de la veine-porte, ainsi nous n'en dirons rien non plus que de la structure des veines.

LES MUSCLES.

NOus avons parlé ailleurs de la structure des muscles & de leur action, il ne nous reste qu'à en faire l'énumeration; commençons par ceux de la tête.

I. Les muscles du crane sont au nombre de quatre. 1°. Il y en a deux qu'on nomme *frontaux*, ils viennent de la peau du front, & ont deux extrémitez mobiles, ils marchent obliquement en dehors depuis les sourcils sur l'os du front de chaque côté, leurs tendons s'étendent ensuite sur la partie supérieure du crane, & se joignent à l'aponevrose des muscles occipitaux qui sont fixes; ils peuvent donc mouvoir la peau du crâne, sur-tout celle du front, & élever les sourcils : les muscles orbiculaires des paupieres sont leurs antagonistes. 2°. Les deux muscles occipitaux sont fort minces, ils sortent de l'os occipital à l'endroit où cet os se joint de chaque côté aux os temporaux, ils montent sur le crâne, joignent leur aponevrose avec les muscles frontaux dont ils sont comme le point fixe, & concourent à leur action.

X x iiij

I I. Le muscle qui abbaiſſe les ſourcils & qui les
ride, eſt unique, il ſort de chaque côté de la racine
du nez, & s'inſere dans les deux ſourcils qu'il approche l'un de l'autre, & qu'il tire en-bas en même-
temps, au lieu que les muſcles frontaux les élevent;
il paroît que ce muſcle eſt une partie de ces derniers.

III. Les paupieres ont trois muſcles. 1°. L'orbiculaire ou le conſtricteur ſort de l'apophiſe ſupérieü-
re de l'os maxillaire au grand angle de l'œil, il environne les deux paupieres par ſes fibres orbiculaires,
& les ferme par ſon action. 2°. Le releveur propre
de la paupiere ſupérieure vient du fond de l'orbite,
& s'inſere au bord de la paupiere ſupérieure près du
cartilage qu'on nomme *le tarſe*. 3°. L'abbaiſſeur de
la paupiere inférieure eſt un aſſemblage de fibres
charnuës, lequel eſt tantôt plus mince, tantôt plus
épais; il vient de la peau des joües, & quelquefois
de l'os jugal, & va ſe terminer au bord inférieur du
muſcle orbiculaire: ces fibres, quand nous ouvrons
l'œil, tirent en-bas la paupiere inférieure.

IV. Les muſcles de l'œil ſont dans l'homme au
nombre de ſix; nous n'en parlerons pas ici, parce
que nous les avons décrits ailleurs: nous ajoûterons
ſeulement que les muſcles obliques contrebalancent
les quatre droits; il y a dans les animaux un ſeptiéme muſcle qui vient de la circonference du nerf optique, & environne la partie poſtérieure de la ſclero-
tique, il paroît ſervir à pouſſer l'œil en-devant.

V. Nous avons parlé des muſcles de l'oreille externe, ils ſont fort petits dans l'homme, & ne ſont
ordinairement qu'une expanſion des muſcles frontaux & occipitaux; ou, s'ils ſont des muſcles ſéparez, ils varient beaucoup ſelon les divers ſujets; on
peut le voir dans les Ouvrages de Caſſerius, de Cowper, de Duverney, de Valſalva: l'antérieur vient de

la membrane, du muscle temporal, & se termine à la partie antérieure & supérieure de l'oreille ; le supérieur sort de la peau du crâne, & s'attache à la partie supérieure de l'oreille : le postérieur qui est tantôt simple, tantôt double, & même triple, vient de l'apophise mamillaire, à moins qu'il ne soit continu avec les occipitaux ; il se termine à la partie postérieure de la conche : pour les muscles que Valsalva attribuë au *tragus* & à l'*antitragus*, ils ne méritent pas, selon moi, le nom de muscle ; voyez les muscles de l'oreille interne dans le Traité de l'Ouïe.

VI. Les muscles des lévres sont au nombre de douze. 1°. Le muscle orbiculaire fermé les lévres. 2°. Les muscles abducteurs sont le zygomatique qui vient du zygoma, & s'insere près de l'angle du précédent ; le buccinateur vient en partie de l'apophise coronoïde de la machoire inférieure, & en partie de l'endroit où se rerminent les gencives des dents molaires de l'une & de l'autre machoire, ce muscle s'attache à l'angle de l'orbiculaire. 3°. Les muscles releveurs sont l'incisif & le canin : le premier vient de l'os maxillaire sous l'orbite, & s'attache près des dents incisives au muscle orbiculaire ; le second vient d'une cavité qui est sous l'os jugal dans l'os maxillaire, & se rend à l'angle des lévres. 4°. Les abbaisseurs sont les triangulaires & le quarré, l'origine des triangulaires est à la partie laterale de la machoire inférieure, & l'autre extrémité se trouve à l'angle de la lévre ; le quarré est unique, il sort de la partie antérieure de la machoire inférieure, & s'attache à toute la partie inférieure du muscle orbiculaire.

VII. Les muscles du nez sont les pyramidaux, les myrtiformes, & le constricteur, les quatre premiers sont les dilateurs & en même-temps les releveurs : les pyramidaux sortent de la racine du nez, ils sont continus avec celui qui ride les sourcils, ils finissent

aux cartilages supérieurs du nez ; les myrtiformes
sortent d'auprès des incisifs, & vont s'attacher aux
cartilages inférieurs du nez : le constricteur ou l'abbaisseur orbiculaire ne se trouve pas dans l'homme
comme dans les animaux, il est fort petit, & à peine
le peut-on voir quelquefois, il naît à la racine des
dents incisives sous le nez, & finit aux aîles des narines ; le muscle orbiculaire des lévres aide beaucoup
ce muscle.

VIII. Il y a six paires de muscles à la machoire inférieure. 1°. Le muscle peaucier vient du sternum,
de l'acromion, du muscle pectoral & du deltoïde, il
s'attache à la machoire inférieure de telle maniere cependant qu'il envoye une membrane musculeuse presque par toute la face, son principal usage c'est de
tirer la peau du visage & du col : le muscle qui, à
proprement parler, abbaisse la machoire, c'est le digastrique qui vient de la rainure qui est sous l'apophise mastoïde ; étant arrivé au larynx il devient
tendineux, & perce le muscle stilohyoïdien, & souvent il passe par un anneau membraneux joint à l'os
hyoïde comme par une poulie, il s'insere à la syncondrose du menton interieurement : ce muscle doit agir
sur la langue & sur la machoire. 2°. Les muscles releveurs sont le crotaphite qui sort de toute la region
des tempes, & s'insere à l'apophise coronoïde ; le
masseter qui vient de la partie inférieure du zygoma,
& qui se termine à la surface externe de l'angle de
la machoire : le pterigoïdien interne qui vient de la
cavité de l'apophise pterigoïde, & finit à la surface
interne de l'angle de la machoire ; le pterigoïdien
externe qui vient de la lame externe de l'apophise
pterigoïde, & s'insere au-dessus du précédent, ces
derniers muscles tirent aussi la machoire inférieure
en-devant.

IX. L'os hyoïde a cinq pairesde muscles, sçavoir le

mylohyoïdien qui vient de la base de la machoire inférieure, & finit à la base de l'os hyoïde ; le coracohyoïdien qui vient d'auprès de l'apophise coracoïde
& de la côte supérieure de l'omoplate, & s'insere à la
base de l'os hyoïde : le geniohyoïdien qui vient du
milieu du menton intérieurement de la syncondrose
de la machoire, il est sous le précédent, & s'insere au
même endroit ; le sternohyoïdien qui vient du sternum & de la clavicule, s'insere à la base de l'os
hyoïde, & est l'antagoniste du précédent : le stilohyoïdien qui vient de l'apophise stiloïde, & finit à la
corne & à la base de l'os hyoïde ; l'usage de tous ces
muscles paroît par la situation.

X. Les muscles de la langue sont trois paires, sçavoir
le genioglosse qui vient de dessous le geniohyoïdien,
& tire la langue en devant ; le ceratoglosse qui sort
de la base & de la corne de l'os hyoïde, & porte la
langue en arriere : le stiloglosse qui vient de l'apophise stiloïde, & s'insere à côté de la langue ; le ba-
zioglosse que quelques-uns ajoûtent, & qui est une
partie du ceratoglosse : le myloglosse qui vient du côté
de la machoire inférieure, & s'attache au côté de la
langue supérieurement.

XI. Le larynx a sept paires de muscles qui prennent leur nom de leur origine & de leur insertion ;
les communs qui sont deux, sont le sternotyroïdien
qui vient du sternum, & s'attache au cartilage tyroïde : le hyotyroïdien qui vient du cartilage tyroïde, & s'attache à la base & à la corne de l'os hyoïde,
le premier tire le larynx en-bas, & le second tire du
même côté l'os hyoïde, & éleve le cartilage tyroïde,
quand cet os est fixe ; les muscles propres qui naissent
& se terminent dans le larynx, sont le cricotyroï-
dien, il dilate le larynx, tire en-haut le cartilage
cricoïde, quand le tyroïde est fixe, & les serre l'un
contre l'autre : le cricoarytenoïdien postérieur & le

lateral dilatent auſſi le pharynx ; le tyroarytenoïdien &
l'ary-arytenoïdien qui va d'un cartilage arytenoïde à l'autre , & croiſe ſon antagoniſte, reſſerrent
le larynx.

XII. Les muſcles du pharynx ont été fort multipliez par Valſalva, autrefois on les réduiſoit à quatre
paires, & ſelon moi ils peuvent être réduits à trois.
1°. Les deux paires de dilateurs ſont le ſtilopharyn-
rien & le cephalopharyngien , le premier vient de
l'origine de l'apophiſe ſtiloïde , & s'inſere à côté du
pharynx , le cephalopharyngien comprend toute la
partie du pharynx qui ſort de la partie inférieure du
crâne; on a donné à celle qui vient de l'os ſphenoïde
le nom de muſcle ſphenopharyngien , & à celle qui
vient des apophiſes pterigoïdes le nom de muſcle
pterygopharyngien. 2°. Le muſcle conſtricteur eſt
l'œſophagien , il vient de chaque côté de l'os hyoïde,
du cartilage tyroïde & du cricoïde , & va embraſſer
l'œſophage , ſelon ces trois origines il a reçû le nom
de hyopharyngien , tyropharyngien , cricopharyn-
gien ; Valſalva qui a fait ces diviſions , a fait marquer
dans les figures de ces plans quelques lignes tendineuſes qui les ſéparent , mais elles ne paroiſſent pas
toûjours clairement.

XIII. Les muſcles de la luete qui eſt une partie du
pharynx , ſe peuvent réduire à quatre paires qui ſont
fort petits. 1°. Le gloſſoſtaphilin de Valſalva vient de
chaque côté de la racine de la langue , & finit aux côtez
de la luete. 2°. Le pharyngoſtaphilin vient des côtez du
pharynx , & ſe termine au même endroit que l'autre.
3°. Le pterigoſtaphilin interne ou le ſphenoſtaphilin
vient de l'os ſphenoïde près de la partie ſupérieure
de l'apophiſe pterigoïde , & finit à la partie ſupérieure & poſtérieure de la luete ; Valſalva le nomme
ſalpingoſtaphilin , parce qu'il vient d'une partie de la
trompe d'Euſtachi. 4°. Le pterigoſtaphilin externe

prend fon origine à côté du précédent, il defcend entre les deux lames de l'apophife, il envoye fon tendon par un crochet comme par une poulie à la partie antérieure de la luete qu'il baiffe ; Valfalva le nomme le nouveau mufcle de la trompe, parce que felon lui il dilate les narines & la trompe. 5°. Sur le dos de la luete il y a deux mufcles dont Morgagni n'en fait qu'un, puifqu'il l'appelle azygos. 6°. Il y en a auffi qui regardent le corps de la luete comme une paire de mufcles triangulaires qui defcendent fous la tunique qui les environne.

XIV. Il y a dix paires de mufcles à la tête. 1°. Il y a trois paires de fléchiffeurs, fçavoir, le maftoïdien, le grand droit antérieur & le petit droit ; le maftoïdien vient du fternum & de la clavicule, & fe termine à la partie externe de l'apophife maftoïde : le grand droit vient de la partie antérieure des apophifes transverfes des cinq ou fix dernieres vertebres du col, & va s'inferer fous l'apophife cuneiforme de l'os occipital ; le troifiéme mufcle nommé petit droit antérieur de Cowper prend à la partie antérieure de l'atlas, & va s'inferer derriere le précédent, c'eft-à-dire, devant la racine de l'apophife condiloïde de l'occiput. 2°. Les extenfeurs du col, outre ceux qui font communs, peuvent fe réduire à cinq paires qui font les fplenius, les complexes, les grands & les petits droits poftérieurs, les petits obliques : le mufcle fplenius vient des apophifes épineufes des cinq premieres vertebres du dos, de la derniere du col, & du ligament cervical, il s'infere par un tendon à l'apophife transverfe de la feconde vertebre, par deux à celle de la premiere, & enfin à la partie inférieure & antérieure de l'apophife maftoïde ; le complexus vient des fix ou fept apophifes transverfes des vertebres fupérieures du dos & des fix dernieres vertebres du col, il s'attache en montant à l'apo-

hife épineufe de la derniere , & va s'inferer à
l'os occipital entre la protuberence qui eft au milieu
de cet os & entre la partie fupérieure de l'oblique
droit : le grand droit poftérieur vient de l'apophife
épineufe de la feconde vertebre du col, & fe termine
à l'os occipital ; le petit droit poftérieur vient de la
petite éminence qui eft à la partie poftérieure de
l'atlas , il va s'attacher fous le précédent : le petit
oblique vient de l'apophife transverfe de la premiere
vertebre du col, & s'attache à l'os occipital & à l'os
pierreux entre l'apophife maxillaire & le complexus.
3°. Le grand oblique vient de l'apophife épineufe
de la feconde vertebre du col ; il monte obliquement,
& va s'inferer à l'apophife transverfe de l'atlas, il fait
rouler la tête. 4°. Le droit latéral vient de la partie
fupérieure de l'apophife transverfe de l'atlas , fon
corps court & épais monte en droite ligne, & va s'inferer près de la rainure de l'os occipital ; ce mufcle
agiffant feul porte la tête de côté.

XV. Le col a quatre paires de mufcles. 1°. Les
fléchiffeurs font le fcalene & le long ; le premier qui
s'infere aux apophifes transverfes du col, vient de la
premiere, feconde côte , & quelquefois de la troifiéme ; Fallope le regarde comme un des releveurs du
thorax & avec raifon, les Anglois le divifent en trois,
comme nous l'avons fait ailleurs: le long vient du
corps des quatre ou cinq vertebres fupérieures du
thorax, il s'infere à toutes les vertebres du col.
2°. Les extenfeurs font le transverfe & l'épineux
qu'on diftingue fans raifon de l'extenfeur commun
du dos & des lombes, c'eft-à-dire, du très-long.
3°. Cowper ajoûte à ces mufcles cinq paires d'extenfeurs qu'on appelle les interepineux du col ; ils
viennent de la partie fupérieure des apophifes épineufes des cinq dernieres vertebres du col, & ils s'inferent à la partie inférieure de la vertebre fupérieu-

se; cet Auteur en a trouvé de presque semblables entre les apophises transverses, ils meuvent la tête vers le côté quand ils agissent seuls à droit ou à gauche; ils paroissent être une partie du scalene, ou ils n'en différent pas beaucoup.

XVI. Nous donnons cinq paires de muscles à l'omoplate. 1°. Le muscle releveur propre sort des apophises transverses des trois ou quatre vertebres du col, & finit à l'omoplate entre l'angle supérieur & la naissance de l'épine. 2°. Le trapese vient de la partie inférieure de la protuberence de l'os occipital & de toutes les épines du dos & de la derniere du col, il s'attache à l'épine de l'omoplate, à l'acromion, & à la partie postérieure de la clavicule; il sert à élever l'omoplate, ou à l'abbaisser, ou à la tirer vers l'épine, suivant qu'il agit par certaines parties ou totalement. 3°. Le rhomboïde a deux parties dont la supérieure vient de l'épine de la derniere vertebre du col & du ligament cervical, l'autre vient des épines des quatre vertebres supérieures du dos, il s'insere sous l'épine à la base de l'omoplate qu'il tire en-haut & vers les vertebres. 4°. Le petit dentelé antérieur vient par des digitations du bord inférieur de la seconde, troisiéme, quatriéme & cinquiéme côte, & se rend à l'apophise coracoïde qu'il tire en-bas & en-devant. 5°. Le grand dentelé antérieur vient des huit premieres côtes par digitations, & s'insere à la face interne de toute la base de l'omoplate qu'il tire en-devant & en-bas.

XVII. On a marqué divers muscles pour la dilatation & pour le resserrement du thorax, les dilatateurs sont 1° le diaphragme dont nous avons déja parlé, 2° les intercostaux qui sont au nombre de quarante-quatre dans l'entre-deux de toutes les côtes, ils forment deux plans, l'un est interne & l'autre externe, & ils sont attachez aux bords des côtes; les fibres du plan externe vont en-devant, & celles du

plan externe se portent en-arriere; nous avons vû
ailleurs quelle est leur action. 3°. Les supercostaux
de Verheyen sont de deux sortes, les uns sont courts,
& au nombre de douze de chaque côté, ils viennent
des apophises transverses, des onze premieres vertebres du dos & de la derniere vertebre du col, ils s'inferent obliquement à la partie postérieure des côtes;
les longs sont au nombre de trois ou de quatre, ils
viennent des apophises transverses de la septiéme, huitiéme, neuviéme & dixiéme vertebre du dos, & s'inferent à la neuviéme, dixiéme, onziéme & douziéme
côte. 4°. Le souclavier vient de la partie inférieure
de la clavicule près de l'acromion, & finit à la partie
supérieure de la premiere côte & au cartilage du sternum; il y a déja long-temps que Spigelius a prouvé que
ce muscle tiroit seulement la clavicule en-bas. 5°. Le
dentelé supérieur-postérieur vient par un tendon large
& mince de la partie inférieure du ligament cervical,
de l'apophise épineuse de la derniere vertebre du col,
& des deux ou trois vertebres supérieures du dos, il
se termine à la seconde, troisiéme & quatriéme côte.
6°. On y ajoûte le grand dentelé dont nous avons parlé. 7°. Les constricteurs ou les abbaisseurs sont outre les
muscles de l'abdomen, le dentelé postérieur-inférieur
qui vient par un tendon large & mince des apophises
épineuses des deux vertebres du dos, & d'autant ou
de plus de vertebres supérieures des lombes, il s'infere au bord inférieur des trois ou quatre côtes inférieures, il tire en-arriere & en-bas les fausses côtes;
le second muscle constricteur est le triangulaire du
sternum, il vient de toute la longueur du cartilage
xiphoïde, & du côté de la partie inférieure du sternum; il s'attache aux cartilages de la quatriéme, cinquiéme, sixiéme, septiéme vraye côte; Verrheyen le
divise en plusieurs qu'il appelle *sternocostaux*, ensuite
viennent les infracostaux de Verrheyen lesquels paroissent

toiſſent quand on a enlevé la plevre, ils ſont ſix, ſept,
huit ou neuf de chaque côté, & naiſſent auprès de la
tuberoſité des côtes, ils montent obliquement, & finiſſent à la premiere côte qui leur eſt ſupérieure ou
à la ſeconde : Euſtachi a donné des figures de ces muſcles ; le dernier muſcle eſt le ſacrolombaire qui vient
des épines ſupérieures de l'os ſacrum, de la partie poſtérieure de l'épine des os des iſles, des épines, des
vertebres inférieures des lombes, & de la racine de
leurs apophiſes transverſes par de petits tendons, il
envoye autant de longs & minces tendons qu'il y a
de côtes, le dernier de ces tendons va ſe rendre à
l'apophiſe transverſe de la ſeptiéme vertebre du col.

XVIII. Le dos & les lombes ont des muſcles communs. 1°. Il y a trois extenſeurs dont le premier eſt
le ſacrolombaire dont nous venons de parler : le ſecond eſt le très-long du dos lequel a la même origine que le ſacrolombaire, il s'inſere à toutes les apophiſes transverſes des vertebres du dos par un double
tendon à chacune, & envoye pluſieurs faiſceaux des
fibres charnuës & de filamens tendineux près du tubercule de la plûpart des côtes ; le troiſiéme eſt le
demi-épineux, il vient des apophiſes transverſes des
ſix ou ſept vertebres inférieures du dos, il s'inſere
aux apophiſes épineuſes de toutes les vertebres du
dos & de la derniere du col. 2°. Outre les muſcles de
l'abdomen il y a deux fléchiſſeurs, ſçavoir, le quarré
des lombes & le petit pſoas : le premier vient par
un principe large, tendineux & charnu de la partie
poſtérieure de l'épine des os des iſles, il s'inſere aux
apophiſes transverſes des vertebres des lombes & à
la derniere côte ; le ſecond eſt le petit pſoas qui vient
de la jonction des os pubis avec les os innominez,
& ſe termine à la premiere vertebre des lombes, ils
tirent en-devant & vers le côté les vertebres des
lombes.

Y y

XIX. Le bras a neuf muscles. 1°. Il y a trois releveurs qui font le deltoïde, le furepineux, & coracobrachial. Le deltoïde vient de toute la partie poftérieure & externe de la clavicule que le pectoral n'occupe pas, & du bord inférieur de l'épine de l'omoplate il va s'inferer vers la partie antérieure du milieu de l'humerus, & confond fa pointe avec les fibres du brachial interne : le furepineux vient de toute la bafe de l'omoplate qui eft fur l'épine, comme auffi de l'épine & de la côte fupérieure de ce même os, il s'infere par un tendon à la protuberence qui eft près de la tête de l'humerus auprès de la raimure où paffe le biceps ; le coracobrachial vient du côté inférieur de l'apophife coracoïde, & s'attache en defcendant à une des têtes du biceps, il s'infere vers le milieu de la partie interne de l'humerus, il envoye en defcendant une expanfion tendineufe au condile interne de cet os ; le biceps pour élever le bras auffi bien que le coracobrachial. 2°. Les abbaiffeurs font le foufcapulaire, le grand rond, & le large du dos. Le foufcapulaire vient de la bafe de l'omoplate, de la côte fupérieure, & d'environ la moitié de l'inférieure, il va s'inferer à la petite protuberence de la tête de l'humerus : le grand rond vient de l'angle inférieur & de la partie inférieure de la côte inférieure de l'omoplate, il s'infere à la partie interne de l'humerus un peu au deffous de la tête de cet os ; le grand dorfal vient de la partie poftérieure de l'épine des os des iſles, des épines fupérieures de l'os facrum, de celles des vertebres des lombes, des fept ou huit inférieures du dos, de la neuviéme, dixiéme & onziéme côte, il fe joint par des membranes au grand rond & au rhomboïde, & il s'infere fur le bord du canal du biceps près de l'infertion du grand pectoral ; ces trois mufcles qu'on nomme abbaiffeurs, tirent, à proprement parler, le bras en-arriere. 3°. Il y a un adducteur qui est le pectoral, il vient par un principe charnu de près de la moitié de la partie antérieure de la clavicule & des extrémitez cartilagineuses de la cinquiéme & sixiéme côte où il se détache un ou deux faisceaux de fibres-charnues qui vont sur la membrane des muscles externes de l'abdomen, il vient encore de presque toute la longueur du sternum par beaucoup de petits tendons, & s'insere par deux tendons qui se croisent à la partie interne de l'humerus entre le deltoïde & le biceps. 4°. Il y a deux abducteurs : le premier est le sousépineux qui vient de la partie de la base qui est entre l'épine & l'angle inférieur de l'omoplate, de l'épine & de la fosse sous-épineuse, il s'insere à la partie supérieure de la protuberence qui est sur la tête de l'humerus ; le second est le petit rond qui vient de la côte inférieure de l'omoplate, & s'insere un peu au-dessous du sousepineux ; il faut observer que le sousepineux ne sçauroit porter le bras en-arriere, le grand rond & le grand dorsal sont les vrais abdu-cteurs.

XX. Les muscles du coude sont au nombre de six. 1°. Les fléchisseurs sont deux, sçavoir, le biceps & le brachial interne : le biceps a une tête qui vient de-dessus la cavité glenoïde, & passe dans la rainure de l'humerus comme dans une guaine ; l'autre tête vient de l'apophise coracoïde, & s'unit avec l'autre vers le milieu de la partie interne du bras, il va s'inserer à la tuberosité du radius ; après avoir passé entre cet os & le cubitus. Le brachial interne vient du milieu de l'humerus de chaque côté de l'extrémité du del-toïde, & s'insere à la partie supérieure & antérieure du cubitus. 2°. Les extenseurs sont au nombre de quatre, le long, le court, & le brachial externe, mais ces muscles, à proprement parler, n'en forment qu'un à trois têtes : la tête du long vient de la côte de l'omoplate sous la cavité glenoïde, celle du court vient de l'humerus extérieurement un pouce loin de la tête ; la tête du brachial externe vient d'un peu plus haut que l'insertion du grand rond : enfin ces trois muscles s'unissent, & vont former un tendon qui se rend à la partie postérieure de l'olecrane ; le muscle *anconæus* vient de la partie postérieure du condile externe de l'humerus, il va s'inserer à la partie laterale du cubitus à deux pouces de l'olecrane.

XXI. Le rayon a quatre muscles. 1°. Deux pronateurs, qui sont le long, & le quarré : le premier vient d'un peu au-dessus du condile interne de l'humerus, & s'insere vers le milieu de la partie externe du radius ; le pronateur quarré vient de la partie inférieure & interne du cubitus, & s'insere à la partie externe & inférieure du rayon vis-à-vis. 2°. Il y a deux supinateurs : le long vient de l'épine externe de l'humerus, il s'insere à la partie externe & inférieure du radius, ce muscle, à proprement parler, ne fait que fléchir le coude ; le court vient du condile externe de l'humerus, & de la partie supérieure & externe du cubitus, il s'insere à la partie interne du radius au-dessous du biceps.

XXII. Le carpe a quatre muscles. 1°. Les fléchisseurs sont deux : le radial interne vient du condile interne de l'humerus, & s'insere à la partie supérieure de l'os du metacarpe qui soûtient l'index ; le cubital interne vient du même endroit que le précédent, il va s'inserer au quatriéme os du premier rang des os du carpe. 2°. Il y a deux extenseurs : le radial externe est composé de deux muscles. Le premier qu'on nomme le long, vient de l'épine externe de l'humerus. L'autre qu'on nomme court, vient du même endroit, mais plus bas ; le premier s'insere à l'os du metacarpe qui soûtient l'index, & l'autre au suivant: il y a un autre muscle qu'on nomme le cubital externe, qui vient du condile externe de l'humerus, il s'insere à l'os du metacarpe qui soûtient le petit doigt; ces muscles sont assujettis par le ligament annulaire.

XXIII. Il y a à la paulme de la main deux muscles: le premier est le long palmaire, qui vient du condile interne de l'humerus, & finit par ses tendons à l'articulation des doigts avec les os du metacarpe; le second qu'on nomme le long palmaire, vient par une membrane tendineuse de la partie externe de l'os du metacarpe qui soûtient le petit doigt, & s'insere au ligament annulaire de l'os du carpe qui est articulé avec le pouce & avec des muscles de ce doigt: ce muscle par son action rend la main creuse.

XXIV. Les muscles des doigts sont propres ou communs. Les communs sont 1° les fléchisseurs de la premiere phalange qui sont quatre lombricaux, lesquels viennent des tendons du muscle profond, ils s'inserent à la premiere phalange des doigts du côté qui regarde le pouce. 2°. Le sublime est le fléchisseur de la seconde phalange, il vient du condile interne de l'humerus, du cubitus, & du rayon, il se divise ensuite en quatre tendons qui vont s'inserer à la seconde phalange. 3°. Le fléchisseur de la troisiéme est le profond, il vient de la partie supérieure du coude, se continuë lateralement le long de cet os, en s'attachant au ligament qui joint les deux os, il va s'inserer à la troisiéme phalange des quatre doigts. 4°. L'extenseur commun des doigts prend son origine du condile externe de l'humerus, envoye des tendons à la seconde phalange & à la troisiéme de chacun des quatre doigts. 5°. Les abducteurs sont les interosseux internes, qui viennent des os du metacarpe, & finissent à la partie externe de la premiere phalange ; les interosseux externes qui font les abducteurs, viennent du metacarpe, & ils s'inserent à la partie interne de la premiere phalange.

XXV. Les muscles propres du pouce font 1° les fléchisseurs des trois phalanges. Le premier vient du radius près du biceps, il va s'inferer au troisiéme os. Le second se divise en deux muscles distincts entre lesquels passe le tendon du précédent : l'un vient de l'os du carpe qui est joint avec le pouce ; l'autre vient de la partie supérieure de l'os du metacarpe de l'index, ils s'inserent ensemble aux deux os sezamoïdes de la seconde jointure du pouce. Le troisiéme vient du ligament transversal & de l'os du carpe qui soûtient le pouce, il s'insere à la partie interne du premier os du pouce. 2°. Le thenar qui est l'abducteur vient du ligament transversal & d'un os du carpe il s'insere à la seconde jointure du pouce. 3°. L'hypothenar vient du même ligament, mais il va plus avant vers la paulme de la main, il finit au bas de la premiere phalange ; ce muscle est regardé par plusieurs Anatomistes comme une partie du précédent, de-là vient qu'ils n'en font pas mention. 4°. L'antithenar vient de la face externe de la partie supérieure de l'os du metacarpe qui soûtient le doigt index, & s'insere au premier du pouce.

XXVI. L'index a trois muscles qui lui font propres, l'extenseur, l'adducteur & l'adducteur. Le premier vient du milieu du cubitus, & s'insere à la partie supérieure de la seconde phalange. L'abducteur vient de la partie supérieure de la face externe du premier os du pouce, il s'insere à la partie supérieure du premier os de l'index du côté du pouce ; l'abducteur vient de la partie externe de l'os du métacarpe qui soûtient l'index, & s'insere à ce doigt par deux tendons.

XXVII. Nous avons parlé des muscles de l'abdomen, du clitoris, des testicules, du membre viril ; venons à ceux de l'uréthre qui se réduisent aux dilateurs & aux constricteurs. 1°. Les dilatateurs sont les transversaux qui viennent de la tuberosité de l'ischion, & s'insèrent à la partie postérieure du bulbus de l'uréthre qu'ils distendent par leur action ; l'autre est le dilatateur postérieur qui vient de la partie antérieure du sphincter de l'anus, & il s'insère à la partie postérieure du bulbus de l'uréthre : M. de Litre est le premier qui a distingué ce muscle du sphincter de l'anus ; il paroît être antagoniste des érecteurs, en éloignant le membre viril des os pubis il redonne au sang son cours. 2°. Les constricteurs sont les accelerateurs de l'urine qui viennent en partie du muscle précédent & de la partie supérieure du bulbus de l'uréthre ; après avoir environné le bulbus & la partie inférieure de l'uréthre, ils s'éloignent l'un de l'autre à la partie antérieure, & s'attachent à la forte membrane qui environne les corps caverneux ; ils resserrent la partie postérieure de l'uréthre, & en chassent l'urine & la semence sur-tout avec beaucoup de force.

XXVIII. Il y a trois muscles à l'anus. Le sphincter est composé de fibres annulaires, il est large de deux ou trois doigts, environne l'anus, & empêche que les matieres fœcales ne sortent sans l'ordre de la volonté. Les deux releveurs sont fort amples, ils viennent de l'os pubis, de l'ischion, de l'os sacrum & du coccyx, & s'insèrent au muscle précédent ; selon l'observation de Cheselden, le coccyx a une paire de muscles propres, ils viennent de l'épine postérieure de l'ischion, & se rendent au coccyx : ces muscles tirent cet os en-devant, & aident par-là les releveurs de l'anus. Pour le sphincter de la vessie nous l'avons déja décrit : nous ne nous arrêterons pas non plus à la tunique musculaire de la vessie laquelle a été regardée comme un muscle par quelques-uns : il y a une espece de sphincter qui est composé de fibres musculeuses, qui environnent l'orifice du vagin, & qui sont attachées avec le clitoris & l'os pubis par des liens assez lâches : ce sont ces fibres qui resserrent l'orifice du vagin lequel est à cause de cela plus étroit en-dehors qu'en-dedans.

XXIX. Les muscles de la cuisse sont au nombre de quatorze, 1°. Les fléchisseurs sont trois, le psoas, l'iliaque, & le pectinæus. Le psoas vient de la derniere vertebre du thorax, & de toutes celles des lombes ; il s'insere au petit trochanter. L'iliaque vient de la cavité interne des os des isles, & s'insere avec le précédent. Le pectinæus vient de la partie supérieure & intérieure des os pubis, & s'insere sous le petit trochanter. 2°. Les extenseurs sont le grand, le petit, & le moyen fessier. Le grand vient du coccyx, de l'os sacrum, de deux ligamens qui vont à l'os sacrum, & enfin de plus de la moitié de la face supérieure de l'os des isles, il s'insere sous le grand trochanter. Le petit vient du reste de la face supérieure des os des isles que le grand n'occupe pas antérieurement, il s'insere sur la longueur du grand trochanter. Le petit fessier vient de la partie inférieure des os des isles sous les précédens, il s'insere sous le grand trochanter. 3°. Les abducteurs sont cinq. Le premier est le fascilata qui vient par un principe charnu de l'épine antérieure & supérieure de l'os des isles, & qui devient ensuite membraneux, & s'insere lateralement à la partie supérieure du tibia. Le second est le quarré qui vient de la tuberosité de l'os ischion, & qui s'insere à la partie externe du grand trochanter. Le troisiéme est le pyramidal qui vient de la partie inférieure de l'os sacrum près de l'os des isles duquel il vient aussi, il s'insere à une cavité qui est sous le grand trochanter. Les deux derniers sont les gemeaux

l’un eſt ſupérieur, & vient de l’épine de l’iſchion : l’inférieur vient de la tuberoſité de l’iſchion, il s’inſere à
la cavité dont nous venons de parler. 4°. Le muſcle adducteur eſt le triceps, il a ce nom, parce qu’il ſe diviſe
en trois ; mais on en peut faire quatre. Le premier
vient de la partie ſupérieure des os pubis près du pectinæus, & s’inſere au milieu de la ligne raboteuſe. Le ſecond vient de l’os pubis ſous le greſle, il s’inſere à la
ligne raboteuſe un peu au-deſſous du petit trochanter.
Le troiſiéme vient de la partie externe de l’os pubis
ſous le précédent, il s’inſere près du grand feſſier. Le
quatriéme vient de la tuberoſité de l’iſchion, & s’inſere un peu au-deſſus du condile interne. 5°. Les rota-
teurs ſont les obturateurs qui ſont deux, l’un eſt interne, & l’autre eſt externe : l’interne vient des os des
iſles, de l’iſchion & du pubis, & s’inſere à la cavité
qui eſt à la racine du grand trochanter ; l’externe vient
de l’os pubis & de l’iſchion autour de la circonference
externe du trou ovale & s’inſere avec le précedent.

XXX. Les muſcles de la jambe ſont au nombre
de dix. 1°. Il y a quatre extenſeurs, ſçavoir, le droit
qui vient de l’épine antérieure & inférieure des os
des iſles, & s’inſere à la rotule. Le crural qui ſort
d’entre les deux trochanters, & s’inſere au même os
que le précédent. Le vaſte interne qui ſort du femur
auprès du petit trochanter, & s’inſere à la partie interne de la rotule. Le vaſte externe qui vient du grand
trochanter & de la partie ſupérieure de la ligne raboteuſe, & va s’inſerer lateralement à la rotule. 2°. Les fléchiſſeurs ſont ſix. Le premier eſt le couturier qui vient
de l’épine ſupérieure & antérieure des os des iſles, &
s’inſere à la partie ſupérieure interne & antérieure du
tibia. Le ſecond eſt le demi-membraneux qui vient
de la partie ſupérieure de la tuberoſité de l’iſchion, &
s’inſere à la partie ſupérieure & poſtérieure de la tête
du tibia. Le troiſiéme eſt le demi-nerveux qui vient

de la partie poſtérieure de la tuberoſité de l'iſchion, & s'inſere à la partie interne de l'épine du tibia. Le quatriéme eſt le biceps dont la premiere tête vient de la tuberoſité de l'iſchion, & la ſeconde de la ligne raboteuſe au deſſous du grand feſſier, il s'inſere à la partie ſupérieure du peroné & du tibia. Le cinquiéme eſt le greſle qui vient de l'os pubis près de la ſymphiſe, & va s'inſerer près du couturier. Le ſixiéme eſt le poplitée qui vient de la partie inférieure du condile externe du femur, il s'inſere à la partie ſupérieure & interne du tibia dont il fait la rotation.

XXXI. Les muſcles du tarſe ſont huit. 1°. Les deux fléchiſſeurs ſont le jambier & le peroné antérieurs. Le premier vient de la face externe & ſupérieure du tibia, & s'inſere à la partie interne du grand os cunciforme près de l'os du metatarſe qui ſoûtient le gros orteil. Le peroné antérieur vient de la partie moyenne externe & antérieure du peroné, il s'inſere à la partie externe de l'os du metatarſe qui ſoûtient le petit orteil. 2°. Les extenſeurs ſont au nombre de quatre; les premiers qui ſont les gemeaux viennent l'un de la partie poſtérieure du condile interne du femur & de l'os même, & l'autre du condile externe d'auprès de l'origine du poplitée. Le ſecond qui eſt le ſolaire a deux têtes, l'une vient de la partie poſtérieure du tibia vers la partie moyenne du poplitée. L'autre vient de la partie ſupérieure du peroné ; ces muſcles ſe réuniſſent pour former un gros tendon qu'on nomme *le tendon d'Achille*, lequel s'inſere à la partie poſtérieure du calcaneum. Le quatriéme qui eſt le plantaire, vient de la partie ſupérieure du condile externe du femur, & s'inſere au calcaneum. 3°. L'adducteur eſt le jambier poſtérieur qui vient de la partie antérieure du tibia près de l'articulation avec le peroné, il paſſe à travers le ligament interoſſeux, il va s'inſerer à l'os naviculaire, & s'étend juſqu'à l'os cunéiforme moyen. 4°. L'abducteur est le peronier postérieur qui vient de la partie antérieure externe & supérieure du peroné, il va s'inserer à l'os du metatarse qui soûtient le gros orteil ; on trouve dans les vieillards un os sezamoïde au passage de ce tendon sous l'os cuboïde.

XXXII. Les muscles des orteils sont communs & propres ; les communs sont au nombre de quatorze. 1°. Les extenseurs sont deux, sçavoir, le long & le court. Le long vient par un tendon de la partie externe & supérieure de la tête du tibia près du peroné, & par un principe charnu de la partie supérieure de ce dernier os, en descendant il passe sous le ligament annulaire ; il envoye un petit tendon à la partie supérieure du second os de chaque orteil, & un petit de chaque côté au troisiéme os : pour ce qui regarde les tendons qui se rendent à l'os du metatarse qui soûtient le petit doigt, ils ne viennent point de l'extenseur long, mais d'un muscle qui prend vers le milieu du peroné du ligament interosseux. L'extenseur court vient du calcaneum extérieurement, & antérieurement il envoye quatre tendons qui vont au second os des quatre orteils. 2°. Les fléchisseurs des premieres phalanges sont les quatre lombricaux qui viennent des tendons du profond, & vont s'inserer à la partie interne de la premiere phalange des quatre petits orteils. Le fléchisseur des secondes phalanges est le sublime qui vient de la partie inférieure du calcaneum, se divise en quatre tendons, & se rend aux secondes phalanges. Le fléchisseur des troisiémes phalanges est le profond ; il vient 1° de la partie postérieure du tibia, deux ou trois doigts au-dessous de la tête. 2°. Du peroné, il va s'inserer par quatre tendons à la partie supérieure du dernier os de tous les petits doigts. 3°. Les adducteurs & les abducteurs sont les huit interosseux internes & externes, ils viennent des os du metatarse, ils vont s'inferer en partie aux os fezamoïdes qui font à l'articulation des premiers os des orteils avec le metatarse, & en partie à côté de ces os.

XXXIII. Les mufcles propres du gros orteil font 8. 1°. Le long extenfeur vient de la partie fupérieure du peroné & du ligament interoffeux, il s'infere à la partie fupérieure du dernier os du gros orteil. 2°. L'extenfeur court vient de la partie antérieure du calcaneum, & s'infere à la partie fupérieure du fecond os. 3°. Le long fléchiffeur vient de la partie fupérieure & poftérieure du peroné, il s'infere au dernier os, & donne en fon chemin un tendon au calcaneum. 4°. Le court fléchiffeur vient de l'os cuboïde & du cuneiforme moyen, il s'infere à l'os fezamoïde externe. 5°. L'abducteur vient de la partie interne de la protuberence inférieure du calcaneum, & d'un petit tubercule du même os qui eft près de l'os naviculaire, il s'infere à l'os fezamoïde interne. 6°. L'adducteur vient du calcaneum fous la partie tendineufe de la maffe charnuë, de l'os cuboïde, de l'os cuneiforme moyen, de la partie fupérieure de l'os du metatarfe qui foûtient le fecond doigt, il s'infere à l'os fezamoïde externe.

XXXIV. Le petit orteil a deux mufcles propres. 1°. L'abducteur vient de la partie externe du calcaneum, de l'os cuboïde & de l'os du metatarfe qui le foûtient cet orteil, il s'infere extérieurement au premier os. 2°. Le fléchiffeur vient de la partie externe de l'os du metatarfe qui foûtient cet orteil, & du tendon du peronier poftérieur, il s'infere à la premiere articulation.

TABLE
DES MATIERES
contenuës en ce Volume.

TABLE

DES MATIERES.

TABLE DES MATIERES.

Fin de la Table des Matieres.

PLANCHE PREMIERE.

Fig. 1.

A L'Os Parietal.
B L'Os Occipital.
C Les Vertebres.
dd Les Clavicules.
E L'Omoplate.
F L'Humerus.
g Le Rayon.
h Le Coude.
i Le Carpe.
K Le Métatarse.
Z Les Phalanges.
M Les Vertebres Lombaires.
N Les Os des Isles.
O Le Femur.
p Le Tibia.
Q Le Peroné.
R Le Calcaneum.

Fig. 2.

A L'Os Frontal.
B L'Os Pierreux.
C La Clavicule.
D Le Sternum.
E Les Os Pubis.
F La Rotule.
G Le Tarse.
H Le métatarse.
I Les Phalanges.

PLANCHE II.

Fig. 1.

A Sinus longitudinal.
B Sinus lateral.
C La Subſtance cendrée du **Cerveau.**
D Les points lacrymaux.
E Le Sac lacrymal.

Fig. 2.

A La Pie-Mere injectée.

Fig. 3.

A Les Nerfs Olfactifs.
B Les Nerfs Optiques.
C Les Carotides.
D La troiſiéme Paire.
E Quatriéme Paire.
F Cinquiéme Paire.
g Sixiéme Paire.
h Septiéme Paire.
K Huitiéme Paire.
i Neuviéme Paire.
l Dixiéme Paire.
m La réunion des Arteres Vertebrales des Nerfs
n Les Nerfs Acceſſoires.

Fig. 4.

A La Subſtance cendrée.
B Le Centre Ovale.
C Les Couches des Nerfs Optiques.
D Le Plexus Choroïde.
F Les Corps Canclez.
H Le quatriéme Sinus.
I La Partie moyenne de la Voûte.

Fig. 5.

A L'Ouverture du troifiéme Ventricule.
B La Glande Pineale.
C Eminences nommées *Nates.*
D Eminences nommées *Teftes.*
E Les Ramifications du Cervelet.
F Le quatriéme Ventricule.
g La grande Valvule.

Fig. 6.

A Le Sinus Longitudinal.
B Le Sinus Inferieur.
C F Le Sinus Lateral.
D Le Sinus de la Jugulaire.
E Le Trou Occipital.

PLANCHE III.

Fig. 1. qui repréfente la paupiere de l'œil de Bœuf.

A La Glande Superieure.
BB Les Conduits de cette Glande.
C La Glande Lacrymale.
D Ses conduits.
EE Le Tarfe.

Fig. 2.

A Le Globe de l'Oeil.
B Une Portion de l'Orbite.
C Le Mufcle Oblique Superieur.
D Le Mufcle Oblique Inferieur.
E Le Mufcle Releveur.
F Le Mufcle Abducteur.
g Le Mufcle Abbaiffeur.
H Le Mufcle Adducteur.

Fig. 3.

A Les Nerfs Oculaires.
B Les Arteres de la Sclerotique.
C L'Uvée.
D La Pupille.

Fig. 4.

A Les Vaisseaux disposez en Tourbillon sur la Choroïde.
B Le Ligament Ciliaire.
C L'Iris.

Fig. 5.

A Les Nerfs dont les dernieres Ramifications B, vont au Ligament Ciliaire.

Fig. 6.

A Les Arteres de l'Iris.

Fig. 7.

A La Substance Tendineuse du Procez Ciliaire.
B La Substance Musculeuse.

Fig. 8.

A L'Humeur Vitrée.
B Le Crystallin.
C Reste de la matiere noirâtre du Ligament Ciliaire.

Fig. 9.

A La matiere Spongieuse du Nerf Optique.
B L'Enveloppe du Nerf Optique divisé en deux Lames.

Fig. 10. qui represente l'Oreille, vûë par la partie postérieure.

5

A L'Aqueduc de Fallope.
B La Trompe d'Euſtachi.
C Le grand Canal demi-Circulaire.
D Le Canal moyen.
E Le petit Canal.
F Le Veſtibule.
g Le Limaçon.

Fig. 11. qui repréſente l'Oreille, vûë par la
partie anterieure.

a Le grand Canal demi-Circulaire.
B Le Canal moyen.
C Le petit Canal.
D Le Limaçon.
E Le Veſtibule.
F Le Muſcle Interne de la Trompe.
g Le Muſcle de Caſſerius.
H Le Marteau.
i L'Enclume.
K Le Muſcle de l'Etrier.
l L'Etrier.

PLANCHE IV.

Fig. 1.

AA Le Cartilage Tyroïde.
BB Le Catilage Cricoïde.
C L'Epiglote.
D Les Cornes de l'Os Hyoïde.
EE Le Sommet des Cartilages Arythenoïdes.
FF Les Muſcles Cricoarythenoïdiens poſterieurs.
g Un des Muſcles Tyroarithenoïdiens.
H Les Fibres poſterieures des Muſcles Arythe-
noïdiens, qui ſe croiſent.

Zz iij

III Les Glandes de la Trachée-Artere.
KK Les Muscles Sternohyoïdiens.

Fig. 2.

AA Le Cartilage Tyroïde.
B L'Epiglote.
C La Glande Tyroïde.
D Les Muscles Crycotiroïdiens.
E Le Muscle Sternotyroïdien.
F Le Muscle Sternohyoïdien.
g Le Muscle Sternotyroïdien.
H Le Muscle Coracoïhoïdien.
i L'Oesophage.
K Les Fibres Longitudinales de la Trachée-Artere.
l Le Trou de Morgagni.
m Les Mammellons.

Fig. 3.

A La Trachée-Artere.
BB Les Muscles Sternotyroïdiens.
CC Les Muscles Hyotiroïdiens.
D L'Epiglote.
F La Glande Tyroïde hors de sa place.
gg Les deux Lobes des Poulmons.
HH Les Scissures.
II La partie des Poulmons appuyée sur le Dia-
phragme.
IIII Les Ramifications de l'Artere & de la Veine
Pulmonaire.

Fig. 4. Cette Figure represente les petits Lobes
des Poulmons, avec des Ramifications
Vasculaires.

PLANCHE V.

Fig. 1.

A Vaiſſeaux Lactez.
B Le Réſervoir Lombaire.
CCC Les Canaux flexueux du Conduit Thora-
chique.
D La Bifurcation du Canal Thorachique.
E L'Inſertion du Canal.
F L'Azygos.
G L'Aorte.

Fig. 2.

A Le Peritoine.
B La Veine Ombilicale.
C L'Artere Ombilicale.
D L'Uraque.
E Les Prolongemens du Peritoine.
G Le Foye.
H Le Ventricule.

Fig. 3.

A Le Duodenum.
B Le Pancreas.
CC Le Conduit Pancréatique.
D La Rate.
E Les Vaiſſeaux Spleniques.
F L'Inſertion du Canal Pancréatique.

Fig. 4.

A Le Foye.
B Le Ligament nommé Suſpenſoire
C La veine Cave.
DDD Les Sciſſures du Foye.

Fig. 5.

A Le Sinus de la Veine Porte.
B Le Ramifications du Sinus
C La Veine Ombilicale.
D Le Canal Veineux.
E La Veine Porte.
F La Veſicule du Fiel.
G Les Conduits Hépatiques & le col de la veſicule
    détourné vers le côté droit.

Fig. 6.

AA Les Reins.
BB Les Capſules Atrabilaires.
CC Les Veines émulgentes.
D L'Aorte.
E La Veine Cave.
EE Les Vaiſſeaux Spermatiques.
FF Les Ureteres.
G La Veſſie.
HH Les Vaiſſeaux déferents.
i L'Epididyme.
K Le Teſticule.
l Le Teſticule dans la Guaine.
m La Veine Honteuſe.

Fig. 7.

A L'Aorte.
B La Veine Cave.
CC Les Vaiſſeaux Spermatiques.
DD L'Ovaire.
ee Les Trompes.
FF Le Morceau déchiré.
gg Les Arteres Hypogaſtriques.
H Les Veines Hypogaſtriques.
i Les Ureteres.
K Le Ligament rond.
l La Veſſie.
m Le Vagin.

PLANCHE VI.

Fig. 1.

a Les Rayons Musculaires du Diaphragme.
B La Partie Membraneuse.
C Le Muscle Postérieur,
D Les Tendons de ce Muscle.
E Passage de la Veine-Cave.

Fig. 2.

A Les Glandes ramassées en paquets dans l'Ileon.
B Les Valvules Conniventes.

Fig. 3.

B Les Glandes de l'Extrémité de l'Ileon.
A Les Glandes Solitaires du Colon.
C L'Appendice Vermiforme.

Fig. 4.

A Le Ventricule.
B L'Artere Coronaire.
C L'Artere Gastrique.
DD Les Nerfs de l'Estomach.
E Le Colon.
F La Valvule du Colon.
G Le Jejunum.
h h L'Ileon
I Le Rectum.
RR Les Releveurs de l'Anus.

Fig. 5.

A Les Glandes Milcaires.
B Les Rides.

Fig. 6.

La Tunique interne de l'Estomach, vûë par
le Microscope.

Fig. 7.

A Les Fibres charnuës qui vont de gauche à
   droit.
B Les Fibres charnuës qui vont de droit à gau-
   che.
CC Les Fibres Circulaires.
D La Tunique Nerveuse.

Fig. 8.

A L'Inteſtin Duodenum avec ſes Glandes.

Fig. 9.

A La Tunique externe des Inteſtins.
B Les Fibres Longitudinales.
C Les Fibres Circulaires.
D La Tunique Nerveuse.

Fig. 10.

AA L'Inteſtin Jejunum.
B Un Rameau de l'Artere Méſenterique.
CC Les Vaiſſeaux Lactez.
D Glande du Méſentere.

PLANCHE VII.

Fig. 1.

A Le Cœur d'un Fœtus.
B L'Oreillette droite.
C La Veine Cave.
D L'Aorte.
F Le Canal Arteriel.
g L'Aorte Deſcendante.
h La Trachée-Artere.
i L'Oeſophage.

Fig. 2.

A L'Oreillette droite.
B La Veine-Cave Inferieure.
C La Membrane Valviforme.
d Le Trou nommé Ovale.
EEEE Les Veines Pulmonaires.

Fig. 3.

A La Partie inférieure du cœur
B Le Tronc de la Veine Coronaire.
CCCC Les Rameaux de l'Artere Coronaire.
D Une Portion de l'Oreillette droite.
F Le Tronc de la Veine-Cave.
g g g g Rameaux de la Veine-Pulmonaire.
H Un Rameau de l'Artere Pulmonaire.

Fig. 4.

A La Partie Supérieure du Cœur.
B Les Rameaux de l'Artere & de la Veine Co-
   ronaire.
D L'Oreillette droite.
E L'Oreillette gauche.
F L'Aorte.
G Le Tronc de l'Artere Pulmonaire.
H Le Tronc Afcendant de la Veine-Cave Su-
   perieure.

Fig. 5.

A Le Ventricule gauche avec fes Colomnes charnuës.
BB Les Valvules Mitrales avec les Filets qui les
   retiennent.

Fig. 6.

A Le Pericarde.
BBB Le Thymus.
CCC Les trois Rameaux Afcendants de l'Aorte.

Fig. 7.

Les Valvules de l'Aorte.

Fig. 8.

AA La Direction des Fibres du Cœur.

PLANCHE VIII.

Fig. 1.

A Le Rein coupé par le milieu.
BBBB Les Vaiſſeaux du Rein.
CCCC Les Mammellons.
DDDD Les Calices.
E Le Baſſinet.
F   L'Uretere.

Fig. 2.

A La Veſſie.
BB Les Ureteres.
CC Les Vaiſſeaux déferents.
DD Les Vaiſſeaux qui vont aux Veſicules ſemi-
naires.
EE Les Veſicules. Seminaires.
g g Les Proſtates.
HH Les Glandes de Terraneus.
ſi Le Gland coupé par lemilieu.

Fig. 3.

A Le Corps Spongieux de l'Urethre.
B Les Lacunes de l'Urethre.
C Le Ligament Suſpenſoire.
D La Couronne du Gland & ſes Glandes Séba-
cées.
EE Les Corps Caverneux.

Fig. 4. Le Testicule coupé.

AAAA Les Vaisseaux Seminaires des Testicules.
B Le Corps d'Higmor.
ccc Les Vaisseaux Seminaires qui percent la Tunique Albuginée.

Fig. 5.

AA Les Vaisseaux déferents.
BB Les Vaisseaux qui vont aux Vesicules Sémi-
nales.
CC Les Vesicules Seminales.
D Le Verumontanum.
E Les Ouvertures des Prostates.
F Vaisseaux Sanguins qui accompagnent les
déferents.

Fig. 6.

A Le Clitoris.
B Les Nymphes.
C Le Conduit de l'Urine.
D Les Caroncules Myrtiformes.
E L'Ouverture du Vagin.

Fig. 7.

A Le Vagin ouvert, & ses rides.
B L'Orifice de la Matrice.
CC Le Ligament rond dissequé.
DD Les Ligamens larges.

Fig. 8.

A La Lame externe du Chorion.
B L'Amnios.
CC Le Placenta avec les Ramifications des Vais-
seaux Ombilicaux.
D Le Cordon Ombilical,

E   Le Foye qui est fort grand dans le Fœtus.
F   La Veſſie.
g   Les Vaiſſeaux Ombilicaux.

Fig. 9.

AAA Les Tuyaux Lactiferes des Mammelles.
BB La Subſtance Glanduleuſe.
C   Le Mammellon.

Fig. 10.

A   Le Fœtus. de Cheval.
B   L'Allantoïde.

Fig. 11.

A   Le Placenta du côté qu'il touche la Matrice.

PLANCHE IX.

Fig. 1.

A   Le Tronc de la cinquiéme paire.
B   Le Tronc de la ſixiéme paire.
C   Le Nerf Intercoſtal.
D   La huitiéme paire.
E   Rameau de la cinquiéme paire qui va à la
      Langue.
F   Les Nerfs Brachiaux.
g   Les Reccurrents.
H   Le Plexus Cardiaque.
i   Les Plexus Pneumoniques.
K   Le Plexus Stomachique.
L   Les Fibres nerveuſes de la partie ſuperieure
      du ventricule.
M   Le Plexus Splenique.
n   Les Fibres inférieures du ventricule.

ō   Le Plexus Renal.
p   Le Plexus Hepatique.
q   Le Plexus Semi-lunaire.
R   Le Plexux Méfenterique fuperieur
s   L'Inferieur.
t   Le moyen.
u   Le Nerf Crural pofterieur.

Fig. 2.

A Le Pectoral.
B Le Deltoïde.
C Le Biceps.
D Le long Extenfeur.
E Le court Extenfeur.
F Le Brachial externe.
g Le Brachial interne.
H Le long Pronateur.
I Le Palmaire.
K Le Radial interne.
l Le long Supinateur.
m Portion du Radial externe.
n Cubital interne.
o Le grand Extenfeur des doigts.
p Le Cubital externe.
q Le Fafcialata.
r Le Couturier.
s Le Droit.
t Le Vafte interne.
u Le Vafte externe.
x Le Grefle.
y L'Iliaque interne.
z Le Pectinée.
1 Le demi-nerveux.
2 Les Jumeaux.
3 Le Solaire.
4 Le Jambier antérieur.

5 Le Fléchiffeur du Pouce
6 Le long Extenfeur des Doigts.

Fig. 3.

A Le Trapeze.
B Le grand Dorfal.
C Le Rhomboïde.
D Le Releveur de l'Omoplate
E Le Deltoïde.
F Le petit rond.
g Le Complexus.
h Le Splenius.
i Le Maftoïde.
K Le long Extenfeur.
L Le court Extenfeur.
m Le grand Feffier.
n Le petit Feffier.
o Le Pyriforme.
p Le Quarré.
q Le Fafcialata.
r Le Vafte externe.
t Le Biceps.
u Le Demi-membraneux.
x Peronier pofterieur.
y Le long Extenfeur des Doigts.
Z Le Plantaire.

PLANCHE X.

Fig. 1.

a Le Sternohyoïdien.
b Le Coracohyoïdien.
C Le Scalene.
D Les Intercoftaux externes,
e Le Tranfverfe.

f Le Droit.
G Le Triceps.
H Le Pectinée.
I Le Pſoas.
K L'Iliaque interne.
L Le Vaſte interne.
M Le Vaſte externe.

Fig. 2.

A Le Trapeſe.
B Le grand Dorſal.
C Le Deltoïde.
d Le Cubital externe.
E Le Radial externe.
F L'Extenſeur commun des doits.
g L'Extenſeur du Pouce.
h L'Extenſeur propre de l'Index.
i Le Greſle.
K Le Moyen-feſſier.
l Le Biceps.
m Le Demi-nerveux.
n Le Solaire.

Fig. 3.

A Le long du col.
B Le Scalene.
C Le Brachial interne.
D Le Palmaire.
E Le Fléchiſſeur du pouce.
F Le Pſoas.
g Le Quarré.
H L'Iliaque.
IIII Le Triceps.
l Le petit Peronier.

PLANCHE XI.

Fig. 1.

A La double origine du Maſtoïde.
B Le Deltoïde.
C Le grand Pectoral.
D Le petit Pectoral.
E Le Biceps.
F Le long Supinateur.
g Le Cubital interne.
h Le Palmaire.
i Le Fléchiſſeur du pouce.
K Le Droit.
l Le Greſle.
m Le Couturier.
n Le Demi-nerveux.
o Le Jambier anterieur.
p Le grand Peronier.

Fig. 2.

A Le long Extenſeur.
B Le court Extenſeur.
C L'Extenſeur du pouce.
D Le grand Dentelé.
F Le Dentelé poſterieur inferieur}
g Le Pyriforme.
H Le petit Feſſier.
i Le Vaſte externe.
K Le Biceps.
l Le Demi-membraneux.
m Le Fléchiſſeur du pouce.
n Le Jambier poſterieur.
o Le Triceps.
p Le Crural.

q Le grand Peronier.
r Le Brachial externe.
s Le Radial externe.
t Le Splenius.
u Le Poplitée.

Fig. 3.

A Les Complexes.
B Le Transversal.
C Le Splenius.
D Le Scalene.
E Le Brachial interne.
F Le Radial externe.
g L'Anconée.
h Le Sur-épineux.
i Le Sus-épineux.
K Les Jumeaux.
l Le quarré.
m Le petit Peronier.
n Le Fléchisseur du Pouce.

PLANCHE XII.

Fig. 1.

A Le nerf intercostal.
B Les nerfs cervicaux.
C Les nerfs brachiaux.
D Les nerfs diaphragmatiques.
E Les nerfs lombaires.
g Le Crural anterieur.
H L'origine du Crural posterieur.
i i Les nerfs costaux.

Fig. 2.

Cette figure represente 1º les Nerfs AA qui vont aux Muscles complexus, splenius, grand droit,

obliques. 2º Ceux qui vont aux muſcles de l'omoplate entre leſquels paroiſſent ſur tout A A qui ſont
les acceſſoires de Willis. 3º Les nerfs C qui vont
au long & au court Extenſeur. 4º Les ramifications des nerfs dorſaux D, & des lombaires E.
5º Les nerfs qui vont aux petits feſſiers F, & à
l'anus g. 6º Le nerf rural poſterieur H.

Fig. 3.

A La partie poſterieure du cervelet.
B La moële de l'Epine.
c Les acceſſoires de Willis.
DDD L'origine des nerfs épineux.

Fig. 4.

A L'extremité de la moële de l'Epine.
BBB Les nerfs de l'Os ſacrum.

PLANCHE XIII.

Fig. 1.

A Le tronc de l'Aorte, a a les arteres coronaires.
B L'Aorte deſcendente, b b les artéres carotides,
c c les artéres cervicales, d d les Rameaux externes
    des carotides.
1. Leur rameau qui va à la langue. 2. Celui qui va
    aux lévres & aux muſcles digaſtriques. 3. Les ar-
    téres temporales. 4. Les artéres de l'occiput.
e Les rameaux internes des carotides.
f L'entrée des carotides dans le cerveau.
g L'union des cervicales & des carotides.
h Les artéres de la moële épineuſe.
i i Les rameaux des artéres cervicales.
k La muſculeuſe.
m La mammaire.
n Les intercoſtales ſuperieures.
o La ſcapulaire externe.
E Le tronc de l'axillaire.

F   Le grand rameau de l'axillaire.
p   La scapulaire interne.
q   La torachique superieure.
r   La torachique inferieure.
S   Les artéres du muscle deltoïde, s s deux artéres
    remarquables qui vont aux muscles du coude.
t   La continuation du rameau F.
xx Les rameaux du tronc brachial.
G   La cubitale.
H   La radiale
J   Le rameau de la cubitale qui va à la main.
K   Un rameau de la même qui va aux muscles fléchis-
    seurs & extenseurs des doigts.
u w Des rameaux de l'artére K qui vont aux mêmes
    muscles.
u   De petits rameaux qui viennent de la cubitale.
λ   Des rameaux de l'artére radicale.
x   Les rameaux exterieurs vers le muscle du pouce.
y   Le rameau intetieur.
z   L'artére du pouce.
5   L'artére de l'index.
6   L'artére circulaire de la paume de la main.
7   L'artére du muscle abducteur du petit doigt.
8   Autre rameau circulaire.
9   Leurs ramifications.
L   La souclaviere droite.

Les Artéres inferieures.

B   L'aorte descendante, b b les artéres bronchiques.
c   Les artéres intercostales.
d   Les diaphragmatiques.
e   La cœliaque.
f   La gastrique droite.
g   La pancreatique & la duodenale.
h   Les artéres gastriques gauches.
i   L'épiploïque.
k   Les spleniques.
l   Les cystiques.

m Les hepatiques.

n La méfaraïque fuperieure,

o Ses rameaux coupez.

p Ses rameaux qui vont aux inteftins en forme d'are.

q Les rameaux qui viennent de ces arcs.

r L'adipeufe.

s L'émulgente.

t Les lombaires.

v Les fpermatiques.

u La méfaraïque inferieure.

w L'iliaque.

x *x* La facrée.

y L'ombilicale.

α α Les Iliaques internes.

ℰ ℰ Les externes.

ℰ Ses rameaux.

γ ♂ Les hypogaftriques.

γ ♂ Leurs rameaux qui vont à la veffie, aux parties
 genitales & à l'anus.

ι Les épigaftriques.

υ Leur connexion avec les mammaires.

ϑ La honteufe.

Fig. 2.

A La crurale.

B La mufculaire, crurale externe.

C La mufculaire, crurale interne.

a b Divifion de l'artere mufculeufe.

c Divers rameaux de la crurale.

d Ramification de la mufculaire externe.

e La Tibiale interne.

f L'externe.

g Sa continuation.

h La furale.

i Sa divifion.

k l Les arteres des mufcles du gras de la jambe &c.

m L'artere du deffus du pied.

n L'artere de la plante du pied.

o L'artere externe du pied.

p Les arteres qui vont au talon.

q L'arc de communication.

r Les rameaux de ces arcs vers les orteils.

Fig. 3. Les Veines.

A Le tronc de la veine-cave.

c La veine-cave superieure.

B L'inferieure.

E La fouclaviere.

a La coronaire.

b Les intercoftales inferieures.

ɔ La mediaftine.

c Les diaphragmatiques superieures.

d La jugulaire externe.

e L'interne.

f La vertebrale.

g Rameau de la jugulaire interne qui va à la glande pituitaire.

h Sinus de la jugulaire.

i Rameaux antérieurs des veines jugulaires externes.

i La veine du front.

κ Les rameaux poftérieurs des jugulaires externes.

l Les intercoftales superieures.

m La mammaire.

n La mufculaire inférieure.

o La mufculaire du col.

p Les Scapulaires.

q La torachique fupérieure & inférieure.

r Diverfes ramifications par la partie fup. du bras.

s Diftribution des rameaux par le coude.

v La Salvatelle.

u Diftribution des veines par la main.

F La bafilique.

G La cephalique.

H Le rameau externe de la cephalique.

g L'externe.

k La veine cutanée.

l Rameau interne de la basilique.
M La profonde.
N Le grand rameau de la cutanée.
o Le petit.
P La mediane.
Q Le rameau interne de la profonde.
R L'externe.

Fig. 4. La veine-cave inférieure.

B Le tronc.
C L'hépatique.
D L'émulgente.
b Intercostales qui viennent de l'azigos.
c Les diaphragmatiques.
d Les lombaires supérieures.
e Les adipeuses.
f g Les spermatiques.
h Les lombaires inférieures.
i Les sacrées.
E L'iliaque.
F L'interne.
G L'externe.
H La saphæne.
g La crurale.
k L'hypogastrique.
l L'hemorroïdale externe.
m Rameaux de l'iliaque interne lesquels vont aux
     muscles.
n L'épigastrique.
o La honteuse.
r La petite ischiatique.
K La musculaire interne.
L La poplitée.
M La surale.
N La grande ischiatique.
q Rameau qu'on ouvre dans la saphæne quand on
     saigne au pied.

FIN.

planch. 1.
Fig. 1.
A
B
C
F

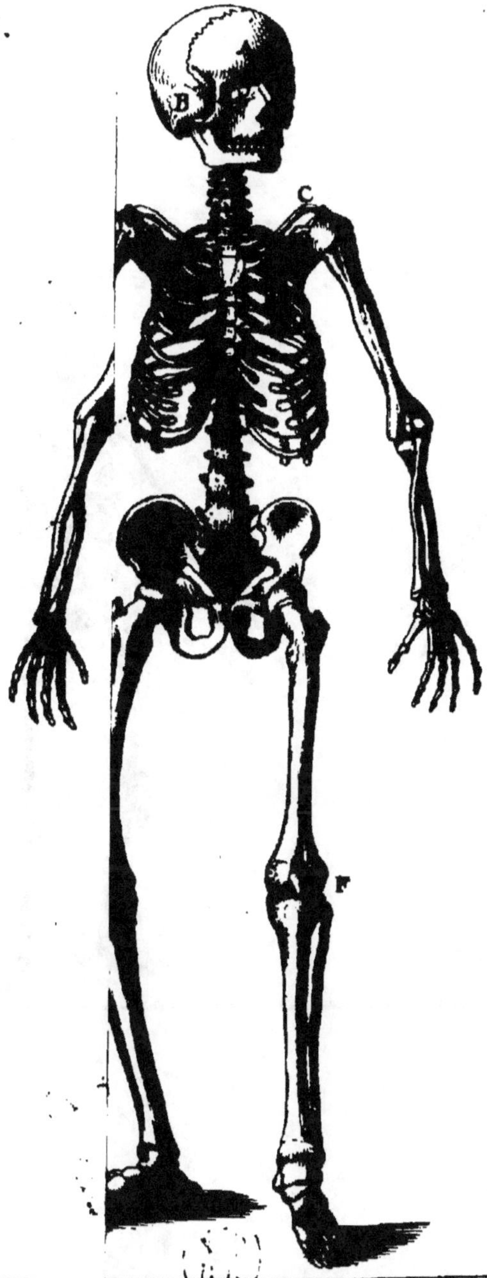

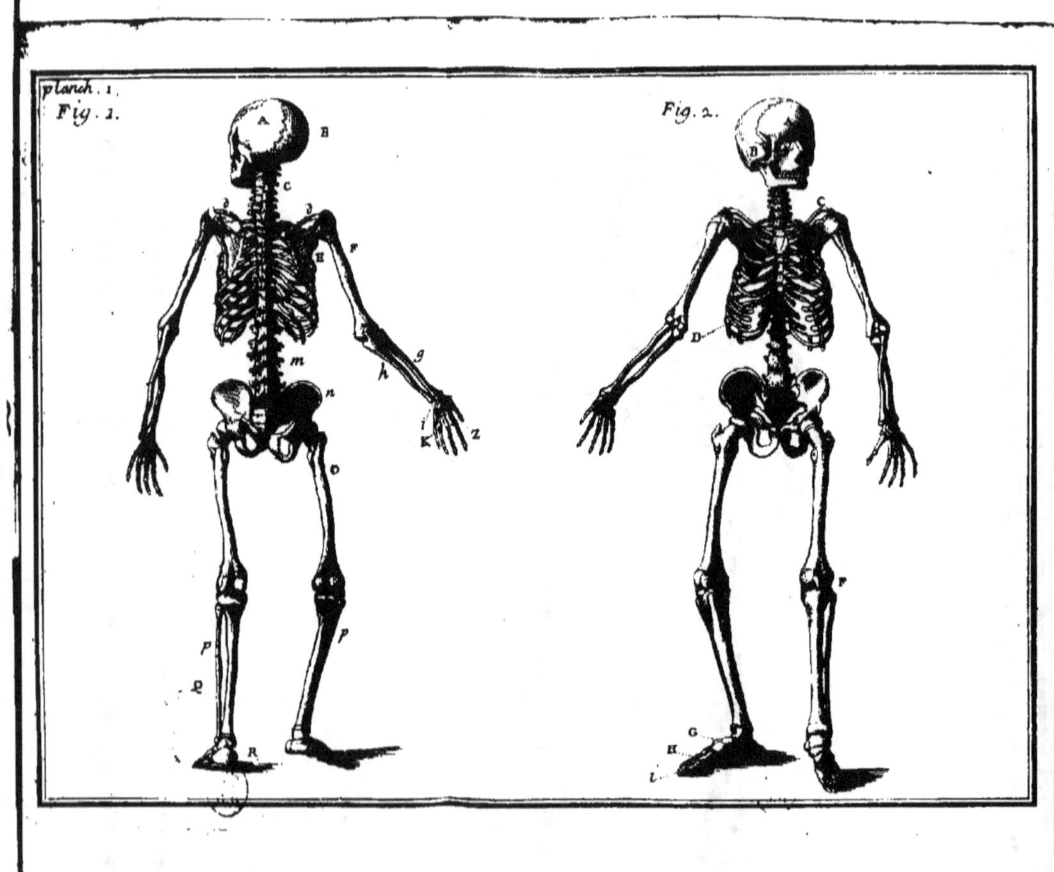

planch. 1.
Fig. 1.
Fig. 2.

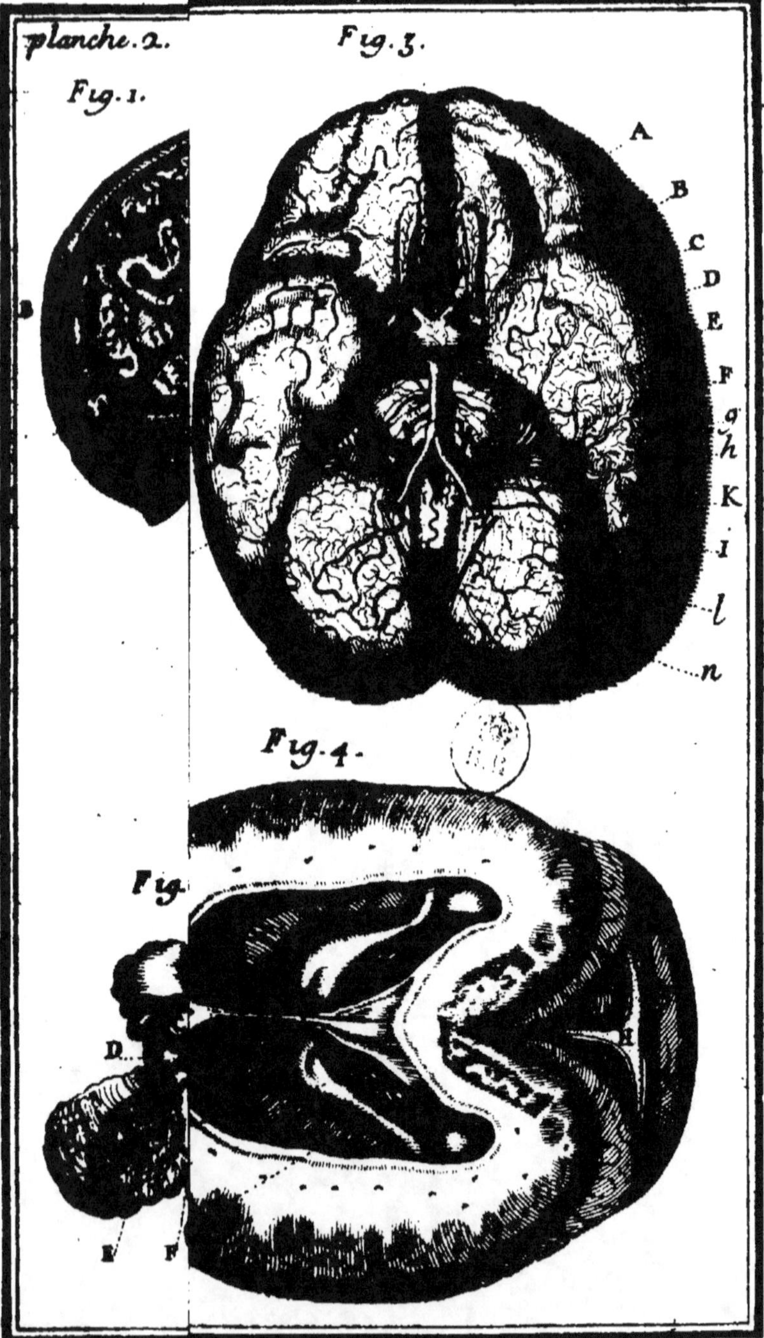
planche. 2.
Fig. 1.
Fig. 3.
A
B
C
D
E
F
g
h
K
i
l
n
Fig. 4.
Fig.
D
E
F

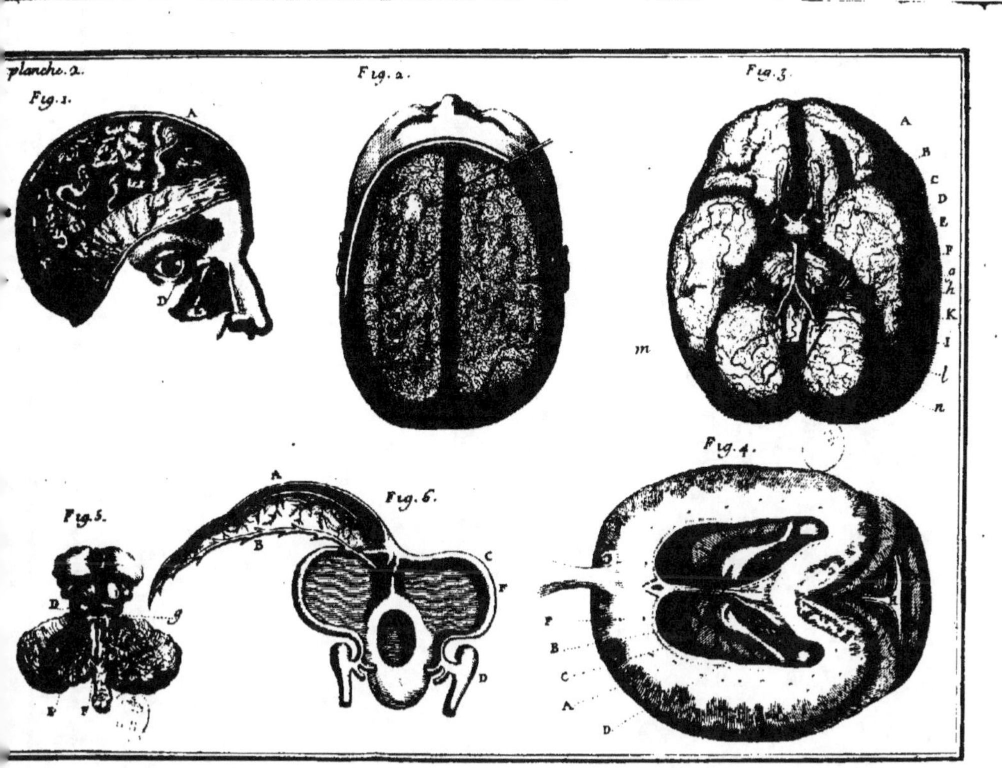

planche. 2.
Fig. 1.
Fig. 2.
Fig. 3.
Fig. 4.
Fig. 5.
Fig. 6.

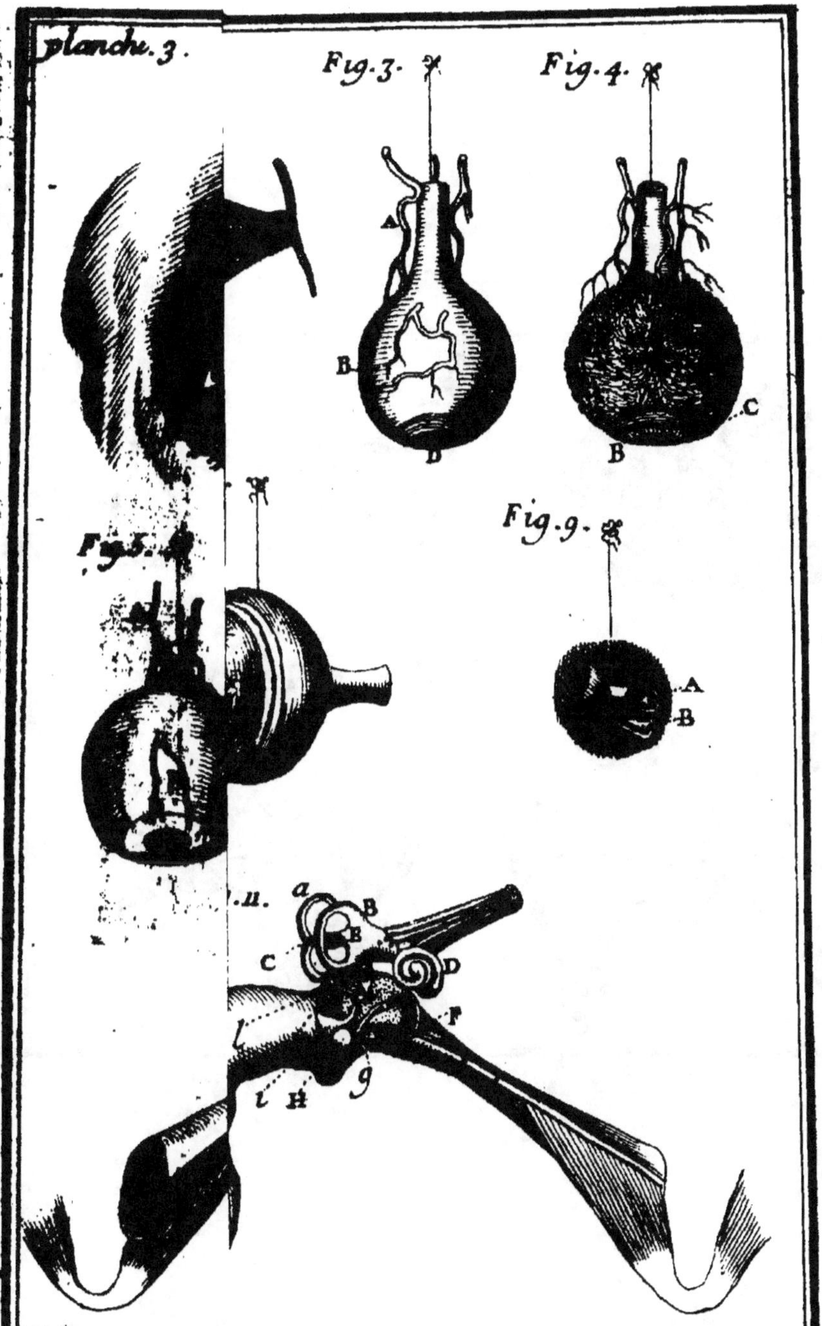

planche. 3.
Fig. 3.
Fig. 4.
A
B
B
B
C
B
Fig. 5.
Fig. 9.
A
B
Fig. 11.
a
B
E
C
D
F
g
i H

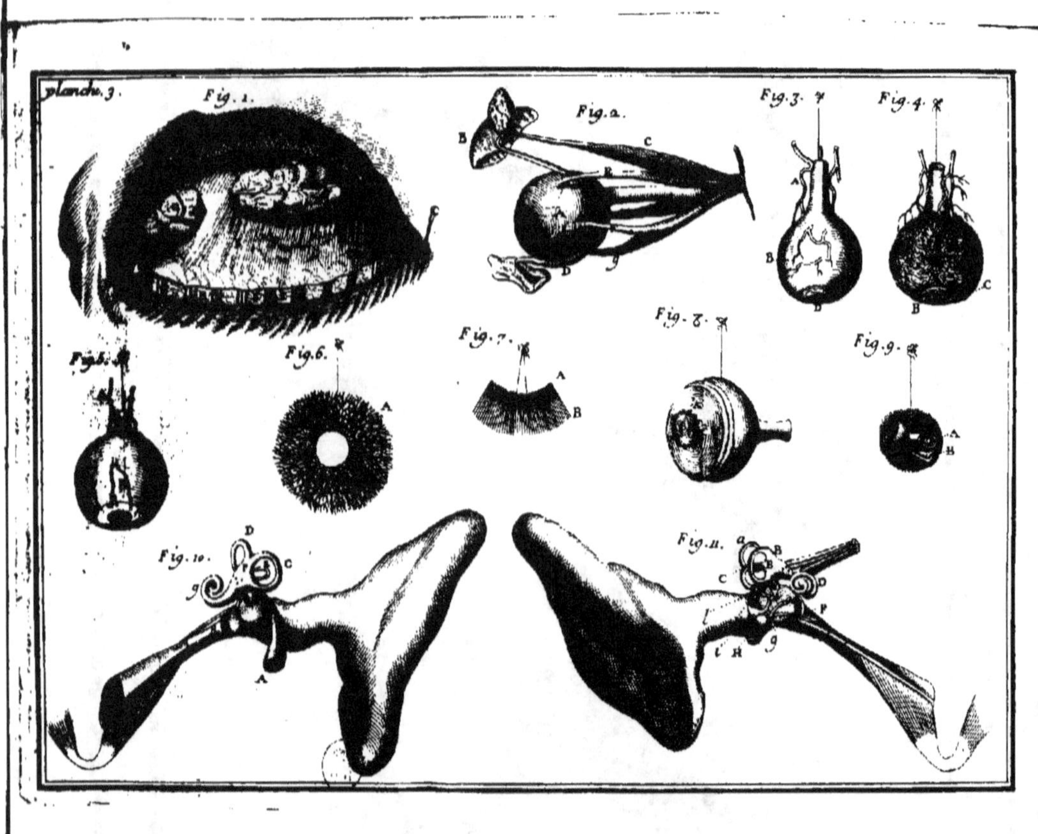

planche. 3.
Fig. 1.
Fig. 2.
Fig. 3.
Fig. 4.
Fig. 5.
Fig. 6.
Fig. 7.
Fig. 8.
Fig. 9.
Fig. 10.
Fig. 11.

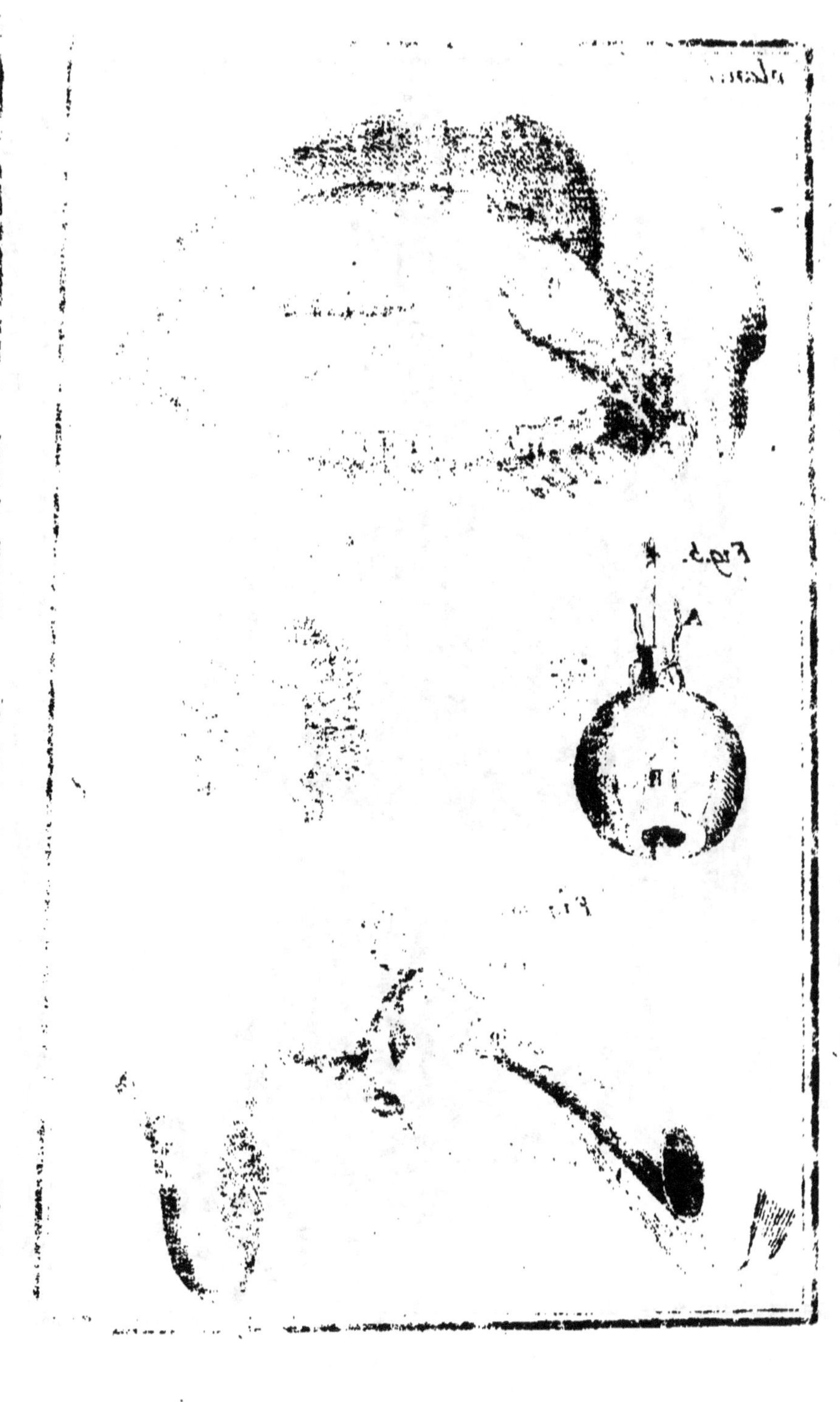

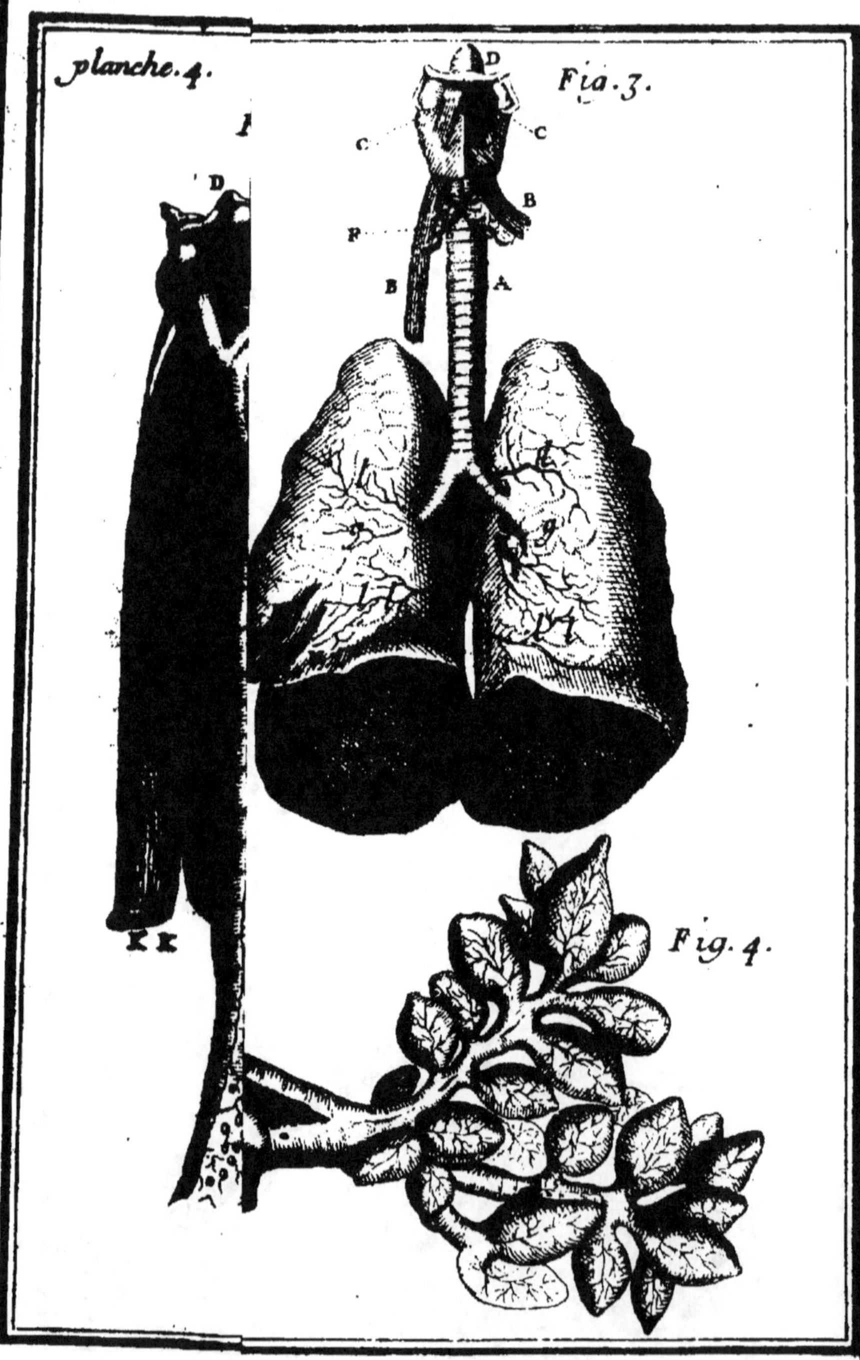

planche. 4.
Fig. 3.
Fig. 4.

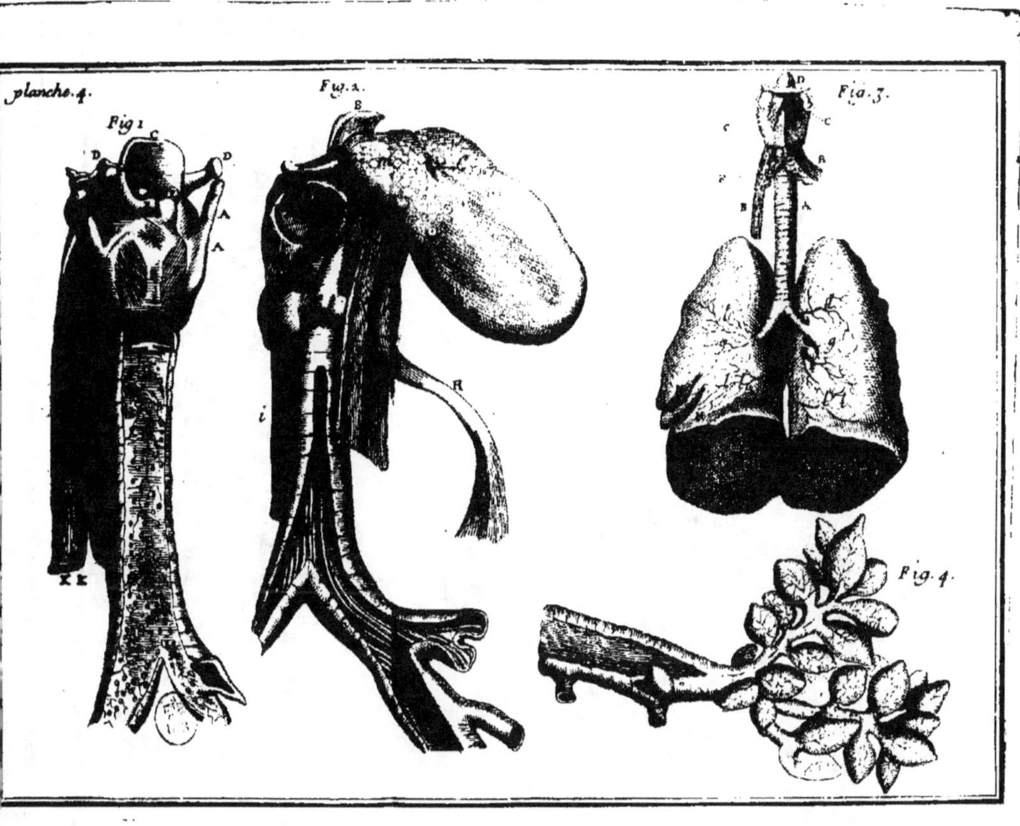

planche. 4.
Fig 1.
Fig. 2.
Fig. 3.
Fig. 4.

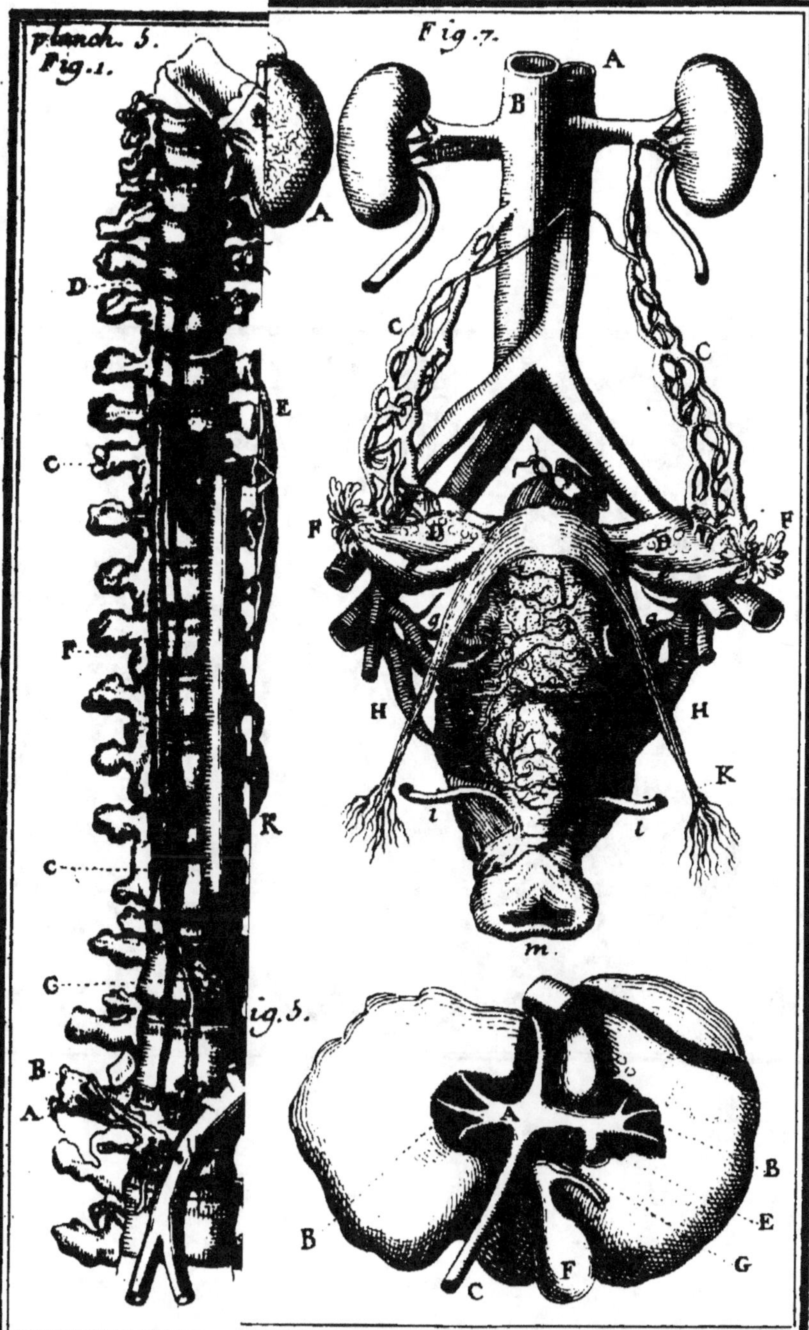

planch. 5.
Fig. 1.
Fig. 7.
Fig. 5.
A
D
C
E
F
C
G
B
A
R
A
B
C
C
F
F
H
H
K
q
q
i
i
m
A
B
B
E
C
F
G

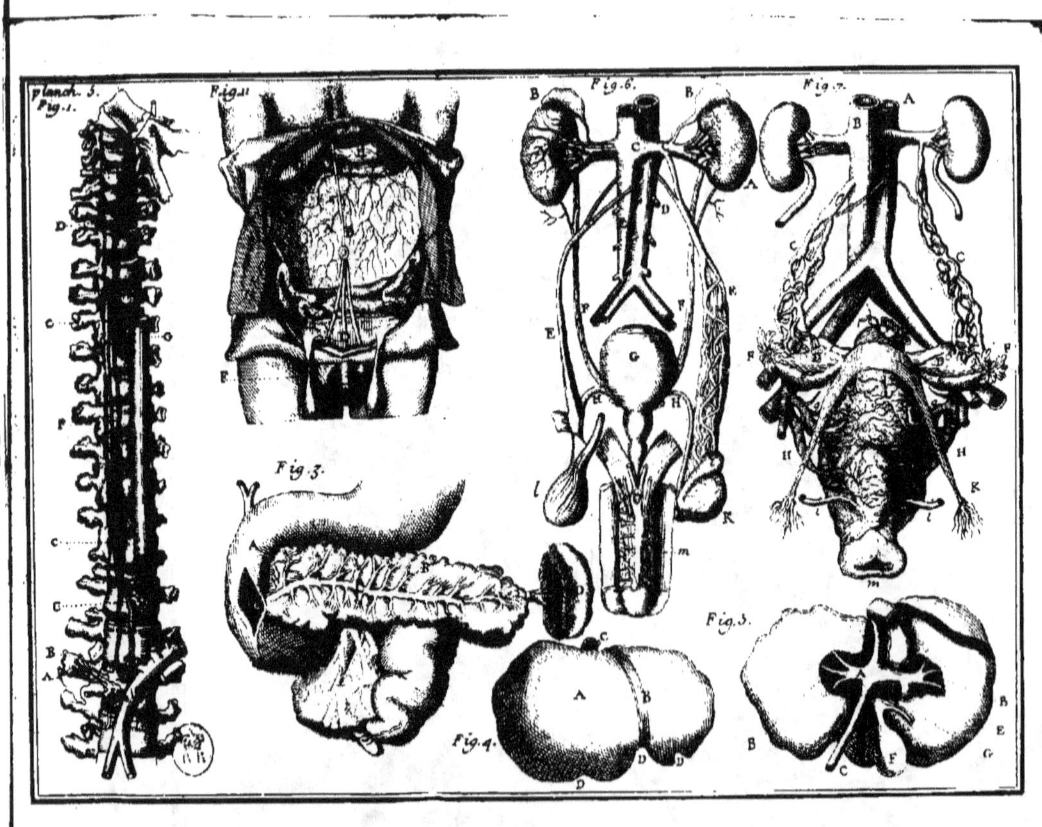

planch. 5.
Fig. 1.
Fig. 2.
Fig. 6.
Fig. 7.
Fig. 3.
Fig. 4.
Fig. 5.

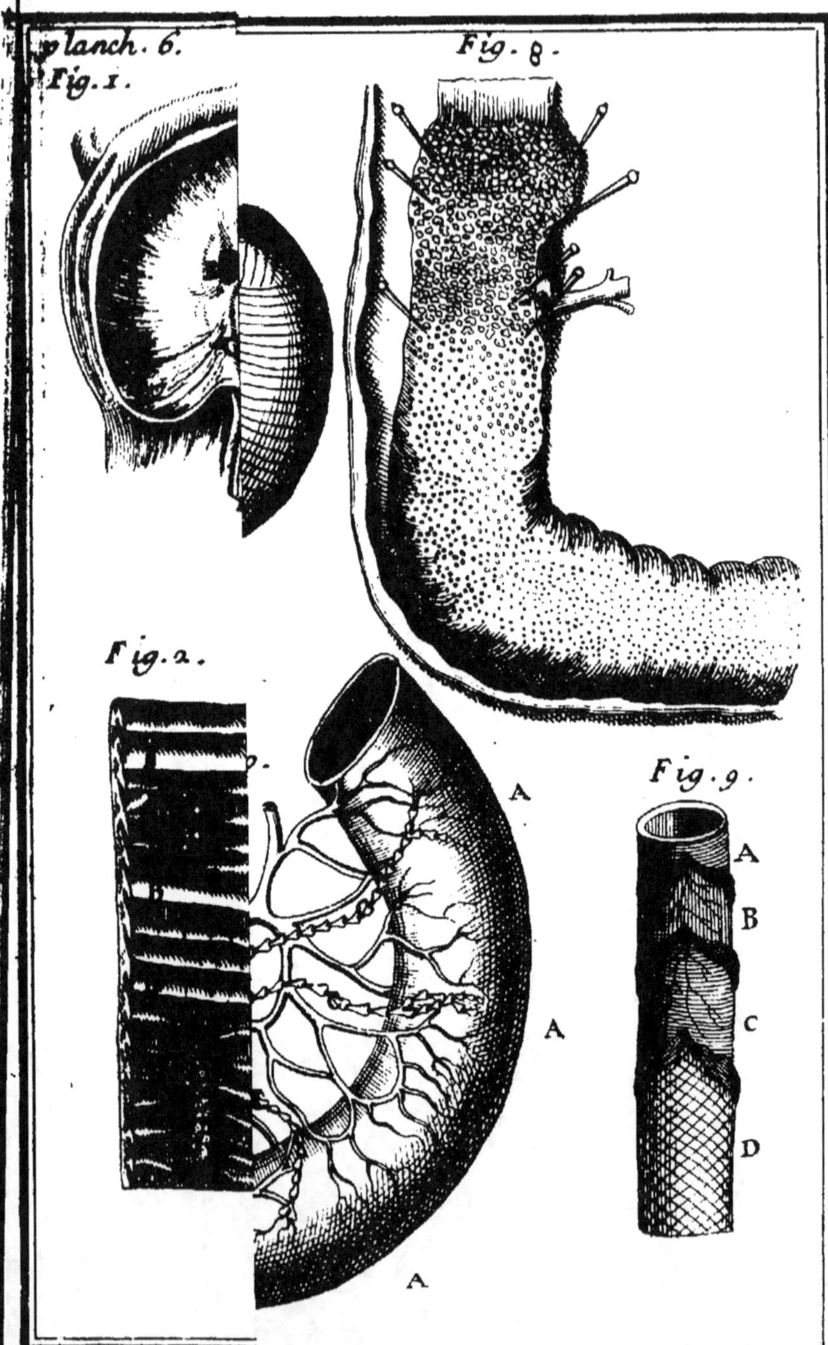

planch. 6.
Fig. 1.
Fig. 8.
Fig. 2.
Fig. 9.
A
A
A
A
A
B
C
D

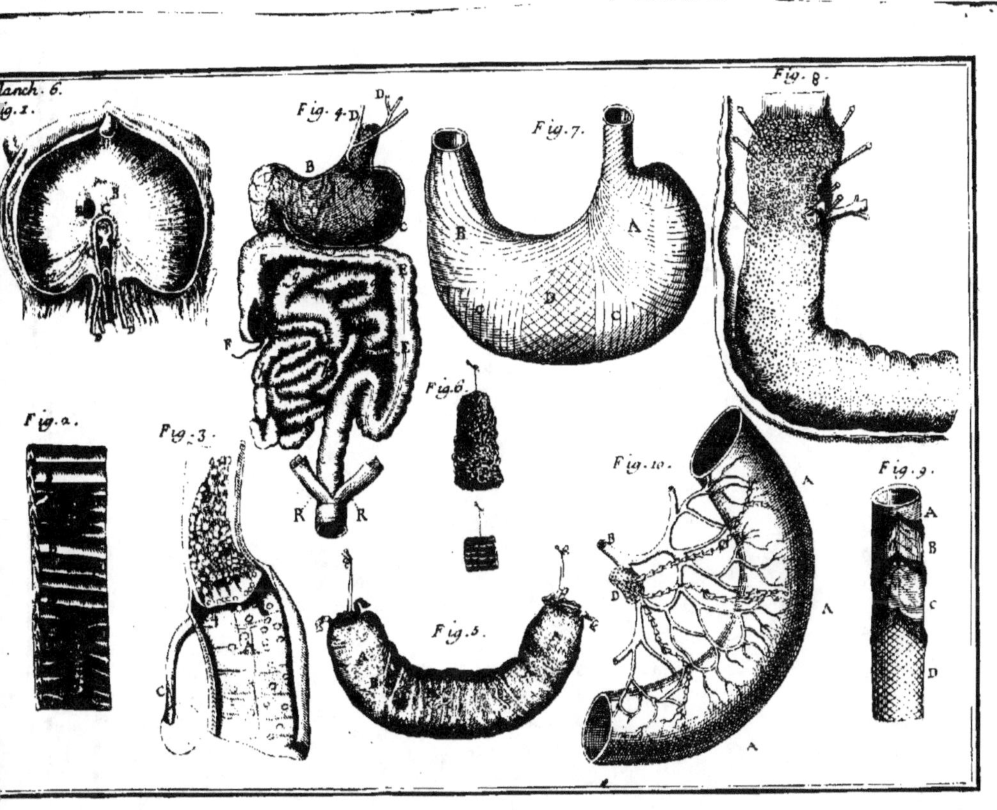
Planch. 6.
Fig. 1.
Fig. 2.
Fig. 3.
Fig. 4.
Fig. 5.
Fig. 6.
Fig. 7.
Fig. 8.
Fig. 9.
Fig. 10.

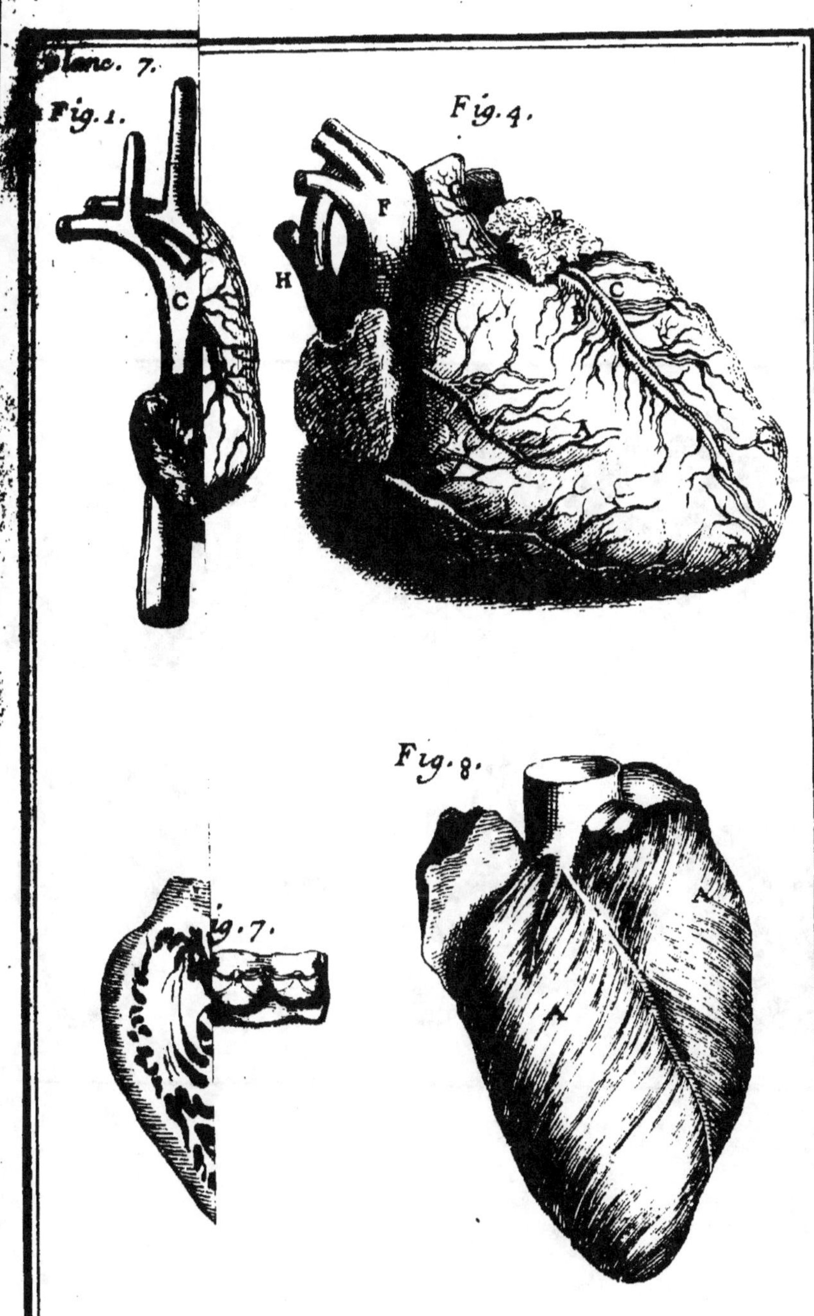
Planc. 7.
Fig. 1.
Fig. 4.
Fig. 8.
Fig. 7.

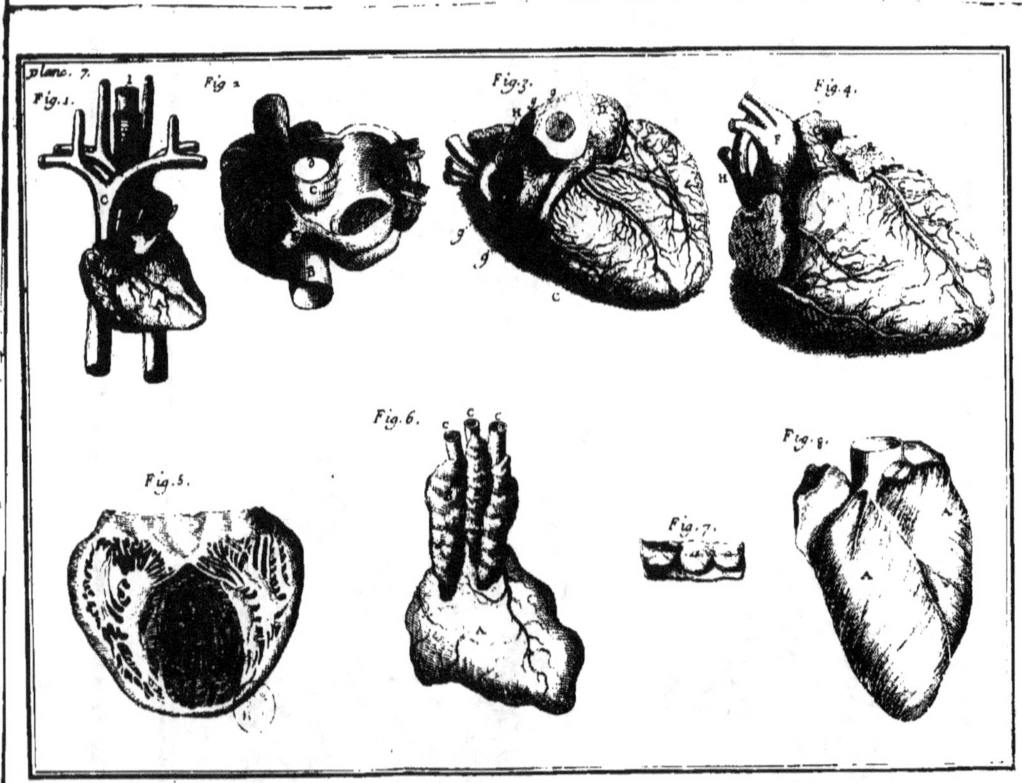

Plano. 7.
Fig.1.
Fig.2.
Fig.3.
Fig.4.
Fig.5.
Fig.6.
Fig.7.
Fig.8.

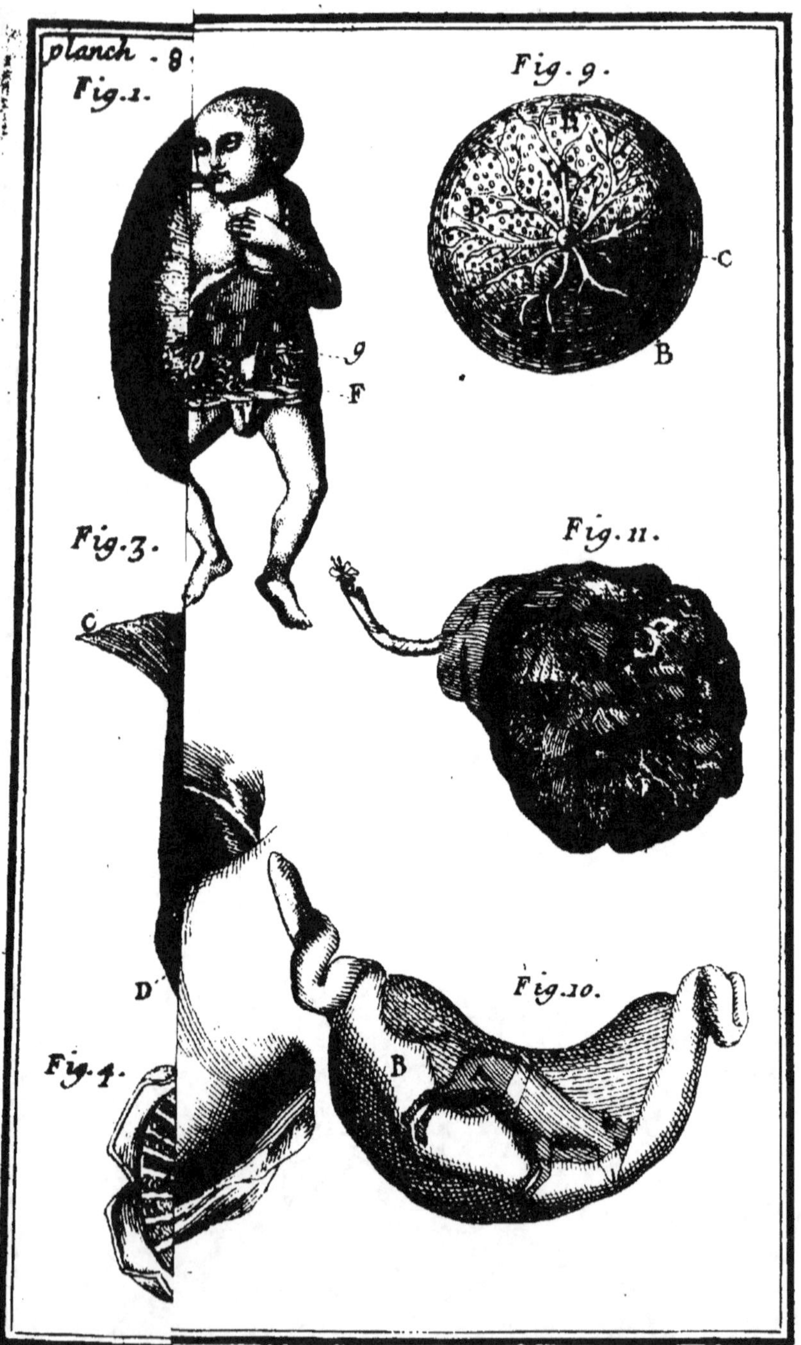
planch . 8 .
Fig. 1.
Fig. 9.
Fig. 3.
Fig. 11.
Fig. 4.
Fig. 10.
A
B
C
D
E
F
9

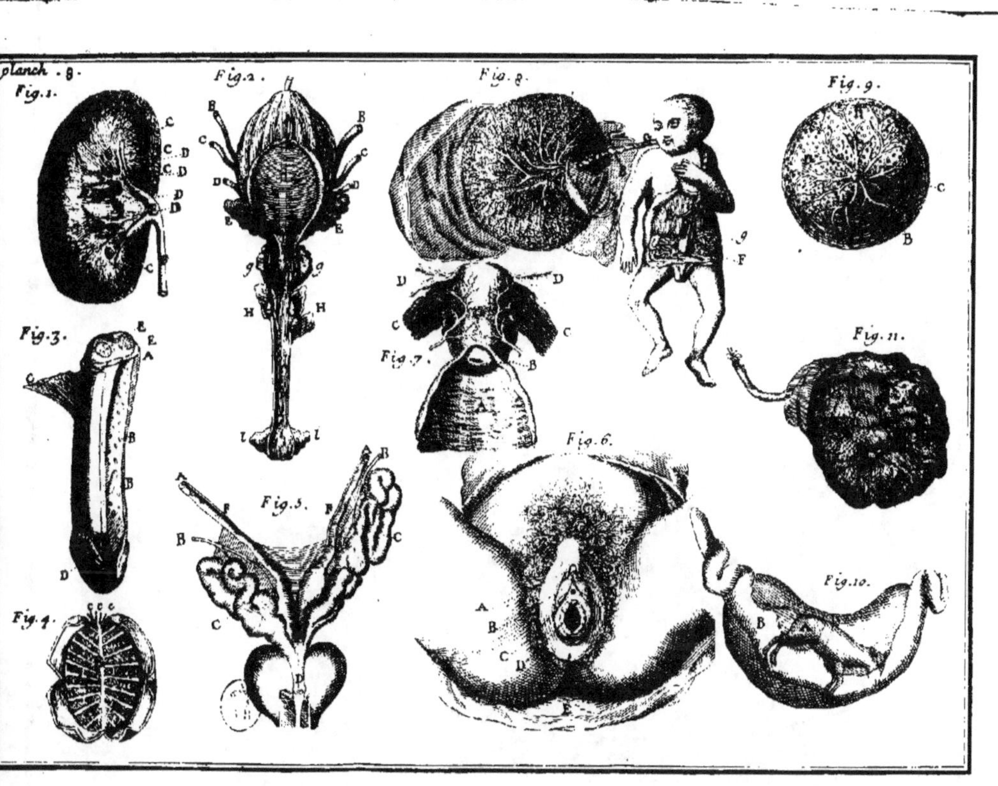
planch . 8 .
Fig. 1 .
Fig. 2 .
Fig. 8 .
Fig. 9 .
Fig. 3 .
Fig. 7 .
Fig. 11 .
Fig. 5 .
Fig. 6 .
Fig. 4 .
Fig. 10 .

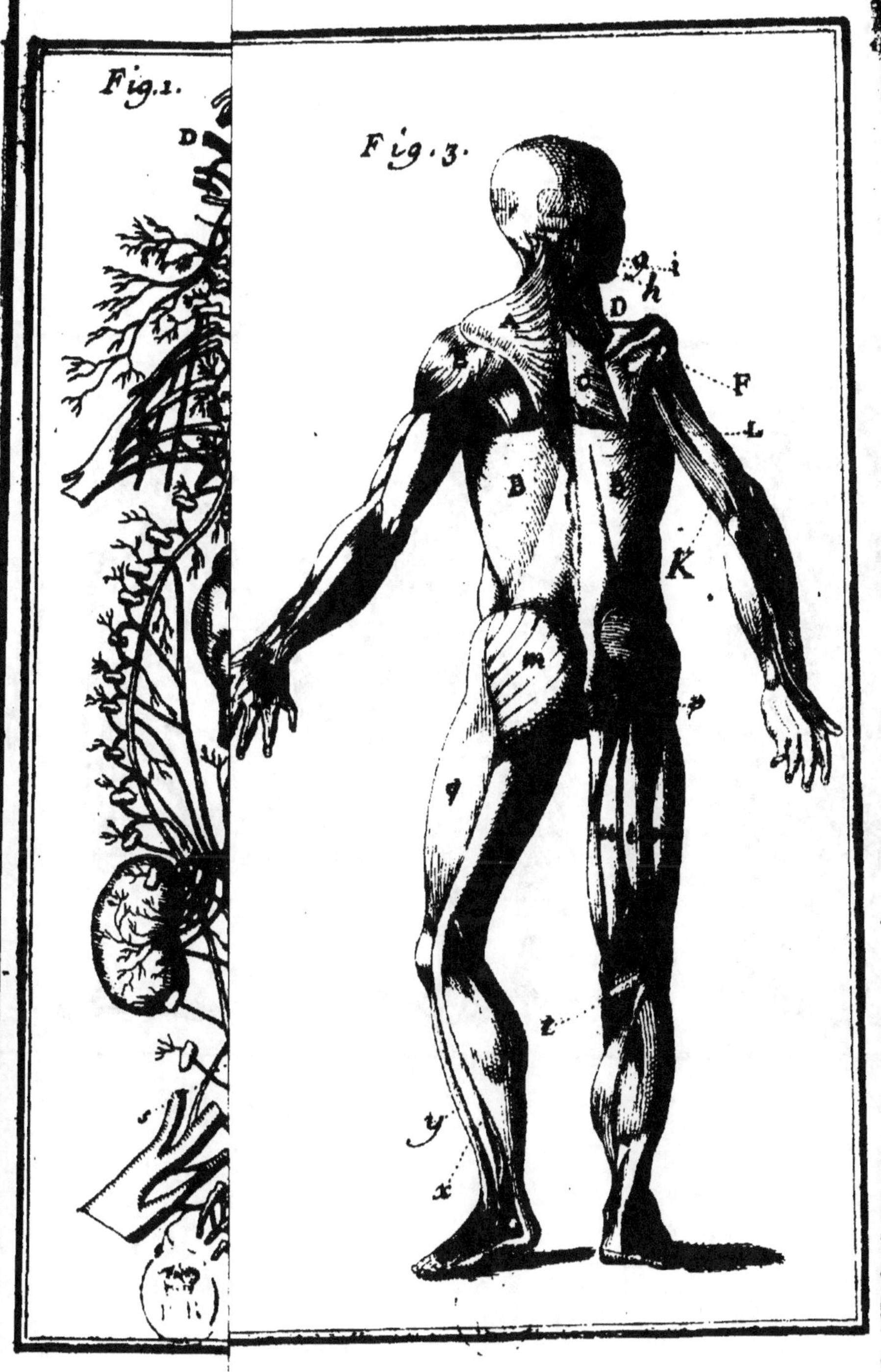

Fig. 1.
D
D
s
Fig. 3.
q
i
h
D
F
L
A
c
B
K
m
p
q
t
y
x

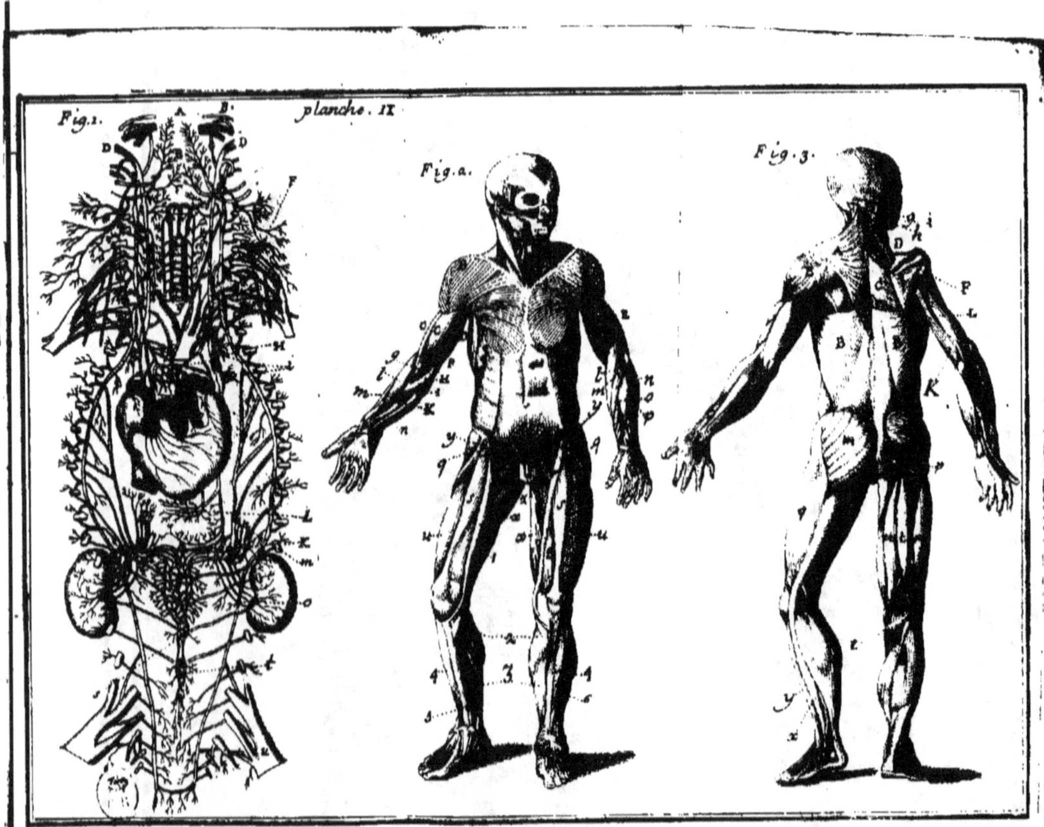

Fig.1.
planche. II
Fig.2.
Fig.3.

planche
Fig. 3.
A
B
C
D
D
E
F
X
9
l
l

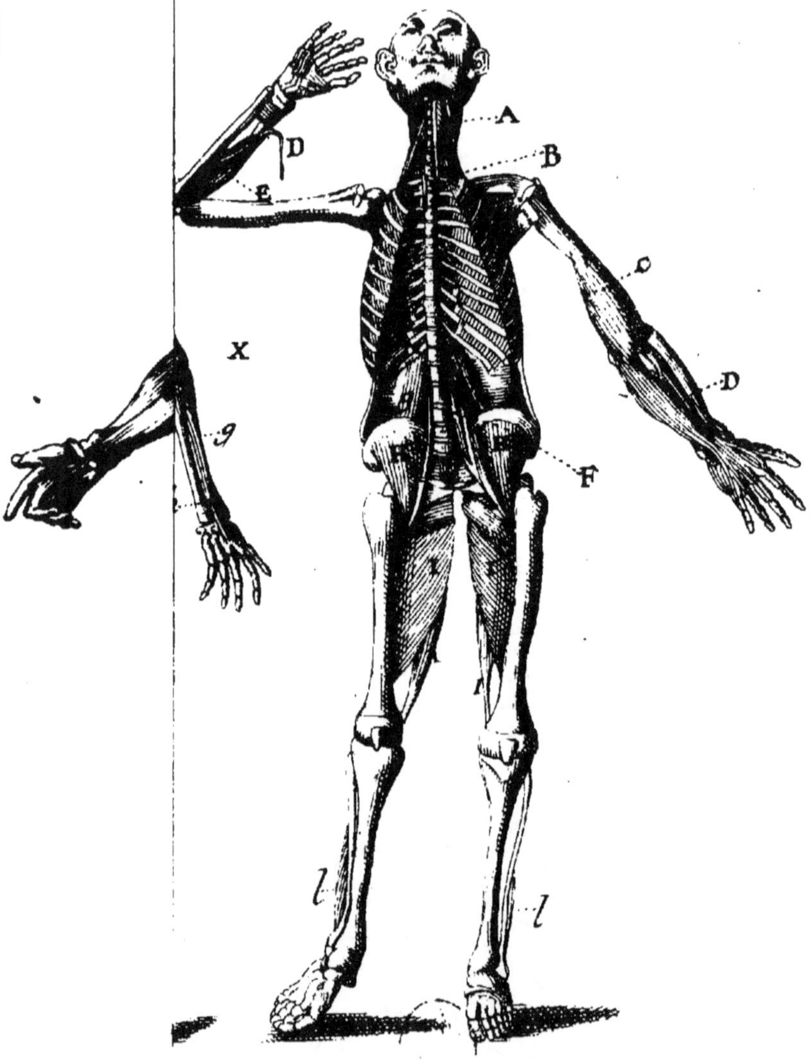

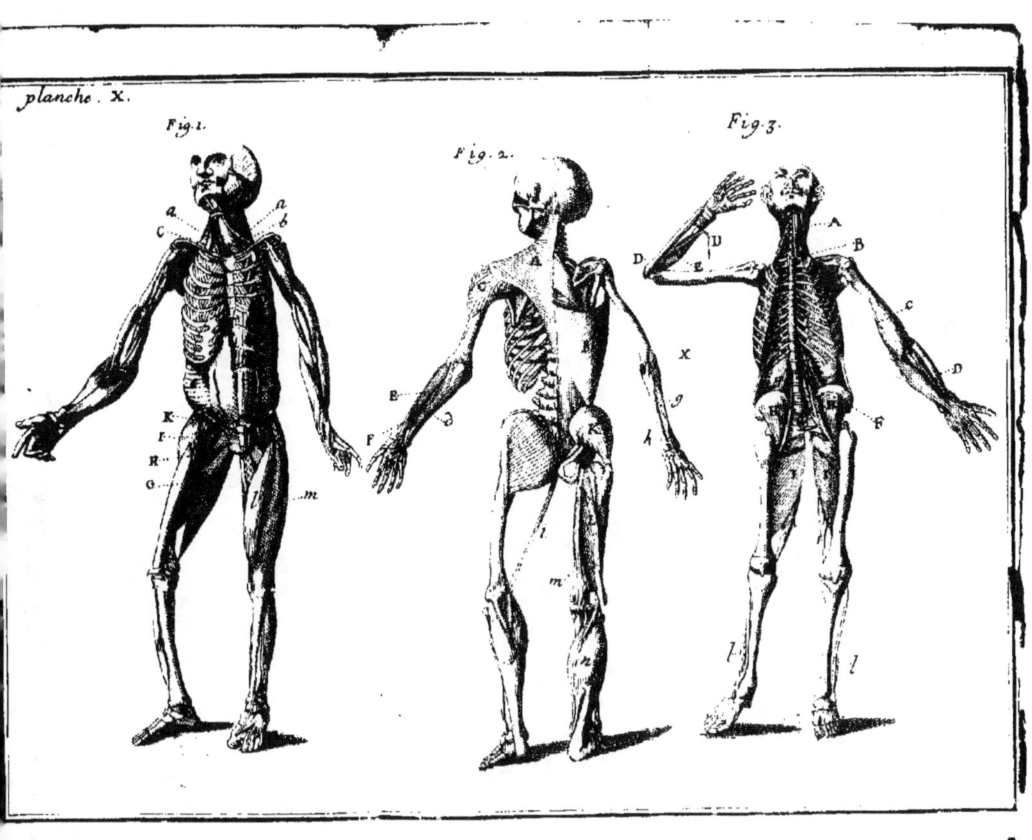

planche. X.
Fig.1.
Fig.2.
Fig.3.

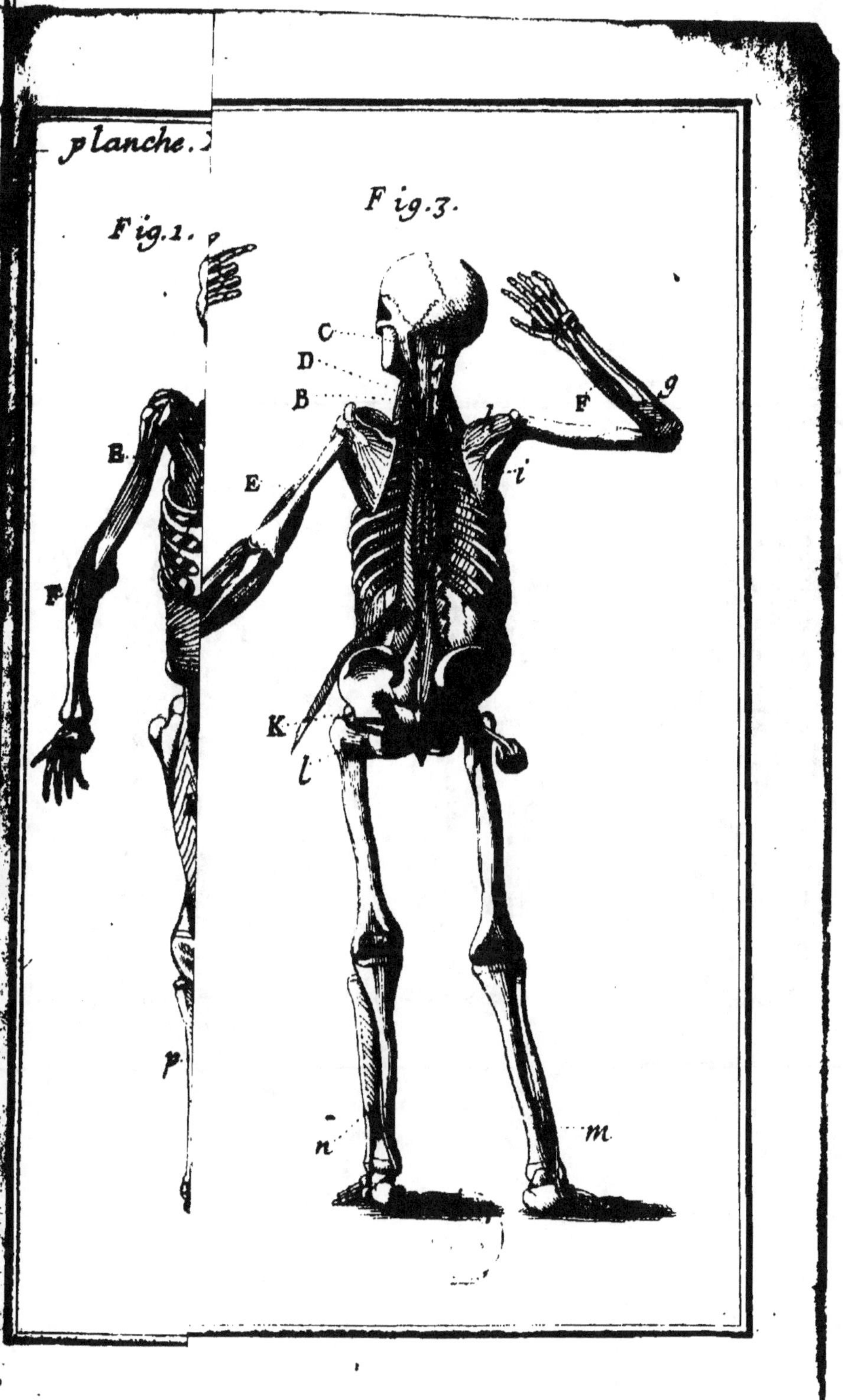

planche.
Fig.1.
Fig.3.
C
D
B
F
E
B
i
P
K
l
p
n
m

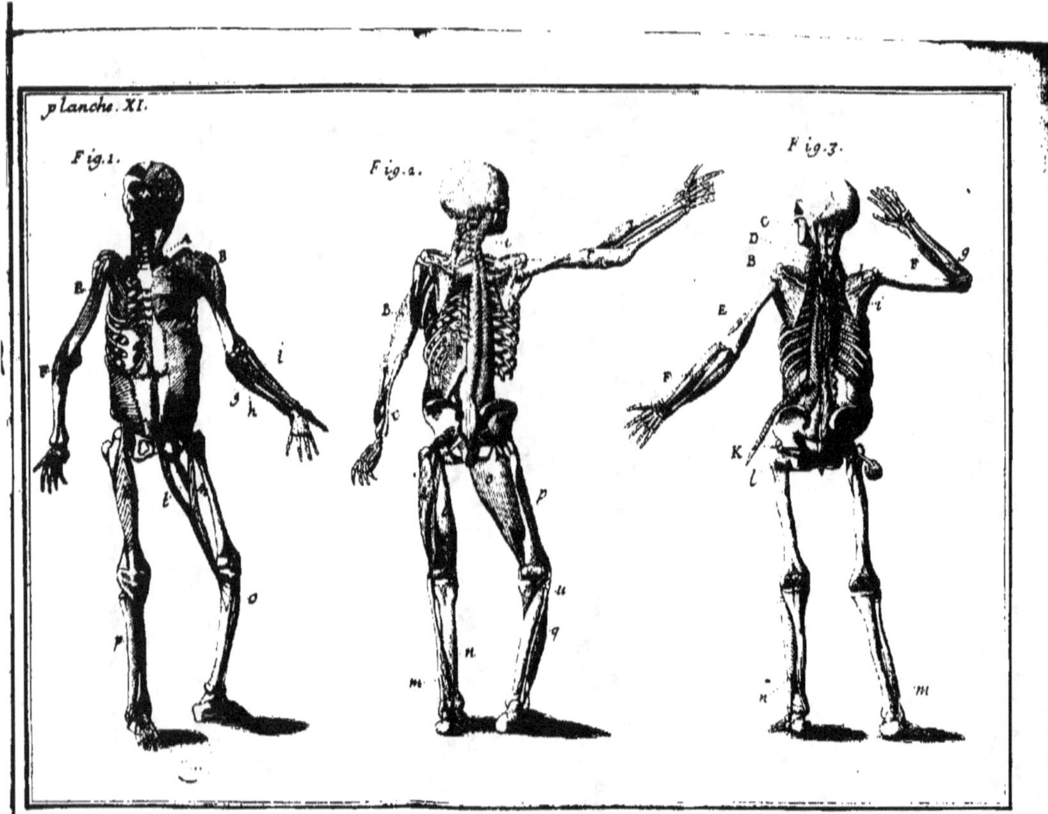
planche. XI.
Fig.1.
Fig.2.
Fig.3.

planche . XII
Fig . 3
A
C
B
B
B
D
D
D
D
D
D
D

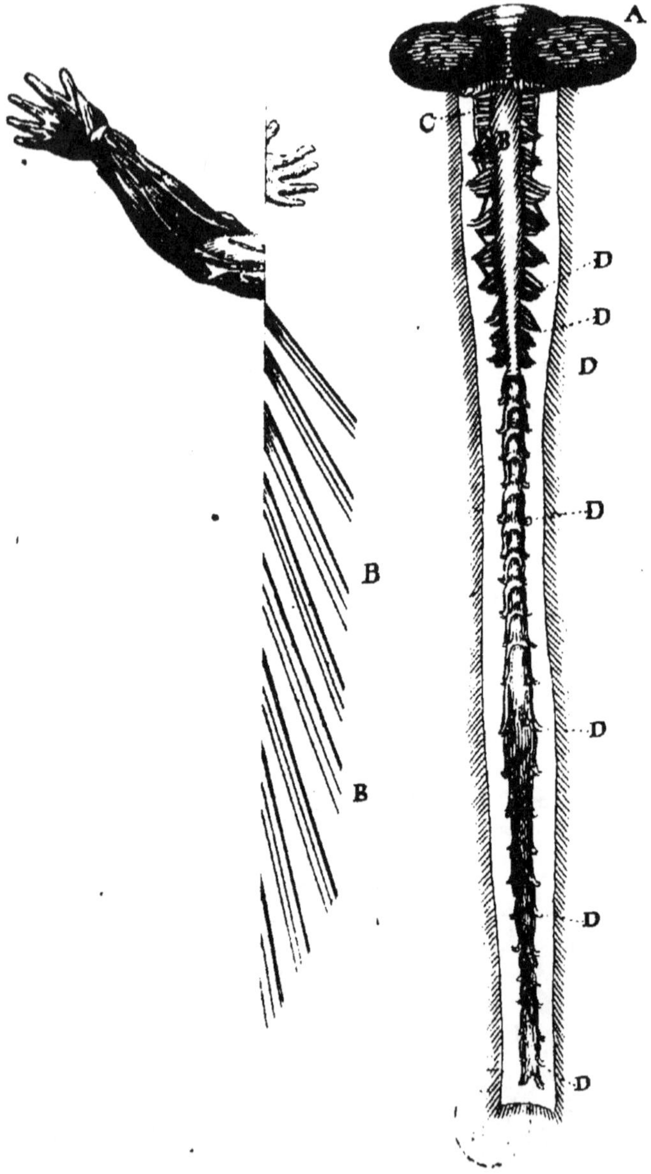

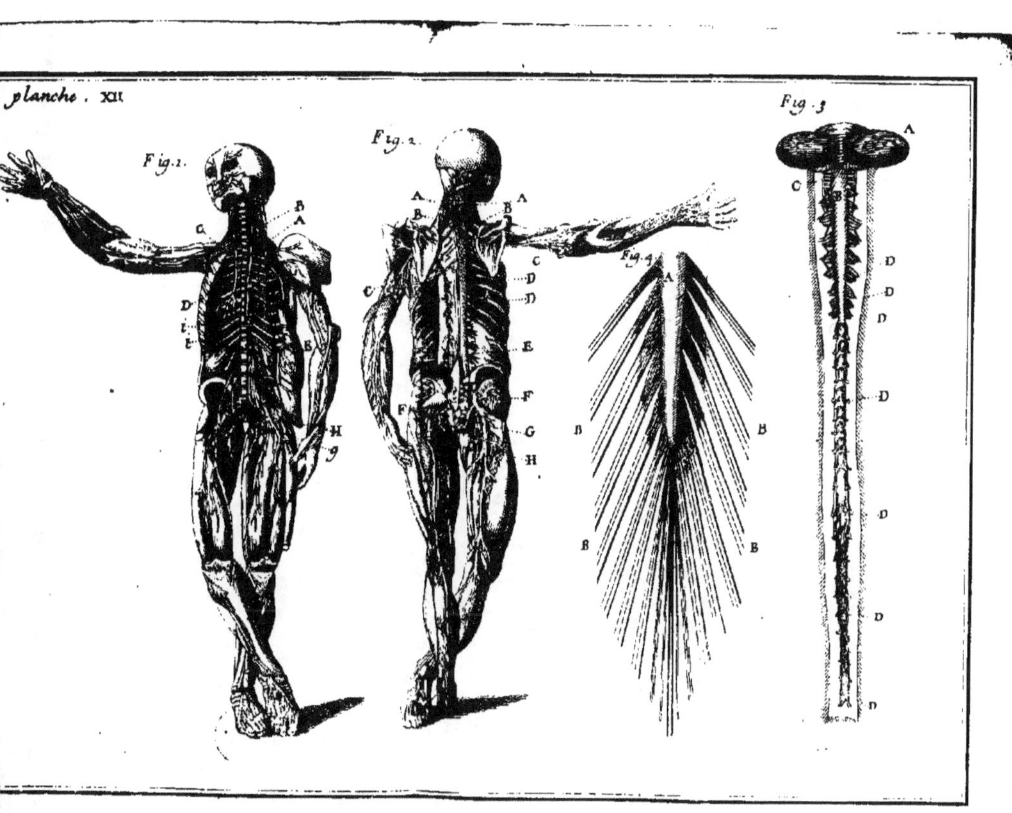
planche . XII
Fig.1
Fig.2
Fig.3
Fig.4
A
B
C
D
E
F
G
H

Planche XIII
Fig. 1. 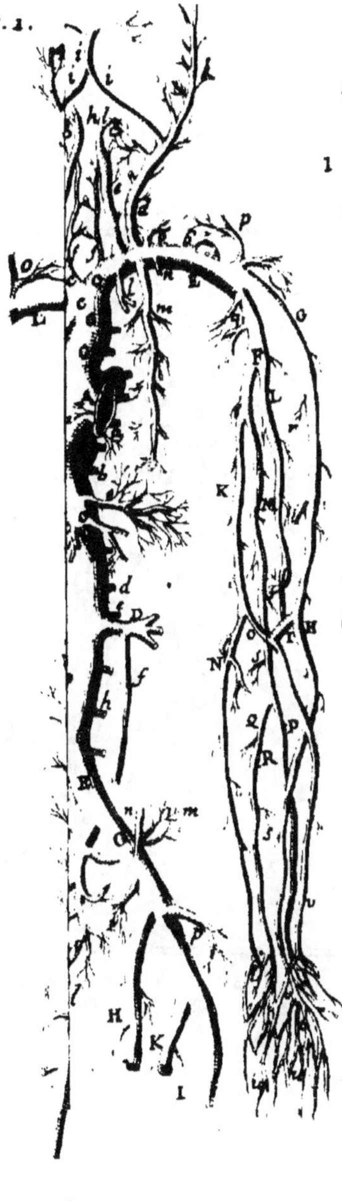
Fig. 4.

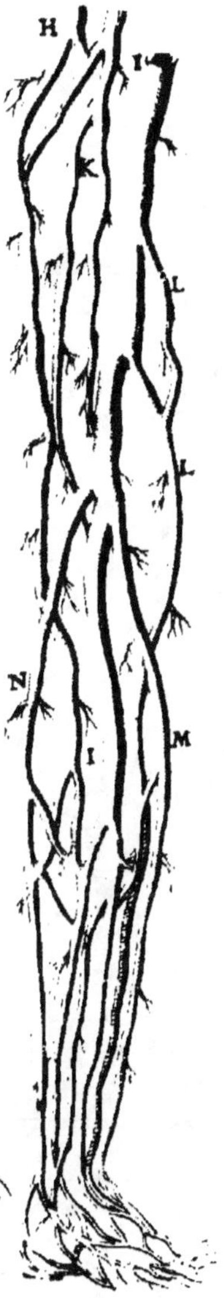

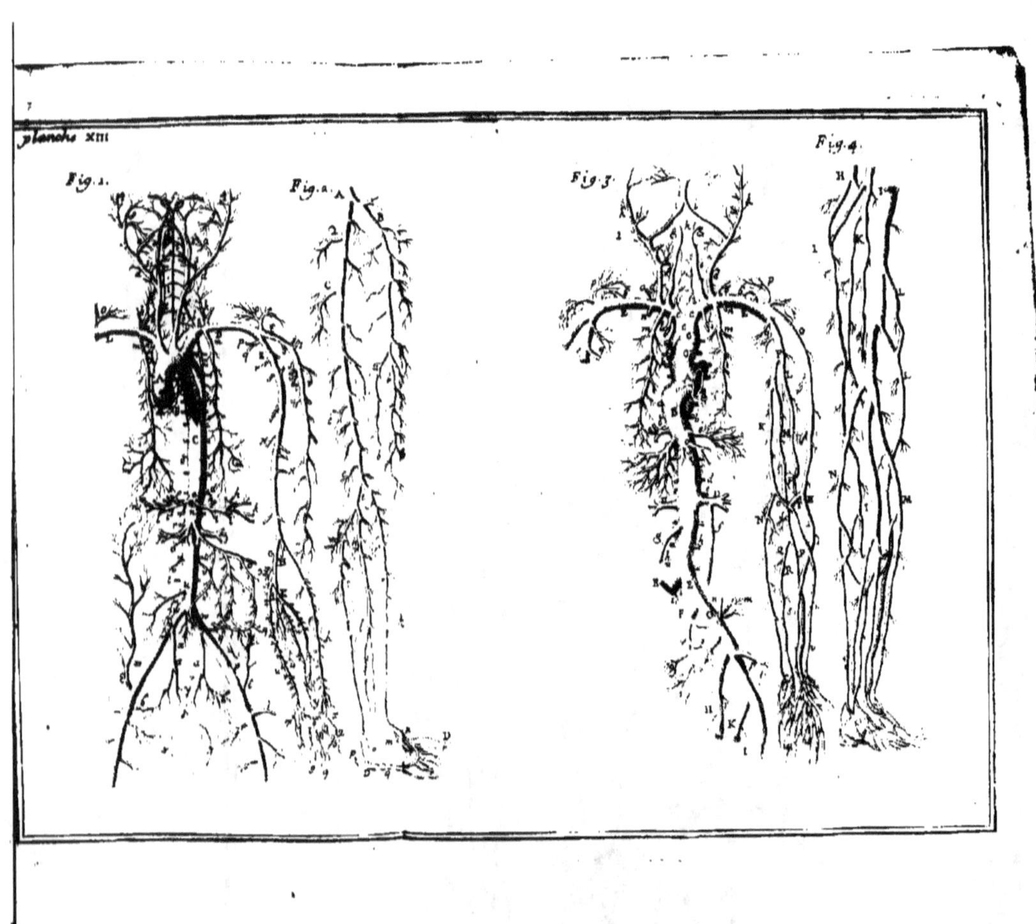

planche XIII
Fig.1
Fig.2
Fig.3
Fig.4